清·陳夢雷 等編

古今圖書集成

醫部全録

（點校本）

第九册

婦科

（卷三八一—卷三九八）

人民衛生出版社

圖書在版編目(CIP)數據

古今圖書集成醫部全録. 第九册，婦科：點校本 /（清）陳夢雷等主編 .—北京：人民衛生出版社，1991. 7（2023. 5 重印）

ISBN 978-7-117-00280-6

Ⅰ. 古 ... Ⅱ. 陳 ... Ⅲ. 中醫婦産科學—古籍—匯編 Ⅳ. R2—61

中國版本圖書館 CIP 數據核字（2006）第 008749 號

古今圖書集成醫部全録(點校本)

第　九　册

婦　　科

(卷三八一——卷三九八)

主　　編：清· 陳夢雷　等
出版發行：人民衛生出版社（中繼綫 010-59780011）
地　　址：北京市朝陽區潘家園南里 19 號
郵　　編：100021
E - mail：pmph @ pmph. com
購書熱綫：010-59787592　010-59787584　010-65264830
印　　刷：三河市宏達印刷有限公司
經　　銷：新華書店
開　　本：787×1092　1/16　**印張**：40. 25
字　　數：597 千字
版　　次：1991 年 7 月第 1 版　2023 年 5 月第 1 版第 12 次印刷
標準書號：ISBN 978-7-117-00280-6
定　　價：59. 20 元
打擊盜版舉報電話：010-59787491　E-mail：WQ @ pmph.com
質量問題聯系電話：010-59787234　E-mail：zhiliang @ pmph.com
數字融合服務電話：4001118166　E-mail：zengzhi @ pmph.com

内容提要

本書是《古今圖書集成醫部全録》的婦科部分，基本包括了婦科所有疾病。具體内容分爲經脈（月經）、子嗣、胎前、臨産、産後、崩漏等門。在治療方法上，除了一般方藥外，還有針灸、單方等。

本書所輯録的文獻資料，除取材於一般醫學名著外，更有一部分是録自比較少見的婦科專著，因此，除了可供中西醫臨床參考外，也可供學術研究者參考。

出版者的話

在浩如烟海的古醫籍中，保存了中國醫藥學精湛的理論和豐富的臨證經驗。爲繼承發揚祖國醫藥學遺産，過去，我社影印、排印出版了一批古醫籍，以應急需。根據中共中央和國務院關於加强古籍整理的指示精神，以及衛生部一九八二年制定的《中醫古籍整理出版規劃》的要求，今後，我社將經過中醫專家、學者和研究人員在最佳版本基礎上整理的古醫籍，做到有計劃、有系統地陸續出版，以滿足廣大讀者和中醫藥人員的需要。

這次中醫古籍整理出版，力求保持原書原貌，並注意吸收中醫文史研究的新發現、新考證；有些醫籍經過整理後，可反映出當代學術研究的水平。然而，歷代中醫古籍所涉及的内容是極其廣博的，所跨越的年代也是極其久遠的。由於歷史條件所限，有些醫籍夾雜一些不當之説，或迷信色彩，或現代科學尚不能解釋的内容等，希望讀者以辯證唯物主義的觀點加以分析，正確對待，認真研究，從中汲取精華，以推動中醫學術的進一步發展。

古今圖書集成醫部全録目録

卷三百八十四

卷三百八十五

卷三百八十六

婦人胎前門

卷三百八十八

卷三百八十九

石室秘籙 清・陳士鐸……三三二

卷三百九十二

卷三百九十三

卷三百九十四

卷三百九十六

卷三百九十八

婦人帶下門

卷四百

古今圖書集成醫部全録卷三百八十一

婦人經脈門

黄帝素問

上古天真論

岐伯曰：女子七歲，腎氣盛，齒更髮長。

註　人之初生，先從腎始。女子七歲，腎氣方盛。腎主骨，齒者骨之餘，故齒更。血乃腎之液，髮乃血之餘，故髮長也。

二七而天癸至，任脈通，太衝脈盛，月事以時下，故有子。

註　天癸，天乙所生之癸水也。衝任二脈，并起於少腹之内胞中，循腹上行，爲經血之海，女子主育胞胎。月有盈虧，故女子亦一月而經水應時下泄，虧即復生。故于初生之時，男女構精當爲有子，虛則易受故也。

三七，腎氣平均，故真牙生而長極。

註　腎氣足，故真牙生。真牙者，盡根牙也。

四七，筋骨堅，髮長極，身體盛壯。

註　女子四七精血極盛之時，是以筋骨堅髮長極也。血氣盛則充膚熱肉，是以身體盛壯。

五七，陽明脈衰，面始焦，髮始墮。

註　陽明之脈榮於面，循髮際，故衰則面髮焦墮。

六七，三陽脈衰於上，面皆焦，髮始白。

註　三陽之脈盡上於頭，三陽脈衰，故面皆焦；血脈華於色，血脈衰故髮白也。

七七，任脈虚，太衝脈衰少，天癸竭，地道不通，故形壞而無子也。

註　癸水藏於腎，天癸竭，是足少陰下部之脈道不通。衝任虚，是以形衰而無子也。

腎者主水，受五臟六腑之精而藏之，故五臟盛乃能寫。今五臟皆衰，筋骨解墮，天癸盡矣，故髮鬢白，身體重，行步不正而無子耳。

註　此明先天之癸水，又借後天之津液所資益也。

陰陽别論

二陽之病發心脾，有不得隱曲，女子不月，其傳爲風消，其傳爲息賁者，死不治。

註　二陽者，足陽明胃經也。夫人之精血，由胃腑水穀之所資生，脾主爲胃行其精液。二陽病則中焦之汁竭，無以奉心神而化赤，則血虚矣。水穀之精，脾無轉輸於五臟，則腎無所藏而精虚矣。男子無精，有不得爲隱曲之事，在女子無血，則月事不得以時下矣。此病本於二陽而發於心脾也。精血兩虚則熱盛而生風，風熱交熾則津液愈消竭矣。火熱爍金而傳爲喘急息肩者死不治，蓋胃乃津液之生源，肺乃津液之化源也。

評熱病論

月事不來者，胞脈閉也。胞脈者，屬心而絡於胞中。今氣上迫肺，心氣不得下通，故月事不來也。

註　胞脈屬心，得心氣下通而爲血。衝脈任脈皆起於胞中，上循背裏，爲經絡之海，女子至胷中而下爲月事。氣上迫肺者，真氣上逆，口苦舌乾，驚則欬甚，是心氣上炎而不下通，故月事不來也。

腹中論

帝曰：有病胷脅支滿者，妨於食，病至則先聞腥臊臭，出清液，先唾血，四肢清，目眩，時時前後血，病名爲何？何以得之？岐伯曰：病名血枯。此得之年少時有所大脱血，若醉入房中，氣竭肝傷，故月事衰少不來也。帝曰：治之奈何？復以何術？岐伯曰：以四鰞鰂骨，一藘茹，二味并合之，丸以雀卵，大如小豆，以五丸爲後飯，飲以鮑魚汁，利腸中〔一〕及傷肝也。

註　有所大脱血則傷肝，肝傷在女子則月事衰少不來矣。氣生於精血，血脱則氣竭矣。用鰞鰂骨四者，以佈散於四肢也。血乃中焦所生。用藘茹一者，主生聚於中焦也。卵白主氣，卵黄主血。丸以雀卵者，補氣而補血也。

靈樞經

邪氣臟腑病形篇

腎脈微濇，爲不月。

註　血氣皆始於腎，濇則氣血不行，故爲女子不月。

金匱要略 漢·張機

經水不利

婦人經水不利，抵當湯主之。

婦人經水閉不利，臟堅癖不止，中有乾血，下白物，礬石丸主之。

經水不通

婦人之病，因虚積冷結氣，爲諸經水斷絶，至有歷年，血寒積結胞門。寒傷經絡，凝堅在上，嘔吐涎唾，久

註〔一〕腸中　《素問》卷十一、《新校正》作「傷中」，宜從。

成肺癰，形體損分；在中盤結，繞臍寒疝，或兩脅疼痛，與臟相連，或結熱中，痛在關元，脈數無瘡，肌若魚鱗，時著男子，非止女身；在下未多，經候不匀，令陰掣痛，少腹惡寒，或引腰脊，下根氣街，氣衝急痛，膝脛疼煩，奄忽眩冒，狀如厥顛，或有憂慘，悲傷多嗔，此皆帶下，非有鬼神。久則羸瘦，脈虚多寒，三十六病，千變萬端。審脈陰陽，虚實緊弦，行其針藥，治危得安。其雖同病，脈各異源，子當辨記，勿謂不然！

少陰脈細，婦人則經水不通。

熱入血室

婦人中風七八日，續來寒熱，發作有時，經水適斷，此爲熱入血室。其血必結，故使如瘧狀，發作有時，小柴胡湯主之。

婦人傷寒發熱，經水適來，晝日明了，暮則譫語如見鬼狀者，此爲熱入血室。治之無犯胃氣及上二焦，必自愈。

婦人中風，發熱惡寒，經水適來，得七八日，熱除脈遲，身涼和，胷脅滿如結胷狀，譫語者，此爲熱入血室也。當刺期門，隨其實而取之。

陽明病，下血譫語者，此爲熱入血室，但頭汗出，當刺期門，隨其實而瀉之，濈然汗出者愈。

脈經 晉·王叔和

經水諸病

婦人嘗嘔吐而胃反，若常喘一作多唾，其經又斷，設來者必少。

問曰：有一婦人來診，言經水少不如前者，何也？師曰：曾更下利，若汗出小便利者可。何以故？師曰：

亡其津液，故令經水少。設經下反多於前者，當所苦困，當言恐大便難，身無復汗也。

問曰：未出門女有三病，何謂也？師曰：一病者，經水初下，陰中熱，或有當風，或有扇者。二病者，或有以寒水洗之。三病者，或見丹下，驚怖得病，屬帶下。

師曰：有一婦人將一女子年十五所來診，言女年十四時，經水自下，今經反斷，其母言恐怖。師曰：此女爲是夫人親女非耶？若親者，當相爲説之。婦人因答言是自女耳。師曰，所以問者無他，夫人年十四時，亦以經水下，所以斷，此爲避年，勿怪，後當自下。

問曰：婦人病下利而經水反斷者，何也？師曰：但當止利，經自當下。勿怪！所以利不止而血斷者，但下利亡津液，故經斷。利止津液復，經當自下。

婦人血下咽乾而不渴，其經必斷。此榮不足，本自有微寒，故不引飲。渴而引飲者，津液得通，榮衛自和，其經必復下。

居經

師曰：寸口脈微而濇，微則衛氣不足，濇則血氣無餘。衛不足，其息短，其形燥；血不足，其形逆。榮衛俱虛，言語謬誤。趺陽脈浮而濇，濇則胃氣虛，虛則短氣咽燥而口苦，胃氣濇則失液。少陰脈微而遲，微則無精，遲則陰中寒，濇則血不來，此爲居經，三月一來。

問曰：婦人妊娠三月，師脈之，言此婦人非軀，今月經當下，其脈何類？何以別之？師曰：寸口脈衛浮而大，榮反而弱，浮大則氣强，反弱則少血。孤陽獨呼，陰不能吸，二氣不停，衛降榮竭。陰爲積寒，陽爲聚熱，陽盛不潤，經絡不足，陰虛陽往一作實，故令少血。時發洒淅，咽燥汗出，或溲稠數，多唾涎沫，此令重虛，津液漏泄，故知非軀。蓄煩滿洫一本作滿血，月稟一經，三月一來，陰盛則瀉，名曰居經。謂右脈浮大左脈反弱也。

問曰：婦人年五十所一本作數。一朝而清血二三日不止，何以治之？師曰：此婦人前絶生經水不下，今反清血，此爲居經。不須治，當自止。經水下，常五日止者，五日愈。

婦人月經一月再來者，經來其脈欲自如常而反微，不利不汗出者，其經二月必來。

問曰：婦人有經水適下而發其汗，則鬱冒不知人，何也？師曰：經水下，故爲裏虚，而發其汗，爲表復虚。此爲表裏俱虚，故令鬱冒也。

師曰：脈微，血氣俱虚，年少者亡血也。乳子下利爲可；不者，此爲居經，三月不來。

問曰：婦人病經水斷一二月而反經來，今脈反微濇，何也？師曰：此前月中若當下利，故令妨經。利止月經當自下，此非軀也。

當斷不斷

師曰：有一婦人來，脈反得微濇，法當吐。若下利而言不，因言夫人年幾何？夫人年七七四十九，經水當斷，反至今不止，以故致此虚也。

師曰：有一婦人年六十所，經水常自下，設久得病利，少腹堅滿者，爲難治。

强下其經致生他病

婦人著坐藥，强下其經，目眶爲痛，足跟難以踐地，心中狀如懸。

脈法

左手關上脈陰虚者，足厥陰經也，婦人病苦月經不利，腰腹痛。

肝脈沉之而急，浮之亦然，女人月事不來，時亡時有，得之少時有所墜墮。

尺脈滑，血氣實，婦人經脈不利，宜服朴硝煎大黄湯，下去經血，針關元瀉之。

婦人良方

宋·陳自明

經脈總論

岐伯曰：女子七歲，腎氣盛，齒更髮長；二七而天癸至，任脈通，太衝脈盛，月事以時下。天謂天真之氣，癸謂壬癸之水，故云天癸也。然衝爲血海，任主胞胎，二脈流通，經血漸盈，應時而下，常以三旬一見，以象月盈則虧也。若遇經行，最宜謹慎，否則與產後證相類。若被驚怒勞役，則血氣錯亂，經脈不行，多致勞瘵等疾。若逆於頭面肢體之間，則重痛不寧。若怒氣傷肝則頭運脅痛嘔血而瘰癧癰瘍。若經血内滲，則竅穴淋瀝無已。凡此六淫外侵而變證百出，犯時微若秋毫，成患重如山嶽，可不畏哉！

註 血者，水穀之精氣也，和調五臟，洒陳六腑，在男子則化爲精，在婦人上爲乳汁，下為血海。故雖心主血，肝藏血，亦皆統攝於脾，補脾和胃，血自生矣。凡經行之際，禁用苦寒辛散之藥，飲食亦然。詩云：婦人和平則樂有子，和則陰陽不乖，平則氣血不爭。故經曰：平和之氣，三旬一見。可不慎歟！

凡女人天癸既至，踰十年無男子合則不調，未踰十年思男子合，亦不調。不調則舊血不出，新血誤行，或漬而入骨，或變而爲腫，後雖合而難子，合多則精枯虛人，產衆則血枯殺人。觀其精血，思過半矣。

經者，常候也，謂候其一身之陰陽愆伏，知其安危，故每月一至，太過不及，皆爲不調。陽太過則先期而至，陰不及則後時而來。其有乍多乍少，斷絶不行，崩漏不止，皆因陰陽衰盛所致。

註 按經云，脾統血，肝藏血。此證多因恚怒傷肝鬱結傷脾所致，當從二經爲主，而參以前論治之。

月水不調

婦人月水不調，由風邪乘虛客於胞中，而傷衝任之脈，損手太陽少陰之經。蓋衝任之脈，皆起於胞中，爲經絡之海，與手太陽小腸、手少陰心經爲表裏，上爲乳汁，下爲月水。然月水乃經絡之餘，苟能調攝得宜，則經應以時矣。

註　竊謂心脾平和，則經候如常。苟或七情内傷，六淫外侵，飲食失節，起居失宜，脾胃虚損，心火妄動，則月經不調矣。又丹溪云：先期而至者，血熱也；後期而至者，血虚也。愚謂先期而至者，有因脾經血燥，有因脾經鬱火，有因肝經怒火，有因血分有熱，有因勞役火動；過期而至者，有因脾經血虚，有因肝經少血，有因氣虚血弱。主治之法，脾經血燥者，加味逍遥散；脾經鬱火者，歸脾湯；肝經怒火者，加味小柴胡湯；血分有熱者，加味四物湯，勞役火動者，補中益氣湯；脾經血虚者，人參養榮湯；肝經血少者，六味地黄丸；氣虚血弱者，八珍湯。蓋血生於脾土，故云脾統血。凡血病當用苦甘之劑，以助陽氣而生陰血也。

月經不通

婦人月經不通，或因醉飽入房，或因勞役過度，或因吐血失血，傷損肝脾，但滋其化源，其經自通。若小便不利，苦頭眩痛，腰背作痛，足寒時痛，久而血結於内，變爲癥瘕。若血水相併，脾胃虚弱，壅滯不通，變爲水腫。若脾氣衰弱，不能制水，水漬肌肉，變爲腫滿，當益其津液，大補脾胃，方可保生。

註　經水者，陰血也，屬衝任二脈，上爲乳汁，下爲月水。其爲患有因脾虚而不能生血者，有因脾鬱而血不行者，有因胃火而血消爍者，有因脾胃損而血少者，有因勞傷心而血少者，有因怒傷肝而血少者，有因腎水不能生肝而血少者，有因肺氣虚不能行血者。治療之法，若脾虚而不行者，調而補之；脾鬱而不行者，解而補之；胃火而不行者，清而補之；脾胃損而不行者，温而補之；勞傷心血而不行者，逸而補之；怒傷肝而不行者，和而補之；肺氣虚而不行者，補脾胃；腎虚而不行者，補脾肺。經云：損其肺者益其氣，損其心者調其榮衛，損其脾者調其飲食適其寒温，損其肝者緩其中，損其腎者益其精。皆當審而治之。

初虞世云：女子十四天癸至，任脈通，月事以時下，是有子。天癸者，物之自然。月者以月至，經者有常也。其來過與不及，皆謂之病。若榮血虧損，不能滋養百骸，則髮落面黄，羸瘦燥熱，燥氣盛則金受邪，金受邪則爲欬爲嗽爲肺癰爲肺痿必矣。但助胃壯氣，則榮血生而經自行。須慎飲食，調七情，保神氣，庶可得生。

若暴怒氣逆，經閉不行，當用行氣破血之劑。

註　按劉宗厚云：榮者水穀之精，和調於五臟，洒陳於六腑，乃能入於脈也。源源而來，生化於脾，總統於心，藏受於肝，宣佈於肺，施泄於腎，灌溉一身。若陰氣一傷，變證百出也。

夫衝任之脈，起於胞内，爲經脈之海，手太陽小腸、手少陰心二經爲表裏，女子十四而天癸至，腎氣全盛，衝任流通，經血既盈，應時而下，否則不通也。

註　前證若稟陰血不足，用四物、參、苓；怒傷肝血，用加味逍遥散；鬱結傷脾，用加味歸脾湯；肝火怫鬱，用加味小柴胡湯；胃經積熱，加味清胃散。

寇宗奭曰：夫人之生，以氣血爲本。人之病，未有不先傷其氣血者。若室女童男，積想在心，思慮過度，多致勞傷。男子則神色消散，女子則月水先閉。蓋憂愁思慮則傷心而血逆竭，神色先散，月水先閉。且心病則不能養脾，故不嗜食；脾虚則金虧，故發嗽；腎水絶則木氣不榮而四肢乾痿，故多怒鬢髮焦，筋骨痿。若五臟傳遍則死。自能改心易志，用藥扶持，庶可保生。切不可用青蒿、䗪蟲等涼血行血，宜用柏子仁丸、澤蘭湯益陰血制虚火之劑。

註　按經云：五穀入於胃，其糟粕津液宗氣分爲三隧，故宗氣積於胷中，出於喉嚨，以貫心肺而行呼吸。榮氣者，泌其津液，注之於脈，化以爲血，以榮四末，内養五臟六腑。若服苦寒之劑，傷胃必致不起。

月水不利

婦人月水不利者，由勞傷氣血，體虚而風冷客於胞内，傷於衝任之脈故也。若寸脈弦，關脈沉，是肝病也，兼主腹痛，孔竅生瘡。尺脈滑，血氣實，經絡不利，或尺脈絶不至，兼主小腹引腰痛，氣攻胷膈也。

註　前證屬肝膽二經，蓋肝膽相爲表裏，多因恚怒所傷。若本經風熱用補肝散，血虚用四物加酸棗仁。若腎水不足用六味丸。

行經腹痛

婦人經來腹痛，由風冷客於胞絡衝任，或傷手太陽少陰經，用温經湯、桂枝桃仁湯。若憂思氣鬱而血滯，用桂枝桃仁湯、地黄通經丸。若血結而成塊，用萬病丸。

註　前證若風寒傷脾者，六君加炮薑；思慮傷血者，四物加參、朮；思慮傷氣者，歸脾加柴、梔；鬱怒傷血者，歸脾逍遥兼服。若肝經怒氣，用加味逍遥散。若肝經血虛，用四物、參、朮、柴胡、牡丹皮。若肝經血熱，用四物、牡丹皮。若肝腎虛火，用六味地黄丸。若肝脾血虛，用八珍加牡丹皮。若肝脾鬱怒，用加味歸脾湯。若氣虛血弱，用補中益氣湯。若脾不能攝血，用六君子加川芎、當歸。若肝虛不能藏血，用補肝散。

月水不斷

婦人月水不斷，淋瀝腹痛，或因勞損氣血而傷衝任，或因經行而合陰陽，以致外邪客於胞内，滯於血海故也。但調養元氣而病邪自愈，若攻其邪則元氣反傷矣。

註　前證若鬱結傷脾，用歸脾湯；恚怒傷肝，逍遥散；肝火妄動，加味四物湯；脾氣虛弱，六君子湯；元氣下陷，補中益氣湯；熱傷元氣，前湯加五味、麥冬、炒黑黄蘗。

天癸過期

許學士云：婦人經脈過期不及，腰腹疼痛，或七七數盡而月經下者，宜用當歸散治之。

註　前證若肝腎虛熱，用當歸散；肝血虛熱，四物加柴、梔、丹皮；肝火内動，小柴胡加山梔、丹皮；肝火血燥，加味逍遥散；脾經鬱火，加味歸脾湯；肝脾鬱火，歸脾、逍遥兼服；肝腎虧損，歸脾、六味兼服。

血枯

腹中論曰：有病胷脅支滿，妨於食，病至則先聞腥臊臭，出清液，四肢惰，目眩，時時前後血，病名曰血枯。此年少時因大脱血，或醉而入房，虧損腎肝。蓋肝藏血，受天一之氣以爲滋榮，其經上貫膈，佈脅肋。若脱血失精，肝氣已傷，肝血枯涸不榮而胷脅滿，妨於食則肝病傳脾而聞腥臊臭，出清液。若以肝病而肺乘之，則唾血，四肢惰，目眩，時時前後血出，皆肝病血傷之證也。

註 前證若飲食起居失宜，而脾胃虚損，當滋化源而佐以鰞鰂丸等藥。若因脾土虚寒而不能生血，宜補命門火。若服燥藥，鬱火内作而津液消爍，宜清熱養血。若脾胃虧損而氣血虚，宜補中益氣。若胃熱消中而血液耗損，宜清脾胃之火。若大便秘濇，小便清利而經不行，宜清胞絡之火。若勞傷心火，血涸而經不行，宜補心養血。

熱入血室

婦人傷寒傷風發熱，經水適來，晝則安静，暮則譫語，有如瘧狀，此爲熱入血室，治者無犯胃氣及上二焦，宜服小柴胡湯。若脈遲身涼，當刺期門穴，下針病人五吸，停針良久，徐徐出針。凡針期門穴，必瀉勿補，肥人二寸，瘦人寸半也。

註 前證若因勞役，或怒氣發熱，適遇經行而患前證者，亦用小柴胡加生地黄治之。血虚用四物加柴胡。若病既愈而熱未已，或元氣素弱，并用補中益氣湯。脾氣素鬱，用濟生歸脾湯。血氣素虚，用十全大補湯。

河間六書 金·劉完素

月水不調論治

婦人月水，一月一來如期，謂之月信。其不來則風熱傷於經血，故血在内不通；或内受邪熱，脾胃虚損，不能飲食，食既不充，榮衛凝濇，肌膚黄燥，面不光澤；或大腸虚變爲下痢，流入關元，致絶子嗣。

童幼天癸未行，皆屬少陰；天癸既行，皆從厥陰論之；天癸已絶，乃屬太陰經也。

婦人氣充經脈，月事頻併，臍下痛，宜芍藥六合湯。一本是氣衝。若經水過多，别無餘證，四物内加黄芩、白朮各一兩。若經事欲行，臍腹絞痛，宜服八物湯。若經水暴多，四物四兩，加黄芩一兩。若經水如黑豆水，四物加黄連、黄芩各一兩。若婦人經水少而血色和者，四物四兩，加熟地、當歸各一兩。

血枯經閉

年少醉入房室，氣竭肝傷，故經衰少不來。肝傷則血涸，脾胃相傳，大脱其血，目眩心煩，故月事不來也，烏魚骨圓主之。

經水適來適斷

婦人經水，適來適斷，往來寒熱，先服小柴胡以去其寒熱，後以四物湯調治之。如寒熱不退，勿服四物，是謂變證，表邪猶存，不能效也。

明理論 金·成無己

熱入血室

傷寒熱入血室，何以明之？室者，屋室也，謂可以停止之處。人身之血室者，榮血停止之所，經脈留會之處，即衝脈是也。衝脈者，奇經八脈之一脈也，起於腎下，出於氣衝，并足陽明經夾臍上行至胷中而散，爲十二經脈之海。王冰曰：衝爲血海。言諸經之血朝會於此，男子則運行生精，女子則上爲乳汁，下爲月水。《内經》曰：任脈通，衝脈盛，月事以時下者是也。王冰曰：陰靜海滿而去血，謂衝脈盛爲海滿也。即是觀之，衝是血室，可以知矣。傷寒之邪，婦人則隨經而入，男子由陽明而傳，以衝之脈與少陰之絡起於腎，女子感邪，太陽隨經便得而入衝之經并足陽明，男子陽明内熱，方得而入也。衝之得熱，血必妄行，在男子則下血譫語，在婦人則月水適來。陽明病下血譫語，此爲熱入血室者，斯蓋并言男子，不止爲婦人而言也。婦人傷寒，經水適來與經水適斷者，皆以經氣所虚，宫室不閉，邪得乘虚而入。《針經》有言曰：邪氣不得其虚，不能獨傷人者是矣。婦人熱入血室，有須治而愈者，有不須治而愈者，又各不同也。婦人中風，發熱惡寒，經水適來，得之七八日，熱除而脈遲，身涼和，胷脅下滿如結胷狀，譫語者，此爲熱入血室，當刺期門，隨其實而瀉之；與其婦人中風七八日，續得寒熱，發作有時，經水適斷者，此爲熱入血室，其血必結，故使如瘧狀，發作有時，小柴胡湯主之。二者是須治而愈者也。婦人傷寒發熱，經水適來，晝則明了，暮則譫語，如見鬼狀者，此爲熱入血室，無犯胃氣及上二焦，必自愈，是不須治而愈者也。譫語爲病邪之甚者，何不須治而愈耶？且胷脅滿如結胷，譫語，是邪氣留結於胷脅而不去者，必刺期門，隨其實而瀉之。寒熱如瘧發作有時者，是血結而不行，須小柴胡湯散之。二者既有留邪，必須治之可也。若發熱經水適來，晝日明了，暮則譫語，此則經水既來，以裏無留邪，但不妄犯，熱隨血散必自愈。經曰：血自下，下者愈。故無犯胃氣及上二焦，必自愈。所謂妄犯者，謂恐以譫語爲陽明内實，攻之犯其胃氣也；此無胷脅之邪，恐刺期門，犯其中焦也；此無血結，恐與小柴胡湯，犯其上焦也。小柴胡湯解散則動衛氣，衛出上焦，動衛氣是犯上焦也。刺期門則動榮氣，榮出中焦，動榮氣是犯中焦也。《脈經》有曰：無犯胃氣及上二焦，豈謂藥不謂針耶？

儒門事親 元·張從政

月事沉滯

夫婦人月事沉滯，數月不行，肌肉不減，《内經》曰：此名爲瘕爲沉也。沉者，月事沉滯不行也，急宜服桃仁承氣湯加當歸，大作劑料服，不過三服立愈。後用四物湯補之，更可用《宣明方》檳榔丸。

經血暴下

夫婦人年及五十以上，經血暴下者，婦人經血，終於七七之數，數外暴下，《内經》曰：火主暴速，亦因暴喜暴怒憂結驚恐之致然也，慎不可作冷病治之。如下峻熱之藥則死。止可用黄連解毒湯以清於上，更用蓮殼灰、椶毛以滲於下，然後用四物湯加延胡索散，凉血和經之藥是也。

月事不來

夫婦人有月事不來者，室女亦然。《内經》曰：月事不來者，是胞脈閉也。胞脈者屬火而絡於脬中，令氣上迫肺，心氣不得下通，故月事不來也。可用茶調散吐之；吐訖，可用玉燭散、當歸散或三和湯、桂苓白朮散、柴胡飲子，量虚實選而用之。降心火，益腎水，開胃進食，分陰陽，利水道之藥是也。慎勿服峻熱之藥。若服之，則變成肺痿骨蒸潮熱，欬嗽咯膿，嘔血而喘，小便濇滯，寢汗不已，漸至形瘦脈大。雖遇良醫，亦成不救。

東垣十書　元·李杲

經閉有三

陰陽别論云：二陽之病發心脾，有不得隱曲，女子不月，其傳爲風消，爲息賁者，死不治。婦人脾胃久虚，或形羸氣血俱衰，而致經水斷絶不行；或病中消胃熱，善食漸瘦，津液不生。夫經者，血脈津液所化，津液既絶，爲熱所爍，肌肉消瘦，時見燥渴，血海枯竭，病名曰血枯經絶，宜瀉胃之燥熱，補益氣血，經自行矣。此證或經適行而有子，子不安爲胎病者有矣。或心包脈洪數，躁作時見，大便秘濇，小便雖清不利，而經水閉絶不行，此乃血海乾枯，宜調血脈，除包絡中火邪而經自行矣。《内經》所謂小腸移熱於大腸，爲癥瘕，爲沉。脈濇不利，則月事沉滯而不利，故云爲癥瘕爲沉也。或因勞心，心火上行，月事不來，安心和血瀉火，經自行矣。故《内經》云：月事不來者，胞脈閉也。胞脈者屬心而絡於胞中，今氣上迫肺，心氣不得下，故月事不來也。

閉屬少陽

凡婦人女子之病，經水適斷，俱作少陽治之，傷寒雜病一體。經云：身有病而有邪，經脈閉也。又云：月事不來者，胞脈閉也。經閉者尺中不至，胞閉者生化絶源，二者皆血病也，厥陰主之。厥陰病則少陽病矣，釁及其夫也。治之之法，或實作大熱，或變成勞，脈有浮中沉之不同，故有藥表裏和之不一，察其在氣在血，定其行陰行陽，使大小不失其宜，輕重各得其所，逆從緩急，舉無不當，則可以萬全矣。此少陽一治，不可不知也。

不調治法

凡治雜病，先調其氣，次療諸疾，無損胃氣，是其要也。若血受病，亦先調氣，謂氣不調則血不行。又氣爲之綱，夫也。夫不唱，婦不隨也。故婦人病經，先柴胡以行經之表，次四物以行經之裏，先氣而後血也。

婦人經水不調，右尺脈按之空虛，是氣血俱脱，大寒證。輕手其脈數疾，舉指弦緊或濇，皆陽脱之證，陰火亦亡。見熱證於口鼻眼或渴，此皆陰躁陽欲去也，當温之降之，引之燥之，用升陽舉經湯。此法大升浮血氣，補命門之下脱也。

熱入血室治法

晝則明了，夜則譫語，熱入血室，無犯胃氣及上二焦，不治自愈。若甚則四順飲子、桃仁承氣湯，證相似當下者用之。

丹溪心法 元·朱震亨

經水證治

婦人經水過期，血水也，四物加參、朮；帶痰加南星、半夏、陳皮之類。經水不及期而來者，血熱也，四物加黄連。過期紫黑有塊，亦血熱也，必作痛，四物加香附、黄連。過期色淡者，痰多也，二陳加川芎、當歸。過期而來，乃是血虚，宜補血，用四物加黄芪、陳皮、升麻。未及期先來，乃是氣血俱熱，宜凉氣血，柴胡、黄芩、當歸、白芍、生地、香附之屬。

經不調而血色淡，宜補氣血，參、芪、芎、歸、香附、白芍；腹痛加膠珠、艾葉、延胡索。

經候過而作痛者，乃虚中有熱，所以作疼。經水將來作疼者，血實也一云氣滯，四物加桃仁、黄連、香附。臨行時腰疼腹痛，乃是鬱滯有瘀血，宜四物加紅花、桃仁、莪朮、延胡索、香附、木香；發熱加黄芩、柴胡。紫色成塊者，熱也，四物加黄連、柴胡之類。

痰多占住血海地位，因而下多者，目必漸昏。肥人如此，用南星、蒼朮、川芎、香附，作丸子服之。肥人不及日數而多者，痰多血虚有熱，亦用前丸藥中，更加黄連、白朮丸服。

血枯經閉者，四物加桃仁、紅花。軀脂滿經閉者，以導痰湯加黄連、川芎。不可服地黄，泥膈故也，如用以薑汁炒。

肥胖飲食過度之人，而經水不調者，乃是濕痰，宜蒼朮、半夏、滑石、茯苓、白朮、香附、川芎、當歸。

臨經來時肚痛者，四物湯加陳皮、延胡索、牡丹皮、甘草。痛甚者豆淋酒；痛緩者童便煮莎根，入炒條芩末爲丸。

經水去多不能住者，以三補丸加莎根、龜板、金毛狗脊。陰虚經脉久不通，小便濇，身體疼痛，以四物加蒼朮、牛膝、陳皮、生甘草；又用蒼莎丸加蒼耳、酒芍藥爲丸，就煎前藥吞下。經候微少，漸漸不通，手足煩疼，漸瘦生潮熱，脉微數，四物湯去地黄，川芎，加澤蘭葉三倍，甘草半分。

經水過多，四物湯去熟地黄加生地，或只加黄芩、白朮。

經行身熱，脉數頭昏，四物湯加柴胡、黄芩。

經行微少，或脹或疼，四肢疼痛，四物湯加延胡、没藥、白芷爲末，淡酢湯調下。

經候不調，心腹疞痛，只用芎、歸二味，名君臣散。

經欲行，臍腹絞痛，四物加延胡、檳榔、苦楝炒、木香減半。

經水濇少，四物加葵花、紅花。

經候過而作痛，氣血俱虚也，宜四物對四君子湯服之。

經水色淡者，氣血俱虚也，宜八物湯之類。八物者，四物、四君子也。如兼他證，隨證加藥。

月候不調之由，或前或後，或多或少。凡行後作痛者虚也，少而淡者血虚也，多者氣虚也，其將行作痛及凝塊不散者滯也，紫黑色者滯而挾熱也。

經水或前或後，或多或少，或踰月一至，或一月再至，皆不調之故，治之宜調經散。

經候不調，當以四物湯爲主治。

月候不調之中，有兼疼痛者，有兼發熱者，有趲前者，有退後者，則趲前爲熱，退後爲虚也。疼痛之中，有常時作痛者，有經前經後作痛者，則常時與經前作痛者爲血積，經後爲血虚也。發熱之中，有常時發熱者，有經行發熱者，則常時爲血虚有積，經行爲血虚有熱也。

經水濇少，爲虚爲濇，虚則補之，濇則濡之。

格致餘論 元·朱震亨

辨紫黑痛塊

經水者，陰血也。陰必從陽，故其色紅，稟火色也。血爲氣之配，氣熱則熱，氣寒則寒，氣升則升，氣降則降，氣凝則凝，氣滯則滯，氣清則清，氣濁則濁。往往見有成塊者，氣之凝也。將行而痛者，氣之滯也。來後作痛者，氣血俱虚也。色淡者，亦虚也。錯經妄行者，氣之亂也。紫者，氣之熱也。黑者，熱之甚也。人但見其紫者、黑者、作痛者、成塊者，率指爲風冷而行温熱之劑，禍不旋踵矣。良由《病源》論月水諸病皆曰風冷乘之，宜其相習而成俗也。或曰：黑，北方水之色也，紫淡於黑，非冷而何？余曰：經曰，亢則害，承乃制。熱甚者必兼水化，所以熱則紫，甚則黑也。况婦人性執而見鄙，嗜欲加倍，臟腑厥陽之火，無日不起，非熱而何？若夫風冷必須外得，設或有之，蓋千百而一二者也。

溯洄集 元·王履

二陽病論

經曰：二陽之病發心脾，有不得隱曲，女子不月。釋之者，謂男子則脾受之而味不化，故少精；女子則心受之，而血不流，故不月。分心脾爲男女各受立説。竊獨謂不然。夫二陽，陽明也，胃與大腸之脈也。腸胃有病，心脾受之。發心脾，猶言延及於心脾也。雖然，脾胃爲合，胃病而及脾，理固宜矣。大腸與心，本非合也，今大腸而及心，何哉？蓋胃爲受納之腑，大腸爲傳化之腑。食入於胃，濁氣歸心，飲入於胃，輸精於脾者，以胃之能納，腸之能化耳。腸胃既病，則不能受，不能化，心脾何所資乎？心脾既無所資，則無所運化而生精血矣。故腸胃有病，心脾受之，則男爲少精，女爲不月矣。心脾當總言，男女不當分説，至隱曲不月，方可分説耳。若如釋者之言，則男之精獨資於脾而不資於心，女之血獨資於心而不資於脾，有是理耶！蓋男女之精血，皆由五臟六腑之相養而後成，可謂之男精資於脾，女血資於心乎？經本曰：男女皆有心脾之病，但在男子則隱曲之不利，在女子則月事之不來耳。

衛生寶鑑 元·羅天益

熱入血室成結胷

或問：熱入血室，何爲而成結胷也？余曰：邪氣傳入經絡作主，氣相搏，上下流行，遇經水適來適斷，邪氣乘虛入於血室，血爲邪所迫，入於肝經，肝受邪則譫語而見鬼，復入膻中則血結於胷中。何以言之？婦人平居，水養木，血養肝，方未受孕則以之爲月水，既妊則中蓄之以養胎，及已産則上壅之以爲乳汁，皆血之所爲也。今邪逐血，併歸於肝經，聚於膻中，結於乳下，故手觸之則痛，非藥可及，故當刺期門也。

證治要訣 明·戴思恭

經事不調

婦人每月經水應期而下，不使有餘，猶太陰之缺也。其有或先或後，或少或多，或欲來先病，或遇來而斷續，皆謂之不調，和氣飲加香附子半錢，兼嚥獨附丸。經事來而腹痛者，經事不來而腹亦痛者，皆血之不調故也。欲調其血，先調其氣，四物湯加吳茱萸半錢、香附子一錢，和氣飲加茱萸半錢亦可用。痛甚者，延胡索湯。然又恐感外邪、飲食致痛，痛不因血，尤宜詳審，和氣飲却能兼治。

有因驚氣上逆，致月不通，涎多神昏，昏則不知人；或妄言歌笑，似心瘋，似五癇，醒時又似正人；或病來身如摇動，手足如搐搦，四七湯、大温經湯各半貼，和匀服。

有經候失期，或過二三月變生諸證者。和氣飲須用桂枝者，性最動血。和氣飲加蘇木、紅花、乾漆各半錢，桃仁一錢，或酢或酒煎去滓，入麝香少許，仍以酢調黑神散。

因血瘀而腹内有塊者，四物湯去地黄加官桂、白朮各半錢。

因經候不調，血不循故道，從糞後出，腹或疼或不疼，勿作尋常便血治，宜順其經，四物湯去地黄加阿膠、香附子各一錢，仍以黑神散和調氣散，白湯點服。

醫學綱目　明·樓英

調經

胎前之道，始於求子。求子之法，莫先調經。每見婦人之無子者，其經必或前或後，或多或少，或將行作痛，或行後作痛，或紫或黑或淡，或凝而不調，不調則血氣乖爭，不能成孕矣。詳夫不調之由，其或前或後，及行後作痛者，虚也；其少而淡者，血虚也；多者，氣虚也；其將行作痛，及凝塊不散者，滯也；紫黑色者，滯而挾熱也。治法：血虚者四物，氣虚者四物加參、芪，滯者香附、縮砂、木香、檳榔、桃仁、延胡，滯久而沉痼者，吐之下之，脈證熱者四物加芩、連，脈證寒者四物加桂、附及紫石英之類是也。直至積去滯行虚回，然後血氣和平，能孕子也。余每治經不調者，只一味香附末，酢爲丸，服之亦百發百中也。

經水或前或後

婦人病多是月經乍多乍少，或前或後，時發疼痛，醫者一類呼爲經病，不曾説是陰勝陽，是陽勝陰，所以服藥少效。蓋陰氣乘陽，則胞寒氣冷，血不運行，經所謂天寒地凍，水凝成冰，故令乍少而在月後。若陽氣乘陰，則血流散溢，經所謂天暑地熱，經水沸溢，故令乍多而在月前。當别其陰陽，調其血氣，使不相乘，以平爲期，宜紫石英丸。

天癸過期

婦人天癸已過期，經脈不勻，或三四月不行，或一月再至，腰腹疼痛，《素問》云七損八益，謂女子七數盡而經不依時者，血有餘也，不可止之，但令得依時不腰痛爲善，宜當歸散。

熱入血室

婦人傷寒中風，治法與男子無異，若熱入血室則不同也，宜以四物湯安養經血，佐以汗下之藥治之。

婦人傷寒中風，自汗頭痛，項背强，發熱惡寒，脈浮而緩，恐熱入血室，故用桂枝湯倍加芍藥。

婦人傷寒，脈浮而緊，頭痛身熱，惡寒無汗，恐熱入血室，宜麻黄加生地湯。

婦人傷寒，經脈方來初斷，寒熱如瘧，狂言見鬼，宜用乾薑柴胡湯。

婦人室女，傷寒發熱，經水適來適斷，晝日明了，夜則讝語如見鬼神，宜小柴胡加生地湯。

婦人傷寒身熱，脈長而弦，屬陽明少陽，往來寒熱，夜躁晝寧，如見鬼狀，經水適斷，熱入血室，不實滿者，小柴胡加牡丹皮主之；大實滿者，桃仁承氣主之。

婦人傷寒，頭痛脈浮，醫反下之，邪氣乘虚而傳於裏，經水閉而不行，心下結硬，口燥舌乾，寒熱往來，狂言如見鬼狀，脈沉而數者，當下之，宜小柴胡加芒硝、大黄湯主之。

婦人傷寒，表虚自汗，身涼，四肢拘急，脈沉而遲，太陽標病，少陰本病，經水適斷，宜桂枝加附子、紅花湯。

婦人傷寒，太陽標病，汗解表除，邪熱内攻，熱入血室，經水過多，無滿實者，甘草芍藥湯。

明醫雜著 明·王綸

經脈不行

婦人女子經脈不行，有脾胃損傷而致者，不可便認作經閉血死，輕用通經破血之藥，遇有此證，便須審其脾胃如何。若因飲食勞倦損傷脾胃，少食惡食，泄瀉疼痛；或因誤服汗下攻伐藥，傷其中氣，以致血少而不行者，只宜補養脾胃，用白朮爲君，茯苓、芍藥爲臣，佐以黄芪、甘草、陳皮、麥芽、川芎、當歸、柴胡等藥，脾旺則能生血而經自行矣。又有飲食積滯，致損脾胃者，亦宜消積補脾。若脾胃無病，果有血塊凝結，方宜行血通經。

註　心脾平和，則百骸五臟皆潤澤而經候如常，苟或心脾受傷，則血無所養，亦無所統，而月經不調矣。是故調經者，當理心脾爲主，其詳已見《良方》月水不調方論下。大凡調經之法，肝脾血燥，四物爲主；肝脾血弱，補中益氣爲主；肝脾鬱火，歸脾湯爲主；肝經怒火，加味逍遥散爲主。病因多端，不能悉舉，治當臨證制宜可也。

醫學入門 明·李梴

月事不通

婦人以血爲主，天真氣降，壬癸水合，腎氣全盛，血脈流行，常以三旬一見，以象月盈則虧，故曰月經。經行與産後一般，若其時餘血一點未淨，或外被風寒，及濕冷暑熱邪氣，或内傷生冷，七情鬱結，爲痰爲瘀，凝積於中，曰血滯。或經止後，用力太過，入房太甚，及服食燥熱，以致火動，邪氣盛而精血衰，曰血枯。《良方》云：經後被驚，則血氣錯亂妄行，逆於上則從口鼻而出，逆於身則水血相搏變爲水腫。恚怒則氣血逆於腰腿、心腹、背膂、手足之間重痛，經行則發，過期則止。怒極傷肝，則有眩運、嘔血、瘰癧、血風、瘡瘍等病。加之經血滲漏於其間，遂成竅穴生瘡，淋瀝不斷；濕熱相搏，遂爲崩帶；血結於內，變爲癥瘕。凡此變證百出，不過血滯與枯而已。但血滯亦有虚熱，血枯亦有虚熱，故重則經閉不通。以滯枯分言，輕則經水不調，止言虚與熱而已。

血滯經閉宜破者，原因飲食熱毒，或暴怒凝瘀積痰，直須大黃、乾漆之類，推陳致新，俾舊血消而新血生也。若氣旺血枯，起於勞役憂思，却宜温和滋補；或兼有痰火濕熱，尤宜清之凉之。每以肉桂爲佐者，熱則血行也，但不可純服峻藥以虧陰道。至於耗氣益血之説，雖女科要法，但血爲氣配，氣熱則熱，氣寒則寒，氣升則升，氣降則降，氣行則行，氣滯則滯。如果鬱火氣盛於血者，方可單香附散、抑氣散，加木香、檳榔、枳殼以開鬱行氣。若氣亂則調，氣冷則温，氣虚則補，男女一般。蓋陽生則陰自長，氣衰則血亦涸，豈可專耗其氣耶？論者多泥叔和血旺氣衰，不知叔和論肝肺二脈，則宜肝旺於肺；其實氣血平和，乃能有孕，故繼曰兩臟通和。但婦人見偏性鄙，婢妾志不得伸，鬱怒無時不起，故香附爲女人仙藥。經曰：邪氣盛則實，正氣奪則虚。可不悟諸！

經行登厠，風寒入内，以致凝濇，小温經湯。經行適來，續得寒熱，就閉不通，或寒或暑，俱謂之熱入血室，小柴胡湯加生地，或黄芩芍藥湯加生地。經行過飧生冷，或外被冷濕，以致瘀血凝結者，五積散去麻黄加牡丹皮、紅花。

七情心氣鬱結不行者，分心氣飲去羌活、半夏、桑皮、青皮，加川芎、當歸、香附、莪朮、延胡索。有火者，更加黄芩，或小調經散、單香附丸。

氣血盛實，經絡遏閉，或時挾痰者，單大黄膏；或馬鞭草取汁熬膏爲丸或燒存性，紅花當歸煎湯下。

内傷飲食，勞倦損傷，脾胃氣弱，體倦發熱，腹痛腸鳴，飲食減少而不生血者，補中益氣湯加川芎、生地、天花粉。腸鳴月水不來者，病在胃，胃虚不生血氣，宜單厚朴五錢，空心水煎，或單蒼朮膏。水泄少食者，升陽益胃湯。不泄少食者，二陳湯加白朮、黄芪、童便、製香附、當歸、芍藥、牡丹皮、麥門冬、山楂、麥芽。因飲食積者，更加莪朮、枳殼。

濕痰占住血海地位經閉者，導痰湯加川芎、黄連。不可服地黄，泥膈故也。如用須薑汁炒過。丹溪之言，洵不可易。

胃熱消渴，善食漸瘦，津液爲熱燥，渴者，宜瀉胃熱，四物湯合調胃承氣湯，名玉燭散；再合涼膈散，名三和散。輕者小柴胡湯合四物湯，去人參、半夏加天花粉。素虚形瘦，口燥，善食厚味，鬱爲痰火，有潮熱者，逍遥散加黄芩無薄荷，或四物湯加桃仁、紅花，或加味養榮丸亦可。

大概經水不通，肥人多氣弱有濕痰，瘦人多血怯有火。

少年大脱血，或醉後入房，氣竭肝傷，月事衰少者，其治法已見《内經》腹中論篇。

墮胎及多産育傷血，或誤服汗下剋伐之藥，以致血衰氣乏不行者，十全大補湯。

經雖來或血漸少而後不通，曾墮胎及産多者，謂之血枯。原因心事不足，以致脾不磨食，故肺金失養而氣滯不行，腎水不旺而血益日枯。初時參前參後，淋瀝無時；脾胃衰甚，變爲溏泄身腫；失治甚爲癥瘕癆瘵。

總而言之，經水不通，不出虚熱痰氣四證，不調亦大相同。隨證調治，飲食調和，自然血氣流通；更有凝滯，然後可用紅花當歸散、紫葳散、通經丸、導經丸之類。虚者只用當歸散以通之，通後又須養血益陰，使津液流通。苟不務氣血充和，而惟以毒藥攻逼，必死而已。

經水不調

以期言之，對期者，性和血足易受孕，只差一二日者，亦不爲害。

以色言之，心主血，陰從陽，故以色紅爲正，雖不對期而色正者易調。

後期三五日者，爲血虚，四物湯加參、芪、白朮、陳皮、升麻。瘦人只是血少，四物湯倍當歸、地黄，少加桃仁、紅花。肥人多痰，二陳湯加南星、蒼朮、滑石、芎、歸、香附。

來少色和者，四物湯。點滴欲閉，潮煩脈數者，四物湯去芎、地，加澤蘭葉三倍、甘草少許，十味香附丸。內寒血澁，來少或日少，五六日以上者，四物湯加桃仁、紅花、牡丹皮、葵花。

先期三五日者，爲血熱，四物湯加芩、連；肥人加痰藥。先十數日者，血氣俱熱也，四物湯加黄芩、柴胡、香附；肥人清海蒼莎丸加黄連、白朮。

來多或日多，五六日以上者，內熱血散也，四物加芩、朮。瘦人有火者，固經丸。肥人多痰者，清海蒼莎丸。

或前或後，或多或少，或踰月不至，或一月再至，當歸散、調經散、單丹參散。

時行時止，淋瀝不斷，腹中作痛，乃寒熱邪氣客於胞中，留滯血海外疼也。如有積下利不定，有所去則愈。臍下逆氣，上攻胷膈欲嘔者，桃仁散；或用當歸四錢、乾漆三錢，蜜丸服。如腰臍腹痛者，牛膝散。或行或止，心痛者失笑散。經水適來適斷，往來寒熱者，先服小柴胡湯加地黄，後以四物湯和之。有月事頻數者，四物湯倍芍藥加黄芪。有經行不止者，四物湯加地榆、阿膠、荆芥。熱者倍黄芪或吞固經丸。

色紫者風也，黑者熱甚也，淡白者虚也，或挾痰停水以混之也。如煙塵水，如屋漏水，如豆汁，或帶黄混濁模糊者，濕痰也。成塊作片，色不變者，氣滞也，或風冷乘之也。色變紫黑者，血熱也。大概紫者，四物湯加防風、白芷、荆芥；黑者，四物湯加芩、連、香附；淡白者，古芎歸湯加參、芪、白芍、香附；有痰者，二陳湯加芎、歸；如煙塵者，二陳湯加秦艽、防風、蒼朮；如豆汁者，四物湯加芩、連；成塊者，四物湯加香附、延胡索、枳殼、陳皮。通用琥珀調經丸、百子附歸丸、墨附丸。

月水循環，纖疴不作，乃能有子。若兼潮疼，重則加之欬血汗嘔，或瀉有潮汗，則血愈消耗。有欬嘔則氣往上行，瀉則津偏於後，疼則疾結於中，是以必先去病而後可以滋血調經。就中潮熱疼痛，尤爲婦女常病。蓋血滯積入骨髓，便爲骨蒸；血滯積瘀於中，與日生新血相搏，則爲疼痛；血枯不能滋養百骸，則蒸熱於外；血枯包絡火盛，或挾痰氣食積，寒冷外邪，則爲疼痛。

潮熱有時，爲内傷，爲虚；無時，爲外感，爲實。虚者大温經湯，熱者四物湯加柴、芩，經閉者滋血湯，骨蒸者大胡連丸、大烏鷄丸。五心潮者，四物湯加黄連、胡黄連。無汗者，茯苓補心湯。有汗者，逍遥散。經前潮者，血虚有滯，逍遥散加牡丹皮、桃仁、延胡索。經後潮者，血虚有熱，逍遥散去柴胡加地骨皮、生地、童便、炒黄芩，此方能加減，退熱聖藥。有欬加桑白皮、貝母、桔梗、知母、麥門冬，欬血加生地、山梔、牡丹皮，嘔吐加陳皮、半夏、旋覆花，嘈雜加薑、炒黄連或芩連二陳湯。尋常潮熱者，腎氣丸、大造丸，或四物湯料加童便、炒黄芩各一兩、四製香附一斤，蜜丸服。

經事欲行，臍腹絞痛者，爲血滯，四物湯料四錢，加延胡索、苦楝、木香、檳榔各一兩。痛甚者，萬痛丸。經水臨行時痛者，爲氣滯，烏藥湯。氣滯血瘀者，大延胡索散，或四物加桃仁、紅花、莪朮、延胡索、香附、木香；發熱加柴、芩。經水將來，陣痛陣止者爲血實，四物湯加延胡索、木香、黄連、香附。腿腹痛者，内補當歸丸。經水將行，被風冷相搏，繞臍疝痛者，乃寒氣客於血室，大温經湯、桂枝桃仁湯。經水日來時痛者，四物湯加陳皮、延胡索、牡丹皮、甘草。

經後痛者，爲血虚，八物湯、小烏鷄丸。歷年血寒，積結胞門，嘔吐涎唾，臍脅疝痛，陰冷徹引腰脊而痛者，酒煮當歸丸、大温經湯。

經前作痛，經後作痛，通用交加地黄丸、滋陰百補丸、七製香附丸。

月水乃經絡之餘，衝任氣和則血依時而下。憂思耗傷心血以致火炎，血不歸肝，而出納之用已竭；母令子虚，脾亦不磨而食少，食少則肺金失養，水絶生化之源，而經閉不調。治者須知心爲氣血之主，心氣鬱結者，宜調心血通心經而血自行。脾胃爲氣血之運，飲食勞倦，損其中氣，以致血少不行，或行之間斷者，只宜平胃散、四君子湯之類，補養脾胃，而氣血自生自運，乃標本兼治，法之良者也。

論室女經事

女子十四，衝任盛而月事下，必近二十，方可匹配，可見陰氣之難成也。或恣食鹹酸煎炒熱燥，以致氣血上壅不通者，紅花當歸散、紫葳散、單大黃膏。如踰年未嫁，或年未及而思男，思傷心血，火炎脾虧，肺爍腎枯而血閉成癆者，十分難治。宜四物加黃芩、柴胡，或逍遥散加炒山梔、芩、連，以養血涼血降火，或腎氣丸加子芩、紅花養陰；柏子仁丸亦妙。因怒逆者，四製香附丸加黃芩、生地。因驚者，抱膽丸。經絶不通者，瓦松散。

論寡婦經事

寡婦鬱悶百端，或慕夫不能頓忘，或門户不能支持，或望子孫昌盛，心火無時不起，加之飲食厚味，遂成痰火。其證惡風體倦，乍寒乍熱，面赤心煩，或時自汗，汗脈弦長，當抑肝之陰氣，柴胡抑肝湯、抑陰地黄丸、越鞠丸。如貧苦淡食者，四製香附丸主之。有每日上午神思昏憒，怕見明處，惡聞人聲，至午後方可；及頭昏腹痛驚惕，稍涉勞動，與月經來時，其證尤劇，此不得遂志之故也，宜清神養榮，四物湯加人參、茯神、陳皮、柴胡、羌活、甘草、香附。

蟲證經閉

婦人經閉腹大，僅一月間便能動作，乃至過期不産，或有腹痛，此必蟲證，雄砂丸或萬應丸主之。

性行

婦人性行和者，經調易浹；性行妬者，月水不匀。

隱曲不利

女子月事不行，亦謂之隱曲不利。

命門男女有别

男以此而藏精，女以此而系胞胎。男子以氣爲主，坎水用事，故蒸氣爲精而色白；如帶火者，精亦能紅。女子以血爲主，離火用事，故血盈爲經而色紅；如挾痰氣者，經亦能白。

血室男女之别

男子血室，無積而不滿；女人血室，有積而溢下爲月經。

脈法

浮濇，脅滿經不利。

此論肝脈也。濇主肝血虚少，脅肋脹滿，血凝氣滯，月經不利。

浮絶，傷精與閉經。

此論腎脈也。見此脈者，男子失精，婦人月經不調或閉。

經病前後，脈軟如常。寸關雖調，尺絶痛腸。沉緩下弱，來多要防。微虚不利，間月何妨！浮沉一止，或微遲濇。居經三月，氣血不剛。三月以上，經閉難當。心脾病發，關伏寸浮。心事不足，左寸沉結。

凡婦人脈比男子更濡弱者，常也。脈如常，雖月經或前或後，或多或少，或一月未來者，亦不成經病。惟寸關如常，尺絶不至，或至亦弱小者，小腹腸胃有積痛，上搶心，月水不利；若沉而緩者，下虚，月經來多；反微虚不利不汗出者，其經二月必來，俗云間月。若三部浮沉一止，寸關微濇，微則胃氣虚，濇則津血不足，尺微而遲，微則無津，遲則陰中寒，此爲居經。三月一來，雖來或血漸少而後不通，曾墮胎及産多者，謂之血枯。經曰：二陽之病發心脾，有不得隱曲，女子不月。蓋原心事不足，以致脾不磨食，故肺金失養，不能下生腎水，血益日枯。初時參前參後，淋漓無時；脾胃衰甚，變爲溏泄身腫；失治甚爲癥瘕痨瘵。

腎脈沉微，氣虚也，女子崩帶，經脈不調。

診病問經水

經或參前爲血熱，或參後爲血虚，或當經行時有外感，經盡則散，不可妄藥，以致有犯血海。

經閉或兼潮熱，或兼欬泄，或兼失血，或兼白帶，能飲食則血易調而諸證自除，飲食漸減漸瘦者危。

熱入血室成結胷

仲景傷寒不分男女，但婦人以血爲主。血室即衝脈血海也。如傷寒發熱，經水適來，晝則明了，夜則讝語如見鬼狀，經行盡則熱隨血散，不治自愈。如經盡熱退身涼，胷滿如結胷，或讝語者，乃邪氣結於胷脅，按之痛者，亦謂之血結胷，宜海蛤散、桂枝紅花湯。

婦人傷寒，寒熱似瘧，經水適斷者，亦名熱入血室，其血必結而不行，小柴胡湯或黄龍湯加牡丹皮、桃仁。婦人此證最多，切忌汗下。若見喜忘如狂，腹滿泉清，當以淋血法治之，又不可拘於不下也。然男女均有此血海，在男子血室得熱，則必妄行，多爲下血讝語頭汗，見陽明證爲異耳。男子由陽明而傷，婦人隨經而入。

本草綱目 明·李時珍

論月水

女子，陰類也，以血爲主。其血上應太陰，下應海潮，月有盈虧，潮有朝夕，月事一月一行，與之相符，故謂之月信、月水、月經。經者，常也，有常軌也。天癸者，天一生水也。邪術家謂之紅鉛，謬名也。女人之經，一月一行，其常也。或先或後，或通或塞，其病也。復有變常，而古人幷未言及者，不可不知。有行期只吐血衄血或眼目出血者，是謂逆行。有三月一行者，有一生不行而受胎者，是謂暗經。有受胎之後，月月行經而産子者，是謂盛胎，俗名垢胎。有受胎數月，血忽大下而胎不隕者，是謂漏胎。此雖以氣血有餘不足言，而亦異於常矣。

女子二七天癸至，七七天癸絶，其常也。有女年十二、十三而天癸至産子，如《褚記室》所載平江蘇建卿女十二受孕者。有婦年五十、六十而天癸不斷産子，如《遼史》所載亟普妻六十餘生二男一女者，此又異常之尤者也。醫者之於此類，亦宜留心。

女子入月，惡液腥穢，故君子遠之，爲其不潔，能損陽生病也。煎膏治藥、出痘持戒、修煉性合者，皆避忌之，以此也。《博物志》云：扶南國有奇術，能令刀斫不入，惟以月水塗刀便死。此是穢液，壞人神氣，故合藥忌觸之。此説甚爲有據。今有方士邪術鼓弄愚人，以法取童女初行經水服食，謂之先天紅鉛。巧立名色，多方配合，謂《參同契》之金華，《悟真篇》之首經，皆此物也。愚人信之，吞噬穢滓，以爲秘方，往往發出丹瘮，殊可嘆息。故蕭了真金丹詩云：一等旁門性好淫，强陽復去採他陰。口含天癸稱爲藥，似恁洳沮枉用心。觀此可以悟矣。

婦人經閉，有有餘不足二證。有餘者血滯，不足者肝傷。《素問》云：年少時有所大脱血，或醉入房中，氣竭肝傷，故月事衰少不來，治之以鰞鰂骨四，藘茹一。此正血閉不足之病也。

古今圖書集成醫部全録卷三百八十二

婦人經脈門

證治準繩 明·王肯堂

月水愆期辨污血有無法

仲景治帶下月水不利，小腹滿痛經，一月再見者，用土瓜根散主之。土瓜根散，乃破堅下血之劑，觀此則經不及期，有因污血者矣。前論所未及也。然欲知污血，須以小腹滿痛與不滿痛別之。

論東垣潔古治血枯法

東垣、潔古治血枯之法，皆主於補血瀉火。補血者，四物之類。瀉火者，東垣分上中下：火在中則善食消渴，治以調胃承氣之類；火在下，則大小便秘濇，治以玉燭之類，玉燭者四物與調胃承氣等分也；火在上則得於勞心，治以芩、連及三和之類，三和者四物、涼膈、當歸等分也。潔古謂先服降心火之劑者，蓋亦芩、連、三和、玉燭之類；後服五補衛生者，亦補氣之劑也。

經行紫黑

外邪初感，入經必痛，或不痛者，久則鬱而變熱矣。且寒則凝，既行而紫黑，非寒也。

經行身痛

經水者，行氣血，通陰陽，以榮於身者也。氣血盛，陰陽和，則形體通。或外虧衛氣之充養，内乏榮血之灌溉，血氣不足，經候欲行，身體先痛也。

過期不止

《産寶》云：男子生於寅，寅屬木，陽中有陰，故男子得八數。女子生於申，申屬金，陰中有陽，女子得七數。男以氣爲主，八八則卦數已盡，盡則陽精痿。女以血爲主，七七則卦數已終，終則經水絶，任衝脈虚衰，天癸絶，地道不通而無子矣。或勞傷過度，喜怒不時，經脈衰微之際，又為邪氣攻衝，所以當止不止而崩下也。

婦人秘科

明·萬全

總賦

陰陽異質，男女殊科。特立專門之證治，以救在室之沉疴。月事時下兮，如潮汐之應期；血海常滿兮，似江漢之流波。謂之無病，可以勿藥。或不及期而先來兮，氣有餘而血易虧；或過期而後來兮，氣不足而血本弱。花氣淡淡兮，由血室之水虚；桃浪紫色兮，被胞户之火灼。經未行而腹痛兮，氣滯血濇而可調；經已行而腹痛兮，和氣養血而勿錯。或一月再行兮，邪火迫而氣血不藏；或數月而一行兮，元氣虧而生化不多。是皆損真之證，貴在調和治之。滿而不泄兮爲經閉，爲血枯，爲癥瘕；泄而不滿兮，爲崩中，爲帶下，爲漏濁。常滿者惡其中滿，常泄者慮其氣脱。脈惟喜於芤濇，診切忌乎洪數。或隱忍而病盛兮，愚婦自速其亡。妄攻補而病增兮，庸醫反助其虐。

總論

按經云：女子二七而天癸至，衝任脈盛，月事以時下，乃有子。故得其常候者爲無病，不可妄投調經之劑。苟或不及期而經先行者，或過期而經後行者，或一月而經再行者，或數月而經一行者，或經閉不行者，或崩者，或漏下者，此皆失其常候，不可不調也。大抵調治之法，熱則清之，冷則温之，虚則補之，滯則行之，滑則固之，下陷則舉之。對證施治，以平爲期。如芩、連、梔、柏，清經之藥也；薑、桂、丁、附，温經之藥也；參、朮、歸、茯，補虚之藥也；川芎、香附、青皮、延胡，行滯之藥也；牡蠣、赤石脂、椶櫚灰、側柏葉，固精之藥也；升麻、柴胡、荆芥、白芷，升舉之藥也。隨其證而用之，鮮有不效者矣。

經候不調有三

婦人經候不調有三：一曰脾虚，二曰衝任損傷，三曰脂痰凝塞。治病之工，不可不審。脾胃虚弱者：經曰：二陽之病發心脾，女子不月。夫二陽者，陽明胃也。胃主受納五穀，長養血氣，灌溉臟腑，流行經隧，乃水穀之海，血氣之母也。惟憂愁思慮則傷心，心氣受傷，脾氣失養，鬱結不通，腐化不行，胃雖能受，而所謂長養灌溉流行者，皆失其令矣。故脾胃虚弱，飲食減少，氣日漸耗，血日漸少，斯有血枯血閉及血少色淡、過期始行、數月一行之病。衝任損傷者：經曰：氣以噓之，血以濡之。故氣行則血行，氣止則血止也。女子之性，執拗偏急，忿怒妬忌，以傷肝氣，肝爲血海，衝任之系，衝任失守，血氣妄行也。又褚氏曰：女子血未行而强合，以動其血，則他日有難名之疾。故女未及二七天癸之期而男子强與之合，或於月事適來未斷之時而男子縱慾不已，衝任内傷，血海不固，由斯二者爲崩爲漏，有一月再行不及期而行者矣。脂痰凝塞者：蓋婦女之身，内而腸胃開通，無所阻塞，外而經隧流利，無所凝滯，則血氣和暢，經水應期。惟彼肥碩者，膏脂充滿，元室之户不開，挾痰者痰涎壅滯，血海之波不流，故有過期而經始行，或數月而經一行，及爲濁、爲帶、爲經閉、爲無子之病。

先期經行治法

如德性温和，素無他疾者，責其血盛且有熱也，用歸身、川芎、赤芍、生地、知母、麥冬、地骨皮、甘草之屬。

如性急躁，多怒多妬者，責其氣血俱熱，且有鬱也，用歸身、川芎、白芍、生地、炒條芩、炒黄連、童便浸香附、生甘草之屬。

如形瘦素無他疾者，責其血熱也，用四物加炒芩連、赤芍藥、生甘草之屬，兼服三補丸和之。

如形瘦素多疾且熱者，責其衝任内傷也，用歸身、白芍、熟地、人參、知母、麥冬、川芎、炙甘草、薑、棗之屬，更宜常服地黄丸。

如曾誤服辛熱煖宫之藥，責其衝任伏火也，用歸身、川芎、赤芍、生地、黄蘗、知母、木通、生甘草之屬。

如形肥多痰多鬱者，責其血虚氣熱也，用歸身、川芎、薑汁浸生地、滚水泡半夏、白茯苓、生甘草、炒條芩、童便浸香附、炒黄連、生薑之屬。

後期經行治法

如德性温和，素無疾者，責其氣虚血少也，用四物、四君、薑、棗之屬。

如性急躁，多怒多妬者，責其氣逆血少也，用四物、四君加青皮、童便浸香附之類，兼常服蒼莎丸以調之。

如形瘦素無他疾者，責其氣血俱不足也，用十全大補、薑、棗之屬。

如形瘦食少者，責其脾胃虚弱，氣血衰少也，用異功散加當歸川芎湯主之，兼服地黄丸。

如肥人及飲食過多之人，責其濕痰壅滞，軀肢迫寒也，用六君子加歸芎湯主之，兼服蒼莎丸。

如素多痰者，責其脾胃虛損，氣血失養也，用參朮大補丸、地黄丸之類。
如性急多怒氣者，責其傷肝以動衝任之脈也，用四物加柴胡湯主之，更宜兼服補陰丸以瀉衝任之火。
如曾服辛熱之藥者，用四物加黄蘗、知母湯及三補丸主之。
如曾傷衝任之脈者，用四物、人參、知母、麥冬湯及地黄丸主之。

數月經一行治法

瘦人責其脾胃弱氣血虛，用十全大補湯及地黄丸主之。
肥人責其多痰兼氣血虛，用六君子加蒼莎導痰丸主之。

或前或後治法

月水或前或後，悉從虛治，加減八物湯主之，更宜常服烏鷄丸。

過多過少治法

瘦人經水來少者，責其血虛且少也，四物加人參湯主之。
肥人經水來少者，責其壅凝經隧也，用二陳加芎、歸湯主之。
經水來太多者，不問肥瘦皆屬熱也，四物加芩、連湯主之，兼服三補丸。
經水色紫者熱也，四物加香附、黄連湯主之。
經水色淡者虛也，八物湯主之，更常服地黄丸。
已上各調經之法，并宜於經候行時，連進十餘服，則下次經候自不愆矣。若丸藥則宜長久服之乃效。

經閉不行有三

婦人女子經閉不行，其候有三：乃脾胃傷損，飲食減少，氣耗血枯而不行者，法當補其脾胃，養其血氣，以待氣充血生，經自行矣。不可妄用通經之劑，則中氣益損，陰血益乾，致成癆瘵之疾而不可救。一則憂愁思慮惱怒怨恨，氣鬱血滯而經不行者，法當開鬱氣行滯血而經自行。苟用補劑，則氣得補而益結，血益凝聚，致成癥瘕脹滿之疾。一則軀脂痞塞，痰涎壅滯而經不行者，法當行氣導痰，使經得行，斯謂之良工矣。

脾胃傷損治法

脾胃損傷，血枯不行者，用加減補中益氣湯主之，更宜服參朮大補丸、烏鷄丸，以經行爲度。

氣鬱治法

氣鬱血閉不行者，用開鬱二陳湯主之，更宜服四製香附丸，以經行爲度。

痰滯治法

因痰者，用蒼莎導痰丸治之，更宜服開鬱二陳湯去莪朮加枳殼服之。

失夫治法

愆期未嫁之女，偏房失寵之妾，寡居之婦，庵院之尼，欲動而不能遂，感憤而不得言，多有經閉之疾；含羞强忍，不欲人知，致成癆瘵之病，終不可救者，宜用四製香附丸、參朮大補丸，攻補兼行，庶幾可瘳。此七情之變，難以法治者也。

脈虚治法

經閉不行，骨蒸潮熱脈虚者，用增損八物柴胡湯主之。如熱太甚，服此不平者，加黑乾薑灰，神效。

脈實治法

經閉發熱，咽燥脣乾脈實者，用四物、涼膈散主之。

醫方考 明·吳崑

調經用四物湯論

婦人月事不調，以四物湯爲主而變通之。蓋無極之真，二五之精，妙合而凝。乾道成男，坤道成女。女以坤道用事，故治婦人者，以陰爲主。方其二七而天癸至，月事以時下者，女子得坤之陰，陰中必有陽，故以七爲紀，一七而齒更，二七而天癸至也。人受天地之氣以生，故能克肖天地。月，天之陰也，以月而盈，以月而虧，故女子之血，亦以三十日而一下也。血之下也，同於月，故名之曰月事。經曰：月事以時下，故能有子。是以月事不調者，宜以此方爲主，隨其寒熱虛實而斟酌加減之。使月事調勻，則陰陽和而萬物生，有子之道也。是方也，川芎、當歸、芍藥、地黄，皆味厚之品也。味厚爲陰中之陰，故能益血。析而論之，當歸辛溫能活血，芍藥酸寒能斂血，熟地甘濡能補血。又曰：當歸入心脾，芍藥入肝，熟地入腎。若川芎者，徹上徹下而行血中之氣者也。此四物湯，所以爲婦人之要藥，而調月者，必以之爲主也。脈數血色紫黑爲内熱，本方加黄芩、黄連。脈遲血凝結者爲寒，本方加官桂、附子。人肥有痰，加半夏、陳皮、南星。人瘦有火，加山梔、黄蘗、知母。有抑鬱者，加香附、蒼朮、砂仁、神麯。有留滯者，加桃仁、紅花、延胡索、肉桂。先期者爲熱，後期者爲寒、爲鬱、爲氣、爲痰。氣虚者加參、芪，氣實者加枳、朴。或問四物亦有不宜者乎？余曰：有之。氣息幾微者不宜川芎，恐其辛香，益散真氣也。大便溏泄，不宜當歸，恐其濡滑，益增下注也。脈遲腹痛，不宜芍藥，恐其酸寒，益增中冷也。胷膈痞塞，不宜地黄，恐其粘膩，益增泥滯也。明者解之，昧者誤矣。

景岳全書

明·張介賓

經脈爲婦人之本

上古天真論曰：女子二七天癸至，任脈通，太衝脈盛，月事以時下，故有子。蓋天癸者言後天之陰氣，陰氣足而月事通，是即所爲月經也。正以女體屬陰，其氣應月，月以三旬而一盈，經以三旬而一至，月月如期，經常不變，故謂之月經，又謂之月信。夫經者，常也，一有不調，則失其常度，而諸病見矣。然經本陰血，何臟無之？惟臟腑之血皆歸衝脈，而衝爲五臟六腑之血海，故經言太衝脈盛則月事以時下，此可見衝脈爲月經之本也。然血氣之化，由於水穀，水穀盛則血氣亦盛，水穀衰則血氣亦衰。而水穀之海，又在陽明。考之痿論曰：陽明者，五臟六腑之海，主潤宗筋。宗筋主束骨而利機關也。衝脈者，經脈之海也，主滲灌谿谷，與陽明合於宗筋，陰陽總宗筋之會，會於氣街而陽明爲之長，是以男精女血，皆由前陰而降。此可見衝脈之血，又總由陽明水穀之所化，而陽明胃氣，又爲衝脈之本也。故月經之本，所重在衝脈，所重在胃氣，所重在心脾，生化之源耳。其他如七情、六淫、飲食、起居之失宜者，無非皆心脾胃氣之賊，何者當顧，何者當去，學者於此，當知所從矣。

經脈諸臟病因

女人以血爲主，血旺則經調而子嗣，身體之盛衰，無不肇端於此。故治婦人之病，當以經血爲先。而血之所主，在古方書皆言心主血，肝藏血，脾統血，故凡傷心傷脾傷肝者，均能爲經脈之病。又曰：腎爲陰中之陰，腎主閉藏，肝爲陰中之陽，肝主疎泄，二臟俱有相火，其系上屬於心，故心火一動，則相火翕然從之，多致血不靜而妄行。此固一説，然相火動而妄行者有之，由火之盛也。若中氣脱陷及門户不固而妄行者，亦有之，此由脾腎之虚，不得盡言爲火也。再如氣道逆而不行者有之，由肝之滯也。若精血敗而不行者亦有之，此由真陰之枯竭，其證極多，不得誤以爲滯也。是固心脾肝腎四臟之病，而獨於肺臟多不言及，不知血之行與不行，無不由氣。如經脈别論曰：飲入於胃，游溢精氣，上輸於脾，脾氣散精，上歸於肺，通調水道，下輸膀胱，水精四佈，五經并行，合於四時五行陰陽揆度，以爲常也。此言由胃達脾，由脾達肺，而後傳佈諸經。故血脱者當益氣，血滯者當調氣。氣主於肺，其義可知。是皆諸經之當辨者如此。然其微甚本末，則猶有當辨者。蓋其病之肇端，則或由思慮，或由鬱怒，或以積勞，或以六淫飲食，多起於心肺肝脾四臟；及其甚也，則四臟相移，必歸脾腎。蓋陽分日虧，則飲食日減，而脾氣胃氣竭矣。陰分日虧，則精血日涸，而衝任腎氣竭矣。故予曰：陽邪之至，害必歸陰；五臟之傷，窮必及腎。此源流之必然，即治療之要著。故凡治經脈之病，或其未甚則宜解，初病而先其所因；若其已劇，則必計所歸而專固其本；甚至脾腎大傷，泉源日涸，由色淡而短少，由短少而斷絶，此其枯竭已甚也。昧者猶云積血而通之破之，禍不旋踵矣。

凡經行之際，大忌寒涼之藥，飲食亦然。

經不調

經血爲水穀之精氣，和調於五臟，洒陳於六腑，乃能入於脈也。凡其源源而來，生化於脾，總統於心，藏受於肝，宣佈於肺，施泄於腎，以灌溉一身，在男子則化而爲精，婦人則上爲乳汁，下歸血海而爲經脈。但使精血無損，情志調和，飲食得宜，則陽生陰長，而百脈充實，又何不調之有？苟不知慎，則七情之傷爲甚，而勞倦次之，又或爲慾不謹，强弱相陵，以致衝任不守者，亦復不少。此外則外感内傷，或醫藥誤謬，但傷營氣，無不有以致之。凡人有衰弱多病，不耐寒暑，不勝勞役，雖先天稟弱者常有之，然有以氣血方長，而縱情虧損，或精血未滿，而早爲斲喪，致傷生化之源，則終身受害，此未病之先，所當深察而調之者也。若欲調其既病，則惟虛實陰陽四者爲要。丹溪曰：先期而至者，血熱也；後期而至者，血虛也。王子亨曰：陽太過則先期而至，陰不及則後時而來。其有乍多乍少，斷絶不行，崩漏不止，皆由陰陽盛衰所致，是固不調之大略也。然先期而至，雖曰有火，若虛而挾火，則所重在虛，當以養營安血爲主。矧亦有無火而先期者，則或補中氣，或固命門，皆不宜過用寒涼也。後期而至者，本屬血虛。然亦有血熱而燥瘀者，不得不爲清補；有血逆而留滯者，不得不爲疎利。總之調經之法，但欲得其和平，在詳察其脈證而已。若形氣脈氣俱有餘，方可用清用利。然虛者極多，實者極少。故調經之要，貴在補脾胃以資血之源，養腎氣以安血之室，知斯二者，則盡善矣。若營氣本虛而不知培養，則未有不日枯而竭者，不可不察也。

辨血色

凡血色有辨，固可以察虛實，亦可以察寒熱。若血濃而多者，血之盛也；色淡而少者，血之衰也。此固大概之易知者也。至於紫黑之辨，其證有如冰炭，而人多不解，誤亦甚矣。蓋紫與黑相近，今人但見紫色之血，不分虛實，便謂内熱之甚，不知紫赤鮮紅，濃而成片成條者，是皆新血妄行，多由内熱；紫而兼黑，或散或薄，沉黑色敗者，多以真氣内損，必屬虛寒。由此而甚，則或如屋漏水，或如腐敗之宿血，是皆紫黑之變象也。此肝脾大損，陽氣大陷之證，當速用甘温，如理陰煎、理中湯、歸脾湯、四味回陽飲、補中益氣湯之類，單救脾土，則陷者舉，脱者固，元氣漸復，病無不愈。若盡以紫色作熱證，則無不隨藥而斃矣。凡腸澼便血之屬，無不皆然。學者於此，最有不可忽者。

血枯經閉

血枯之與血隔，本自不同。蓋隔者，阻隔也；枯者，枯竭也。阻隔者，因邪氣之隔滯，血有所逆也。枯竭者，因衝任之虧敗，源斷其流也。凡婦女病損，至旬月半載之後，則未有不閉經者，正因陰竭所以血枯，枯之爲義，無血而然。故或以羸弱，或以困倦，或以欬嗽，或以血熱，或以飲食減少，或以亡血失血，及一切無脹無痛，無阻無隔，而經有久不至者，即無非血枯經閉之候。欲其不枯，無如養營；欲以通之，無如充之。但使雪消則春水自來，血盈則經脈自至。源泉混混，又孰有能阻之者！奈何今之爲醫者，不論有滯無滯，多兼開導之藥，其有甚者，則專以桃仁、紅花之類，通利爲事，豈知血滯者可通，血枯者不可通也。血既枯矣，而復通之，則枯者愈枯，其與榨乾汁者何異？爲不知枯字之義耳。爲害不小，切毋蹈此弊也。此之治法，當與前血虚腎虚二條，參而用之。

室女經久不行

張氏云：室女月水久不行，切不可用青蒿等涼藥。醫家多以爲室女血熱，故以涼藥解之。殊不知血得熱則行，冷則凝，《養生必用方》言之甚詳。此説大有理，不可不知。若經候微少，漸漸不通，手足骨肉煩疼，日漸羸瘦，漸生潮熱，其脈微數，此由陰虚血弱，陽往乘之，少水不能滅盛火，火逼水涸，耗亡津液。治當養血益陰，慎毋以毒藥通之，宜用柏子仁丸、澤蘭湯。

血熱經早

凡血熱者，多有先期而至，然必察其陰氣之虚實。若形色多赤，或紫而濃，或去多，其脈洪滑，其臟氣飲食喜冷畏熱，皆火之類也。

治血熱有火者，宜清化飲主之。若火之甚者，如抽薪飲之類，亦可暫用。但不可以假火作真火，以虚火作實火也。

大都熱則善流，而愆期不止者，如續斷、地榆、丹參、茜根、梔子之屬，皆可用。若微火陰虚，而經多早者，治宜滋陰清火，用保陰煎之類主之。

所謂經早者，當以每月大概論。所謂血熱者，當以通身臟象論。勿以素多不調，而偶見先期者爲早。勿以脈證無火，而單以經早者爲熱。

若脈證無火，而經早不及期者，乃其心脾氣虚，不能固攝而然，宜大營煎、大補元煎，或五福飲加杜仲、五味子之類主之。此輩極多，若作火治，必誤之矣。

若一月二三至，或半月或旬日而至者，此血氣敗亂之證，當因其寒熱而調治之，不得以經早者并論。

血熱經遲

血熱者，經期常早，此營血流利及未甚虧者，多有之。其有陰火内爍，血本熱而亦每過期者，此水虧血少燥濇而然，治宜清火滋陰，以加味四物湯、加減一陰煎、滋陰八味丸之類主之。

血寒經遲

凡血寒者，經必後期而至，然血何以寒？亦惟陽氣不足，則寒從中生而生化失期，是即所謂寒也。至於陰寒由外而入，生冷由内而傷，或至血逆，或爲疼痛，是又寒滯之證，非血寒經遲之謂也，當詳辨之！

凡陽氣不足，血寒經遲者，色多不鮮，或色見沉黑，或濇滯而少，其脈或微或細，或沉遲弦濇，其臟氣形氣必惡寒喜煖，凡此者皆無火之證，治宜温養血氣，以大營煎、理陰煎之類加減主之。

大約寒則多滯，宜加薑、桂、吳茱萸、蓽茇之類，甚者須加附子。

血虚經亂

凡女人血虚者，或遲或早，經多不調，此當察臟氣，審陰陽，參詳形證脈色，辨而治之，庶無誤也。蓋血虛之候，或色淡，或澀少，或過期不至，或行後反痛，痛則喜煖喜按，或經後則困憊難支，腰膝如折，或脈息則微弱弦澀，或飲食素少，或形色薄弱。凡經有不調，而值此不足之證，皆不可妄行剋削及寒涼等劑，再傷脾腎以伐生氣，則惟有日甚矣。

凡肝脾血虛，微滯微痛者，宜四物湯主之。或加肉桂，或加黄芩，隨寒熱而用之，自無不可。

三陰虧弱，無熱無寒平臟者，宜小營煎、五福飲、六物煎之類主之，此常人最宜之劑；或八珍湯、十全大補湯之類，皆宜擇用。

三陰虧弱兼陽虛者，宜大營煎、理營煎之類主之。

憂思過度，心脾受傷者，七福飲、歸脾湯之類主之。

脾土不健，飲食減少，宜燥宜温者，温胃飲、理中湯之類主之。

脾土虛陷，不能統攝營氣，而爲漏爲頻者，宜五福飲、歸脾湯、壽脾煎、秘元煎，或四君子加芎、歸主之。

肝虛不能藏血，或多驚惕，或多小腹急痛，宜三陰煎、補肝散之類主之。

若陰血虛，水不制火而邪火盛者，或爲夜熱盗汗，或爲煩渴生痰，是即癆損之漸，速宜調治，用一二三四五陰等煎，擇宜治之，否則恐成血枯也。

腎虛經亂

婦人因情慾房室，以致經脈不調者，其病皆在腎經，此證最多，所當辨而治之。

凡慾念不遂，沉思積鬱，心脾氣結，致傷衝任之源而腎氣日消，輕則或早或遲，重則漸成枯閉，此宜兼治心脾腎，以逍遥飲、秘元煎之類主之。

若或慾火熾盛，以致真陰日潰者，宜保陰煎、滋陰八味丸之類主之。

若房室縱肆不慎者，必傷衝任之流，而腎氣不守，治須扃固命門，宜固陰煎、秘元煎之類主之。

若左腎真陰不足，而經脈不調者，宜左歸飲、左歸丸、六味地黄丸之類主之。

若右腎真陰不足，而經有不調者，宜右歸飲、右歸丸、八味地黄丸之類主之。

若思鬱不解致病者，非得情舒願遂，多難取效。房室不慎致病者，使非勇於節慾，亦難全恃藥餌也。

經行腹痛

經行腹痛，證有虚實。實者或因寒滯，或因血滯，或因氣滯，或因熱滯；虚者有因血虚，有因氣虚。然實痛者，多痛於未行之前，經過而痛自減。虚痛者，多痛於既行之後，血去而痛未止，或血去而痛益甚。大都可按可揉者爲虚，拒按拒揉者爲實。有滯無滯，於此可察。但實中有虚，虚中亦有實，此當於形氣稟質，兼而辨之。當以意察，言不能悉也。

凡婦人經期，有氣逆作痛，全滯而不虚者，須順其氣，宜調經飲主之；甚者，如排氣飲之類亦可用。

若氣血俱滯者，宜失笑散主之。

若寒滯於經，或因外寒所逆，或素日不慎寒凉，以致凝結不行，則留聚爲痛而無虚者，須去其寒，宜調經飲加薑、桂、吴茱萸之類主之，或和胃飲亦可酌用。

若血熱血燥，以致滯濇不行而作痛者，宜加味四物湯，或用保陰煎去續斷加減主之。

此上五證，但察其有滯無虚，方是真實。若或兼虚，弗得任行剋伐。

凡婦人經行作痛，挾虚者多，全實者少。即如以可按拒按及經前經後辨虚實，固其大法也。然有氣血本虚，而血未得行者，亦每拒按，故於經前，亦常有此證，此以氣虚血滯，無力流通而然。但察其形證脈息，凡涉虚弱不足而經滯作痛者，惟用決津煎、五物煎加減主之，其效如神；或用四神散之類亦可。

若痛在經後者，多由血虚，當用大小營煎，隨宜加減治之，或四物、八珍俱可用。然必察其寒熱虚實，以爲佐使，自無不效。其有餘滯未行者，惟決津煎爲妙。

凡婦人但遇經期，則必作痛，或食則嘔吐，肢體困倦，或兼寒熱者，是必素稟氣血不足，止宜八珍湯、大營煎之類。其虛而寒甚者，宜理陰煎，漸加培補，久必自愈。有因帶濁多而虛痛者，亦宜大小營煎，隨其寒熱加佐使主之。

熱入血室

婦人傷寒或勞役，或怒氣發熱，適遇經行，以致熱入血室，或血不止，或血不行，令人晝則明了安静，夜則譫語如見鬼狀者是也。

若熱因外邪由表而入者，宜一柴胡飲，或三柴胡飲，或四柴胡飲，或良方黄龍湯加生地酌而用之。

若或怒或勞，火由内生，其人多汗而無表證者，宜保陰煎、清化飲、當歸六黄湯之類加減主之。

若病雖漸愈，但元氣素弱而熱有未退，血未止者，宜補陰益氣煎或補中益氣湯。

若脾氣素弱宜歸脾湯，血氣俱弱者宜十全大補湯，庶無誤矣。

若血熱多滯者，宜小柴胡湯加丹皮、紅花、當歸。

論曰：陽明病下血譫語者，此爲熱入血室，是兼男女而言也。曰婦人中風七八日，續得寒熱，發作有時，經水適斷者，此爲熱入血室，其血必結，故使如瘧狀，發作有時，小柴胡湯主之。曰婦人中風，脈遲身涼，而證如結胷者，當刺期門。曰婦人傷寒經水適來，晝日明了，暮則譫語者，無犯胃氣及上二焦，必自愈。按血室者，即衝任血海也，亦血分也。凡血分之病，有畜血者，以血因熱結而留畜不行也。有熱入血室者，以邪入血分而血亂不調也。故血畜者去之則愈，血亂者調之則安。調之之法，熱者宜涼，陷者宜舉，虚者宜滋，瘀者宜行，邪未散者宜解。然此皆病在下焦，故曰無犯胃氣及上二焦，必自愈，是又不可不察。

方

抵當湯《金匱》，下同　治婦人經水不利。

水蛭熬　䗪蟲各三十枚，熬，去翅足　桃仁二十個，去皮尖　大黄三兩，酒浸

右四味爲末，以水五升，煮取三升，去滓，温服一升。

礬石丸　治經水不利，臟堅癖不止，中有乾血，下白物。

礬石三分，燒　杏仁一分

右二味末之，煉蜜和丸棗核大，内臟中，劇者再内之。

小柴胡湯　治婦人經病間，用此加減。

柴胡半斤　人參去蘆　甘草　生薑各三兩　半夏半升　黄芩三兩　大棗十二枚

右以水一斗二升，煮取六升，去滓，再煮取三升，温服一升，日三服。

杏仁湯《千金方》下同　治月經不調，或一月再來，或兩月三月一來，或月前或月後閉塞不通。

杏仁二兩　桃仁一兩　大黄三兩　水蛭　䗪蟲各三十個

右五味㕮咀，以水六升，煮取二升，分三服。一服當有物隨大小便有所下，下多者止之，少者盡三服方止。

大黄朴硝湯　治經年月水不利，胞中有風冷所致，宜下之。

大黄　牛膝各五兩　代赭一兩　朴硝　牡丹皮　甘草　紫菀各三兩　桃仁　䗪蟲　水蛭　乾薑　細辛　芒硝各二兩　麻仁五合

右十四味㕮咀，以水一斗五升，煮取五升，去滓，内硝令烊，分五服，五更爲首，相去一炊頃自下，後將息。忌見風。

茱萸䗪蟲湯　治久寒月經不利，或多或少。

吳萸三升　䗪蟲　水蛭　䗪蟲　牡丹皮各一兩　生薑一片　小麥　半夏各一升　桃仁五十枚　人參　牛膝各三兩　桂心六兩　甘草一兩半　芍藥二兩　大棗二十枚

右㕮咀，以酒一斗，水二斗，煮取一斗，去滓，適寒温，一服一升，日三。不能飲酒人，以水代之。湯欲

成，乃内諸蟲。不耐藥者，飲七合。

抵當湯 治月經不利，腹中滿，時自減。

虎掌 大黄各二兩 桃仁三十枚 水蛭二十枚

右四味，水三升，煮取一升，盡服之，當下惡血爲度。

七熬圓 治月經不利，手足煩熱，腹滿，默默不欲寤，心煩。

前胡 芒硝各五兩 葶藶 蜀椒幷熬，各六銖 生薑 芎藭 茯苓十五銖 杏仁九銖，熬 桃仁二十枚，熬 水蛭半合，熬 大黄一兩半

右十一味爲末，蜜丸梧子大，空腹飲服七丸，日三。不知加一倍。一方無芎藭、前胡，有柴胡。一方有䗪蟲、丹皮各二兩。

桃仁散 治月經來繞臍痛，上衝心胷，往來寒熱，如瘧疰狀。

桃仁五十枚 䗪蟲二十枚 桂心五寸 苡仁 牛膝 代赭各二兩 大黄八兩 茯苓一兩

右治下篩，宿勿食，温酒服一錢匕，日三。

小牛角䚡散 治經來舉重，傷任脈下血；或經脈未斷爲房事，成血漏；及産後臟開經利，五賁之病。

牛角䚡一枚，燒令赤 鹿茸 禹餘糧 當歸 乾薑 續斷各二兩 阿膠三兩 鰞鰂魚骨 龍骨各一兩 赤小豆二升

右十味，治下篩，空腹，以酒服方寸匕，日三。一方無鹿茸、鰞鰂骨。

龍骨散 治婦人經水不利，絶産。

龍骨三兩 黄蘗 半夏 竈中黄土 桂心 乾薑各二兩 石葦 滑石各一兩 鰞鰂骨 代赭石各四兩 白殭蠶五枚

右十一味，治下篩，酒服方寸匕，日三服。服藥三月，有子即住藥。藥太過多生兩子。寡婦童女，不可妄服。

桃仁湯 治婦人月水不通。

桂心　牛膝各二兩　桃仁　朴硝　牡丹皮　射干　土瓜根　黄芩各三兩　芍藥　大黄　柴胡各四兩　水蛭　䗪蟲各七十枚

右㕮咀，以水九升，煮取二升半，去滓，分三服。

乾漆湯　治月水不通，小腹堅痛不得近。

大黄三兩　吳茱萸隨宜　乾漆　萎蕤　芍藥　細辛　甘草　附子各一兩　當歸　桂心　芒硝　黄芩各二兩

右㕮咀，以清酒一斗，浸一宿，煮取三升，去滓，内硝烊盡，分爲三服，相去如一炊頃。

芒硝湯　治月經不通。

大黄三兩　芒硝　丹砂末　當歸　芍藥　土瓜根　水蛭各二兩　桃仁一升

右㕮咀，以水九升，煮取三升，去滓，内丹砂、芒硝，分爲三服。

陽起石湯　治月水不調，或前或後，或多或少，乍赤乍白。

赤石脂三兩　陽起石　甘草　續斷　乾薑　人參　桂心各二兩　附子一兩　伏龍肝五兩　生地一斤

右十味，以水一斗，煮取三升二合，分四服，日三夜一。

黄芩牡丹湯　治女人從小至大，月經未嘗來，顔色痿黄，氣力衰少，飲食無味。

黄芩　丹皮　桃仁　瞿麥　芎藭各二兩　芍藥　枳實　射干　海藻　大黄各一兩　䗪蟲七十枚　水蛭五十枚　蠐螬十枚

右㕮咀，以水一斗，煮取三升，分三服。服兩劑後，灸乳下一寸黑員際各五十壯。

牡丹圓　治婦人女子，病後月經閉絶不通，及從來不通。

瞿麥　芎藭　海藻各一兩　丹皮三兩　芍藥　元參　桃仁　當歸　桂心各二兩　䗪蟲　水蛭各三十枚　蠐螬二十枚

右爲末，蜜和丸梧子大，酒下十五丸，加至二十丸。如血盛者，作散服方寸匕。腹中當轉如沸，血自化成水去。如小便赤少，除桂心，用地膚子一兩。

乾漆圓　治月經不通，百療不瘥。

乾漆 土瓜根 射干 芍藥各一兩半 䗪蟲 蠐螬各四十枚 水蛭 䖟蟲各七十枚 桃仁 鼈甲各二兩 丹皮 牛膝

黄芩 吳茱萸 大黄 桂心 柴胡各一兩六銖 火麻仁四合 亂髮鷄子大，二枚 菴蕳子二合

右爲末，以蜜和丸，每日酒下十五丸，梧子大，漸加至三十丸，日三。仍用後浸酒，服前丸藥。

浸酒方 以此酒服前藥甚良。

火麻子三升 菴蕳子二升 桃仁一升 桂心 竈屋炲煤各四兩 土瓜根 射干各六兩 牛膝八兩

右㕮咀，以清酒三斗，絹袋盛藥，浸五宿，或單服之，不下前藥亦好。

牡蠣圓 治經閉不通，不欲飲食。

牡蠣四兩 大黄一斤 柴胡五斤 乾薑三兩 芎藭 茯苓各二兩半 蜀椒十兩 葶藶子 芒硝 杏仁各五合 水蛭 䖟蟲各半兩 桃仁七十枚

右十三味爲末，蜜丸梧子大，飲服七丸，日三。

當歸圓 治腰腹痛，月水不通利。

當歸 川芎各四兩 桃仁五十枚 䖟蟲 烏頭 丹參 乾漆各一兩 人參 牡蠣 土瓜根 水蛭各二兩

右爲末，以白蜜丸如梧子，酒下三丸，日三服。

促經湯《醫統》下同 治月經過期不行，腰腹作痛。

香附子 熟地黄 白芍藥 莪朮 木通 蘇木各八分 當歸一錢 川芎 紅花 肉桂各五分 桃仁二十粒，去皮尖 甘草五分

右，水鍾半，煎八分，空心温服。

白堊圓 治婦人月經一月再來，或隔月不來，或多或少，淋瀝不斷，或來而腰腹痛，噓吸不能食，心腹痛，或青黄黑色，或如水，舉體沉重。

白堊 白石脂 牡蠣 禹餘糧 龍骨 細辛 烏鰂骨各一兩半 當歸 芍藥 黄連 黄芩 乾薑 桂心 人

參　瞿麥　石葦　白芷　白蘞　附子　甘草各一兩　蜀椒半兩

右爲末，蜜丸如梧子大，空心酒下二十丸，日三；至月候來時，日四五服爲佳。

加味逍遥散　治肝脾血虚有熱。

柴胡　丹皮　山梔炒，各五分　甘草炙　當歸炒　芍藥酒炒　茯苓　白朮炒，各一錢

右，水煎服。

歸脾湯　治經候不準，晡熱内熱。

人參　白朮炒　黄芪炒　白茯苓　龍眼肉　當歸　遠志　酸棗仁炒，各一錢　木香　甘草

右，薑棗水煎服。

四物湯　血家要藥。亦治月水不調，臍腹疞痛。

熟地黄酒蒸，三錢　當歸酒拌　白芍藥炒　川芎各一錢

右，水煎服。

加味四物湯　治血分有熱。

四物湯　柴胡　牡丹皮　山梔

右，煎服。

二陳湯　治中脘停痰，飲食少思，嘔逆等證，女人經病。

陳皮去白　茯苓　半夏各一錢　甘草炙，五分

右，水煎服。

越鞠丸　治鬱傷氣滯，胷膈痞悶，肚腹膨脹，飲食少思，吞酸噯腐，女人經病。

香附　蒼朮炒　川芎　梔子炒　神麯炒　山楂各等分

右爲末，用神麯糊丸菉豆大，每服六十丸或七十丸，食遠白湯送下。

八珍湯 治脾胃傷損，惡寒發熱，煩躁作渴，女人經病。

當歸酒拌 芍藥 炙甘草 川芎各一錢 人參 白朮 茯苓各一錢 熟地三錢

右，水煎服。

加味小柴胡湯 治肝膽經風熱。

柴胡二錢 黄芩炒，一錢 人參 半夏各七分 甘草炙，五分 山梔 牡丹皮隨宜

右，薑棗水煎服。

補肝散 治肝腎二經，氣血虧損，經候不調。

山萸肉 當歸 五味子炒杵 山藥 黄芪炙 川芎 木瓜各半兩 熟地黄 白朮炒，各一兩 獨活 酸棗仁炒，各四兩

右爲末，每服五錢，薑棗水煎服。

十全大補湯 治氣血俱虛，經候不調，及培補一切虛證，必用之藥。

當歸 甘草炙 芍藥 川芎各一錢 人參 白朮 茯苓各二錢 熟地黄三錢 黄芪蜜炙 肉桂隨宜

右，水煎服。

神芎丸河間，下同 治婦人經病。

大黄 黄芩各二兩 牽牛 滑石四兩

右爲細末，滴水爲丸如小豆大，温水下十丸至十五丸，每服加十丸，日三服；冷水下亦得。或煉蜜丸愈佳，以利爲度。如孕婦及婦人經病，産後血下不止者，則不宜服。

二氣湯 治月水不調，斷絶不産，面黄肌瘦，飲食不甘，内有燥熱，以柴胡飲子相參服之。

大黄四兩，别爲末，酢一升，慢火熬成膏子 當歸 白芍藥各二兩

右爲末，以膏子和丸如桐子大，每服二十丸，淡酢湯下，食前，日進三服。如月水不通，加乾漆三錢炒，出火毒，没藥半兩，硇砂三錢研，官桂二錢，盤蝥三錢，去足炒熟用，生則令人吐瀉。

當歸龍骨丸 治月事失常，經水過多。

當歸　白芍藥　黄連　染槐子　艾葉炒　茯苓各半兩　龍骨　黄蘗各一兩　木香一分

右爲末，滴水爲丸如小豆大，温米飲下三四十丸，食前，日三四服。

黄藥子散　治月事不止，煩渴悶亂，心腹急痛，肢體困倦，不思飲食。

黄藥子　當歸　芍藥　生地　黄芩　人參　白朮　甘草　知母　石膏各一兩　川芎　桔梗　紫菀　槐花子　柴胡各一分

右爲粗末，抄三錢，水一盞，煎至七分，濾汁温服，食前，但一服。

通經散　治月經不通。

甘遂以麵包煮百餘沸，取出，冷水浸過，去麵焙乾　陳皮去白　當歸各一兩

右爲細末，每服三錢，温湯調下，臨臥服。

桃仁承氣湯　治月事沉滯。

桃仁十二個，去皮尖　官桂　甘草　芒硝各半兩

右剉如麻豆大，每服三五錢，水一大盞，煎至七分，去滓温服。

黄連解毒湯　治經血暴下。

黄連　黄蘗　黄芩　大梔子各等分

右剉如麻豆大，每服五錢，水二盞，煎至八分，去滓温服之。

通經方丹溪　治積痰傷經不行，夜則妄語。

栝蔞子一兩　吴茱萸十粒　桃仁五十個　紅麯二錢　砂仁三兩　黄連半兩

右爲末，生薑汁化炊餅，爲丸桐子大，每服百丸，空心白湯下。

琥珀散《入門》，下同　治婦人月經壅滯，每發心腹臍疞痛不可忍，及尋常氣血痛，并産後血上搶心。

京三稜　蓬莪朮　赤芍藥　劉寄奴　牡丹皮　熟地　官桂　菊花　真蒲黄　當歸各一兩

右，前五味用烏豆一升，生薑半斤，米酢四升，同煮豆爛爲度，焙乾入後五味同爲末，每服二錢，温酒調下，空心食前服。《濟生》有延胡、烏藥各一兩，無蒲黄、菊花。

十味香附丸 治經候不調。

四物湯四兩 白朮 陳皮 澤蘭葉各二兩 黄蘗 甘草各一兩 香附一斤，分四分，用酒、酢、童便、青鹽水各浸七分，焙乾

右爲末，酢糊丸梧子大，每服七十丸，空心温酒下。

固經丸 治經水過多。

黄芩 白芍 龜板各一兩 椿根白皮七錢 黄蘗炒，三錢 香附子童便浸焙，二錢半

右爲末，酒糊丸梧子大，白湯下五七十丸。一方是白朮一兩，無白芍。一方是樗根皮，無椿根白皮。

柴胡抑肝湯 治寡居獨陰，寒熱類瘧等證，女人經病。

柴胡二錢半 赤芍藥 牡丹皮各一錢半 青皮二錢 連翹 生地各五分 地骨皮 香附 蒼朮 山梔仁各一錢 川芎七分 甘草二分 神麯八分

右水煎，空心或臨臥時服。

滋陰百補丸 治勞傷氣血不足，乍寒乍熱，心腹疼痛，不思飲食，尩羸乏力，女人經病。

益母草半斤 當歸六兩 川芎 熟地黄 白朮各四兩 芍藥三兩 人參 白茯苓 延胡索各二兩 甘草一兩 四製香附一斤

右爲末，蜜丸梧子大，每五十丸，空心，砂仁煎湯下。

蒼莎丸 調中散鬱。

蒼朮 香附各四兩 黄芩二兩

右爲末，蒸餅丸梧子大，薑湯下。

清海蒼莎丸 治肥人痰多，占住血海地位，因而下多者，目必漸昏。

南星　蒼朮　川芎　香附

右爲末，蜜丸梧子大。

葶歸丸　治經斷而後腫，用此調經則水自消。

當歸　人參　大黄　桂心　瞿麥　赤芍　白茯苓各三兩　葶藶一錢

右爲末，蜜丸梧子大，每十五丸，空心米飲下。

失笑散　治婦人經水，時行時止，心痛。

蒲黄　五靈脂各等分

右爲末，每二錢，先以酢調成膏，入水一盞煎，空心熱服。

柴胡調經湯　治經水色鮮不止，頭項脊骨强痛，不思飲食。

柴胡七分　羌活　蒼朮各一錢　獨活　藁本　升麻各五分　乾葛　當歸　甘草各三分　紅花少許

右，水煎熱服，取微汗。

加味養榮丸　治經脈參前，外潮内煩，欬嗽，飲食減少，頭昏目眩，滯下，血風血氣，久無嗣息，一切痰火不受峻補等證，服之有孕。又治胎前胎動胎漏，常服可無小産之患。

當歸　熟地　白朮各二兩　芍藥　川芎　黄芩　香附各一兩半　陳皮　貝母　茯苓　麥門冬各一兩　黑豆炒去皮淨，四十九粒　阿膠七錢　甘草五錢

右爲末，蜜丸梧子大，每服七八十丸，鹽湯温酒任下。忌食諸血。

女金丹　治婦人經事參後，赤白帶下，崩中淋瀝，及積年血風等證。

白芍　當歸　川芎　人參　白朮　茯苓　藁本　白芷　白薇　桂心　延胡索　牡丹皮　赤石脂各一兩，俱酒浸三日，晒乾　没藥另研　甘草各五錢　香附一斤，酢浸

右爲末，蜜丸梧子大，每服五十丸，温酒下。

大烏雞丸 治婦人羸瘦，血虛有熱，經水不調，崩漏帶下，不能成胎，骨蒸等證。

四製香附一斤 熟地黃四兩 生地黃 當歸 白芍 黃芪 牛膝 柴胡 牡丹皮 知母 川貝母去心，各二兩 黃連 地骨皮 乾薑 延胡索各一兩 茯苓二兩半 秦艽一兩半 白毛烏骨雞一隻，閉死去毛腸淨 蘄艾葉 青蒿各四兩，一半入雞腹內，將雞并餘艾蒿同入罈內，以童便和水浸過二寸許，煮爛取出，去骨焙乾

右爲末，用雞汁打糊丸梧子大，服五六十丸至七八十丸，温酒或米飲下。忌煎炒莧菜。其雞如得白絲毛烏骨崇冠者尤妙。須另於一處，以黃芪炒末爲丸餧之，不可近雌雞。如月水先期，加黃芩、黃連、地骨皮。如月水後期，加參、朮、黃芪。如白帶，加二朮、香附、升麻、白芷、柴胡。如筋骨疼痛，去肉用骨。

小烏雞丸 治婦人經病及一切諸證。

吳茱萸 良薑 白薑 當歸 芍藥 延胡索 破故紙 川椒 陳皮 青皮 劉寄奴 川芎 生地黃 莪朮各一兩 荷葉灰四兩 北艾二兩

右爲末，用烏骨雞一隻，取肉煮爛，和爲丸梧子大，每服五十丸。如月水不通，蘇木紅花酒下。如腹痛血色黑者，加炒黃連。如有痰濕者，加南星、蒼朮、香附。如未曾生育過者，門户油膜包裹子宫，因此不孕，宜加鳳凰衣七個，燒存性，硃砂爲衣。如胎不安，蜜酒下。如血崩，豆淋酒調棉灰下。如腸風，陳米飲調百草霜下。如心疼，菖蒲酒下。如漏胎下血，烏梅酒下。如死胎不下，盤蝥三個煎酒下。如腰脚痛，當歸酒下。如頭風，薄荷煎湯下。如血氣眼黑，甘草煎湯下。如生瘡，地黃煎湯下。如身體疼痛，黃芪末調酒下。如胎前産後白痢，乾薑煎湯下；赤痢，甘草煎湯下。如氣塊血塊作痛，與葱白湯間服。如子宫久冷，茯苓煎湯下。如赤帶，茶清下。如耳聾，臘茶清下。其餘百病，酢湯下。

抱膽丸《入門》，下同 治室女經脈將行，驚邪蘊結；并治男婦一切驚恐風狂，神效。

黑鉛一兩半 水銀二兩 朱砂 乳香各一兩

右先將黑鉛入銚熔化，次下水銀，候結成砂子，再下朱砂、乳香末，乘熱用柳枝槌研勻，丸如芡實大，每

一丸，空心井水吞下，病者得睡，切莫驚覺，覺來即安。再一丸可除根。

大胡連丸　治經閉骨蒸。

胡黄連　銀柴胡　黄芩　當歸　白芍　茯苓　陳皮　熟地　知母各一兩　犀角二錢　人參　白朮　川芎　桔梗　甘草　地骨皮　半夏製　秦艽各八錢　黄蘗製　五味子各一兩半　黄芪炙，一兩二錢　牛黄三錢

右，蜜丸梧子大，每六七十丸，茶清下。

萬應丸　治蟲證經閉腹痛。

檳榔五錢　大黄八兩　黑丑四兩　皂角十錠　苦楝根皮一斤

右將檳榔、大黄、黑丑爲末，將皂角、苦楝根皮煎汁熬膏，爲丸梧子大，先用沉香爲衣，後用雷丸、木香爲衣，每三丸，四更時沙糖水送下，善下諸蟲。

雄砂丸　治同上。

鶴虱　蕪荑　乾漆　殭蠶各三錢　貫衆　酸石榴皮各五錢　朱砂研　雄黄研　雷丸　甘遂各一錢半

右爲末，米粉煮糊爲丸麻子大，每十丸，五更時粥飲下，善殺諸蟲。一方加麝香少許，尤妙。

五積散　治婦人經行，過食生冷，或外被冷濕，瘀血凝結。

半夏二分　白芷　川芎　芍藥　甘草　茯苓　當歸　肉桂各三分　桔梗一分半　枳殼五分　陳皮　麻黄各六分　厚朴　乾薑各四分　蒼朮七分半

右，薑葱水煎服。

紫葳散　治婦人月水不行，發熱腹脹。

紫葳　肉桂　赤芍藥　延胡索　白芷　當歸　牡丹皮　劉寄奴各等分　紅花少許

右，酒一鍾，水二鍾，煎服。

古今圖書集成醫部全録卷三百八十三

婦人經脈門

方

益氣養榮湯《醫案》 治經事久不調，變成瘵疾。

白朮炒，二錢 人參 茯苓 陳皮 貝母 香附 當歸酒拌 川芎 黃芪鹽水拌炒 熟地蒸 芍藥炒，各一錢 甘草炙 桔梗各五分

右，薑水煎服。

杏林摘要方《本草》 治子宮虛寒，下元虛，月水不調，或閉或漏，或崩中帶下，或産後敗血未盡，内結不散，無子。

紅娘子六十枚 大黃 皂莢 葶藶各一兩 巴豆一百二十枚

右爲末，棗肉爲丸彈子大，以綿裹留繫，用竹筒送入陰户，一時許發熱，渴用熟湯一二盞解之，後發寒靜睡，要安三日，方取出。每日空心以鷄子三枚、胡椒末二分炒食酒下以補之，久則子宮煖矣。

補中湯東垣 治經行冒寒，用此加表藥。

升麻 柴胡各二錢 當歸身二分 澤瀉四分 五味子二十一粒 炙甘草八分 黃芪二錢半 神麯三分 紅花少許 大麥蘖五分

右作二服，水煎，食前服。

紫金丸《産乳》 治久有瘀血，月水不調，黃瘦不食，亦治産後惡露不快，腰腹痛，寒熱頭痛。

五靈脂水淘淨炒末，一兩 真蒲黃末分兩未開

右以好米酢調稀，慢火熬膏，入真蒲黄末、五靈脂末，和丸龍眼大，每服一丸，以水與童子小便各半盞，煎至七分，温服，少頃再服，惡露即下。血塊經閉者，酒磨服之。

烏鴉散《本草》，下同　治經脈不通。

烏鴉去皮毛炙，三分　當歸焙　好墨各三分　延胡索炒　蒲黄炒　水蛭以糯米炒過，各半兩　芫青以糯米炒過，一分

右爲末，每服一錢，酒下。

獺膽丸　治月水不通。

乾獺膽一枚　水蛭炒黄，十枚　乾狗膽　硇砂　川椒炒去汗并目，各一分

右爲末，酢糊丸菉豆大，每服五丸，當歸酒下，日一。

經驗方　婦人五十後經水不止者，作敗血論，用此方；亦治女子經閉。

小兒胎髮一枚，燒存性　生地　茜根各一兩　阿膠　側柏葉　炒黄芩各五錢

右分六貼，每貼水一盞半，煎七分，入胎髮灰服之。

玉燭散《治法彙》　治二便閉塞，月事不行。

四物湯　芒硝　大黄　甘草各味，分兩隨宜

右，薑三片，煎服。

四物加黄芩黄連湯海藏　治經水如黑豆汁。

四物湯四兩　黄芩　黄連各一兩

右爲末，酢糊丸服。

衛生湯《準繩》，下同　血枯經閉，服芩連、三和、玉燭之後，宜服此湯。

當歸　白芍藥各二兩　黄芪三兩　甘草一兩

右爲末，每服半兩，水二盞，煎至一盞，空心温服。如虚加人參一兩。

萬病丸　一名萬痛丸。治經事不來，繞臍痛。

乾漆杵碎炒煙盡　牛膝酒浸一宿焙乾，各一兩

右爲末，以生地黄汁一升，入二味藥末，銀器内慢火熬可丸，即丸如桐子大，每服二十丸，空心，米飲或温酒下。

四物加葵花湯　治經水澁少。

四物湯四兩　葵花一兩

右作五劑或四劑，水煎服。一方加紅花、血見愁。

四物加熟地黄當歸湯　治經水少而色和。

四物湯四兩　熟地黄　當歸各一兩

右作五劑或四劑，水煎服。

先期湯　治經水先期而來，宜涼血固經。

生地黄　川當歸　白芍藥各二錢　黄蘗　知母各一錢　艾葉　香附　炙甘草各七分　條芩　黄連　川芎　阿膠炒，各八分

右，水二鍾，煎一鍾，食前温服。

土瓜根散《金匱》　治帶下經水不利，小腹滿痛，經一月再見者。

土瓜根　芍藥　桂枝　䗪蟲各七錢半

右四味，杵爲散，酒服方寸匕，日三服。

過期飲《準繩》，下同　治經水過期不行，乃血虚氣滯之故，法當補血行氣。

熟地黄　白芍藥　當歸　香附酢製，各二錢　川芎一錢　紅花七錢　桃仁泥六分　蓬朮　木通各五分　甘草　肉桂各四分

右，水二鍾，煎一鍾，食前温服。

滋血湯　治婦人心肺虚損，血脈虚弱，月水過期。

人參　山藥　黄芪各一錢　白茯苓去皮　川芎　當歸　白芍藥　熟地黄各一錢半

右作一服，水二鍾，煎至一鍾，食前服。

人參養血丸　治女子稟受素弱，血氣虚損，常服補衝任，調經候，煖下元，生血氣。

烏梅肉三兩　熟地黄五兩　當歸二兩　人參　川芎　赤芍藥　蒲黄炒，各一兩

右爲細末，煉蜜丸梧子大，每服八十丸，温酒米飲任下。

和劑逍遥散　治血虚煩熱，月水不調，臍腹脹痛，痰嗽潮熱。

當歸　白朮　白芍藥　柴胡　茯苓各一兩　甘草炙，半兩

右㕮咀，每服半兩，入薑、薄荷葉煎服。一方無當歸、芍藥、甘草，有人參、黄芪各等分。

增損四物湯　治月事不調，心腹疼痛，補血温經注顔。

川芎　當歸　白芍藥　熟地黄　牡丹皮　白朮各一錢半　地骨皮一錢

右作一服，用水二鍾，煎至一鍾，食前服。

沉香降氣散　順氣道，通血脈。

烏藥　木香　香附子　砂仁　甘草各等分

右爲細末，每服二錢，空心鹽湯調下。

抑氣散《濟生》　治婦人氣盛於血，變生諸證，頭運膈滿。

香附四兩　茯神　甘草炙，各一錢　陳皮二兩

右爲末，每服二錢，食前沸湯調下。

正氣天香湯《紺珠》　治婦人一切氣，氣上湊心，心胷攻築，脅肋刺痛，月水不調。

台烏藥二錢　香附八錢　陳皮　蘇葉各一兩　乾薑五分

右㕮咀，每七八錢，水煎服。

當歸飲《準繩》，下同 抑陽助陰，調理經脈。

當歸微炒 生地黄酒蒸焙 川芎 白朮 白芍藥 黄芩各等分

右，每服三錢，水一盞半，煎至八分，空心温服。

七沸湯 治榮衛虚，經水愆期，或多或少，腹痛。

當歸 川芎 白芍藥 蓬朮 熟地黄 川薑 木香各等分

右，每服四錢 水一盞半，煎至八分，温服。

又方丹溪 治經水過多。

黄芩酒炒 白芍藥酒炒 龜板酥炙，各一兩 椿树根皮七錢半 黄蘗炒，三錢 香附二錢半

右爲末，酒糊丸，空心白湯下五六十丸。

益胃升陽湯 治婦人經候不調，或血脱後脈弱食少，水泄，日二三行。

黄芪二錢 白朮三錢 炒麯一錢半 當歸身 陳皮 炙甘草 人參各一錢 升麻 黄芩 柴胡各半錢

右㕮咀，每服半兩，水煎服。秋時去黄芩。如腹痛加芍藥，如嗽去人參。

大温經湯《金匱》 治衝任虚損，月候不調，或來多不已，或過期不行，或崩中去血過多，或經損娠，瘀血停留，小腹急痛，五心煩熱，并皆治之。

吳茱萸湯泡 牡丹皮 白芍藥 肉桂去粗皮 人參 當歸 芎藭 阿膠炒 甘草炙，各一錢 麥門冬去心，二錢 半夏二錢半

右作一服，用水二鍾，生薑五片，煎至一鍾，食前服。

小温經湯《簡易方》 治經候不調，血臟冷痛。

當歸 附子炮，各等分

右㕮咀，每服三錢，水一盞，煎八分，空心温服。

温經湯《和劑》　治婦人血海虚寒，月水不調。

川芎　當歸　芍藥　蓬朮各一錢半　人參　牛膝各二錢　桂心　丹皮各一錢　甘草半錢

右，水二鍾，煎至一鍾，不拘時服。

滋血湯《準繩》，下同　滋養榮血，補婦人，治血海久冷。

當歸一錢半　川芎　麥門冬去心　牡丹皮　人參　芍藥　琥珀另研，各一錢　半夏麯　官桂　阿膠炒　酸棗仁　甘草各半錢

右作一服，水二鍾，生薑三片，煎至一鍾，食前服。

加味吴茱萸湯　治衝任衰弱，月候愆期，或前或後，或崩漏不止，赤白帶下，小腹急痛，每至經脈行時，頭眩，飲食或少，氣滿心怯，肌肉不澤，悉皆治之。

半夏二錢　吴茱萸　當歸各一錢半　麥門冬　乾薑　白茯苓　桔梗　南木香　防風　丹皮　甘草各一錢　官桂　北細辛各五分

右作一服，水二鍾，生薑三片，紅棗一枚，煎至一鍾，食前服。

桃仁散　治婦人月水不調，或淋瀝不斷，斷後復來，狀如瀉水，四體虚倦，不能飲食，腹中堅痛，不可行動，月水或前或後，或經月不來，多思酸物。

桃仁　半夏　當歸　川牛膝　桂心　人參　蒲黄　丹皮　川芎　澤蘭葉各一錢　赤芍藥　生地黄各一錢半　粉草五分

右作一服，水二鍾，薑三片，煎至一鍾，食前服。

薑黄散　治血臟久冷，月水不調，臍腹刺痛。

片子薑黄　白芍藥各二錢　延胡索　牡丹皮　當歸各錢半　蓬朮　紅花　桂心　川芎各一錢

右作一服，水二鍾，酒半鍾，煎至一鍾，不拘時服。

紫石英丸《本事方》 治婦人月經乍多乍少，或前或後，時發疼痛。

紫石英細研水飛 川烏炮 杜仲炒去絲 禹餘糧煅醋淬 遠志去心 澤瀉 桑寄生 桂心 龍骨別研 當歸 人參 肉蓯蓉酒浸 石斛 乾薑炮 五味子 甘草炙，各一兩 牡蠣煅 川椒去目并合口者不用，炒出汗，各半兩

右爲細末，煉蜜和丸如梧子大，每服二十丸，食前用米飲湯下。

煖宮丸《準繩》下同 治衝任虛損，下焦久冷，月事不調，不成孕育，崩漏下血，赤白帶下，并皆治之。

生硫黄六兩 赤石脂火煅 附子炮去皮臍 海螵蛸各三兩 禹餘糧九兩，火煅醋淬

右爲細末，醋糊爲丸如梧桐子大，每服三十丸，空心用温酒或醋湯送下。

内補當歸丸 治血氣虛損，月水不調，或崩中漏下，去血過多，肌體羸困，及月水將行，腰腿重痛。

當歸去蘆炒 阿膠炒 白芷 續斷 乾薑炮 芎藭 甘草炙，各四兩 熟地黄半兩焙 芍藥 附子炮去皮臍 肉桂各二兩 吴茱萸湯泡，焙 白朮各三兩 蒲黄八錢，炒

右爲細末，煉蜜和丸如梧桐子大，每服五十丸，空心用温酒送下。

禹餘糧丸 治血虛煩熱，月水不調，赤白帶下，漸成崩漏。

禹餘糧火煅醋淬 白石脂各一兩 桑寄生 附子炮去皮臍 鼈甲去裙醋炙 當歸 白朮 厚朴去粗皮製 柏葉炒 乾薑炮，各一兩 芍藥 狗脊去毛，各七錢半 吴茱萸湯泡，焙，半兩

右爲細末，煉蜜和丸如梧桐子大，每服五十丸，空心用温酒或米飲送下。

鹿茸丸 治衝任虛損，又爲風寒所乘，尺脈微小，甚者可灸關元穴。

鹿茸炙 赤石脂 禹餘糧各一兩 續斷二兩 柏葉炒 附子炮去皮臍 熟地黄 當歸酒浸 艾葉各七錢半

右爲末，酒糊丸梧子大，每服五十丸，空心温酒下。

升陽舉經湯 治經水不調，右尺脈按之空虛，輕手數疾，舉指弦緊或濇。

柴胡根　當歸根　白朮　黄芪各三錢　藁本　羌活根　防風根各二錢　紅花　芍藥各五分　獨活根一錢半　桃仁去皮尖，十枚　細辛六分　川芎　熟地黄　人參　黑附子炮去皮臍　甘草梢各一錢　肉桂去粗皮，秋冬五分，夏不用

右爲粗末，每服二錢，水二盞，煎至八分，空心稍熱服。諸藥言根者，近苗處，去苗便是。

膠艾湯　治勞傷血氣，衝任虚損，月水過多，淋瀝不斷。

阿膠炒珠　川芎　甘草炙，各二兩　當歸　艾葉炒，各三兩　熟地黄　白芍藥各四兩

右㕮咀，每服半兩，水煎。一方有黄芪。

鼈甲丸　治婦人月經不調，肌肉黄瘁，脅下積氣結痛，時發刺痛，漸成勞狀。

鼈甲去裙酢炙　桂心　三稜酢煮炒　牡丹皮　牛膝　琥珀　訶子肉　桃仁去皮尖，雙仁麩炒　土瓜根　大黄煨，各等分

右爲細末，煉蜜和丸如梧桐子大，每服十五丸，食前桃仁湯下。

牛膝散《準繩》，下同　治月水不利，臍腹作痛，或小腹引腰，氣攻胷膈。

牛膝酒製，一兩　桂心　赤芍藥　桃仁去皮尖　延胡索炒　當歸酒浸　丹皮　木香各七錢半

右爲末，每服一錢，空心温酒調下。一方有川芎。

牡丹散　治月候不利，臍腹疼痛，不欲食。

牡丹皮　大黄炒，各一兩　赤茯苓　桃仁　生地　當歸　桂心　赤芍藥　白朮各七錢半　石葦去毛　木香各半兩

右㕮咀，每服三錢，水一盞，薑三片，煎七分，空心温服。

養榮湯　治婦人血海虚弱，心中恍惚，時多驚悸，或發虚熱，經候不調。

白芍藥　川芎　熟地黄　薑黄　當歸　乾薑　橘皮　五加皮　丹皮　海桐皮　白芷各等分

右，每服五錢，水一盞半，生薑五片，烏梅一個，煮至一盞，温服，不拘時，送紫桂丸五十粒。

茸附湯　補衝任，調血氣。

鹿茸三兩，酒炙　乾薑四兩　肉桂　附子　龍骨生　防風各一兩　牡蠣煅　當歸各二兩

右，每服半兩，水二鍾，煎八分，温服。

八物湯 治經事將行，臍腹絞痛，臨經痛者，血濇故也。

川芎二錢 當歸 芍藥 熟地黄各二錢 木香 檳榔 延胡索 苦楝碎炒焦，各一錢

右作一服，水二鍾，煎至一鍾，食前服。

交加散 治榮衛不和，月經瘀濁，逐散惡血，腹痛經血諸疾。

生薑擣取汁，存滓 生地黄各二斤，取汁存滓 白芍藥 當歸 桂心各一兩 没藥另研 紅花炒，各半兩 延胡索酢紙包煨熟布擦去皮 蒲黄隔紙炒，各一兩

右將地黄汁炒生薑滓，生薑汁炒地黄滓，各焙乾，同諸藥爲細末，每服三錢，温酒調下。若月經不依常，蘇木煎酒調下。若腰痛，糖酒調下。無惡血，去紅花。

交加地黄丸 治婦人經不調，血塊氣痞，肚腹疼痛。

生地黄擣汁存滓 老生薑擣汁存滓，各一斤 延胡索 當歸 川芎 芍藥各二兩 没藥 木香各一兩 桃仁去皮尖研 人參各半兩 香附半斤

右爲末，先以生薑汁浸地黄滓，以地黄汁浸生薑滓，晒乾，皆以汁盡爲度，共十一味，作一處晒乾，研爲末，酢糊爲丸，空心，以薑湯下。

交加散 治婦人榮衛不通，經脈不調，腹中撮痛，氣多血少，結聚爲癥，産後中風。

生地黄 生薑各五兩，各研取汁

右，交互取汁浸一夕，各炒黄，漬汁盡爲度，末之。如尋常腹痛，酒調下三錢。如産後，尤不可缺。

桂枝桃仁湯 治經候前腹痛不可忍。

桂枝 芍藥 生地黄各二兩 桃仁四十枚 甘草一兩

右爲粗末，每服五錢，水二盞，薑三片，棗一枚，同煎去滓温服。

延胡索湯　治婦人室女，七情傷感，遂使血與氣併，心腹作痛，或連腰脅，或引背膂上下攻刺，甚作搐搦，經候不調。但是一切血氣疼痛，并可服之。

當歸去蘆酒浸剉炒　延胡索炒去皮　蒲黄炒　赤芍藥　官桂不見火，各半兩　薑黄洗　乳香　没藥　木香不見火，各三錢　甘草炙，二錢半

右㕮咀，每服四錢，水一盞半，生薑七片，煎至七分，去滓，食前温服。如吐逆，用半夏、橘紅各半兩。

又方丹溪，下同　治瘀血。

香附子酢煮，四兩　桃仁去皮尖　牡丹皮　大黄蒸　當歸各一兩　川芎　紅花各半兩　瓦壟子煅酢煮一晝夜，二兩

右炊餅爲丸，空心温酒下三四丸。

三神丸　治室女血氣相搏，腹中刺痛，痛引心端，經行澁少，或經事不調，以致疼痛。

橘紅二兩　延胡索酢煮　當歸酒浸略炒，各一兩

右爲細末，酒煮米糊爲丸如梧桐子大，每服七十圓加至百圓，空心艾湯送下，米飲亦得。

柴胡丁香湯東垣　治婦人年三十歲，臨經預先臍腰痛，甚則腹中亦痛，經縮二三日。

柴胡　羌活　丁香　全蠍　當歸身　生地黄

右都作一服，水四盞，煎至一盞，去滓，稍熱食前服。

没藥除痛散《準繩》，下同　逐寒邪，療腹痛；亦治女人經病。

蓬朮炮，一兩　當歸焙　延胡索　五靈脂　肉桂去粗皮　良薑炒　蒲黄炒　甘草炙　没藥各半兩

右爲末，每服五錢，温酒調下。

加味烏沈湯　治婦人經水欲來，臍腹㽲痛。

香附炒去毛，二兩　甘草一兩半　烏藥　縮砂　木香　延胡索各一兩

右細剉，每服七錢，水一盞半，生薑三片，煎至七分，不拘時温服。

瑞金散丹溪　治月經不行，血氣撮痛。

薑黃一錢半　牡丹皮　蓬朮　紅花　當歸　赤芍藥　川芎　延胡索　官桂各七分

右剉，作一貼，水一盞，酒半盞，煎服。

禹餘糧丸《準繩》，下同　治久冷月水不斷，面黃肌瘦，虛煩減食。

禹餘糧二兩　鹿角膠七錢半，蛤粉炒　紫石英　續斷　赤石脂　熟地黃　川芎各一兩　乾薑　黃芪炙　艾葉炒　柏葉炒　當歸炒　人參　白茯苓各半兩

右爲末，煉蜜丸梧子大，每服三十丸，空心米飲下。

牡蠣丸　治血海虛損，月水不斷。

牡蠣粉　赤石脂　代赭石各一兩　阿膠　川芎　當歸　鹿茸　續斷　乾薑各三兩　甘草二錢半

右爲末，煉蜜丸梧子大，每服三十丸，空心温酒下。

經驗方　治經血不止。

黃芩五分　當歸　柏葉炒　蒲黃炒，各四分　生薑二分　艾葉炒，一分　生地黃二十四分　伏龍肝二十分

右㕮咀，用水二升，煎取八合，分二服。

伏龍肝散《和劑》　治血氣勞傷，衝任脈虛，經血非時注下，或如豆汁，或成血片，或五色相雜，臍腹冷痛，月經不止。

伏龍肝　麥門冬　赤石脂各一錢　熟地黃　艾葉炒，各一錢半　當歸炒　川芎各二錢半　肉桂去粗皮　乾薑炮　甘草各五分

右作一服，水二鍾，紅棗二枚，煎至一鍾，食前服。

三和湯丹溪　治熱結血閉。

生乾地黃　白芍藥　川芎　當歸　連翹　大黃　朴硝　薄荷　黃芩　梔子　甘草各七分

右剉，作一貼，水煎服。此方乃集四物湯、調胃承氣湯、涼膈散三方爲一方也。

通經湯《醫鑑》　治月閉。

當歸　川芎　白芍藥　生乾地黄　大黄　官桂　厚朴　枳殼　枳實　黄芩　蘇木　紅花各七分

右剉，作一貼，入烏梅一個，薑三片，棗二枚，水煎服。心氣不下通，故月事不來，宜用黄連、厚朴之類，導痰降火，則月事來矣，此藥是也。宜加黄連七分。

通經丸《本事方》　治婦人室女月候不調，或成血瘕。

桂心　青皮　大黄炮　乾薑炮　川椒炒出汗　川烏炮　蓬莪朮　乾漆炒盡煙　當歸酒炒　桃仁炒，各等分

右爲末，先將四錢用米酢熬成膏，和餘六錢末成劑，臼中杵丸如梧子大，晒乾，每服二十丸，用淡酢湯下，加至三十丸，温酒亦得，空心食前服。《濟生》去川烏加紅花等分。按此方《本草》入鷄子清同丸，畏漆入腸胃生瘡也。

掌中金丸海藏　治婦人乾血氣。

穿山甲炮　甘草　苦丁香　苦葶藶　白附子　川椒　牙皂角　草烏各三錢　巴豆一錢，全用，研

右爲細末，搗葱汁和丸，彈子大，每用一丸，新綿包之，内陰中，一日即白，二日即赤，三日即血，神效。

六神湯　治血氣不足，肌體煩熱。

四物湯　黄芪　地骨皮各等分

右，㕮咀水煎。

四物調經湯　治經閉有積塊動痛。

香附酢炒，一錢　當歸　川芎　白芍藥酒炒　柴胡　黄芩　枳殼各七分　熟地黄　陳皮　白朮黄土炒　三稜酢炒　蓬朮酢炒　白芷　茴香鹽水炒　延胡索各五分　青皮　縮砂　紅花　甘草各三分

右剉，作一貼，入生薑三片，葱白三莖，水煎服。

調經散《入門》　一名温經湯。治月候不調。

麥門冬二錢　當歸一錢半　人參　半夏製　白芍藥　川芎　牡丹皮各一錢　阿膠炒珠　甘草炙，各七分半　吳茱萸　肉桂各五分

右剉，作一貼，薑三片，水煎服。

清熱調血湯《醫鑑》下同　治經水將來，腹中陣痛，乃氣血俱實也。

當歸　川芎　白芍藥　生乾地黃　黃連　香附子　桃仁　紅花　蓬莪朮　延胡索　牡丹皮各七分

右剉，作一貼，水煎服。

清經四物湯　治經水不及期而來，乃血虛有熱。

當歸一錢半　生地黃　條芩　香附子各一錢　白芍藥　黃連薑汁炒，各八分　川芎　阿膠珠　黃蘗　知母各五分　艾葉　甘草各三分

右剉，作一貼，煎服。

通經四物湯　治經水過期不行，乃血虛有寒。

當歸一錢半　熟地黃　白芍藥　香附子　蓬朮　蘇木各一錢　木通八分　川芎　肉桂　甘草各五分　紅花二分　桃仁二十個

右剉，作一貼，空心，水煎服。

煮附丸《綱目》　一名香附丸，一名酢附丸。治氣鬱經候不調，臍腹疼痛，面色萎黃，飲食減少，或崩漏帶下。

香附子擦去毛，好酢煮半日，焙爲末

右，酢糊丸梧子大，米飮下五七十丸，或淡酢湯下。

墨附丸《入門》　治婦人經水不調，久無子。

四製香附子一斤　淨熟艾四兩，用酢一碗，煮至乾，入石臼内搗爛，捏作餠子，於新瓦上焙乾　白茯苓　當歸　人參　川芎藭　熟地黃　京墨火煆紅酢淬，各一兩　木香五錢

右共爲末，酢糊和丸梧子大，温酒吞下七八十丸。

四製香附丸《種杏》　治月候不調，能調和經脈。

香附米一斤，分作四製：一用鹽水薑汁煮略炒，主降痰；一用米酢煮略炒，主補血；一用山梔仁四兩同炒去梔，主散鬱；一用童便洗，不炒，主降火　川芎　當歸各二兩

右同爲末，酒麫糊和丸梧子大，每五七十丸，隨證作湯使吞下。氣虚加四君，血虚加四物。

七製香附丸《入門》　治月候不調，結成癥瘕，或骨蒸發熱。

香附米十四兩，分七包：一包同當歸二兩，酒浸；二包同蓬朮二兩，童便浸；三包同牡丹皮、艾葉各一兩，米泔浸；四包同烏藥二兩，米泔浸；五包同川芎、延胡索各一兩，水浸；六包同三稜、柴胡各一兩，酢浸；七包同紅花、烏梅各一兩，鹽水浸

右，各浸春五、夏三、秋七、冬十日，晒乾，祇取香附爲末，以浸藥水打糊，和丸梧子大，臨卧酒下八十丸。

導經丸丹溪　治經閉不通，腰腹疼痛。

大黄二兩　當歸　川芎　白芍藥　官桂　桃仁　甘草各一兩　血竭二錢半　紅花一錢　盤蝥糯米同炒，二十個

右爲末，蜜丸梧子大，酒下三十丸。一方有川芎、地鷄二十一個，無甘草、盤蝥。

烏藥湯《東垣十書》　治婦人血海疼痛。

香附子二錢　烏藥一錢半　當歸一錢　木香　甘草各五分

右剉，水煎服。

無極丸《古今醫鑑》　治經閉有血塊苦痛。

錦紋大黄四兩：一兩酒煮，一兩酢煮，一兩童便煮，一兩鹽水煮，各七次，合一處，又七蒸七晒

右爲末，用當歸、熟地黄各一兩半，濃煎汁，煮糊和丸梧子大，紅花湯下三十丸。

立效散《濟陰》　治經年積血，腹中常痛，月經不調。

青皮　陳皮　烏藥　乾薑　香附子　蓬莪朮　三稜各等分

右剉，酢煮焙乾爲末，空心，陳皮煎湯調下二錢。

單方

産後月水往來，乍多乍少，仍復不通，時時疼痛，小腹裏急，下引腰身重，用鹿角末服之，良。《千金》，下同

又方：生地黃汁三升，煮取二升服之。

又方：燒月經衣，井華水服之。

又方：燒白狗糞焦作末，酒服方寸匕，日三。

又方：取白馬尿服一升，良。

月經不通：取葶藶一升爲末，蜜丸如彈子大，綿裹内陰中，入三寸，每丸一宿易之，有汗出止。

婦人月水滯澀不快，結成瘕塊，腹脹大欲死：用馬鞭草根苗五斤剉細，以水五斗，煎至一斗，去滓，别以淨器盛，熬成膏，食前温酒調下半匙。《綱目》，下同

月水不通：厚朴不拘多少，薑汁炙香細切，濃煎去滓，空心服，不過三四劑即痊，屢驗。唯形實氣盛者宜之。

室女經閉，恍惚煩熱：鉛霜半兩，生地黃汁一合，調下，日三服。《聖惠》

又方：當歸尾、没藥各一錢爲末，紅花浸酒，面北飲之，一日一服。《普濟方》

婦人宿有風冷，留血積聚，月水不通：菴蕳子一升，桃仁二升，酒浸，去皮尖研勻，入瓶内，以酒二斗，浸封五日后，每飲三合，日三服。量小者不拘。《聖惠》

月信澀滯：蘘荷根細切，水煎，取二升，空心入酒和服。《肘後方》

又方：虎杖三兩，凌霄花、没藥各一兩爲末，熱酒每服一錢。《聖惠》，下同

月水不通，腹大如甕，氣短欲死：虎杖一斤，去頭暴乾切，土瓜根汁、牛膝汁各二斗，水一斛，浸虎杖一宿，煎取二斗，入二汁同煎如餳，每酒服一合，日再夜一，宿血當下。

通經破血：用舊屋陰處瓦花活者五兩熬膏，當歸鬚、乾漆一兩燒煙盡，當門子二錢爲末，棗肉和丸梧子大，每服七十丸，紅花湯下。《摘元方》

月經不通，或兩三月或半年一年者：用麻子仁二升、桃仁二兩研勻，熟酒一升，浸一夜，日服一升。《普濟方》

又方：薏苡根一兩，水煎服之，不過數服效。《海上方》

婦人經閉不行，至一二三年，臍腹痛，腰腿沉重，寒熱往來：用芥子二兩爲末，每服二錢，熱酒食前服。《仁存方》

經脈不通：乾絲瓜一個爲末，用白鴿血調成餅，日乾研末，每服二錢，空心酒下，先服四物湯，三服。《本草綱目》

婦人經閉，數年不通，面色痿黄，脣口青白，腹内成塊，肚上筋起，腿脛或腫：桃根、牛蒡根、馬鞭草根、牛膝根、蓬虆各一斤剉，以水三斗煎一斗，去滓，更以慢火煎如餳狀收之，每以熱酒調服一錢。《聖惠》

女子經閉不通：用酢榴根東生者一握，炙乾，水二大盞，濃煎一盞，空心服之，未通再服。《斗門方》

又方：用茶清一瓶，入沙糖少許，露一夜服，雖三個月胎亦通，不可輕視。《鮑氏方》

室女經閉，血結成塊，心腹攻痛：用蘆黄、川大黄炒各半兩爲末，每服一錢，温水下。《總録》

月經不通：巴豆去油如菉豆大三丸，以烏金石末一錢，調湯送下，即通。《易簡方》

婦人血閉腹痛：以新麻布數重，包白鹽一合，煅研，温酒服之。《本草》，下同

月經久閉：用蠶沙四兩，砂鍋炒半黄色，入無灰酒一壺，煮沸，澄去沙，每温服一盞即通。

又方：用龍胎同瓦松、景天各少許，以水兩盞，煎一盞，去滓，分二服，少頃，腹中轉動，便下，其效甚速。《篋中方》

月水不通，心腹滯悶，四肢疼痛：用赤馬肝一片，炙研，每食前熱酒服一錢，通乃止。《聖惠》

又方：用馬駒胞衣煅存性爲末，每服三錢，入麝香少許，空腹，新汲水下，不過三服，即效。《集效方》

又方：用貍陰莖燒灰，東流水服。《别録》

室女經閉：牡鼠屎一兩，炒研，空心温酒服二錢。《千金方》

婦人月水不通：用童男童女髮各三兩燒灰，盤蝥二十一枚糯米炒黄，麝香一錢爲末，每服一錢，食前熱薑酒下。《普濟方》

月經逆行，從口鼻出：先以京墨磨汁服止之，次用當歸尾、紅花各三錢，水一鍾半，煎八分，温服，其經即順。《簡便方》

女人月經斷絶：甜瓜蔓、使君子各半兩，甘草六錢爲末，每酒服二錢。《本草》

經血逆行：用魚膠切炒，新綿燒灰，每服二錢，米飲調下即愈。《多能鄙事》

月水不調：用阿膠一錢，蛤粉炒成珠，研末，熱酒服即安。或入辰砂末半錢，亦可。《秘韞》

月經不斷：用船茹一斤，淨洗，河水四升半，煮取二升，分二服。《本草》，下同

又方：服地黄酒良。

又方：燒箕舌灰，酒服之。

月水不斷：用羊前左脚脛骨一條，紙裹泥封，令乾煅赤，入椶櫚灰各等分，每服一錢，温酒服之。

經水不止及血崩：用黑驢屎燒存性，研末，麵糊丸梧子大，每空心，黄酒下五七十丸，神效。《醫鑑》

又方：用白芍藥、香附子、熟艾葉各一錢半，水煎服之。《熊氏補遺》

又方：用箬葉灰、蠶紙灰等分爲末，每服二錢，米飲下。《總録》

月水不斷：木賊炒三錢，水一盞，煎七分，温服，日一服。《本草》

又方：敗蒲扇燒灰，酒服一錢。

月水不斷，肉色黄瘦，血竭暫止，數日復發，小勞輒劇：用桑黄即桑耳焙研，每服二錢，食前熱酒下，日三服。久疾失治者，皆可服之。《普濟方》

又方：用槐蛾即槐耳炒黄、赤石脂各一兩爲末，食前熱酒服一錢。《聖惠》

又方：梅葉焙椶櫚皮灰，各等分爲末，每服二錢，酒調下。《總録》
又方：用側柏葉炙、芍藥各等分，每三錢水酒各半煎服。《本草》
又方：用側柏葉、木賊炒微焦，各等分爲末，每服二錢，米飲下。《總録》
月水不止，日漸黄瘦：用紫礦末每服二錢，空心白湯下。《本草》
又方：用紅鷄冠花一味晒乾爲末，每服二錢，空心酒調下。忌魚腥、猪肉。《集效方》
又方：牡蠣煅研，米酢捏成團，再煅研末，以米酢調艾葉末熬膏，丸梧子大，每酢湯下四五十丸。《本草》
又方：用青竹茹炙爲末，每服三錢，水一盞，煎服。《普濟方》
又方：五靈脂炒煙盡研，每服二錢，當歸兩片，酒一盞，煎六分，熱服，三五度取效。《經效方》

針灸

《甲乙經》曰：女子禁中癢，腹熱痛，乳餘疾，子門不端，少腹苦寒，陰癢及痛，經閉不通，中極主之。
女子血不通，會陰主之。
月水不通奔豚泄氣，上下引腰脊痛，氣穴主之。
女子胞中痛，月水不以時休止，天樞主之。
小腹脹滿，痛引陰中，月水至則腰脊痛，胞中瘕，子門有寒，引髕髀痛，水道主之。
女子月水不利，或暴閉塞，腹脹滿癃，淫濼身熱，腹中絞痛，癩疝陰腫，氣衝針上入三寸，氣至瀉之。
婦人少腹堅痛，月水不通，帶脈主之。
婦人漏下，若血閉不通，逆氣脹，血海主之。
血閉無子，不嗜食，曲泉主之。
月水不利，見血而有身則敗及乳腫，臨泣主之。

女子不下月水，照海主之。
月水不來而多閉，心下痛，目肮肮不可遠視，水泉主之。
《脈經》曰：左手關後尺中陽絶者，無膀胱脈也，苦逆冷，婦人月經不調，王月則閉，刺足少陰經治陰，在足内踝下動脈，即太谿穴也。
《千金方》曰：婦人月經不斷，灸内踝下白肉際脈上，隨年壯。一本是青脈上。
婦人少腹堅痛，月水不通，刺帶脈入六分，灸五壯。穴在肘肋端一寸八分。
月閉溺赤，脊强互引反折，汗不出，刺腰俞入二寸，留十呼，灸三壯。穴在第二十一椎節下間。
月水不通，奔泄上下引腰脊痛，刺氣穴，入一寸，灸五壯。穴在四滿下一寸。
胞中惡血，月水不以時休止，腹脹腸鳴，氣上衝胷，刺天樞入五分，灸五壯。穴去肓俞一寸半。
月水不利，見血而有身則敗，乳腫，刺臨泣，入二分，灸三壯。穴在足小趾次趾間，去俠谿一寸半。
女子不下月水，痺驚善悲不樂，如墮墜，汗不出，刺照海入四分，灸二壯。穴在内踝下四分。
《李杲十書》曰：婦人月經斷絶，取四滿。穴在丹田旁一寸半。
《朱震亨心法》曰：婦人月經不調，刺竅陰三分。此穴大效，須待經定爲度。在足四指間，灸三壯。
經閉久，忽大崩，復大絶，後又大行不調者，刺豐隆六分，止血；石門五分，斷經。
婦人五旬經斷後再行，或多或少，或瘀或紅并下，腹中氣滿如胎孕，天樞、中脘、氣海各五分，立愈。
經脈不通，已有寒熱，三陰交三分，立有效。如疼時，乃經脈要通也。
《衛生寶鑑》曰：女子不月，會陰灸三壯。穴在兩陰間。
婦人月事不利，利即多，心下滿，目肮肮不能遠視，腹中痛，可灸水泉二穴五壯。穴在内踝下。
《醫學綱目》曰：婦人經脈不通，取曲池、支溝、三里、三陰交，此四穴壅塞不通則瀉之，如虚耗不行則補之。
月經不調，取中極、三陰交、腎俞、氣海。

月經斷絶，取中極、三陰交、腎俞、合谷。

婦人通經，針合谷二分，灸三壯。穴在大指食指歧骨陷中。

月水不通，灸氣衝五壯，禁針。穴在天樞下八寸動脈。

又方：針俠谿三分，灸三壯。穴在足小指四指本節前歧骨陷中。

又方：針會陰二寸，灸三壯。穴在肛門前前陰後，兩陰間。

月水不利，赤白帶下，或身有反敗，陰寒振寒，溲白，尿難痛，針行間三分，灸三壯。穴在足大指次指歧骨間。因産惡露不止，遂成疝瘕，或月事不調，血結成塊，拘攣腹疝，月水不下，乳餘疾絶，子陰癢，子門不端，小腹苦寒，賁豚搶心，飢不能食，腹脹，經閉不通，小便不利，及失精恍惚，尸厥煩痛，針中極一寸二分，日灸三七壯至三百壯止。穴在臍下四寸。月水不調，崩中帶下，針陰交八分，日灸三七壯至七百壯止。穴在臍下一寸。

醫案

《史記》倉公傳曰：濟北王侍者韓女，病腰背痛，寒熱。衆醫皆以爲寒熱也。臣意診脈曰：内寒，月事不下也，即竄以藥，旋下病已。病得之欲男子而不可得也。所以知韓女之病者，診其脈時，切之腎脈也，濇而不屬。濇而不屬者，其來難堅，故曰：月事不下。肝脈弦出左口，故曰欲男子不可得也。蓋男子以精爲主，婦人以血爲主。男子精盛則思室，女子月盛則懷胎。夫肝，攝血者也。厥陰弦出寸部，又上魚際，則陰血盛可知也。

《元史》曰：裴澤之妻病寒熱，月事不至者數年，已喘嗽矣，醫者率以蛤蚧、桂、附之藥投之。李杲曰：不然。夫人病陰爲陽所搏，温劑太過，故無益而反害，投以寒血之藥則經行矣。已而果然。

《儒門事親》曰：一婦月事不行，寒熱往來，口乾頰赤，喜飲，旦暮間欬一二聲。諸醫皆云經血不行，宜蝱蟲、水蛭、乾漆、硇砂、芫青、紅娘子、没藥、血竭之類。惟戴人不然，曰：古方中雖有此法，奈病人服之，必腹臍發痛，飲食不進。乃命止藥，飲食稍進。《内經》曰：二陽之病發心脾。心受之則血不流，故女子不月。既心受積熱，宜抑火升水，流濕潤燥，開胃進食，乃涌出痰一二升，下泄水五六行。濕水上下皆去，血氣自行，月事不爲水濕所隔，自依期而至矣。亦不用蝱蟲、水蛭有毒之藥，如用之，則月經縱來，小溲反閉，他證生矣。凡精血不足，當補之以食，大忌有毒之藥偏勝而致夭枉。

一婦年三十四歲，經水不行，寒熱往來，面色痿黄，脣焦頰赤，時欬三兩聲，向者所服之藥，黑神散、烏金丸、四物湯、燒肝散、鼈甲散、建中湯、寧肺散，針艾百千，病轉劇。家人意倦，不欲求治。戴人憫之，先涌痰五六升，午前涌畢，午後進食，餘證悉除。後三日，復輕涌之，又去痰一二升，食益進。不數日，又下通經散，瀉訖一二升，後數日去死皮數重，小者如麩片，大者如葦膜。不一月，經水行，神氣大安矣。

一婦人年二十餘歲，病經閉不行，寒熱往來，欬嗽潮熱，庸醫禁切，無物可食。一日，當暑出門，忽見賣涼粉者，以冰水和飲，大爲一食，頓覺神清骨健，數月，經水自下。

《丹溪心法》曰：一婦人久瘧，食少經閉，兩手無脈，每日與三花神祐丸十餘粒，津嚥之，月餘食進脈出，又半月遂愈，又一月經行。

《醫學綱目》曰：一婦人三十歲，每因浴後，必用冷水淋通身，又嘗大驚，遂患經來時必先少腹大痛，口吐涎水，然後經行，行後又吐水二日，其痛直至六七日經水止時方住，百藥不效。予診其脈，寸滑大而弦，關尺皆弦大而急，尺小於關，關小於寸，所謂前大後小也。遂用香附三兩，半夏二兩，茯苓、黄芩各一兩半，枳實、延胡、丹皮、人參、當歸、白朮、桃仁各一兩，黄連七錢，川楝、遠志、甘草各半兩，桂三錢，茱萸一錢半，分十五貼，水煎，入生薑汁兩蜆殼，熱服，後用熱湯洗浴，得微汗乃已。忌當風坐卧、手足見水并喫生冷。服三十貼全愈。半年後，又因驚憂，前病復舉，腰腹時痛，小便淋痛，心惕惕跳驚悸，予意其表已解，病獨在裏，先與灸少衝、勞宫、崐崙、三陰交四穴，止悸定痛；次用桃仁承氣大下之；下後用香附三兩，蓬朮、當歸各一兩半，三稜、延胡索、肉桂、大黄、青皮俱酢製、青木香、茴香、滑石、木通、桃仁各一兩，烏藥、甘草、砂仁、檳榔、苦楝肉各半兩，木香、吴茱萸各二錢，分作二十貼，入新取牛膝濕者二錢，生薑五片，用荷葉湯煎服，服訖漸安。

陳氏婦二十餘歲，形肥痞塞不食，每日臥至未牌，喫一盞薄粥，喫粥後必吐水半碗仍復臥，經不通三月矣。前番曾暗通，黑色。脈之，辰時寸關滑而有力，午後關滑寸不滑；詢之，因乘怒飲食而然。遂以白朮一兩半，厚朴、黄連、枳實各一兩，半夏、茯苓、陳皮、山楂、人參、滑石各八錢，砂仁、香附、桃仁各半兩，紅花二錢，分作十貼，每日服一貼，各入薑汁二蜆殼；間三日，以神祐丸、神秘沉香丸微下之，至十二日吐止，食漸進；四十日平復如故。

《薛己醫案》曰：一少婦耳下患腫，素勤苦，發熱口乾，月水每過期而至，且少。一老嫗以爲經閉，用水蛭之類通之，以致愈虚而斃。夫月水之爲物，乃手太陽手少陰二經主之，此二經相爲表裏，主上爲乳汁，下爲月水，爲經絡之餘氣。苟外無六淫所侵，内無七情所傷，脾胃之氣壯，則衝任之氣盛，故爲月水，適時而至。然而面色痿黄，四肢消瘦，發熱口乾，月水過期且少，乃陰血不足也。非有餘瘀閉之證，宜以滋養血氣之劑，徐而培之，則經氣盛而經水自依時而下。一婦人經候過期，發熱倦怠，或用四物、黄連之類，反兩月一度，且少而成塊；又用峻藥通之，兩目如帛所蔽。予診之曰：脾爲諸陰之首，目爲血脈之宗，此脾傷五臟皆爲失所，不能歸於目矣。遂用補中益氣、濟生歸脾二湯，專主脾胃，年餘尋愈。

一婦人發熱口乾，月經不調，兩腿無力；或用祛風滲濕之劑，腿痛體倦，二膝浮腫，經事不通。余作足三陰經血虚火燥，名鶴膝風。用六味、八味二丸兼服兩月，形體漸健，飲食漸進，膝腫漸消，半載而痊。

一婦人月事未期而至，發熱自汗，或用清熱止汗之劑，作渴頭眩，手掉身麻。余曰：此肝經血虚火動，火爲陽，陽盛則生風，用柴胡、炒芩、連、山梔、歸、芍、生地、丹皮各一錢，參、芪、苓、朮各一錢五分，川芎七分，甘草五分，二劑汗止；用補中益氣湯而愈。

一婦人經行勞役，忽然昏憒，面赤吐痰。余曰：此乃去血過多。陽無所附故耳。急飲童便碗許，神思漸爽；

更用參、芪各五錢，芎、歸各三錢，元參、柴胡、山梔、炙甘草各一錢，一劑；又用逍遥散加五味、麥門二劑，如此月餘漸愈。但體倦面黄，又以十全大補加五味、麥冬治之而愈。若投以發散之劑，禍在反掌，慎之！

一婦人素勤苦，冬初患欬嗽發熱，久而吐血盜汗，經水兩三月一至，遍身作痛，或用化痰降火藥，口噤筋攣，此血虚而藥益損耳。用加減八味丸及補中益氣，加麥門、五味、山藥治之，年餘而愈。

一婦人性沉多慮，月經不行，胷滿少食，或作脹，或吞酸，余以爲中氣虚寒，用補中益氣加砂仁、香附、煨薑二劑，胷膈和而飲食進。更以六君加芎、歸、貝母、桔梗、生薑、大棗數劑，脾胃健而經自調矣。

一婦人素有胃火，或用清胃散而安，後因勞役，躁渴内熱，肌肉消瘦，月經不行，余謂此胃火消爍陰血，用逍遥散加丹皮、炒梔以清胃熱，用八珍湯加茯苓、遠志以養脾血，而經自行。

一婦人久患瘧，形體怯弱，内熱晡熱，自汗盜汗，飲食少思，月事不行，或用通經丸，虚證悉具。余曰：此因虚而致瘧，因瘧以閉經也。用補中益氣及六味地黄丸各百餘劑，瘧愈而經自行。

一婦人生七胎矣，月經不調，兩足發熱，年餘而身亦熱，勞則足痠痛；又年餘，脣腫裂痛；又半年，脣裂見血，形體瘦倦，飲食無味，月水不通，脣下腫如黑棗，或用通經丸等藥而死。

儒者錢思習子室，年三十餘無嗣，月經淋瀝無期，夫婦異處幾年矣。思習欲爲娶妾，以謀諸余。余意此鬱怒傷肝脾，虚火動而血不歸經，乃肝不能藏，脾不能攝也。當清肝火補脾氣，遂與加味歸脾、逍遥二藥四劑，送至其家，仍告其姑曰：服此病自愈而當受胎，妾可無娶也。病果愈，次年生子。

一婦人性急，每怒非太陽耳項喉齒胷乳作痛，則胷滿吞酸，吐瀉少食，經行不止，此皆肝火之證，肝自病則外證見，土受剋則内證作，余先以四物加白朮、茯苓、柴胡、炒梔、炒龍膽，清肝養血，次用四君加柴胡、芍藥、神麯、吴茱萸、炒黄連以培土制肝，漸愈。惟月經不止，是血分有熱，脾氣尚虚，以逍遥散倍用白朮、茯苓、陳皮，又以補中益氣加酒炒芍藥兼服而安。

一婦人多怒，經行旬餘方止，後淋瀝無期，肌體倦瘦，口乾内熱，盜汗如洗，日晡熱甚，皆由肝脾虧損，無以生發元氣，用參、芪、歸、朮、茯神、遠志、棗仁、麥門、五味、丹皮、龍眼肉、炙甘草、柴胡、升麻治之，獲痊。此證先因怒動肝火，血熱妄行，後乃脾氣下陷，不能攝血歸源，故用前藥。若胃熱亡津液而經不行，宜清胃。若心火亢甚者，宜清心。若服燥藥過多者，宜養血。若病久氣血衰，宜健脾胃。

一婦人懷抱不舒，腹脹少寐，飲食素少，痰涎上涌，月經頻數。余曰：脾統血而主涎。此鬱悶傷脾，不能攝血歸源耳。用補中益氣、濟生歸脾而愈。

一室女年十七，癧久不愈，天癸未通，發熱欬嗽，飲食少思，欲用通經丸。余曰：此蓋因稟氣不足，陰血未充故耳，但養氣血，益津液，其經自行。彼惑於速效，仍用之。余曰：非其治也。此乃慓悍之劑，大助陽火，陰血得之則妄行，脾胃得之則愈虚。後果經血妄行，飲食愈少，遂致不救。

一婦人面黄或赤，時覺腰間或臍下作痛，四肢困倦，煩熱不安，其經若行，先發寒熱，兩肋如束，其血如崩。此脾胃虚損，元氣下陷，與相火濕熱所致。用補中益氣湯加防風、芍藥、炒黑黄蘗，間以歸脾湯調其化源，血自歸經矣。

一婦人經行腹痛，食則嘔吐，肢體倦怠，發熱作渴，此乃素稟氣血不足，用八珍湯二十餘劑而愈。後生子二年而經不行，前證仍作，服八珍湯、逍遥散百餘劑方愈。

一婦人年五十，内熱晡熱，經水兩三月一至，此血虚有熱，用逍遥散加山茱萸治之而愈。後有痰作渴，或小便不調，或頭運白帶，用六味丸而安。

一婦人晡熱，肢體瘦倦，食少無味，月經不行，或鼻衄或血崩半載矣。或用順氣飲子清熱止血等劑，不應，更加寒熱，且時欲嘔。余以爲鬱怒虧損脾胃，虚火錯經妄行而然耳。遂朝用補中益氣湯，夕用六味地黄丸各數劑，半載而痊。

一婦人性素沉靜，晡熱内熱，月經不調，後每一二月或齒縫或舌下或咽間出血碗許，如此年餘，服清熱涼血調理之藥益甚，問治於予。予謂肝脾氣鬱，血熱上行，先用加味歸脾湯，後用加味逍遥散，攝血歸源而經自神思頓清。但食少體倦，月經未已，蓋脾統血，此脾氣虚不能攝血，用補中益氣湯而痊。

一婦人因怒，寒熱頭疼，讝言妄語，至夜益甚，月經暴至，此怒動肝火，用加味逍遥散加生地黄治之，神思頓清。但食少體倦，月經未已，蓋脾統血，此脾氣虚不能攝血，用補中益氣湯而痊。

調，前證頓愈。一室女久患寒熱，月經不調，先以小柴胡加生地治之少愈，更以生地黄丸而痊。

《證治準繩》曰：一婦人瘦小，年二十餘，經水紫色，或前或後，臨行腹痛，惡寒喜熱，或時感寒，腹亦作痛，脈皆細濡近滑，兩尺重按，略洪而滑，此血熱也。或謂：惡寒如此，何謂爲熱？曰：熱極似寒也。遂用酒煮黄連四兩，香附、歸身尾各二兩，五靈脂一兩，爲末粥丸，空服吞之而愈。

一婦年二十一歲，六月經行，腹痛如割，難忍求死。脈得細軟而駃，尺則沉弱而近駃。汪曰：細軟屬濕，數則爲熱，尺沉屬鬱滯也。以酒煮黄連半斤，炒香附六兩，五靈脂半炒半生三兩，歸身尾二兩爲末粥丸，空心湯下三四錢，服至五六料。越九年，得一子。又越四年，經行兩月不斷，腹中微痛，又服前丸而愈。續後經行六七日，經止則流清水，腹中微痛，又服前丸而痛亦止。又經住只有七八日，若至行時，或大行五六日，續則適來適斷，或微紅或淡紅，行後常流清水，小腹大痛漸連遍身，胷背腰腿骨裏皆痛，自巳至酉乃止，痛則遍身令熱汗大出，汗止痛減，尚能飲食，自始痛至今歷十五年。前藥屢服屢效，今罔效者，何也？汪復診之，脈皆洪滑無力，幸其尚有精神。汪曰：此非舊日比矣，舊乃鬱熱今則虚寒。東垣曰：始爲熱中，終爲寒中。是也。經曰：脈至而從，按之不鼓，乃陰盛格陽，當作寒治。且始病時而形歛小，今則形肥大矣。醫書曰：瘦人血熱，肥人氣虚。豈可同一治耶？所可慮者，汗大泄而脈不爲汗衰，血大崩而脈不爲血減耳。其痛日重夜輕，知由陽虚不能健運，故亦凝滯而作痛。以證參脈，宜用助陽。若得脈減痛輕，方爲佳兆。遂投參、芪、歸、术大劑加桂、附一貼。來早再診，證脈稍寧。服至二三十貼，時當二月至五月，病且愈。蓋病有始終寒熱之異，藥有前後用捨不同，形有肥瘦壯少不等，豈可以一方而通治哉？

吴茭山治一婦人經血過多，五心煩熱，日晡潮熱，諸藥不效，以四物加胡黄連三服而愈。

汪石山治一婦經行，必瀉三日，然後行，診其脈皆濡弱，此脾虚也。脾屬血屬濕。經水將動，脾血先已流注血海，然後下流爲經。脾血既虧，則虚而不能運行其濕。令作參苓白朮散，每服二錢，一日，米飲調下二三次，月餘經行不瀉矣。

一婦年踰四十，形長色脆，病經不調，右脈浮軟而大，左脈虚軟而小近駛，常時經前作泄。今年四月感風欬嗽，用湯洗浴，汗多，因瀉一月；六月復因洗浴發瘧六七次，瘧雖止而神思不爽；至八月盡而經水過多，白帶時下，泄瀉，遂覺右脚疼痛，舊曾閃朒脚跟，今則假此延痛，臀腿腰脅尻骨頸項右邊筋皆掣痛，或欬嗽一聲則腰眼痛如錐札，日輕夜重，叫號不已，幸痛稍止，飲食如常。今詳月水過多，白帶時下，日輕夜重，瀉泄無時，亦屬下多亡陰，宜作血虚論治，服四物止痛之劑益甚。九月，汪復診視，始悟此病乃合仲景所謂陽生則陰長之法矣。夫經水多，白帶下，常泄瀉，皆由陽虚陷下而然，命曰陽脱是也。日輕夜重，蓋日陽旺而得健運之職，故血亦無凝滯之患而日故輕也；夜則陰旺而陽不得其任，失其健運之常，血亦隨滯，故夜重也。遂以參、朮助陽之藥，煎服五七貼痛減。此亦病證之變，治法殊常，故記之。

《寓意草》曰：楊季登長女病經閉年餘，發熱食少，肌削多汗而成勞怯。醫見汗多，悮謂虚也，投以參、朮，其血愈錮。余診時見汗出如蒸籠氣水，曰：此證可療處，全在有汗。蓋經血内閉，止有從皮毛間透出一路，以汗亦血也。設無汗而血不流，則皮毛乾槁而死矣。宜用極苦之藥以歛其血入内而下通於衝脈，則熱退經行而汗自止，非補藥所能效也。以龍薈丸日進三次，月餘，忽覺經血略至，汗熱稍輕；姑減前丸，只日進一次；又一月，經血大至，淋漓五日而諸病全瘳矣。

古今圖書集成醫部全録卷三百八十四

婦人子嗣門

黄帝素問

上古天真論

女子二七而天癸至，任脈通，太衝脈盛，月事以時下，故有子。

註 天癸，天乙所生之癸水也。衝脈任脈，奇經脈也。二脈并起於少腹之内胞中，循腹上行，爲經血之海，女子主育胞胎。夫月爲陰，女爲陰，月一月而一周天，有盈有虧，故女子亦一月而經水應時下泄也。虧即復生，故於初生之時，男女構精，當爲有子，虚則易受故也。

七七任脈虚，太衝脈衰少，天癸竭，地道不通，故形壞而無子也。

註 地道，下部之脈道，足少陰也。癸水藏于腎，天癸竭，是足少陰下部之脈道不通。衝任虚，是以形衰而無子也。

骨空論

督脈生病，其女子不孕。

註 督脈同衝任，并起於胞間，故女子則爲不孕。

扁鵲難經

命門繫胞

臟各有一耳，腎獨有兩者，非皆腎也。其左者爲腎，右者爲命門。命門者，諸神精之所舍，原氣之所系也，男子以藏精，女子以系胞。

千金方　唐・孫思邈

求子論

夫婦人之别有方者，以其胎姙生産崩傷之異故也。是以婦人之病，比之男子十倍難療。經言婦人者衆陰所集，常與濕居。十四已上，陰氣浮溢，百想經心，内傷五臟，外損姿顔，月水去留，前後交互，瘀血停凝，中道斷絶，其中傷墮，不可具論，生熟五臟〔一〕，虚實交錯，惡血内漏，氣脈損竭，或飲食無度，損傷非一，或瘡痍未愈，便合陰陽，或便利於懸厠之上，風從下入，便成十二痼疾，所以婦人别立方也。若是四時節氣爲病，虚實冷熱爲患者，故與丈夫同也。惟懷胎姙而挾病者，避其毒藥耳。其雜病與丈夫同，則散在諸卷中，可得而知也。然而女人嗜慾多於丈夫，感病倍於男子，加以慈戀愛憎，嫉妬憂恚，染著堅牢，情不自抑，所以爲病根深，療之難瘥。故養生之家，特須教子女學此三卷婦人方，令其精曉，即於倉卒之秋，何憂畏也。夫四德者，女子立身之樞機；産育者，婦人性命之長務。若不通明於此，則何以免於天枉者哉！故傅母之徒，亦不可不學。常宜繕寫一本，懷挾隨身以防不虞也。

註〔一〕五臟　《千金》卷二婦人方作「二臟」。

人之情性，皆願賢己而疾不及人，至於學問，則隨情逐物，墮於事業，詎肯專一推求至理，莫不虛棄光陰，没齒無益。夫婚姻養育者，人倫之本，王化之基。聖人設教，備論厥旨，後生莫能精曉，臨事之日，惛爾若愚，是則徒願賢己而疾不及人之謬也。斯實不達賢己之趣，而妄徇虛聲，以終無用。今具述求子之法，以貽後嗣，同志之士，或可覽焉。

夫欲求子者，當先知夫妻本命，五行相生，及與德合，并本命不在子〔一〕休廢死墓中者，則求子必得。若其本命五行相剋，及與刑殺衝破，并在子休廢死墓中者，則求子了不可得，慎無措意！縱或得者，於後終亦累人。若其相生，并遇福德者，仍須依法如方，避諸禁忌，則所誕兒子，盡善盡美，難以具陳。

凡人無子，當爲夫妻俱有五勞七傷，虛羸百病所致，故有絶嗣之患。夫治之法，男服七子散，女服紫石門冬圓，及坐藥盪胞湯，無不有子也。

古者求子多用慶雲散、承澤圓，今代人絶不用此，雖未試驗，其法可重，故述之。

種子法

進火之時，當至陰節間而止，不爾則過子宫矣。蓋深則少陰之分，肅殺之方，何以生化？淺則厥陰之分，融和之方，故能發生。所以受胎之處，在淺而不在深也。非月經來後，皆不可用事。惟經後一日男，二日女，三日男，此外皆不成胎。大風大雨，大寒大暑，陰晦日月蝕，皆不可交接，所生男女癡聾，四體不完矣。

婦人良方　宋·陳自明

求男論

建平孝王妃姬皆麗，無子。擇民家未笄女子入御，又無子。問曰：求男有道乎？澄對曰：合男女必當其年。

註〔一〕子　原作「於」，據《千金》卷二婦人方改。

男雖十六而精通，必三十而娶；女雖十四而天癸至，必二十而嫁。皆欲陰陽完實，然後交而孕，孕而育，育而子堅壯强壽。今未笄之女，天癸始至，已近男色，陰氣早泄，未完而傷，未實而動，是以交而不孕，孕而不育，育而子脆不壽，此王之所以無子也。然婦人有所産皆女者，有所産皆男者，大王誠能訪求多男婦人至宫中，有男之道也。王曰：善。未再期，生六男。夫老陽遇少陰，老陰遇少陽，亦有子之道也。

有夫婦則有父子，婚姻之後，必求嗣續，故古人謂不孝有三，無後爲大者，言嗣續之至重也。凡欲求子，當先察夫婦有無勞傷痼疾，而依方調治，使内外和平則有子矣。

註　按丹溪先生云：人之育胎者，陽精之施也，陰血能攝之，精成其子，血成其胞，胎孕乃成。今婦人無子者，率由血少不足以攝精也。血之少也，固非一端，然欲得子者，必須補其精血，使無虧欠，乃可以成胎孕。竊謂婦人之不孕，亦有因六淫七情之邪有傷衝任，或宿疾淹留傳遺臟腑，或子宫虚冷，或氣旺血衰，或血中伏熱；又有脾胃虚損，不能榮養衝任。審此更當察其男子之形氣虚實何如，有腎虚精弱不能融育成胎者，有稟賦原弱氣血虚損者，有嗜慾無度陰精衰憊者，各當求其原而治之。至於大要則當審男女之尺脈，若右尺微細，或虚大無力者，用八味丸；左尺洪大，按之無力者，用六味丸；兩尺俱微細或浮大者，用十補丸。又巢氏謂夫妻年命制剋，墳墓不利者，理或有之。若誤用辛熱燥血，不惟無益，反受其害。

無子論

夫無子者，其因有三：一墳墓風水不利；二夫婦年命相剋；三夫婦疾病。墳墓不利，年命相剋，此非藥力可致。若夫婦疾病，必須藥餌。然婦人無子，或勞傷氣血，或月經閉濇，或崩漏帶下，右尺浮則爲陽絶，或尺微濇，或少陰脈浮緊，或尺寸俱微弱者，皆致絶産。若調攝失宜，飲食不節，乘風襲冷，結於子臟，亦令無子也。

交會禁忌

凡求子，宜吉良日交會，當避丙丁及弦望晦朔，大風雨霧，寒暑雷電霹靂，天地昏冥，日月無光，虹蜺地動，日月薄蝕，及日月火光星辰神廟、井竈圊厠冢、墓屍柩之旁；若交會，受胎多損，父母生子，殘疾夭枉，愚頑不孝。若交會如法，則生子福德智慧。驗如影響，可不慎哉！

男女受胎時日法

凡男女受胎，皆以婦人經絶一日、三日、五日爲男，仍遇月宿在貴宿日。若以經絶後二日、四日、六日瀉精者皆女。過六日皆不成胎。又遇旺相日尤吉。夜半入房生子者，賢明貴壽，餘時皆凶。

推支干旺相日法

春甲乙，夏丙丁，秋庚辛，冬壬癸，春寅卯，夏巳午，秋申酉，冬亥子。

推每月宿日

正月　初一、初六、初九、初十、十一、十二、十四、二十一、二十四、二十九日

二月　初四、初七、初八、初九、初十、十二、十四、十九、二十二、二十七日

三月　初一、初六、初七、初八、初十、十七、二十、二十五日

四月　初三、初四、初五、初六、初八、初十、十五、十八、二十二、二十八日

五月　初一、初二、初三、初四、初五、初六、初十、十二、十三、十五、十六、二十二、二十五〔一〕、二十八、二十九、三十日

六月　初一、初三、初十、十三、十八、二十三、二十六、二十七、二十八、二十九日

七月　初一、十一、十六、二十一、二十四、二十五、二十六、二十七、二十九日

註〔一〕二十五　原作「十五」，據文理改。

八　月　初五、初八、十三、十八、二十一、二十二、二十三、二十四、二十五、二十六日
九　月　初三、初六、十一、十六、十九、二十、二十一、二十二、二十四日
十　月　初一、初四、初九、十四、十七、十八、十九、二十、二十二、二十九日
十一月　初一、初六、十一、十四、十五、十六、十七、十九、二十六、二十九日
十二月　初四、初九、十二、十三、十四、十五、十七、二十四、二十七日
若春合甲寅乙卯，夏合丙午丁巳，秋合庚申辛酉，冬合壬子癸亥，與上件月宿日合者佳。

受形論

巢氏論曰：陽施陰化，精氣有餘，兩胎有俱男俱女者。《道藏經》曰：婦人月信止後一日、三日、五日，值男女旺相日陽日陽時，交合有孕多男。若男女稟受皆壯則多子，一或怯弱則少子。《顱顖經》云：陽盛發陰，當孕成男，六脈諸經，皆舉其陰。又云：三陽所會則生男，三陰所會則生女。葛仙翁《肘後方》云：男從父氣，女從母氣。《聖濟經》云：天之德，地之氣，陰陽之至和，流薄於一體，因氣而左動則屬陽，陽資之則成男；因氣而右動則屬陰，陰資之則成女。《易》稱乾道成男，坤道成女，此男女之别也。凡妊娠有疾，投以湯藥，衰其大半而已，使病去母安，胎亦無損矣。

註　按東垣、丹溪云：經水斷後一二日，血海始淨，精勝其血，感者成男；四五日後，血脈已旺，精不勝血，感者成女。蓋父精母血，因感而會。精之施也，血能攝精，故成子，此萬物資始於乾元也。血之行也，精不能攝，故成女，此萬物資生於坤元也。陰陽交媾，胚胎始凝，所藏之處，名曰子宫，一系在下，上有兩歧，一達於左，一達於右。精勝其血，則陽爲之主，受氣於左子宫而男形成；精不勝血，則陰爲之主，受氣於右子宫而女形成。此二先生之確論也。

受形篇

褚氏云：男女之合，二精交暢，陰血先至，陽精後衝，血開裹精，精入爲骨而男形成矣；陽精先入，陰血

後參，精開裹血，血入爲本，而女形成矣。陽氣聚面，故男子面重，溺死者必伏。陰氣聚背，故女子背重，溺死者必仰。走獸溺死，仰伏皆然。陰陽均至，非男非女之身；精血散分，騈胎品胎之兆。父少母老，産女必羸；母壯父衰，生男必弱。古之良工，首察乎此。氣受偏瘁，與之補之。補羸女則養血壯脾，補弱男則壯脾節色。羸女宜及時而嫁，弱男宜待壯而婚。此疾外所務之本，不可不察也。

産寶論

大率治病先論其所主，男子調其氣，女子調其血。氣血者，人之神也。然婦人以血爲基本，苟能謹於調護，則氣血宣行，其神自清，月水如期，血凝成孕。若脾胃虛弱，不能飲食，榮衛不足，月經不行，肌膚黃慘，面無光澤，寒熱腹痛，難於子息。或帶下崩漏，血不流行，則成瘕證。

註　前證若婦人脾胃久虛，以致氣血俱衰，遂爾月經不行，宜補其胃氣，滋其化源。或患中消胃熱，津液不生，而致血海乾涸，宜清胃補脾，其經自行矣。經曰：胃者衛之源，脾者榮之本。《針經》曰：榮出中焦，衛出上焦。衛不足，益之必以辛；榮不足，補之必以甘。甘辛相合，脾胃健而榮衛生，是以氣血俱旺也。或因勞心虛火妄動，月經錯行，宜安心補血瀉火。此東垣先生治法也。

濟生方　宋·嚴用和

無子論

婦人氣盛於血，所以無子，宜抑氣散。蓋香附子乃婦人之仙藥也，不可謂其耗真氣而勿服。

婦人血弱，子臟風冷凝滯，令人少子，宜紫石英圓。

《内經》云：百病皆生於氣。經有所謂七氣，有所謂九氣。喜怒憂思悲恐驚者，七氣也；七情之外，益之以寒熱二證而爲九氣也。氣之爲病，男子婦人皆有之。惟婦人血氣，爲患尤甚。蓋人身血隨氣行，氣一壅滯，則血與氣併，或月事不調，心腹作痛，或月事將行，預先作痛，或月事已行，淋瀝不斷，心腹作痛，或連腰脅，或引背膂，上下攻刺，吐逆不食，甚則手足搐搦，狀類驚癇，或作寒熱，或爲癥瘕，肌肉消瘦，非特不能受孕，久而不治，轉而爲瘵疾者，多矣。

《巢氏病源》論婦人有三十六疾。所論三十六疾者，七癥八瘕九痛十二帶下是也。然所謂十二帶者，亦不顯其證狀，今人所患，惟赤白二帶而已。推其所自，勞傷過度，衝任虛損，風冷據於胞絡，此病所由生也。且婦人平居之時，血欲常多，氣欲常少，方謂主氣有原，百疾不生。倘或氣倍於血，氣倍生寒，血不化赤，遂成白帶；氣平血少，血少生熱，血不化紅，遂成赤帶；寒熱交併，則赤白俱下。有室女或室後虛損而有此疾者，皆令孕育不成，以致絶嗣。凡有是證，速宜治之，久而不治，令人面色鼾黷，肌肉瘦瘠，腹脅脹滿，攻刺疼痛，甚致足脛枯細，苦逆冷，尫羸不能食矣。診其脈，右手尺脈浮，浮爲陽，陽絶者無子，苦足冷帶下也。

儒門事親 元·張從政

婦人無子

夫婦人年及二三十者，雖無病而無子，經血如常，或經血不調，乃陰不升陽不降之故也，可用獨聖散，上吐訖冷痰三二升；後用導水丸、禹功散瀉訖三五行及十餘行，或用無憂散瀉十餘行；次後喫葱酢白粥三五日；胃氣既通，腸中得實，可服玉燭散，更助以桂苓白朮丸散二藥，是降心火益腎水既濟之道，不數月而必有孕也。若婦人有癃閉遺溺嗌乾諸證，雖服藥針灸，亦不能孕也。蓋衝、任、督三脈之病，故不治也。

丹溪心法 元·朱震亨

子嗣

若是肥盛婦人，稟受甚厚，恣於酒食，經水不調，不能成胎，謂之軀脂滿溢，閉塞子宮，宜行濕燥痰，用星、夏、蒼朮、川芎、防風、羌活、滑石或導痰湯之類。若是怯瘦性急之人，經水不調，不能成胎，謂之子宮乾濇無血，不能攝受精氣，宜涼血降火，或四物加香附、黄芩、柴胡養血養陰等藥。東垣有六味地黄丸以補婦人之陰血不足，無子服之者，能使胎孕。

格致餘論

元·朱震亨

論種子服秦桂丸之非

無子之因，多起於婦人。醫者不求其因起於何處，遍閲古方，惟秦桂丸其辭確，其意專，用温熱藥近乎人情，欣然授之，鋭然服之，甘受燔灼之禍，猶懵然不悔。何者？陽精之施，陰血能攝之，精成其子，血成其胞，胎孕乃成。今婦人之無子者，率由血少不足以攝精也。血之少也，固非一端，然欲得子者，必須調補陰血，使無虧欠，乃可推其有餘以成胎孕。何乃輕用熱劑，煎熬臟腑，血氣沸騰，禍不旋踵矣。或曰：春氣温和則萬物發生，冬氣寒凛則萬物消隕。非秦桂丸之温熱，何以得子臟温煖而成胎耶？予曰：詩言婦人和平則樂有子。和則血氣不乖，平則陰陽不爭。今得此藥，經血必轉紫黑，漸成衰少，或先或後，始則飲食驟進，久則口苦而乾，陰陽不平，血氣不和，疾病蜂起，焉能成胎？縱然成胎，生子亦多病而不壽，以秦桂丸損天真之陰也，戒之慎之。

受胎論

成胎以精血之後先分男女者，褚澄之論，愚竊惑焉。後閲李東垣之方，有曰：經水斷後一二日，血海始淨，精勝其血，感者成男；四五日後，血脈已旺，精不勝血，感者成女。此確論也。《易》曰：乾道成男，坤道成女。夫乾坤，陰陽之情性也；左右，陰陽之道路也；男女，陰陽之儀象也。父精母血，因感而會。精之施也，血能攝之。精成其子，此萬物資始於乾元也；血成其胞，此萬物資生於坤元也。陰陽交媾，胎孕乃凝，所藏之處，名曰子宫。一系在下，上有兩岐，一達於左，一達於右。精勝其血，則陽爲之主，受氣於左子宫而男形成；精不勝血，則陰爲之主，受氣於右子宫而女形成。或曰：分男分女，吾知之矣。男不可爲父，女不可爲母，與男女之兼形者，又若何而分之耶？余曰：男不可爲父，得陽氣之虧者也。女不可爲母，得陰氣之塞者也。兼形者，由陰爲駁氣所乘而成，其類不一。以女函男有二：一則遇男爲妻，遇女爲夫，一則可妻而不可夫；其有女具男之全者，此又駁之甚者。或曰：駁氣所乘，獨見於陰，而所乘之形又若是之不同耶？予曰：陰體虚，駁氣易於乘也。駁氣所乘，陰陽相混，無所爲主，不可屬左，不可屬右，受氣於兩岐之間，隨所得駁氣之輕重而成形，故所兼之形有不可得而同也。

證治要訣　明·戴思恭

婦人以血爲主

婦人有一生不破腹而虚者，既不破腹，何緣有虚？大抵婦人以血爲主，血衰氣旺定無兒，正因血虚所以不育。

醫學入門　明·李梴

論方

螽斯丸，經調受補者，服七日即交合，孕後忌服。

温臍種子方，婦人尤宜。但覺臍中温煖即止，過數日再灸，太過則生熱也。

温臍兜肚方，婦人經脈不調，久不受孕者，宜用。惟有孕者忌之。

證治準繩　明·王肯堂

求子論

胡氏孝曰：男女交媾，其所以凝結而成胎者，雖不離乎精血，猶爲後天滓質之物，而一點先天真一之靈氣，萌於情欲之感者，妙合於其間。朱子所謂稟於有生之初，悟真篇所謂生身受氣初者，是也。醫之上工，因人無子，語男則主於精，語女則主於血。著論立方，男以補腎爲要，女以調經爲先，而又參之以補氣行氣之説。察其脈絡，究其虧盈，審而治之，夫然後一舉可孕，天下之男無不父女無不母矣。

廣嗣紀要　明·萬全

寡慾篇

男子精盛以思室，女子血盛以懷胎。

男女匹配，所以産子嗣，續綱常也，厥系匪輕。求子之方，不可不講。夫男子以精爲主，女子以血爲主，陽精溢瀉而不竭，陰血時下而不愆，陰陽交暢，精血合凝，胚胎結而生育滋矣。不然，陽衰不能下應乎陰，陰虧不能上從乎陽，陰陽牴牾，精血乖離，是以無子。昧者曾不知此，乃拂自然之理，謬爲求息之術方，且推生剋于五行，蘄補養於藥餌，以僞勝真，以人奪天，雖有子孕而不育，育而不受者衆矣。

古人男子三十而後娶，女子二十而後嫁，正如褚氏論，恐傷其精血也。故求子之道，男子貴清心寡慾，所以養其精；女子貴平心定意，所以養其血。蓋男子之形樂者氣必盈，志樂者神必蕩，不知安調則神易散，不知全形則盈易虧，故其精常不足，不能至於溢而瀉也。此男子所以貴清心寡慾，養其精也。女子之性褊急而難容，女子之情媚悦而易感，難容則多怒而氣逆，易感則多交而瀝枯，氣逆不行，血少不榮，則月事不以時也。此女子所以貴平心定意，養其血也。

男精女血，難成而易敗。夫以易敗之陰，從之以無窮之欲，敗而又敗，故男不待於八八，女子不待於七七而早衰矣。嘗見男子近女，一宿數度，初則精，次則清水，其後則是血，敗之甚矣。女子之血謂之七損，上爲乳汁，下爲月經，交合浸淫之水，與夫漏濁崩中帶下之物，皆身中之血也。加以生育之多，豈不敗而又敗哉？此求子之道，男子當益其精，女子當益其血，節之以禮，交之以時，不可縱也。

擇配篇

骨肉瑩光，精神純實，有花堪用。五種不宜：一曰螺，陰户外紋如螺螄樣，旋入内；二曰文，陰户小如箸頭大，只可通，難交合，名曰石女；三曰鼓花頭，綳急似無孔；四曰角花頭，尖削似角；五曰脈，或經脈未及十四而先來，或十五六而始至，或不調，或全無。此五種無花之器，不能配合太陽，焉能結仙胎也哉？

配合篇

男精女血，混合成胎，子形之肖於父母者，其原固有所自矣。然則求子者，男當益其精而節其慾，使陽道之常健；女當養其血而平其氣，使月事之時下，交相培養，有子之道也。

弱男羸女，培養之法，求子者之所當講也。蓋男强女壯，精溢血盛，自然有子，何須補益？惟男子弱者，精常不足，當補腎以益其精；女之羸者，血常不足，當補脾以滋其血。補腎，六味地黄湯，精寒加五味子、熟附子。補脾，參苓白朮散，血少加歸、芎。

箴曰：男精充盈，陰血時行，陽變陰合，旺胎妙凝。男益其精，女調其經，乃能有子，螽斯振振。羸男虧陽，弱女虧陰，雖交不孕，雖孕不成。調養之法，上工所明，不遇其良，反成其災。

肥盛婦人無子者，宜服蒼附導痰丸。

婦人無子，或經水不調，自有調經之方。血不足者，莫如六味地黄丸。素有疾病者，莫如補脾參苓白朮散。若夫子宫虚寒者，不可不講，苟執勿用熱藥之禁，所謂執中無權，猶執一也。今採韓飛霞女金丹、楊仁齋艾附煖宫丸二方，以備治虚寒者之用。

協期篇

種子歌云：三十時中兩日半，二十八九君須算。落紅滿地是佳期，金水過時空撩亂。撩亂之時枉費功，樹頭樹底覓殘紅。但解花開能結子，何愁丹桂不成叢？此言婦人月經方絶，金水才生，此時子宫正開，乃受精結胎之候，妙合太和之時，過此佳期，則子宫閉而不受胎矣。然男女之分，各有要妙存焉。如月候方絶，一日、三日、五日交會者成男，二日、四日、六日交會者成女，過此則不孕矣。

訣曰：何爲種子法？經裏問因由。昨日紅花謝，今朝是對周。藍田種白玉，子午敍綢繆。三五成丹桂，二四白梅抽。此言經水未行之時，血海正滿，子宫未開，不能受精以成其娠。經水既行，則子宫開，血海淨，斯能受其精矣。昨日，謂兩日半後也。子午，謂陰陽初動之始，即復姤二卦，非二時也。經止後一日、三日、五日，得奇數爲陽，必生男，故曰丹桂成。二日、四日、六日，得偶數爲陰，必生女，故曰白梅抽。七日之後，子宫復閉，不成娠矣。

訣曰：玉湖須淺泛，重載却成憂。陰血先參聚，陽精向後流。血開包玉露，平步到瀛洲。淺泛者，即《素女論》所謂九淺一深之法也。蓋男女交媾，淺則女美，深則女傷，故云重載即成憂矣。陰血先聚，陽精後衝，則血開裹精而成男；陽精先至，陰血後參，則精開裹血而成女。即斷易天元賦所謂陽包陰則桂庭添秀，陰包陽則桃洞得仙也。

訣曰：從斯相暫别，牛女隔河遊。二月花開發，方知喜氣優。好事當傳與，讒言莫妄綢。此言種子之後，男子别寢，不可再交，蓋精血初凝，恐再衝擊也。故古者婦人有娠，即居側室，以養其胎氣也。二月，即次月也。前月經行，協期種玉，次月經斷，真有娠矣。當此之時，胎教之法，不可不講，故常使之聽美言，見好事，聞詩書，操弓矢，淫聲邪色不可令其見聞也。

箴曰：月事初下，謂之紅鉛。三十時足，佳期不愆。舊污既去，新癸未生。子宫正開，玉種藍田。陽道剛健，交接勿煩。勿令氣忤，必使情懽。陽偶陰和，雨順風恬。芳花結子，丹桂森森。

種子須得天德月德，合三合六合益後續世日吉。正月丁壬丙辛，建成收開閉。二月申巳甲己，建平定危成。三月丁壬，建執成收開。四月辛丙庚乙，建平滿成開。五月亥寅丙辛，建成收除。六月甲己，建除滿成開。七月癸戊丁壬，建危成收。八月寅亥庚乙，建危成除。九月丙辛，建執破危成。十月乙庚甲己，建平成閉。十一月巳申丁壬，建除執破成。十二月庚乙，建成開閉。外建成開閉，俱合天喜，必合益後續世在内。

《易》繫辭曰：天地絪緼，萬物化醇，男女媾精，萬物化生。誠哉是言也。男女胥悦，陰陽交通而胚胎結矣。嘗觀周頌云：思媚其婦，有依其士，則夫婦親愛之情，雖在田野，未之忘也。故於衽席之間，體雖未合，神已先交，陽施陰受，血開精合，所以有子。苟夫媚其婦，而女心未愜，則玉體才交，瓊漿先吐，陽精雖施而陰不受矣。婦依其夫，而士志或異，則桃浪徒翻，玉霜未滴，陰血雖開，而陽無入矣。陰陽乖離，成天地不交之否，如之何其能化生萬物哉！

求子之法，須察婦人經水畢，四旺日之後，子宫方開，可以交合而有子。春甲乙寅卯日，夏丙丁巳午日，秋庚辛申酉日，冬壬癸亥子日，四季戊己辰戌丑未日。如不值其日，取四旺時行之。

《養生經》云：交合之時，女有五傷之候：一者陰户尚閉不開，不可强刺，强刺則傷肺；二者女興已動欲男，男或不從，興過始交則傷心，傷心則經不調；三者少陰而遇老陽，玉莖不堅，莖舉而易軟，雖入不得摇動，則女傷其目，必至於盲；四者女經水未盡，男强逼合，則傷其腎；五者男子飲酒大醉，與女子交合，莖物堅硬，久刺之不止，女情已過，陽興不休則傷腹。五傷之候，欲求子者，交合之時，不可不慎也。

男女未交合之時，男有三至，女有五至。男女情動，彼此神交，然後行之，則陰陽和暢，精血合凝，有子之道也。若男情已至，而女情未動，則精早泄，謂之孤陽。女情已至，而男情未動，女興已過，謂之寡陰。《玉函經》云：孤陽寡陰即不中，譬取鰥夫及寡婦，謂不能生育也。男有三至者：謂陽道奮昂而振者，肝氣至也；壯大而熱者，心氣至也；堅勁而久者，腎氣至也。三至俱足，女心之所悦也。若痿而不舉者，肝氣未至也。肝氣未至而强合則傷其筋，其精流滴而不射矣。壯而不熱者，心氣未至也。心氣未至而强合，則傷其血，其精清冷而不煖也。堅而不久者，腎氣未至也。腎氣未至而强合，則傷其骨，其精不出，雖出亦少矣。此男子之所以求子，貴清心寡慾，以養肝心腎之氣也。若夫女子有五至者：面上赤起，眉靨乍生，心氣至也；眼光涎瀝，斜視送情，肝氣至也；低頭不語，鼻中涕出，肺氣至也；交頸相偎，其身自動，脾氣至也；玉户開張，瓊液浸潤，腎氣至也。五氣俱至，男子方與之合，而行九一之法，則情洽意美。其候亦有五也：嬌吟低語，心也；合目不開，肝也；咽乾氣喘，肺也；兩足或曲或伸，仰臥如尸，脾也；口鼻氣冷，陰户瀝出沾滯，腎也。有此五候，美快之極。男子識其情而採之，不惟有子，且有補益之助。

男女交媾之際，更有避忌，切須慎之！若使犯之，天地奪其壽，鬼神殃其身，又恐生子不肖不壽之類。謹守戒禁，可以長生，所忌之要，備述於後。

天地震動　卒風暴雨　雷電交作　晦朔弦望　月煞日破　大寒大暑　日月薄蝕　神佛生辰　庚申甲子　本命之日　三元八節　五月五日　名山大川　神祠社廟　僧宇道觀　聖賢像前　井竈前後　火光鬧烘

已上時地禁忌，切須慎之，不可交合。犯之者，令人壽夭，小則生病；或若生男，令其醜貌怪相，形體不全，災疾夭壽。

神力勞倦　愁悶恐懼　悲憂思怒　疾病走移　髮赤面黃　酒醉食飽　病體方痊　女子行經

已上交合禁忌，不可犯之，令人虚損，耗散元氣。

諸所禁忌，敷奏於前，復有五月十八日，是天地牝年之日，陰陽交合之期，世人須避，慎不可行房。犯之重則奪命，輕則減壽。若於此時受胎孕，子母難保。

夫婦交合之時，三虚四忌，不可不講。三虚者：謂冬至陽生，真火正伏，夏至陰生，真水尚微，此一年之虚也；上弦前，下弦後，月廓空，此一月之虚也；天地晦冥日月，此一日之虚也。遇此三虚，須謹避之。四忌者：一忌本命正衝，甲子庚申晦朔之日；二忌大寒大暑大醉大飽之時；三忌日月星辰寺觀壇廟竈墓之處；四忌觸忤惱怒駡詈擊搏之事。犯此三虚四忌者，非惟無子，令人夭壽。

右種子法，見於羣書所載者如此，倣而行之，無不驗者。雖然，竊有説焉。田野之氓，邪淫之女，多至生育者，豈皆知此種子法耶？蓋待其天癸動子户開而構精者，此鳥獸孳尾之期，待其男三至女五至而通體者，此陰陽交感之理，其機至微，非文字之所能盡者。况乎田野之氓，其交疎而情易洽，邪淫之女，其思切而情先交，所以陰陽和而育多也。

婦人秘科　明·萬全

濟陰通元賦

經候既調，男女可合。不出三日之期，宜盡一時之樂。乾辟坤合，陽唱陰和。滴秋露於花枝兮，玉粒可結；鼓春風於桃浪兮，金鱗自躍。陰包陽兮則丹桂發芽，陽包陰兮則紅蓮吐蕚。天地之大義，生民之本始。勿謂芻蕘之言，作詼諧而笑謔。

種子章

生育者，必陽道强健而不衰，陰癸應候而不愆，陰陽交暢，精血合凝，而胎元易成矣。不然，陽衰不能下應乎陰，陰虧不能上從乎陽，陰陽乖離，是以無子。

種子者，女貴平心定氣。蓋女子以身事人而性多躁，以色悦人而性多忌，稍不如意，即憂思怨怒矣。憂則氣結，思則氣鬱，怨則氣阻，怒則氣上，血隨氣行，氣逆血亦逆，此平心定氣，爲女子第一緊要也。其藥餌則宜服烏鷄丸以養其氣血，調其經候，斯爲得理。若彼桂附丹石，動氣耗陽損血消陰之劑，一切遠之。

女人無子，多因經候不調，藥餌之輔，尤不可緩。若不調其經候而與之合，徒用力於無用之地，此調經爲女人種子緊要也。

女子素有濁漏帶下之疾，經水不調，不能成胎，謂之下元虚憊，不能聚血受精，宜補虚濇脱，用前烏鷄丸、補宫丸調之。

婦女陰質，取象於月。若自朔至望，經水行不失其候者，結胎易，生子多壽，以月光漸生，月輪漸滿也。若自望至晦，經水行或失其期者，胎難結，生子多殀，如月光漸消，月廓漸空也。此造化之理，可與懵者道耶？

凡種子者，當應候之時，男服補腎益精之藥，女則調其飲食，淡其滋味，避其寒暑，至於夜半生氣乘旺之時，依三至五至三虚四忌行之，自然交而必孕，孕而必成矣。

石室秘籙

清·陳士鐸

子嗣論

人生子嗣，雖曰天命，豈非人事哉！有男子不能生子者，有女子不能生子者。男子不能生子，有六病。女子不能生子，有十病。六病維何？一精寒也，一氣衰也，一痰多也，一相火盛也，一精少也，一氣鬱也。精寒者，腎中之精寒，雖射入子宫，而女子胞胎不納，不一月而即墮矣。氣衰者，陽氣衰也，氣衰則不能久戰，以動女子之歡心，男精已泄而女精未交，何能生物乎？精少者雖能射，而精必衰薄，胞胎之口大張，細小之入何能饜足？故隨入而隨出矣。痰多者，多濕也，多濕則精不純，夾雜之精，總然生子，必然夭喪。相火盛者，過於久戰，女精已過而男精未施，及男精既施而女興已寢，又安能生育哉？氣鬱者，乃肝氣抑塞，不能生心包之火，則懷抱憂愁，而陽事因之不振，或臨爐而興已闌，或對壘而戈忽倒，女子之春思正濃，而男子之浩嘆頓起，則風景蕭條，房幃岑寂，柴米之心難忘，調笑之言絶少，又何能種玉於藍田，毓麟於蘭室哉？故精寒者温其火，氣衰者補其氣，痰多者消其痰，火盛者補其水，精少者添其精，氣鬱者舒其氣，則男子無子者可以有子，不可徒補其相火也。十病維何？一胞胎冷也，一脾胃寒也，一帶脈急也，一肝氣鬱也，一痰氣盛也，一相火旺也，一腎水衰也，一任督病也，一膀胱氣化不行也，一氣血虚而不能攝也。胞胎之脈，所以受物者也，煖則生物，而冷則殺物矣。縱男子精熱而射入之，又安能茹之而不吐乎？脾胃虚寒，則帶脈之間，必然無力，精即射入於胞胎，又安能勝任乎？帶脈宜遲不宜急。帶脈急者，由於腰臍之不利也。腰臍不利，則胞胎無力，又安能載物乎？肝氣鬱則心境不舒，何能爲歡於牀笫？痰氣盛者，必肥婦也，毋論身肥則下體過胖，子宫縮入，難以受精，即或男子甚健，鼓勇而戰，射精直入，而濕由膀胱，必有泛濫之虞。相火旺者，則過於焚燒焦乾之地，又苦草木之難生。腎水衰者，則子宫燥涸，禾苗無雨露之潤，亦成萎黄，必有墮胎之嘆。任督之間，倘有疝瘕之證，則精不能施，因外有所障也。膀胱與胞胎相近，倘氣化不行，則水濕之氣，必且滲入於胞胎，而不能受娠矣。女子懷胎，必氣血足而後能養，倘氣虚則陽衰，血虚則陰衰，氣血雙虚則胞胎下墜而不能升舉，小産之不能免也。故胞胎冷者温之，脾胃寒者煖之，帶脈急者緩之，肝氣鬱者開之，痰氣盛者消之，相火旺者平之，腎水衰者補之，任督病者除之，膀胱氣化不行者助其腎氣，氣血不能攝胎者益其氣血，則女子無子者亦可以有子，而不可徒治其胞胎也。

方

白薇圓《千金方》，下同　主令婦人有子。

白薇　細辛　防風　人參　秦椒　白蘞一云白芷　桂心　牛膝　秦艽　蕪荑　沙參　芍藥　五味子　白殭蠶

丹皮　蠐螬各一兩　乾漆　柏子仁　乾薑　卷柏　附子　川芎各三十銖　桃仁　紫石英各三兩　鼠婦半兩　水蛭　䗪蟲各十五枚　吴茱萸十八銖　麻布叩幅頭一尺，燒

右爲末，蜜和丸如梧子大，酒服十五丸，日再，稍加至三十丸，當有所去，小覺有異即停服。

承澤圓　治婦人下焦三十六疾，不孕絶産。

梅核仁　辛夷各一升　溲疏三兩　藁本一兩　澤蘭五合　葛上亭長七枚

右爲末，蜜丸如豆大，先食服二丸，日三服，不知稍增。若腹中無堅癖積聚者，去亭長加通草一兩。惡甘草和藥，先以苦酒搜散，乃納少蜜和爲丸。

金城太守白薇圓　治月水不利，閉塞絶産，服此藥二十八日即有子。

白薇　細辛各三十銖　人參　杜蘅　牡蒙　厚朴　半夏　白殭蠶　當歸　紫菀各十八銖　牛膝　沙參　乾薑　秦艽各半兩　蜀椒　附子　防風各一兩半

右爲細末，蜜丸如梧子大，先食服三丸，不知稍增至四五丸。此藥不可長服，覺有娠即止，用之大驗。一方用牡蠣，不用杜蘅。一方有桔梗、丹參各十八銖。

又方　治久無子，或斷緒，上熱下冷，及婦人百病。

白薇　地黄　乾薑　車前子　蜀椒各十八銖　紫石英　藁本　石膏　菴蕳　卷柏各三十銖　澤蘭　赤石脂　白龍骨　遠志　麥冬　茯苓　太乙餘糧各二兩　細辛三兩　當歸　芎藭　蛇牀子各一兩　桂心　蒲黄各二兩半　白芷　覆盆子　桃仁　人參各一兩半　橘皮半兩

右爲末，蜜丸如梧子大，酒服十五丸，日再服，漸增，以知爲度。亦可至五十丸。慎猪鷄生冷酢滑魚蒜驢馬牛肉等。覺有娠即停。三月正擇食時，可食牛肝及心，至四月五月，不須食矣。

吉祥圓　治女子積年不孕。

覆盆子一升　天麻　柳絮　丹皮　乾地黄　茯苓　桂心各一兩　五味子　桃花　白朮　川芎各二兩　桃仁去皮尖，

一百枚　菟絲子　楮實子各一升

右爲末，蜜丸如豆大，每服空心苦酒下五丸，日中一服，晚一服。

秦椒圓　治婦人絶産，生來未産，盪滌腑臟，使玉門受子精。

秦椒　天雄各十八銖　元參　人參　白蘞　鼠婦　白芷　黄芪　桔梗　露蜂房　桃仁　白殭蠶　蠐螬　白薇　細辛　蕪荑　乾漆　白石英　附子　柏子仁　茯苓　當歸身　乾薑各一兩　牡蒙　沙參　防風　甘草　牡丹皮　牛膝　卷柏　五味子　芍藥　桂心　大黄　石斛　白朮各三十銖　紫石英二兩　澤蘭　乾地黄　川芎各一兩十八銖　鍾乳二兩半　水蛭七十枚　蝱蟲一百枚　麻布叩幅頭七尺，燒

右爲末，蜜丸如梧子大，酒服十丸，日再服，稍加至二十丸。若有所去，如豆汁鼻涕，此是病出，覺有異即停。

大黄圓　治帶下百病無子。

川芎五兩　大黄破如米豆熬令黑　柴胡　朴硝　乾薑各一升　茯苓如鷄子大，一枚　蜀椒二兩

右爲細末，蜜丸如梧子大，先食服七丸，米飲下，加至十丸，以知爲度。五日微下，十日下血，二十日下長蟲及青黄汁，三十日病除，五十日肥白。

紫石英天門冬圓　主風冷在子宫，有子常墮落；或始爲婦，便患心痛，仍成心疾，月水都未曾來，服之肥充，令人有子。

紫石英　天門冬　禹餘糧各三兩　蕪荑　烏頭　蓯蓉　桂心　甘草　五味子　柏子仁　石斛　人參　澤瀉　遠志　杜仲各二兩　蜀椒　卷柏　寄生　石南　雲母　當歸　鰞鰂骨各一兩

右爲末，蜜和爲丸梧子大，酒服二十丸，日二服，加至四十丸。

資生順坤方《醫統》　治女子寒多熱少，久無子孕。

香附一斤，四製爲末，篩去頭末，取中末半斤用　川當歸酒浸　白朮土炒，各三兩　川芎　白芍　熟地　生地　白茯　丹皮　黄

苓炒　益母草　柴胡　臭椿根白皮各二兩

右爲末，酢糊丸梧子大，空心淡酢湯下六十丸，食乾物壓之。

蒼附導痰丸《廣嗣紀要》，下同　治肥盛婦人無子。

蒼朮炒　香附便浸，各二兩　枳殼麩炒　半夏　川芎　南星泡　神麯炒，各一兩　滑石飛，四兩　陳皮去白　白茯苓各兩半

右十味，共末，薑汁浸蒸餅丸梧桐子大，淡薑湯下。

韓飛霞女金丹　治子宫虛寒不受孕。

白朮　當歸　川芎　赤石脂　藁本　人參　白薇　丹皮　白芷　延胡索　桂心　白芍　没藥　白茯苓　甘草各一兩

右十五味，除石脂、没藥另研，餘以醇酒浸三日，焙乾爲末，足十五兩；香附子十五兩，以米酢浸三日，略炒爲細末，足十五兩；共十六味爲末，重羅和勻，煉蜜丸彈子大，磁銀器封收，每取七丸，空心鷄未鳴時服一丸，以清茶漱咽喉後，細嚼以温酒或白湯下，鹹物乾果壓之。服至四十丸爲一劑，以癸水調勻受胎爲度。胎中三日一丸，百日止。

艾附煖宫丸　治同上。

香附六兩，用酢五升，以瓦罐煮一晝夜，搗爛，勿作餅，慢火焙乾　艾葉　當歸各三兩　續斷兩半　吳茱萸　川芎　白芍炒　黄芪各二兩　生地一兩　官桂五錢

右共爲細末，上好米酢糊丸梧子大，每五七十丸，淡酢湯食遠下。修合宜壬子日，或天德合月德合日，益後續世生氣日，至誠合造。

烏鷄丸　治婦人脾胃虛弱，衝任損傷，血氣不足，經候不調，以致無子，服之屢驗。

白毛烏骨雄鷄一隻，要肥者，先以粳米喂養七日，勿令食蟲蟻野物，弔死去毛去雜細，以一斤爲率　生地　熟地　天冬　麥冬各二兩，放鷄肚中，甜美醇酒十碗，以沙罐煮爛，取出，再用桑柴火上焙，去藥，更以餘酒淹盡，焙至焦枯　杜仲鹽水炒　歸身　川芎　白朮　丹參　茯苓

各二兩　破故紙炒　人參　甘草炙　肉蓯蓉酒洗去鱗　小茴微炒　砂仁各一兩　香附子酢浸三日焙，四兩

右共研末，酒調麵糊爲丸，每服五十丸，空心温酒下，或米飲下。

補宮丸　固下元。

白芍酒炒　山藥　龍骨煅　赤石脂各等分　乾薑炒，減半

右酢糊丸，空心米飲下。

續嗣降生丹　治婦人五臟虚損，子宮冷憊不能孕。

當歸酒洗　杜仲酒炒　茯神　益智仁　桂心　吴茱萸製　乾薑半生半熟　台烏藥　龍骨煅　川椒去目，各一兩　白芍藥酒炒　川牛膝酒浸　半夏製　防風　秦艽　石菖蒲去毛　北細辛　桔梗各五錢　附子一枚，重一兩者，臍下作一竅，入鹿角霜　白朮　牡蠣煅，童便淬　茯苓　白芷　牡蠣大片者，以童便浸四十九日，每五日一换，取出，硃砂一錢，麵裹煨熟，取出去麵，研極細，留爲衣　用硫黄一兩爲末，酒和塗遍，用皮紙糊實，米酢浸濕外，以鹽泥厚固之，候乾，用炭五斤，煆過爲末，每料止用二兩，餘可收貯再用

右共爲末，以酒煮糯米糊爲丸梧子大，以前朱砂爲衣，每服三五十丸，漸至七八十丸，空心白滚湯或鹽湯温酒下。

毓麟珠　治婦人血氣俱虚，經脈不調，或斷續，或帶濁，或腹痛，或腰痠，或飲食不甘，瘦弱不孕，服一二斤即可受胎。

人參　白朮土炒　茯苓　芍藥酒炒，各二兩　川芎　甘草炙，各一兩　當歸　熟地酒蒸，搗　菟絲子製，各四兩　杜仲酒炒斷絲　鹿角霜　川椒各二兩

右爲末，蜜丸彈子大，每空心嚼服一二丸，用酒或白湯送下，或爲小丸吞服亦可。如子宮寒甚，或泄或痛，加製附子、炮薑隨宜。

加味六味地黄丸《準繩》，下同　婦人經事不調，即非受孕光景，縱使受之，亦不全美，宜服此丸。

熟地黄四兩　山茱萸肉　山藥各二兩　澤瀉　香附米童便浸透，炒乾三次，各一兩　牡丹皮　白茯苓各一兩五錢　蘄艾葉去

筋酢煮，五錢

右爲末，煉蜜丸如梧子大，每服七十丸，百沸湯送下，隨後證作湯使，或另作煎劑服。經水過期者，乃血虛也，宜四物湯加參、芪、陳皮、白朮服之。若肥白人是痰多，宜二陳加南星、蒼朮、滑石、芎、歸、香附之類。經水不及期者，血熱也，四物加芩、連。肥人亦兼痰治。色紫黑者，同血熱論。經將行而作疼者，氣滯也，用歸身尾、香附米及桃仁、紅花、黄連以行之，或加四物、莪朮、延胡索、木香；熱加黄芩、柴胡。經行後作疼者，血氣虛也，八物湯。

調理藥 肥人無子，宜先服此藥。

茯苓二兩　川芎七錢半　當歸酒洗　白芍藥　白朮　半夏湯洗　香附　陳皮　甘草各一兩

右作十貼，每貼薑三片，水煎，吞後丸子：

白朮二兩　半夏麯　川芎　香附米各一兩　神麯炒　茯苓各半兩　橘紅四錢　甘草二錢

右共爲末，粥丸，每服八十丸，用前藥吞下。如熱多者，加黄連、枳實各一兩。

螽斯丸 一名秦桂丸。服前藥訖，即服此丸。

人參四錢　附子　茯苓各六錢　厚朴　杜仲　桂心　秦艽　白薇　半夏　乾薑　牛膝　沙參各二錢　細辛五錢

右爲末，煉蜜和丸小豆大，每服五丸，空心酒下。加至十丸不妨。覺有娠三月後，不可更服。忌食牛馬肉，則難産，當出月。

抑氣散 治婦人氣盛於血，所以無子；尋常頭眩運，膈滿體疼，怔忡，皆可服。

香附炒　陳皮焙，各二兩　茯神　甘草炙，各一兩

右爲細末，每服二三錢，不拘時，白湯調下。

大五補丸 服之有子。

天門冬　麥門冬　菖蒲　茯苓　枸杞　人參　益智　地骨皮　遠志肉　熟地黄各等分

右爲細末，煉蜜丸如桐子大，空心酒下三十丸，服數服後，以七宣丸泄之。

白薇丸　治婦人無子，或斷緒，上熱下冷，百病皆主之。

白薇　熟乾地黄　白龍骨　川椒去目及閉口者，微炒出汗，各一兩　麥門冬去心焙，一兩半　桃仁湯浸去皮尖雙仁麩炒微黄　藁本　卷柏　白芷　覆盆子　人參　桂心　菖蒲　白茯苓　遠志去心，各七錢半　車前子　當歸剉微炒　芎藭　蛇牀子　細辛　乾薑炮製，各半兩

右件藥杵羅爲末，煉蜜爲丸梧子大，每服三十丸，空心日午，以温酒下三十丸。

趙氏蓯蓉菟絲子丸　不寒不熱，助陰生子。

肉蓯蓉一兩三錢　覆盆子　蛇牀子　菟絲子　川芎　當歸各一兩二錢　白芍藥一兩　防風　五味子各六錢　條芩五錢　牡蠣鹽泥固濟煅　鰞鰂魚骨各八錢　艾葉三錢

右藥俱焙乾爲末，煉蜜丸如桐子大，每服三四十丸，淡鹽湯下，早晚皆可服。

加味香附丸　男服聚精丸，女服此。

香附一斤：四兩，老酒浸二宿，炒搗碎，再焙乾磨爲末；四兩米醋浸，同上；四兩童便浸，同上；四兩用山梔四兩煎濃汁去滓，入香附浸，同上　澤蘭淨葉酒洗　海螵蛸搗稍碎炒，各六兩　白芍藥酒拌炒　當歸酒洗，各四兩　懷熟地八兩，酒蒸搗膏焙乾　川芎三兩

右各爲末，用浮小麥粉，酒醋水打糊爲丸如菉豆大，每日早晚兩服。忌食萊菔及牛肉生冷。

調經丸　服之有子。

香附半斤，童便酒醋各浸一分，生一分，俱酒炒　杜仲薑汁炒，半斤　川芎　當歸身　青皮麩炒　白芍藥　生地　陳皮　小茴香酒炒　烏藥炒　延胡索略炒　肉蓯蓉酒浸　鰞鰂魚骨酥炙　黄芩酒炒，各四兩

右十四味秤足真正好料，酢和麵打糊爲丸如梧桐子大，每服百丸，空心好酒送下。一方無陳皮、地黄，有人參、黄芪各二兩。

正元丹　調經種子。

香附一斤，同艾三兩，以酢同浸一宿，然後以酒、鹽、酥童便各製四兩　阿膠蛤粉炒，二兩　生地酒洗　枳殼半生半麸炒，各四兩　川芎炒　當歸身酒洗　熟地酒浸，各四兩　白芍藥八兩，半生半酒炒

右末之，酢糊丸如桐子大，空心鹽湯吞五六十丸。如有帶，加白茯苓、琥珀。

永固孕湯《準繩》　常服固孕。

地黄　川芎　黄芩各五分　歸身尾　白芍藥　人參　陳皮各一錢　白朮一錢　甘草三錢　桑上羊食藤圓者七葉，即金銀藤　黄蘗少許

右㕮咀，入糯米四十粒，水煎服。

坐導藥　治全不産及斷緒，服千金盪胞湯，惡物不盡用此。

皂角去皮子　山茱萸　當歸各二兩　五味子　細辛去苗　乾薑炮，各一兩　白礬枯　大黄　戎鹽　蜀椒各半兩

右爲細末，以絹袋大如指長三寸餘，盛藥令滿，縛定，納婦人陰中，坐臥任意，勿行走，小便時去之，更安。一日一度，易新者，必下清黄冷汁，汁盡即止，可交媾，即有子。若未見病出，可十日安之。此藥本爲服盪胞湯空去子宫冷惡物出不盡，以導藥下之。蓋子宫有冷惡物，故令無子。值天陰冷則發疼痛，須候病出盡方已，不可中輟。每日早飯，用苦藚菜煎湯熏之。《千金翼》有苦瓠，無山茱萸。

盪胞湯《千金方》　治婦人立身以來，全不産育；及斷緒久不産，三十年者，宜服。

附子炮，一兩半　朴硝　當歸　大黄蒸一飯久　牡丹皮　桃仁去皮尖，各三兩　厚朴薑汁炙　牛膝　桔梗　赤芍藥　人參　茯苓　桂心　甘草炙　陳橘皮各二兩　䗪蟲去翅足，炒焦　水蛭炒，枯各十枚

右十七件，以清酒五升，水六升，合煮取三升，分四服，日三夜一，每服相去三辰，更服。如常覆被，少時出汗。汗不出，冬月著火籠之。必下積血及冷赤膿，如赤小豆汁。本爲婦人子宫内有此惡物令然，或天陰臍下痛，或月水不調，爲有冷血不受胎。若斟酌下盡，氣力弱，大困不堪，更服亦可，二三服即止。如大悶不堪，可食酢飲冷漿一口即止。然空去惡物不盡，不大得藥力，若能忍服盡，大好。一日後仍著坐導藥。一方有細辛二兩。

玉鑰啓榮丸《廣嗣方》　治婦人無子。

香附子搗去毛，酢水浸三日，炒乾細末，十五兩　當歸二兩　白芍藥　川芎　赤石脂　藁本　人參　牡丹皮　白茯苓　白薇　桂心　白芷　白朮　延胡索　没藥各一兩

右除石脂、没藥外，餘藥剉，酒浸三日，焙乾爲末，足十五兩，重羅極細，入别研赤石脂、没藥末，煉蜜和丸彈子大，每取一丸，空心鷄未鳴時，先以温茶或薄荷湯漱口後細嚼，温酒或白湯送下，以乾物壓下，服至一月即效。按《醫學入門》此方無桂心，有熟地黄，名女金丹。治婦人無子，或多痰火等疾。經候亦調，容顔不減，但久無孕，乃子宫有陰無陽，不能生發，宜服此鼓動微陽，一月即效。或赤白帶下崩漏，及血風血氣虚勞諸證，無所不治，真女中金丹也。

煖宫螽斯丸《集略》　名壬子丸。婦人無子者服之。

厚朴一兩二錢半　吳茱萸　白茯苓　白芨　白蘞　石菖蒲　白附子　肉桂去粗皮　人參　没藥各一兩　細辛　乳香　當歸身酒浸焙　牛膝酒洗，各七錢半

右爲末，蜜丸小豆大，酒下一二十丸，壬子日修合。

百子附歸丸《廣嗣》　久服有孕，及治月水參差不調。

四製香附末十兩　川芎　白芍藥　當歸　熟地黄　阿膠珠　陳艾葉各二兩

右爲末，用石榴一枚，連皮搗碎，煎水打糊和丸梧子大，每百丸空心酢湯下。一方無石榴一味，名百子建中丸。忌鐵。

琥珀調經丸《入門》，下同　治婦人胞冷無子，能令經調。

香附米一斤，分作二包，用童便米酢各浸九日，和淨熟艾四兩拌勻，再加酢五碗，入砂鍋内同煮乾　琥珀一兩　川芎　當歸　芍藥　熟地　生地　没藥各二兩

右爲末，酢糊和丸梧子大，每百丸，空心以艾酢湯呑下。

加味養榮丸 治經脈來前，外潮内煩，欬嗽食少，頭昏目眩，帶下，血風血氣，久無嗣息，一切痰火等證，服之有孕。又治胎前胎動胎漏，常服可無小産之患。

熟地黄 當歸 白朮各二兩 白芍藥 川芎 黄芩 香附各一兩半 陳皮 貝母 白茯苓 麥門冬各一兩 阿膠炒珠，七錢 甘草五錢 黑豆炒去皮，四十九粒

右爲末，蜜丸梧子大，空心，温酒或鹽湯下七八十丸。忌食諸血。

加味益母丸 服之百日有孕。

益母草半斤 當歸 赤芍藥 木香各二兩

右爲末，蜜丸梧子大，白湯下百丸。

濟陰丹《局方》 治婦人久冷無子，及數經墮胎，皆因衝任虚損，胞内宿挾疾病，經候不調，或崩漏帶下三十六疾，皆令孕育不成，以至絶嗣。亦治産後百病，令人有孕及生子充實無病。

蒼朮八兩 香附子 熟地 澤蘭各四兩 人參 桔梗 蟬蜕 石斛 藁本 秦艽 甘草各二兩 當歸 桂心 乾薑 細辛 牡丹皮 川芎各一兩半 木香 白茯苓 京墨煅 桃仁各一兩 川椒 山藥各七錢半 糯米炒，一升 大豆黄卷炒，半升

右爲末，煉蜜和勾，一兩作六丸，每丸細嚼，温酒或酢湯送下。

勝金丹《得效方》 治月水愆期，久無嗣息，及血癖氣痛，百般諸疾。

丹皮 藁本 人參 當歸 白茯苓 赤石脂 白芷 肉桂 白薇 川芎 延胡索 白芍藥 白朮各一兩 沉香 甘草各五錢

右爲末，蜜丸彈子大，每一丸，空心温酒嚼下，服二十丸，當有孕。

温經湯《入門》 治同上。

香附米一斤，童便浸透，水洗，露一宿，再浸再露再晒，如此三次，用好酢浸透一宿，晒乾，杵去毛爲末 益母草十二兩，東流水洗淨烘乾爲末

右別以香附四兩，艾葉一兩，煮取汁，用三分酢，七分汁，和前二末，爲丸梧子大，空心，臨臥淡酢湯下七八十丸。不惟治婦人百病，而生育之功效如神。

調經養血丸《回春》　治經脈不調，久不受孕。

香附子十二兩，酒、酢、鹽湯、童便，各浸三日，焙　當歸身酒洗　白芍藥酒炒　生地黄酒洗　丹皮酒洗，各二兩　川芎　白茯苓　白芷　乾薑炒　肉桂　紅花　没藥　半夏薑汁　桃仁　阿膠珠各一兩　延胡索六錢　甘草炙　蓬朮煨，酢炒，各五錢　茴香炒，二錢

右爲末，酢糊和丸梧子大，空心白湯或温酒下百丸。有孕勿服。

調經種玉湯　治婦人無子，多因七情所傷，致經水不調，不能受孕。

熟地黄酒蒸　香附子炒，各六錢　當歸身酒洗　吳茱萸　川芎各三錢　官桂　熟艾各二錢

右剉，分作四貼，每貼入薑一片，水煎空心服。待經至之日服起，一日一貼，藥盡交媾，必成孕矣。此藥百發百中。

先天歸一湯　治同上。

當歸身酒洗，一兩二錢　白朮麸炒　白茯苓　生地黄酒洗　川芎各一兩　人參　白芍藥　牛膝酒洗，各八錢　砂仁炒　香附子　牡丹皮　半夏各七錢　陳皮六錢　甘草四錢

右剉，分作十貼，薑三片，水煎，空心服。滓再煎，臨臥服。經未行，先服五貼；經行後，服五貼，藥盡即效。經脈調和，即當有孕矣。

神仙附益丹《醫鑑》　一名調經散，一名大温經湯。治衝任虛損，月事不調，或前或後，或多或少，或踰月不至，或一月再至，或曾經半産，瘀血停留，脣口乾燥，五心煩熱，小腹冷痛，久不受胎。

阿膠　芍藥　川芎　當歸　人參　肉桂　牡丹皮　茱萸　甘草各二分　半夏二分半　麥門冬五分

右，薑煎温服。

單方

立春日雨水，夫妻各飲一杯還房，當獲有子，神效。藏器

陽起石治崩中漏下，破子臟中血，癥瘕結氣，寒熱，腹痛無子。《本經》

慈石鍊水飲之，令人有子。《別録》

慈石毛令人有子，宜入酒。《本草》

地耳明目益氣，令人有子。《別録》

木耳久服，令人有子。藏器

針灸

《甲乙經》曰：女子大疝絶子，築賓主之。

女子絶子，灸臍中，令有子。

婦女絶子，商丘主之。穴在内踝前宛宛中。

婦人絶産，若未曾生産，陰廉主之，刺入八分，羊矢下一寸是也〔一〕。石門，三焦募也，一名利機，一名精露，一名丹田，一名命門，在臍下二寸，任脈氣所發。女子禁不可刺灸中央，不幸使人絶子。

《脈經》曰：右手關後尺中陽絶者，無子户脈也，苦足逆寒絶産，帶下無子。陰中寒，刺足少陰經治陰。

《千金方》曰：女子不字，陰暴出，經漏，刺然谷，入三分，灸三壯，穴在足内踝前起大骨下陷中。

拘攣腹滿疝，月水不下，乳餘疾絶子，陰癢，賁豚上腹，腹堅痛，下引陰中，不得小便，刺陰交入八分，灸五壯，穴在臍下一寸。

註〔一〕刺入八分，羊矢下一寸是也　原作「刺入分半，灸下一寸」。據《甲乙經》卷十二婦人雜病改。

絶子陰挺出，不禁自瀝，刺上髎，入三寸，留七呼，灸三壯，穴在第一空腰髀下一寸俠脊。
女子無子，欬而短氣，刺湧泉，入三分，灸三壯，穴在足心陷者中。
氣衝主無子，小腹痛。
水原、照海，主不字，陰暴出，淋漏，月水不來而多悶，心下痛。
腹滿疝積聚，乳餘疾絶子，陰癢，奔豚上，少腹堅痛，下引陰中，不得小便，刺石門，入五分，穴在臍下二寸。忌灸，絶孕。
絶子，衃血在内不下，胞轉不得尿，小腹滿，石水痛，刺關元，入二寸，灸七壯，穴在臍下三寸是也。
子門不端，小腹疝，苦寒，陰癢及痛，賁豚搶心，飢不能食，腹脹，經閉不通，小便不利，乳餘疾絶子，内不足，刺中極，入二寸，留十呼，灸三壯，穴在臍下四寸。
女子疝瘕血閉，無子，不嗜食，刺曲泉，在膝内輔骨下大筋上小筋下陷中，屈膝乃得之。刺入六分，灸三壯。
婦人無子，灸四滿三十壯，穴在丹田兩邊相去各開寸半。丹田在臍下二寸是也。
婦人絶子，灸然谷五十壯，穴在内踝前直下一寸。
婦人絶嗣不生，胞門閉塞，灸關元三十壯，報之。
婦人姙子不成，墮落，腹痛，漏見赤，灸胞門五十壯。
婦人子臟閉塞，不受精疼，灸胞門五十壯。
婦人絶嗣不生，灸氣門五十壯，穴在關元旁三寸。
婦人絶嗣不生，漏赤白，灸泉門十壯，三報，穴在横骨當陰上際。
《東垣十書》曰：婦人無子，灸關元穴二十壯，三報。
女人胞胎門落頹不收，常濕，灸神闕、玉泉各五十壯；身交灸五十壯，三報，穴在臍下横縫中。
又法：玉泉旁開三寸，灸隨年壯，三報。

《醫學綱目》曰：婦人無子，子宮針入二寸，灸三七壯，穴在中極旁各開三寸。
《醫學入門》曰：婦人針灸石門，終身孕不成。
婦人中極灸三遍，令生子。
三陰交，治婦人久不成孕。
《古今醫鑑》曰：婦人子宮冷甚不孕，灸丹田七壯，神效，穴在臍下三寸。何以知其冷甚？丈夫交會之際，當自知之也。
女人無孕，或經生子後久不成孕，及懷孕不成，用稈心一條，長十四寸，令女人仰臥，舒手足以所量稈心，自臍心直垂下盡頭處，以墨點記後，以此稈心平折，横安前點處兩頭盡處是穴，按之自有動脈應手，各灸三七壯，炷如箸頭，神驗。即胞門子户穴也。

醫案

《儒門事親》曰：戴人過譙郡營中飲會，有一卒説黜妻事，戴人問其故，答曰：吾歸爲室女時，心下有冷積如覆杯，按之如水聲，以熱手熨之如冰，娶來已十五年矣，恐斷吾嗣，故欲黜之。戴人曰：勿黜也，如用吾藥，病可除，孕可得。卒從之。戴人診其寸脈沉而遲，尺脈洪大有力，非無子之候也。可不踰年而孕。先以三聖散吐涎一斗，心下平軟；次服白朮調中湯、五苓散；後以四物湯和之。不再月，氣血合度，數月而娠一子。戴人常曰：吾用此法，無不子之婦。信不誣也。
《寓意草》曰：一友繼室夫人，身體肥盛，經候雖調，從未孕育，令僕定方而施轉移化機之藥，雖從古醫書所未載，然可得言也。蓋山之不可葬者五，童斷過石獨，縱有明師，無所施其剪裁，以故女之不可孕。如方書所誌，生稟之殊，非人工所能改移者，可不更論。若夫生稟不殊，但爲形軀所纍，而嗣孕終不乏者，古今來不知凡幾。但夫婦之愚，天然湊合之妙，雖聖神有不能傳者，所以方書闕焉未備耳。僕試言之：地之體本厚重，然得天氣以包舉之，則生機不息。若重陰沍寒之區，天日之光不顯，則物生實罕。人之體中肌肉豐盛，乃血之榮旺，極爲美事，但血旺易至氣衰。夫氣與血兩相維附，何以偏衰偏旺耶？蓋氣爲主則血流，血爲主則氣反不流，氣不流有似於衰耳。所以一切補氣之藥皆不可用，而耗氣之藥反有可施，緣氣得補則愈錮，不若耗之以助其流動之勢，久則血仍歸其統握之中耳。湖陽公主體肥受孕，不能産，得明者定一傷胎之方，服數十劑而臨産始得順利，母子俱安。蓋肥滿之軀，胎處其中，全無空隙，以故傷胎之藥，止能耗其外之血肉，而不能耗其内之真元。僕倣是意而製方，豫爲受胎之地。夫豈無術而杜譔乎？女之宜男者，先平其心，心和則氣和，氣和則易於流動充滿也。其次在節食，仙府清肌，恆存辟穀，宫中細腰，得之忍飢，志壹動氣，何事不成耶？而且爲齋心積德，以神道之教，補藥餌之不逮，有不天人叶應者乎？僕於合浦求珠，藍田種玉之舉而樂道之。

古今圖書集成醫部全録卷三百八十五

婦人胎前門

黄帝素問

陰陽别論

陰搏陽别，謂之有子。

註　陰搏者，尺脈滑利而搏擊應手也。陽别者，與寸口之陽，似乎别出而不相貫。此當主有姙，蓋有諸内，是以尺脈滑利如珠也。

平人氣象論

婦人手少陰脈動甚者，姙子也。

註　子，男子也。以婦人之兩手尺部候之，若左手之少陰腎脈動甚者當姙子，以左男而右女也。

奇病論

黄帝問曰：人有重身九月而瘖，此爲何也？岐伯對曰：胞之絡脈絶也。

註　胞之絡脈，胞絡之脈也。姙至九月，胞長已足，設有礙於胞絡，即使阻絶而不通。

帝曰：何以言之？岐伯曰：胞絡者繫於腎，少陰之脈貫腎繫舌本，故不能言。

註　聲音之道，在心主言，在肺主聲。然由腎間之動氣，上出於舌，而後能發其音聲，故曰：舌者，音聲之機也。胞之絡脈繫於瘖，足少陰之脈貫腎繫舌本，胞之絡脈阻絶，則少陰之脈亦不通，是以舌不能發機而爲瘖矣。

帝曰：治之奈何？岐伯曰：無治也，當十月復。

註　十月胎出則胞絡通而音聲復矣。

六元正紀大論

婦人重身，毒之何如？岐伯曰：有故無殞，亦無殞也。帝曰：願聞其故何謂也？岐伯曰：大積大聚，其可犯也，衰其大半而止。過者死。

註　重身，謂姙娠而身重；毒者，大寒大熱之藥也。娠婦始結胎之一月二月乃木氣司養，三月四月主火，五月六月主土，七月八月主金，九月十月主水，至太陽而五行已周，陰陽水火分而成後天之形身矣。然未生之前，五行之氣，各有盛有虚，有勝有鬱，宜以寒熱温涼順逆而調之。設或有病，而欲不遠寒，不遠熱，亦無傷於胎氣，所謂有故無殞，然亦無過之而致殞也。即如大積大聚，乃屬臟腑之五行，尚其可犯寒而犯熱者也。若過犯之則死。

金匱要略　漢·張機

胎前總論

婦人得平脈，陰脈小弱，其人渴不能食，無寒熱，名姙娠，桂枝湯主之。於法六十日當有此證，設有醫治，逆者，却一月加吐下者，則絶之。

婦人有漏下者，有半産後，因續下血都不絶者，有姙娠下血者，假令姙娠腹中痛爲胞阻，膠艾湯主之。

婦人懷娠六七月，脈弦發熱，其胎愈脹腹痛惡寒者，小腹如扇，所以然者，子臟開故也，當以附子湯温其臟。

婦人懷娠，腹中㽲痛，當歸芍藥散主之。

妊娠嘔吐不止，乾薑人參半夏丸主之。

妊娠小便難，飲食如故，當歸貝母苦參丸主之。

妊娠有水氣，身重，小便不利，洒淅惡寒，起即頭眩，葵子茯苓散主之。

婦人妊娠，宜常服當歸散主之。

妊娠養胎，白朮散主之。

婦人宿有癥病，經斷未及三月，而得漏下不止，胎動在臍上者爲癥痼害。妊娠六月動者，前三月經水利時胎也；下血者，後斷三月衃也。所以血不止者，其癥不去故也。當下其癥，桂枝茯苓圓主之。

宿有癥病而孕胎，及三月而漏血不止，胎動在臍上者爲癥。凡胎動多在當臍，今在臍上，故知是癥。

寸口脈弦而大，弦則爲減，大則爲芤，減則爲寒，芤則爲虛，寒虛相搏，此名曰革，婦人則半產漏下，旋覆花湯主之。

食物禁忌

麋脂及梅李子，若妊婦食之，令子青盲。

婦人妊娠，不可食兎肉山羊肉及鼈鷄鴨，令子無聲音。

梨令人寒中，產婦亦不宜食。

妊婦食薑，令子餘指。

脈訣 晉·王叔和

雜病歌

血下如同月水來，漏極胞乾主殺胎。亦損妊母須憂慮，爭遣神丹救得回。

心腹急痛面目青，冷汗氣絶命必傾。血下不止胎衝上，心腹冷悶定傷身。隨胎舉重倒仆輕，致胎死在腹中居。已損未出血不止，衝心心亂母魂孤。傷寒頭痛連百節，氣急衝心溺如血。上生斑點赤黑時，壯熱不止致胎滅。嘔吐不止心煩熱，腰背俱强腦痛裂。六七日來熱腹中，小便不通大便結。

姙娠脈賦

尺中不絶，胎脈方真。太陰洪而女孕，太陽大而男娠。或遇俱洪，而當雙産。此法推之，其驗若神。月數斷之，各依其部。假令中衝若動，此乃將及九旬。

千金方

唐·孫思邈

惡阻

凡婦人虚羸，血氣不足，腎氣又弱，平時喜怒不節，或當風飲冷太過，心下有淡水者，欲有胎而喜病阻。所謂欲有胎者，其人月水尚來，顔色肌膚如常，但苦沉重憒悶，不欲食飲，又不知其患所在，脈理順時平和，則是欲有姙也。如此經二月日後，便覺不通，則結胎也。阻病者，患心中憒憒，頭重眼眩，四肢沉重，懈惰不欲執作，惡聞食氣，欲噉鹹酸果實，多臥少起，世謂惡食。其至三四月日已上，皆大劇吐逆，不能自勝舉也。此由經血既閉，水漬於臟，臟氣不宣通，故心煩憒悶，氣逆而嘔吐也。血脈不通，經絡否澀則四肢沉重，挾風則頭目眩也。覺如此候者，便宜服半夏茯苓湯數劑，後將茯苓丸，淡水消除，便欲食也。既得食力，體强氣盛，力足養胎，母便健矣。古今治阻病方有十數首，不問虚實冷熱，長少〔一〕殆死者，活於此方，不可勝紀。

註〔一〕長少　原作「食少」，據《千金》卷二姙娠惡阻改。

養胎

舊説凡受胎三月，逐物變化，禀質未定，故妊娠三月，欲得觀犀象猛獸珠玉寶物，欲得見賢人君子盛德大師，觀禮樂鐘鼓俎豆軍旅陳設，焚燒名香，口誦詩書古今箴誡，居處簡靜，割不正不食，席不正不坐，彈琴瑟，調心神，和情性，節嗜慾，庶事清淨，生子皆良長壽，忠孝仁義，聰慧無疾，斯蓋文王胎教者也。

兒在胎日月未滿，陰陽未備，臟腑骨節皆未成足，故自初迄於將産，飲食居處，皆有禁忌。

妊娠食騾肉，産難。

妊娠食兎肉犬肉，令子無音聲并缺脣。

妊娠食鷄子及乾鯉魚，令子多瘡。

妊娠食椹并鴨子，令子倒出心寒。

妊娠食雀肉并豆醬，令子滿面多鼾黵黑子。

妊娠食雀肉飲酒，令子心淫情亂，不畏羞恥。

妊娠食冰漿，絶胎。

妊娠勿向非常地大小便，必半産殺人。

徐之才逐月養胎方

妊娠一月名始胚，飲食精熟，酸美受御，宜食大麥，毋食腥辛，是謂才正。

妊娠一月，足厥陰脈養，不可針灸其經。足厥陰内屬於肝，肝主筋及血。一月之時，血行否濇，不爲力事，寢必安靜，無令恐畏。

妊娠一月，陰陽新合爲胎，寒多爲痛，熱多卒驚，舉重腰痛，腹滿胞急，卒有所下，當預安之，宜服烏雌鷄湯。

妊娠二月名始膏，無食辛臊，居必静處，男子勿勞，百節皆痛，是爲胎始結。

妊娠二月，足少陽脈養，不可針灸其經。足少陽内屬於膽，主精。二月之時，兒精成於胞裏，當慎護之，勿驚動也。

妊娠二月，始陰陽踞經，有寒多壞不成，有熱即萎悴，中風寒，有所動摇，心滿臍下懸急，腰背强痛，卒有所下，乍寒乍熱，宜服艾葉湯。

妊娠三月名始胎，當此之時，未有定儀，見物而化，欲生男者操弓矢，欲生女者弄珠璣。欲子美好，數視璧玉；欲子賢良，端坐清虚。是謂外象而内感者也。

妊娠三月，手心主脈養，不可針灸其經。手心主内屬於心，無悲哀思慮驚動。

妊娠三月爲定形，有寒大便青，有熱小便難，不赤即黄，卒驚恐憂，愁嗔怒喜頓仆，動於經脈，腹滿繞臍痛或腰背痛，卒有所下，宜雄鷄湯。

妊娠四月，始受水精以成血脈，食宜稻粳，羹宜魚雁，是謂盛血氣，以通耳目而行經絡。

妊娠四月，手少陽脈養，不可針灸其經。手少陽内輸三焦，四月之時，兒六腑順成，當静形體，和心志，節飲食。

妊娠四月，有寒，心下温温欲嘔，胷膈滿不欲食，有熱小便難，數數如淋狀，臍下苦急，卒風寒，頸項强痛，寒熱，或驚動身軀，腰背腹痛，往來有時，胎上迫胷，心煩不得安，卒有所下，宜菊花湯。

妊娠五月，始受火精以成其氣，臥必晏起，沐浴浣衣，深其居處，厚其衣服，朝吸天光以避寒殃，其食稻麥，其羹牛羊，和以茱萸，調以五味，是謂養氣以定五臟。

妊娠五月，足太陰脈養，不可針灸其經。足太陰内輸於脾，五月之時，兒四肢皆成，無大飢，無甚飽，無食乾燥，無自炙熱，無大勞倦。

妊娠五月，有熱苦頭眩心亂嘔吐，有寒苦腹滿痛小便數，卒有恐怖，四肢疼痛寒熱，胎動無常處，腹痛悶頓欲仆，卒有所下，阿膠湯主之。

妊娠六月，始受金精以成其筋，身欲微勞，無得靜處，出遊於野，數觀走犬及視走馬，食宜鷙鳥猛獸之肉，是謂變腠理紉筋，以養其力，以堅其膂。

妊娠六月，足陽明脈養，不可針灸其經。足陽明内屬於胃，主其口目。六月之時，兒口目皆成，調五味，食甘美，無太飽。

妊娠六月，卒有所動不安，寒熱往來，腹内脹滿，身體腫，驚怖忽有所下，腹痛如欲産，手足煩疼，宜服麥門冬湯。

妊娠七月，始受木精以成其骨，勞身摇肢，無使定止，動作屈伸，以運血氣，居處必燥，飲食避寒，常食稻粳以密腠理，是謂養骨而堅齒。

妊娠七月，手太陰脈養，不可針灸其經。手太陰内屬於肺，主皮毛。七月之時，兒皮毛已成，無大言，無號哭，無薄衣，無洗浴，無寒飲。

妊娠七月，忽驚恐摇動，腹痛，卒有所下，手足厥冷，脈若微寒煩熱，腹滿短氣，常苦頸項及腰背强，葱白湯主之。

妊娠八月，始受土精以成膚革，和心靜息，無使氣極，是謂密腠理而光澤顔色。

妊娠八月，手陽明脈養，不可針灸其經。手陽明内屬於大腸，主九竅。八月之時，兒九竅皆成，無食燥物，無輒失食，無怒大起。

妊娠八月，中風寒有所犯觸，身體盡痛，乍寒乍熱，動不安，常苦頭眩，痛繞臍下寒，時時小便白如米汁，或青或黄，或使寒慄，腰背苦冷而痛，目䀮䀮，芍藥湯主之。

妊娠九月，始受石精以成皮毛，六腑百節，莫不畢備，飲醴食甘，緩帶自持而待之，是謂養毛髮，致才力。

姙娠九月，足少陰脈養，不可針灸其經。足少陰内屬於腎，腎主續縷。九月之時，兒脈續縷皆成，無處濕冷，無著炙衣。

姙娠九月，若卒得下痢，腹滿懸急，胎上衝心，腰背痛不可轉側，短氣，宜半夏湯。

姙娠十月，五臟俱備，六腑齊通，納天地氣於丹田，故使關節人神皆備，但俟時而生。

姙娠一月始胎，二月始膏，三月始胞，四月形體成，五月能動，六月筋骨立，七月毛髮生，八月臟腑具，九月穀氣入胃，十月諸神備，日滿即産矣。宜服滑胎藥。八月即服丹參膏養胎，臨月服，令滑而易産。

脈法

左手尺中浮大者男，右手尺中沉細者女。若來而斷絶者，月水不利。

活人書

宋·朱肱

姙娠傷寒用藥方法

姙婦傷寒，仲景無治法，用藥宜有避忌，不可與尋常婦人一概治之。

傷寒安胎，宜阿膠散或白朮散。

傷寒憎寒發熱，當發其汗，宜葱白湯。

傷寒或中時行，洒淅作寒，振慄而悸，或加噦者，宜蘇木湯。

傷寒頭痛，嘿嘿不欲飲食，脅下痛，嘔逆痰氣，宜黄龍湯。

傷暑頭痛，惡寒，身熱躁悶，四肢疼痛，背項拘急，脣口乾燥，宜柴胡石膏湯。

傷寒四日至六日已來，加心腹脹，上氣，渴不止，食飲不多，腰疼體重者，宜枳實散。

傷寒頭目旋疼，壯熱心躁，宜旋覆花湯。
傷寒壯熱，嘔逆頭疼，不思飲食，胎氣不安者，宜麥門冬湯。
姙婦發斑，變爲黑色，宜梔子大青湯。
壯熱頭疼，心煩嘔吐，不下食，宜蘆根湯。
傷寒頭疼壯熱，宜梔子五物湯。
傷寒頭痛，肢節痛壯熱，宜前胡七物湯。
姙婦七月，傷寒壯熱，赤斑變黑，溺血，宜升麻六物湯。發熱煩悶，宜葛根一物湯。
熱病，宜葱白豉湯。

婦人良方

宋·陳自明

總論

《巢氏病源》論：姙娠一月名胚胎，足厥陰脈養之。二月名始膏，足少陽脈養之。三月名始胎，手心主脈養之。當此之時，血不流行，形象始化，未有定儀，因感而變。欲子端正莊嚴，常口談正言，身行正事；欲生男，宜佩弦執弓矢；欲生女，宜佩韋施環珮；欲子美好，宜佩白玉；欲子賢能，宜看詩書。是謂外象而內感者也。四月始受水精以成其血脈，手少陽脈養之。五月始受火精以成其氣，足太陰脈養之。六月始受金精以成其筋，足陽明脈養之。七月始受木精以成其骨，手太陰脈養之。八月始受土精以成膚革，手陽明脈養之。九月始受石精以成毛髮，足少陰脈養之。十月五臟六腑關節，人神皆備。此其大略也。又五臟論有稱耆婆者論：一月如珠露；二月如桃花；三月男女分；四月形象具；五月筋骨成；六月毛髮生；七月遊其魂，兒能動左手；八月遊其魄，兒能動右手；九月三轉身；十月受氣足。更有《顱顖經》云：一月爲胎胞精血凝也。二月爲胎形成胚也。三月陽神爲三魂，四月陰靈爲七魄，五月五行分五臟也。六月六律，定六腑也。七月精開竅，通光明也。八月元神具，降真靈也。九月宮室羅布已定，生人也。十月受氣足，萬象成也。今推究數説，如五臟論者類皆淺鄙，妄託其名。至於三藏佛書，且涉怪誕，漫不可考。今按《顱顖經》三卷云中古巫方所撰。其巢氏論妊娠至三月始胎之時，欲談正言，行正事，佩弦韋，執弓矢，施環珮，佩白玉，讀詩書之類，豈非胎教之理乎？嘗試推巢氏所論云：妊娠脈養之理，若厥陰肝脈也，足少陽膽脈也，爲一臟腑之經，餘皆如此。且四時之令，必始於春木，故十二經之養始於肝，所以養胎在一月二月。手心主心胞絡脈也，手少陽三焦脈也，屬火而夏旺，所以養胎在三月四月。手少陰手太陽，乃心脈也，以君主之官無爲而尊也。足太陰脾脈也，足陽明胃脈也，屬土而旺長夏，所以養胎在五月六月。手太陰肺脈也，手陽明大腸脈也，屬金而旺秋，所以養胎在七月八月。足少陰腎脈也，屬水而旺冬，所以養胎在九月。又況母之腎臟繫於胎，是母之真氣，子之所賴也。至十月，兒於母腹之中，受足諸臟氣脈所養，然後待時而生。此論奥微而有至理，世更有明之者，亦未有過於巢氏之論矣。余因述其説。

論胎教

胎教産圖之書，不可謂之迂而不加信，然亦不可狎犯之。方今俚俗之家，與不正之屬，將息避忌，略不加意，或藥毒不消，或産於風露，無産厄而子母均安者，亦倖有之。若保胎之法，須多方豫養，方無後患。如鄰家有所興修，亦或犯其胎氣，令兒破形殞命。如刀犯者形必傷，泥犯者竅必塞，打擊者色青黯，繫縛者筋拘攣。如此等驗，有如指掌，不可不慎也。

孕元立本章

有泰初，有泰始。混沌一判，既見氣矣，故曰泰初；既立形矣，故曰泰始。氣初形始，天地相因，生生化化，品物彰矣。故曰：大哉乾元，萬物資始！至哉坤元，萬物資生！有生之初，雖陽予之正，育而充之，必陰爲之主。因形移易，日改月化，坤道之代終也。謂之姙，陽既受始，陰壬之也，壬子謂之姙。謂之胞，已爲正陽，陰包之也。謂之胚，未成爲器，猶云坯也。謂之胎，既食於母，爲口以也。若娠則以時動也，若懷則以身依之也。天之德，地之氣，陰陽之至和，相與流薄於一體，唯能順時數，謹人事，勿動而傷，則育之道得矣。觀四序之運，生長收藏，代出萬物，儀則咸備，而天地之氣，未始或虧者，蓋陰陽相養以相濟也。

驗胎法

婦人經脈不行，已經三月，欲驗有胎，川芎生爲末，空心濃煎艾湯調下二錢，腹内微動則有胎也。

胎殺避忌胎前將護法

一受孕之後，切宜避忌胎殺所遊。如經云：刀犯者形必傷，泥犯者竅必塞，打擊者色青黯，繫縛者筋拘攣。甚至母殞，禍如反掌。

月遊胎殺　立春在房牀，驚蟄在户單扇，清明在門雙扇，立夏在竈，芒種在母身，小暑在竈，立秋在碓按京本云在正北方子云，白露在廚前，寒露在門，立冬在户及廚，大雪在爐及竈，小寒在房母身。

十干日遊胎殺　甲己日占門，乙庚日占碓磨，丙辛日占井竈，丁壬日占廚廨，戊癸日占米倉。

十二支日遊胎殺　子丑日占中堂，寅卯辰酉日占竈，巳午日占門，未申日占籬下，戌亥日占房。

六甲旬遊胎殺　甲子旬遊窻碓，甲戌旬遊正廳，甲申旬遊中庭，甲午旬遊房內，甲辰旬遊房中，甲寅旬遊二門。

太史局日遊胎殺　每遇癸巳甲午乙未丙申丁酉五日，在房內北。

庚子辛丑壬寅，在房內南。

癸卯一日，在房內西。

甲辰乙巳丙午丁未四日，在房内東。

六戊六己日，在房内中。餘日在外無占。

凡遊在房内，不宜於方位上，安牀帳及掃舍，皆凶。

又有小兒殺及本年三殺，及產母身黄定命，皆不可犯。凡姙娠之後，將此貼於房内，常照見之，切不可穿鑿修掘，移釘繫籬壁重物展壓之類。犯之，重則胎死腹中，母亦不利；輕則子受其殃，成人之後，必定破形，拳攣跛縮瘖瘂。犯之極驗。

食忌

一受孕之後，切宜忌不可食之物，非惟有感動胎氣之戒，然於物理亦有厭忌者。設或不能戒忌，非特延月難產，亦能令兒破形損母，可不戒哉。

食鷄肉糯米合食，令子生寸白蟲。食羊肝，令子生多厄。食鯉魚膾及鷄子，令兒成疳生瘡。食犬肉，令子無聲音。食兎肉，令子脣缺。食鼈，令子項短及損胎。食螃蟹，令子横生。豆醬合藿香，食之墮胎。食生薑，令子多指生瘡。食蝦蟆鱓魚，令兒瘖瘂。食驢馬肉，延月難產。

孕婦藥忌

蚖盤水蛭地膽蟲，烏頭附子配天雄。躑躅野葛螻蛄類，烏喙側子及䖟蟲。牛黄水銀幷巴豆，大戟蛇蜕及蜈蚣。牛膝藜蘆幷薏苡，金石錫粉及雌雄。牙硝芒硝牡丹桂，蜥蜴飛生及䗪蟲。代赭蚱蟬膩粉麝，芫花薇蘅草三稜。槐子牽牛幷皂角，桃仁蠐螬和茅根。欓根硇砂與乾漆，亭長波流菵草中。瞿麥蔄茹蟹爪甲，蝟皮赤箭赤頭紅。馬刀石蠶衣魚等，半夏南星通草同。乾薑蒜鷄及鷄子，驢肉兎肉不須供。切須婦人產前忌，此歌宜記在心胷。

按方書：大黄、硫黄、桃仁、紅花、槐花、虎掌、狼牙、蕘花、生鼠、溲疏、木鼈、蘇木、甘遂，俱忌。

惡阻

妊娠惡阻病，《産寶》謂之子病，《巢氏病源》謂之惡阻。由胃氣怯弱，中脘停痰，脈息和順，但肢體沉重，頭眩擇食，惟嗜酸鹹，甚者寒熱嘔吐，胷膈煩滿，半夏茯苓丸主之。

註　前證若中脘停痰，用二陳湯加枳殼。若飲食停滯，用六君子加枳殼。若脾胃虚弱，用異功散。若胃氣不足，用人參橘皮湯。兼氣惱加枳殼。胷脅痞悶，再加蘇梗。脅痛，再加柴胡。若飲食少思，用六君子加紫蘇、枳殼。頭運體倦，用六君子湯。若脾胃虚弱，嘔吐不食，用半夏茯苓湯。蓋半夏乃健脾氣化痰滯之主藥也。脾胃虚弱而嘔吐，或痰涎壅滯，飲食少思，胎不安，必用茯苓半夏湯倍加白朮。然半夏、白朮、茯苓、陳皮、砂仁，善能安胎氣健脾胃，余常用驗矣。

按《大全》惡阻證有輕重，輕者不服藥亦無妨，重者須以藥療之。《千金方》以半夏茯苓湯、茯苓丸，專治阻病。然此二藥，比來少有服者，以半夏有動胎之性，蓋胎初結慮其易散，此不可不謹也。仲景《傷寒論》有用黃龍湯者，小柴胡湯中去半夏是也。此蓋爲姙娠而設。王子亨則有白朮散，《局方》則有人參丁香散，楊振則有人參橘皮湯，齊十朋則有醒脾飲子，皆不用半夏，用之多效。

胎動不安

夫人以胃氣壯實，衝任榮和，則胎得所，如魚處淵。若氣血虚弱，無以滋養，其胎終不能成也，宜下之以免其禍。

註　前證宜用姙娠腰腹背痛方論主之。其胎果不能安者，方可議下，慎之慎之！

姙娠胎動，或飲食起居，或衝任風寒，或跌仆擊觸，或怒傷肝木，或脾氣虚弱，當各推其因而治之。若因母病而胎動，但治其母。若因胎動而母病，惟當安其胎。輕者轉動不安，重者必致傷墜。若面赤舌青，是兒死也；面青舌赤吐沫，是母死也；脣口色青，兩邊沫出，是子母俱死也，察而治之。

註　前證胎氣鬱滯者，用紫蘇飲。脾氣虚弱者，六君子湯加蘇、殼。鬱結傷脾者，歸脾湯加柴、梔。鬱怒傷肝脾者，四七湯加芎、歸。怒動肝火者，加味小柴胡湯。若胎已死，急用平胃散加朴硝腐化之。

按《大全》姙娠胎動不安者，由衝任經虚，受胎不實也。亦有飲酒房室過度，損動不安者；有悮擊觸而胎動者，有喜怒氣宇不舒，傷於心肝，觸動血脈者；有信醫宜服煖補反爲藥所害者。有因母病而胎動者，但治母病，其胎自安。有胎不堅固，動及母疾，但當安胎，其母自愈。

漏胎下血

姙娠經水時下，此由衝任氣虚，不能約制。蓋心小腸二經相爲表裏，上爲乳汁，下爲月水，故姙娠經水壅之以養胎，畜之以爲乳。若經水時下，名曰胞漏，血盡則斃矣。

註　前證若因風熱，用防風黄芩丸。若因血熱，用加味逍遥散。若因血虚，用二黄散。若因血去太多，用八珍湯；未應，補中益氣湯。若因肝火，用柴胡山梔散。若因脾火，用加味歸脾湯。若因事下血作痛，用八珍湯加阿膠、熟艾。若因脾胃虚弱，用補中益氣湯加五味子。若因脾胃虚陷，用前湯倍用升麻、柴胡。若晡熱内熱，宜用逍遥散。

按《大全》：夫姙娠漏胎者，謂妊娠數月而經水時下也。此由衝任脈虚，不能約制手太陽少陰之經血故也。衝任之脈，爲經絡之海，起於胞内，手太陽小腸脈也，手少陰心脈也，是二經爲表裏，上爲乳汁，下爲月水。有姙之人，經水所以斷者，壅之養胎，畜之以爲乳汁也。衝任氣虚，則胞内泄，不能制其經血，故月事時下，亦名胞漏，血盡則人斃矣。又有因勞役喜怒，哀樂不節，飲食生冷，觸冒風寒，遂致胎動。若母有宿疾，子臟爲風冷所乘，氣血失度，使胎不安，故令下血也。曾有以孕婦月信不絶而胎不損，問産科熊宗古。答曰：婦人血盛氣衰，其人必肥，既娠之後，月信常來而胎不動。若據晚進觀之，便以爲漏胎。若作漏胎治之，則胎必墮。若不作漏胎治，則其胎未必墮。今推宗古之言，誠有旨也。巢氏云：婦人經閉不利，别無所苦者，是謂有子，以其經血蓄之以養胎，擁之爲乳汁也。有子之後，畜以養胎矣，豈可復能散動耶？所以然者，有姙而月信每至，是亦未必因血盛也。若謂婦人榮經有風，則經血喜動，以其風勝則可也。既榮經爲風所勝，則所來者非養胎之血。以此辨之，若作漏胎治之，必服保養補胎之藥，且胎不損。强以藥滋之，乃所謂實實虚虚也，其胎終墮宜矣。若醫者，知榮經有風之理，專以一藥治風，經信可止或不服藥，胎亦無恙。然而有胎本不固而因房室不節，先漏而後墮者，須作漏胎治之，此又不可不審也。

姙娠下血，因冷熱不調，七情失宜，氣血不和所致。若傷於胎，則痛而下血，甚則胎墮矣。

註　前證若因氣怒，用小柴胡湯。若因風熱，用一味防風丸。若因血熱，用一味子芩丸。若因脾氣虛弱，用六君子湯。若因中氣下陷，用補中益氣湯。若氣血盛而下血者，乃因兒小飲少也，不必服藥。

驚胎墜扑

姙娠驚胎者，乃懷姙將滿，胎神已具，墜扑傷胎，甚至下血不醒。若欲驗其子母安否，當參胎動不安方論治之。

註　前證若因怒跌仆，或手足抽搐，用鈎藤湯。若因氣滯，用紫蘇飲。若因脾胃氣虛，用六君子加蘇梗。若鬱結傷脾，用歸脾湯。若鬱怒傷肝脾，用四七湯加芎、歸。若去血過多，用佛手散；如不應，膠艾湯。氣血虛，八珍加膠、艾。

胎氣上逼

姙娠將養如法，則血氣調和，胎得其所，而産亦易。否則胎動氣逆，臨産亦難，甚至危矣。

註　前證若氣逆胎上，用紫蘇飲；飲食不甘，兼以四君子。若内熱晡熱，兼以逍遥散。若胃火所致，用四君、黄芩、枳殼、柴、梔。若脾鬱所致，用歸脾湯加柴、梔、枳殼。

數欲墮胎

夫胎乃陽施陰化，榮衛調和，經養完全，十月而産。若血氣虛損，不能養胎，所以數墮也。凡姙婦腰痛多墮胎。

註　按丹溪云：血氣虛乏，不能榮養，其胎則墮。譬如枝枯則果落，藤萎則花墜。又云：墮於内熱而虛者，於理爲多。蓋孕至三月上屬相火，所以易墮。不然，何以黄芩、熟艾、阿膠等爲安胎之妙如此也。大抵治法須審某月屬某經，育養而藥之。

胎不長

夫姙娠不長者，因有宿疾，或因失調，以致臟腑衰損，氣血虚弱而胎不長也。當治其宿疾，益其氣血，則胎自長矣。

註　前證更當察其經絡，審其所因而治之。

未足月欲産

姙娠未足月而痛如欲産，或應産而難，或爲子煩，用知母一味，蜜丸桐子大，粥飲服之；或槐子、蒲黄等分爲丸，酒服；或蒲黄水調錢許，幷效。

註　小産重於大産。蓋大産如瓜熟自脱，小産如生採斷其根蒂，豈不重哉！而人輕忽，死於是者多矣。大抵治法宜補形氣，生新血，去瘀血爲主。若未足月痛而欲産，用芎歸補中湯，倍加知母止之。産而血不止，人參黄芪湯補之。産而心腹痛，當歸川芎湯主之。元氣弱而欲産，八珍湯固之。出血過多而發熱，聖愈湯治之。若汗不止或昏憒喘欬，急用獨參湯。若發熱煩躁，或肉瞤筋惕，用八珍湯。大渴面赤，脉洪而虚者，用當歸補血湯。身熱面赤，脉沉而微者，用四君、薑、附以回其陽可也。東垣云：晝發熱而夜安静，是陽氣自旺於陽分也。晝安静而夜發熱躁，是陽氣下陷於陰中也。如書夜俱發熱者，是重陽無陰也。當竣補其陰。王太僕云：如大寒而甚熱之不熱，是無火也。熱來復去，晝見夜伏，夜發晝止，時節而動，是無火也。如大熱而甚寒之不寒，是無水也。熱動復止，倏忽往來，時動時止，是無水也。若陽氣自旺者，補中益氣湯。陽氣陷於陰者，四物二連湯。重陽無陰者，四物湯。無火者八味丸。無水者六味丸。

子煩

姙娠苦煩悶者，以四月受少陰君火以養精，六月受少陽相火以養氣，若母心驚膽寒，多有是證。《産寶》云是心肺虛熱，或痰積於胷。若三月而煩者，但熱而已。若痰飲而煩者，吐涎惡食。大凡停痰積飲，寒熱搏吐，甚則胎動不安。

註 前證若因内熱用竹葉湯，氣滯用紫蘇飲，痰滯用二陳、白朮、黄芩、枳殼，氣鬱用分氣飲加川芎，脾氣虛弱用六君、紫蘇、山梔。

鬼胎

夫人臟腑調和，則血氣充實，精神健旺，風邪鬼魅，不能干之。若榮衛虛損，精神衰弱，妖魅之類乘之，内入於臟，亦如懷妊之狀，故曰鬼胎也。

註 前證若因七情脾肺虧損，氣血虛弱，行失常道，衝任乖違而致之者，乃元氣不足，病氣有餘也。若見經候不調，就行調補，庶無是證。治法以補元氣爲主而佐以雄黄丸之類行散之。若脾經鬱結氣逆者，用加味歸脾湯調補之。若脾虛血不足者，用六君、芎、歸培養之。肝火血耗者，用加味逍遥散滋抑之。肝脾鬱怒者，用加味歸脾、逍遥二藥兼服。腎肝虛弱者，用六味地黄丸。

小便不通

夫妊娠小便不通，爲小腸有熱，傳於脬而不通耳。若兼心肺氣滯，則致喘急。陳無擇云：妊娠胎滿逼胞，多致小便不利。若心腎氣虛，清濁相干，而爲諸淋。若胞系了戾，小便不通，名曰轉胞。若胎滿尿出，名曰遺尿。

註 按丹溪先生云：轉脬小便閉，多因胎婦虛弱，憂悶性躁，食厚味，古方用滑利疎導藥，鮮效。若脬爲胎所壓而不通，但升舉其胎，胞系疎而小便自行。若臍腹作脹，而小便淋閉，此脾胃氣虛，胎壓尿脬，四物、二陳、參、朮，空心服後，探吐數次自安。竊謂前證亦有脾肺氣虛，不能下輸膀胱者；亦有氣熱鬱結膀胱，津液不利者；亦有金爲火爍，脾土濕熱甚而不利者，更當詳審施治。

子淋

妊娠小便淋者，乃腎與膀胱虛熱不能制水。然妊婦胞系於腎，腎間虛熱而成斯證，甚者心煩悶亂，名曰子淋也。

註　前證若頸項筋攣，語澀痰甚，用羚羊角散。若小便澀少淋瀝，用安榮散。若肝經濕熱，用龍膽瀉肝湯。若肝經虚熱，用加味逍遥散。腿足轉筋而小便不利，急用八味丸，緩則不救。若服燥劑而小便頻數或不利，用生地黄、茯苓、牛膝、黄蘗、知母、芎、歸、甘草。若頻數而色黄，用四物加黄蘗、知母、五味子、麥門冬、元參。若肺氣虚而短少，用補中益氣湯加山藥、麥門冬。若陰挺痿痹而頻數，用地黄丸。若熱結膀胱而不利，用五淋散。若脾肺燥不能化生，宜黄芩清肺飲。若膀胱陰虚，陽無所生，用滋腎丸。若膀胱陽虚，陰無所化，用腎氣丸。

按《三因》論曰：治産前淋秘，當安胎爲主。如其冷熱膏石氣等爲治，量其虚實，尋究其所因而用藥，則不失機要矣。

胎水腫滿

《産乳集》云：妊娠三月，足腫至腿，出水，飲食不甘，似水腫狀，謂之子氣，至分娩方消者，此脾胃氣虚，或衝任經有血風。《名醫録》云：宋少主與徐文伯微行學針法，文伯見一妊娠足腫，脈之。少主曰：此女形也。文伯曰：此男胎也，在左而黑。遂用針，胎下果然。亦有脾虚水氣流溢，或因瀉痢臟腑虚寒，或因瘧疾飲水，脾虚濕漬，或因水漬於胞，不能分利，皆致腿足肚腹腫證也。

註　前證若胷滿腹脹，小便不通，遍身浮腫，用鯉魚湯。脾胃虚弱，佐以四君子。若面目虚浮，肢體如水氣，用全生白朮散；如未應，用六君子湯。脾虚濕熱，下部作腫，用補中益氣加茯苓。若飲食失宜，嘔吐泄瀉，用六君子湯。若腿足發腫，喘悶不安，或指縫出水，用天仙藤散；脾胃虚弱，兼四君子湯；如未應，用補中益氣湯。若脾肺氣滯，用加味歸脾湯，佐以加味逍遥散。

按《産寶》：夫妊娠腫滿，由臟氣本弱，因産重虚，土不剋水，血散入四肢，遂致腹脹，手足面目皆浮腫，小便秘澀。陳無擇云：凡婦人宿有風寒冷濕，妊娠喜脚腫，俗呼爲皺脚。亦有通身腫滿，心腹急脹，名曰胎水。凡妊娠經血壅閉以養胎，若忽然虚腫，乃胎中挾水，水血相搏，脾胃惡濕，主身之肌肉，濕漬氣弱則肌肉虚，水氣流溢，故令身腫滿也。然其由有自：或因泄瀉下痢，臟腑虚滑，耗損脾胃；或因寒熱瘧疾，煩渴，引飲太過，濕漬脾胃，皆能使頭面或手足浮腫也。然水漬於胞，兒未成形，則胎多損壞，及其臨産，日覺微腫，乃胞臟水少血多，水出於外，故現微腫則易生也。宿有寒氣，因寒冷所觸，故能令腹脹腫滿也。

按《産乳集》論云：三月成胎之後，兩足自脚面漸腫腿膝以來，行步艱辛，以致喘悶，脚指間有黄水出，直至分娩方消。此由婦人素有風氣，或衝任經有血風，未可妄投湯藥。亦恐大段甚者，慮將産之際費力，有不測之憂，故不可不治於未産之前也。古方論中少有言者，惟《名醫録》有姙娠足腫之説。若巢氏《病源》中但有子煩之論，《千金》并《産寶》方亦略言之。劉禹錫《續傳廣信方》以爲姙娠有水氣而成胎，《太平聖惠》亦言之，皆非也。元豐中，淮南陳景初，名醫也，獨有方論治此病，方名初謂之香附散，李伯時易名曰天仙藤散也。

腹内鐘鳴

治孕婦腹内鐘鳴，用鼠窟中土爲末，入麝香，酒調下二錢，立愈；或黄連濃煎汁，母常呷之。

註　按《産寶》云：小兒在腹中哭，其治法亦用空房中鼠穴土或黄連濃煎飲之即止，想即是證。又云：臍帶上疙瘩，兒含口中因姙婦登高舉臂，脱出兒口，以此作聲，令姙婦曲腰就地如拾物，仍入兒口即止。然黄連性寒，麝香開竅，當酌量用之。

臟燥悲傷

許學士云：一婦無故數次悲泣，是爲臟燥，用大棗湯而愈。又程虎卿内姙娠五月，慘切悲傷，亦投大棗湯而愈。

註　前證或因寒水攻心，或肺有風邪者，治當審察。

脈例

王子亨云：若姙娠其脈三部俱滑大而疾，在左則男，在右則女。經云：陰搏陽别謂之有子。搏者近也，陰脈逼近於下，陽脈則出於上，陰中見陽，乃知陽施陰化，法當有子。又：少陰脈動甚者姙子也。手少陰屬心，足少陰屬腎，心主血，腎主精，精血交會投識於其間，則有娠。又三部脈浮沉正等無病者，有姙也。左手尺脈浮洪者，爲男胎也；右手尺部浮洪者，爲女胎也。兩手尺部俱洪者爲兩男，俱沉實者爲兩女。又云：中指一跳一止者，一月胎；二跳二止者，二月胎也。

診婦人有姙歌

肝爲血兮肺爲氣，血爲榮兮氣爲衛。陰陽配偶不參差，兩臟通和皆類例。血衰氣旺定無姙，血旺氣衰應有體。

註　肝藏血爲榮，屬陰；肺主氣爲衛，屬陽。陰陽配偶者，是夫婦匹配，偶合媾精，乃有子也。若血少氣盛則無娠孕，若血盛氣少則有孕也。張世賢曰：肝藏血，肺主氣，血屬陰爲榮而行脈中，氣屬陽爲衛而行脈外，氣升血亦升，氣降血亦降，陰陽配偶，無一毫之參差，三陰三陽，舉皆兩臟通和而類其例焉。《素問》曰：金木者生殺之本始。木多而生，金多而殺。

寸微關滑尺帶數，流利往來幷雀啄。小兒之脈已見形，數月懷躭猶未覺。

註　寸脈微，關脈滑，尺脈帶數及流利雀啄，皆是經脈閉塞不行而成胎也。已上之脈，皆是血多氣少之脈，是懷小兒之脈已見形狀也。

左疾爲男右爲女，流利相通速來去。兩手關脈大相應，已形亦在前通語。

註　左手脈疾爲懷男，右手脈疾爲懷女。及兩脈流行滑利相通，疾速來去，或兩手關脈洪大相應，是其胎已有形狀也。

左脈帶縱兩個男，右手帶横一雙女。

註　縱者夫行乘妻，水行乘火，金行乘木，即鬼賊脈也，名曰縱。見在左手則懷兩個男兒也。横者妻乘夫也，是火行乘水，木行乘金，即所勝脈也，名曰横。見於右手，則懷一雙女兒也。

左手脈逆生三男，右手脈順還三女。

註　逆者子乘母也，是水行乘金，火行乘木，即己生脈也，名曰逆。見於左手，則懷三個男也。順者母乘子也，是金行乘水，木行乘火，即生己之脈也，名曰順。見於右手，則懷三個女兒也。

寸關尺部皆相應，一男一女分形證。

註 寸關尺部脈大小遲疾相應者，是懷一男一女形證之脈也。謂關前爲陽，關後爲陰，陰陽脈相應，故懷一男一女也。

有時子死母身存，或即母亡存子命。往來三部通流利，滑數相參皆替替。陽實陰虚脈得明，遍滿胷膛皆逆氣。

註 若寸關尺三部通行流利，皆替替有力而滑數，是皆陽實陰虚之脈，主姙婦逆氣遍滿胷膛而不順也。

左手太陽浮大男，右手太陰沉細女。

註 左手寸口爲太陽，其脈浮大則是懷男子。右手寸口爲太陰，其脈沉細爲懷女也。

諸陽爲男諸陰女，指下分明常記取。

註 諸陽脈，即大疾數滑實之類是也，當懷男子。諸陰脈，即沉細之類是也，當懷女子。

三部沉正等無絶，尺内不止真胎婦。

註 寸關尺三部脈浮沉正直齊等，舉按無斷絶，及尺内舉按不止住者，真的懷胎婦也。

夫乘妻兮縱氣霧，妻乘夫兮横氣助。

註 縱者，夫乘妻也，水行乘火，金行乘木，即鬼賊脈也。縱氣霧，霧者露也，又上下也，謂夫之陽氣，乘妻之陰氣，二氣上下相逐，如霧潤結子也。横者妻乘夫也，火行乘水，木行乘金，即所勝脈也。横氣助，謂兩旁横氣相佐助也。

子乘母兮逆氣參，母乘子兮順氣護。

註 逆者，子乘母也，水行乘金，火行乘木，即己生脈也。逆氣參，謂子氣犯母氣相乘，逆行之氣相參合也。金行乘水，木行乘火，即生己之脈，是母氣乘於子氣爲順，氣相護衛也。凡胎聚縱横逆順四氣以榮養，方以成形也。

小兒日足胎成聚，身熱脈亂無所苦。

註 婦人懷小兒五個月，是以數足胎成就而結聚也。必母身體壯熱，當見脈息燥亂，非病苦之證，謂五月胎已成，受火精以成氣，故身熱脈亂，是無病也。

汗出不食吐逆時，精神結備其中住。

註　謂姙胎受五行精氣以成形，禀二經以榮其母，懷姙至五月，其胎雖成，其氣未備，故胎氣未安，上衝心胷，則汗出不食，吐逆，名曰惡阻，俗呼選飯，惟思酸辛之味以調胎氣也。按池氏曰：婦人初繫胞，乃天一生水，二月受火之氣，其姙婦身熱脈亂，汗出不食，吐逆惡阻。三月受木之氣，精神結備，在其中住，氣和以榮其子，子氣以潤其母，而二氣榮潤，其子安住。

滑疾不散三月胎，但疾不散五月母。

註　姙娠三月名始胎，此是未有定儀，心胞脈養之故。脈見滑疾流利爲少氣多血，不散爲血氣盛，則始結爲胎也。其脈但疾數而不散者，是五個月懷胎之母也。

弦緊牢强滑利安，沉細而微歸泉路。

註　孕婦之脈，宜弦緊牢强滑利爲安吉之脈。若沉細而微，是脈與形不相應，故云死也。前文雖云太陰沉細，又云諸陰爲女，其說似有相違，但三部脈皆不沉細及微，故不同也。按前論與《脈訣》所云不同，觀者當自推之。再按通津子曰：前有太陰沉細之說，爲有姙平安之脈，及此以沉細而微爲死脈，似乎相反。蓋姙婦之脈，弦牢緊滑爲平脈，其三部之脈，或俱沉細而微，則爲死矣。

孕癰

治孕癰用烏藥五錢，水一鍾，煎七分，入牛皮膠一兩，煎化温服；或薏苡仁煮汁飲之。

註　孕癰即是腹内患癰。如前法不應，宜用牡丹皮散，或薏苡仁湯。

瘡瘍全書

宋·竇漢卿

産前不治證

婦人産前，咽喉痛而脈浮者不治；面赤而目睛上視者不治；面黑汗出者不治；心胷緊滿，吐痰不出者不治；自利不治；氣促，四肢厥冷者不治；心中怔忡，胷前紅甚，舌卷面赤，目上視者，不治。血氣攻心欲絶，面紅不治；自利喘不治；手足厥冷不治；潮熱往來，時發讝語，不治；胷腹脹急不治；喉中或雷聲或嗆食不治。

濟生方 宋·嚴用和

惡阻

惡阻者，即俗所謂惡食也。治療之法，順氣理血，豁痰導水，然後平安。

妊婦心下憒悶，吐逆不食，惡聞食氣，頭運，四肢百節煩痛，多臥少起，宜旋覆半夏湯。

妊娠惡阻，病酢心，胷中冷，腹痛吐逆，不喜飲，人參半夏湯。

妊娠胃虛，氣逆嘔吐不食，縮砂散。

子煩

妊娠四月受少陰君火氣以養精，六月受少陽相火以養氣，所以多苦煩悶。又有兩月而苦煩悶者，由母將理失宜，七情傷感，心驚膽怯而然也，麥門冬湯。

校正時賢治法

問曰：妊娠三兩月胎動不安者何？答曰：男女陰陽會通，血氣調勻，乃成其孕。設若下血腹痛，蓋由子宫久虛，致令胎墮，其危甚於正產。若妊娠曾受此苦，可預服杜仲圓以養胎。

問曰：胎動腹痛者何？答曰：胎動腹痛，其理不一。蓋緣飲食冷熱動風毒物，或因再交摇動骨節，傷犯胞胎，其候多嘔，氣不調和，或服熱藥太過，氣血相干，急服順藥安胎。不然，變成漏胎，則難安矣。或如聖湯亦可。

問曰：胎漏經血妄行者何？答曰：妊娠成形，胎息未實，或因房室驚觸，勞力過度，傷動胞胎，或食毒物，致令子宮虛滑，經血淋瀝，若不急治，敗血湊心，子母難保，日漸胎乾，危亡不久。

問曰：妊娠面赤口苦，舌乾心煩腹脹者何？答曰：蓋緣恣情飲酒，因食桃、梨、李、羊、鷄、面、魚腥毒物，致令百節痠疼，大小便秘結，可服歸涼節命散。

問曰：胎冷腹脹虛痛，兩脅虛鳴，臍下冷疼欲泄，小便頻數，大便虛滑者何？答曰：胎氣既全，子形成質，或食瓜果甘甜冷物，當風取涼，受不時之氣，則令胎冷，子身不能安處，皮毛疼痛，筋骨拘急，手足攣拳，致使母有危證，急服安胎和氣散。

問曰：妊娠心神忪悸，睡裏多驚，兩脅膨脹腹滿，連臍急痛，坐臥不寧，氣急逼迫胎驚者何？答曰：胎氣既成，五臟安養，皆因氣悶，或爲喧呼，心忪悸亂，致令胎驚，筋骨傷痛，四肢不安，急煎大聖散，安保胎孕則無危矣。

問曰：懷孕月數未滿半産者何？答曰：本因臟腑虛微，氣衰血弱，病起相感，精氣攻衝，侵損榮衛，有傷胞胎，以致損落，名曰半産。急宜補治，可保安寧，稍緩變成虛勞，不可醫也。養新去瘀，補虛扶危，芎藭補中湯。

問曰：妊娠小便淋瀝者何？答曰：本因調攝失宜，子臟氣虛，蓋緣酒色過度，傷其血氣，致水臟閉澁，遂成淋瀝，名曰子淋。宜服安榮散，通利小便。

問曰：妊娠下痢赤白者何？答曰：蓋因冷物傷脾，辛酸損胃，冷熱不調，胎氣不安，氣血凝滯，下痢頻頻，時有時無，或赤或白，腸鳴後重，穀道疼痛，急服蒙薑黄連圓，不問冷熱二證，皆可服之。腹中疞痛，下痢心下急滿者，當歸芍藥湯。

問曰：妊娠外感風寒，渾身壯熱，眼運頭旋者何？答曰：蓋因風寒客於皮膚，傷於榮衛，或洗項背，或當風取涼，致令頭目昏痛，憎寒發熱，甚至心胷煩悶。大抵産前二命所係，不可輕易妄投湯劑。感冒之初，止宜進芎蘇散以發散表邪，其病自愈。

問曰：姙娠瘧疾者何？答曰：榮衛虚弱，脾胃不足，或感風寒，或傷生冷，傳成瘧疾，急服驅邪散。莫待吐逆，見物不思，卒難醫療。

問曰：姙娠喘急，兩脅刺痛脹滿者何？答曰：蓋因五臟不利，氣血虚羸，因食生冷，或發熱憎寒，脣青面白，筋脈拘攣，骨節痠痛，皮毛乾濇，上氣喘急，大便不通，嘔吐頻頻，平安散主之。

問曰：姙娠頭旋目運，視物不見，顋項腫核者何？答曰：蓋因胎氣有傷肝臟，毒熱上攻，太陽穴痛，嘔逆，背項拘急，致令眼運生花，若加涎壅，危在片時，急煎消風散散之。

問曰：小腹虚脹者何？答曰：因食硬物傷胎，胎既受病，傳於脾胃，脾胃氣虚，冷逼小腹，狀若奔豚〔一〕，或腰重，大便秘濇，兩脅虚鳴，宜服勝金散，温中下氣即安矣。

儒門事親 元·張從政

子瘖

婦人重身九月而瘖啞不言者，是胞之絡脈不相續也。故經曰無治也。然雖有是言，不若煎玉燭散二兩，水半碗同煎至七分，去滓，入蜜少許，放温，時時呷之。令肺火下降，肺金自清，則聲復出，肺主聲音故也。

丹溪心法 元·朱震亨

金匱當歸散論

婦人有孕則礙脾，運化遲而生濕，濕而生熱。古人用白朮、黄芩爲安胎之聖藥，蓋白朮補脾燥濕，黄芩清

註〔一〕奔豚　原作「奔脈」，據文意改。

熱故也。況妊娠賴血培養，此方有當歸、川芎、芍藥，以補血尤爲備也。服此藥則易産，所生男女兼無胎毒，則痘疹亦稀，無病易育，而聰明智慧不假言矣。纍試纍驗。

調治法

凡妊娠調理，以四物去地黄加白朮、黄芩爲末，常服甚效。

産前當清熱養血。

産婦因火動胎逆，上作喘急者，急用條芩、香附之類爲末調下。

墮胎乃氣虚血熱，黄芩安胎，乃上中二焦藥，能降火下行。

益母草即茺蔚子，治産前産後諸病，能行血養血，難産可煎作膏。地黄膏、牛膝膏皆可用。

懷妊愛物乃一臟之虚，假如肝臟之虚，肝氣止能生胎，無餘用也。又云：不能榮其肝，肝虚故愛酸物。

産前安胎，白朮、黄芩爲妙藥也。條芩，安胎聖藥也。俗人不知，以爲寒而不敢用，反謂温熱之藥可養胎。殊不知産前宜清熱，令血循經而不妄行，故能養胎。

胎熱將臨月，以三補丸加炒香附、炒白芍蒸餅爲丸服。抑熱以三補丸，用地黄膏丸。

有孕八九個月，必用順氣，須用枳殼、紫蘇梗。

胎前病痙，多由風寒濕乘虚而感，皆從太陽經治之。

天行不息，所以生生而無窮。茺蔚子活血行氣，有補陰之妙，命名益母，以其行中有補也。故曰胎前無滯，産後無虚。

安胎用黄芩，必取細挺沉實置之水中不浮起者爲佳。

胎漏屬氣虚有熱，用四物湯加阿膠珠、白朮、條芩、香附、砂仁，加糯米，白水煎服。

婦人懷胎，亦有氣遏水道而虚腫者，此但順氣安脾，飲食無阻，既産而腫自消。

凡婦人胎前諸疾，只須以四物湯爲主，看證加減調治。如覺腹中煩悶，口苦厭食，不問月數多少，本方加白朮、條芩、砂仁煎服。如五六個月後，胎動不安，或逆搶逼心，本方加阿膠、艾葉、砂仁、枳殼、條芩、白朮、野苧根，入金銀同煎服。如氣血虚心煩，脈虚大無力，或怔忡手顫，及時有微熱，本方加人參、白朮、黄芩、甘草、酸棗仁、遠志、麥門冬、地骨皮等藥。如五六個月前無故下血，或因事下血，本方加條芩、白朮、甘草、白芷、茅根、地榆、桑寄生之類。如七八個月前後，面耳及四肢浮腫，本方加茯苓、澤瀉、白朮、條芩、炒梔子、厚朴、甘草梢、麥門冬之類。如孕中忽然口噤吐沫，不省人事，言語錯亂，本方合二陳湯加麥冬、竹茹、遠志、石菖蒲之類。如感冒風寒，頭痛發熱，或身體疼痛，本方合小柴胡湯，或更加細辛、白芷、防風、羌活等藥。如二三個月内，嘔吐惡心，不納飲食，謂之惡阻，本方去地黄加陳皮、半夏、砂仁、神麯、藿香、麥芽、蒼朮、白朮之類。或因事動胎，致胎不安，動撞不已，及下血欲墮，本方加人參、白朮、白茯苓、條芩、白芷、桑寄生、砂仁、阿膠珠、甘草等藥。或時有白濁白帶，本方加白茯苓、陳皮、蒼朮、半夏、神麯、牡蠣、龍骨之類。如無故腹痛瀉利清水，或發熱胎動不安，本方加白朮、茯苓、猪苓、澤瀉、蒼朮、訶子、陳皮、砂仁、神麯、乾薑之類。

懷孕者脈主洪數，若胎前脈細小濇弱者死。

格致餘論

元·朱震亨

胎墮

陽施陰化，胎孕乃成。血氣虚損，不足榮養，其胎自墮。或勞怒傷情，内火便動，亦能動胎。推原其本，皆因於熱火能消物，造化自然。《病源》乃謂風冷傷於子臟而墮，此未得病情者也。予見賈氏婦但有孕至三個月左右必墮，診其脈，左手大而無力，重取則濇，知其少血也。以其妙年，只補中氣，使血自榮。時正初夏，教以濃煎白朮湯，下黄芩末一錢，服三四十貼，遂得保全而生。因而思之，墮於内熱而虚者，於理爲多。曰熱曰虚，當分輕重，好生之工，幸毋輕視。

轉胞

轉胞病，胎婦之稟受弱者，憂悶多者，性急躁者，食味厚者，大率有之。古方皆用滑利疎導藥，鮮有應效。因思胞爲胎所墮，展在一邊，胞系了戾不通耳。胎若舉起，懸在中央，胞系得疎，水道自行。然胎之墜下，必有其由。一日，吴宅寵人患此，脈之兩手似濇，重取則弦，然左手稍和。余曰：此得之憂患。濇爲血少氣多，弦爲有飲。血少則胞弱而不能自舉，氣多有飲，中焦不清而溢，此胞之所以避而就下，故墜。遂以四物湯加參、朮、半夏、陳皮、生甘草、生薑，空心飲，隨以指探喉中，吐出藥汁，俟少頃氣足，又與一貼；次早亦然。如是與八貼而安。此法未爲的確，恐偶中耳。後又歷用數人，亦效，未知果如何耶？仲景云：婦人本肥盛且舉自滿全，羸瘦且舉空減，胞系了戾亦致胞轉。其義未詳，必有能知之者。

醫壘元戎

元・王海藏

諸六合湯法

若血虚而腹痛，微汗而惡風，四物湯加肉桂，謂之腹痛六合。若風眩運，加秦艽、羌活，謂之風六合。若氣虚弱，起則無力，恇然而倒，加厚朴、陳皮，謂之氣六合。若發熱而煩，不能睡卧者，加黄連、梔子，謂之熱六合。若虚寒，脈微自汗，氣難佈息，清便自調，加乾薑、附子，謂之寒六合。若中濕，身沉重無力，身涼微汗，加白朮、茯苓，謂之濕六合。

若婦人筋骨肢節痛，及頭痛脈弦，憎寒如瘧，宜治風六合，用四物湯四兩，防風、羌活各一兩。

若血氣上衝心腹，肋下滿悶，宜治氣六合，用四物湯四兩，木香、檳榔各一兩。

若臍下虛冷，腹痛及腰脊節間悶痛小腹痛者，宜延胡六合，用四物湯四兩，延胡、苦楝各一兩，碎炒焦。

若氣充經脈，故月事頻，併臍下多痛，宜芍藥六合，用四物湯四兩，芍藥一兩。

若經事欲行，臍腹絞痛，臨經痛者，血濇也，宜八物湯，用四物湯四兩，延胡、苦楝碎炒焦、檳榔、木香各一兩。

若經水過多，別無餘證，宜黃芩六合，用四物湯四兩，黃芩、白朮各一兩。

若經水濇少，宜四物湯內加葵花煎，又加紅花、血見愁。若虛勞氣弱，欬嗽喘滿，宜厚朴六合，用四物湯四兩，厚朴薑製一兩，枳實麸炒半兩。

若婦人傷寒汗下後，飲食減少血虛者，宜八物湯，用四物湯四兩，黃芪、甘草、茯苓、白朮各一兩。

若姙娠傷寒中風，表虛自汗，頭痛項强，身熱惡寒，脈浮而弱，太陽經病，宜表虛六合湯，用四物湯四兩，桂枝、地骨皮各七錢。

若姙娠傷寒，頭痛身熱無汗，脈浮緊，太陽經病，宜表實六合湯，用四物湯四兩，麻黃、細辛各半兩。

若姙娠傷寒，中風濕之氣，肢節煩疼，脈浮而熱，頭痛，太陽標病也，宜風濕六合湯，用四物湯四兩，防風、蒼朮製各七錢。

若姙娠傷寒，下後過經不愈，温毒發斑如錦文，宜升麻六合湯，用四物湯四兩，升麻、連翹各七錢。

若姙娠傷寒，胷脅滿痛而脈弦，少陽也，宜柴胡六合湯，用四物湯四兩，柴胡、黃芩各七錢。

若姙娠傷寒，大便硬，小便赤，氣滿而脈沉數，陽明太陽本病也，急下之，宜大黃六合湯，用四物湯四兩，大黃半兩，桃仁十個去皮尖麸炒。

若姙娠傷寒汗下後，欬嗽不止者，宜人參六合湯，用四物湯四兩，人參、五味子各五錢。

若姙娠傷寒汗下後，虛痞脹滿者，陽明本虛也，宜厚朴六合湯，用四物湯四兩，厚朴、枳實麸炒各半兩。

若姙娠傷寒汗下後不得眠者，宜梔子六合湯，用四物湯四兩，梔子、黄芩各半兩。

若姙娠傷寒，身熱大渴，蒸蒸而煩，脈長而大者，宜石膏六合湯，用四物湯四兩，石膏、知母各半兩。

若姙娠傷寒，小便不利，太陽本病，宜茯苓六合湯，用四物湯四兩，茯苓、澤瀉各半兩。

若姙娠傷寒太陽本病，小便赤如血狀者，宜琥珀六合湯，用四物湯四兩，琥珀、茯苓各半兩。

若姙娠傷寒汗下後，漏血不止，胎氣損者，宜膠、艾各半兩。一方加甘草同上。一方加乾薑、甘草、黄芪。

若姙娠傷寒，四肢拘急，身涼微汗，腹中痛，脈沉而遲，少陰病也，宜附子六合湯，用四物湯四兩，附子炮去皮臍、肉桂各半兩。

若赤白帶下，宜香桂六合湯，用四物湯四兩，肉桂、香附子各半兩。

若姙娠傷寒，畜血證，不宜墮胎藥下之，宜四物大黄湯下之，用四物湯加生地黄、酒浸大黄主之。

若虚熱病，四物與參蘇飲相合，名補心湯主之。

若四肢腫痛，不能舉動，四物蒼朮各半湯主之。

若治燥結，四物與調胃承氣湯各半，爲玉燭散。

若流濕潤燥，宜四物理中各半湯。

若保胎氣，令人有子，四物與縮砂四君子湯各半，名八珍湯。若熱與血相搏，口舌乾渴飲水，加栝蔞、麥門冬。若腹中刺痛，惡物不下，加當歸、芍藥。若血崩者，加生地黄、蒲黄、黄芩。若頭昏項强者，加柴胡、黄芩。若因熱生風者，加川芎、柴胡、防風。若臟秘濇者，加大黄、桃仁。若滑濇者，加官桂、附子。若嘔者，加白朮、人參、生薑。若大渴者，加知母、石膏。若發寒熱者，加乾生薑、牡丹皮、芍藥、柴胡。若水停心下微吐逆者，加猪苓、茯苓、防己。若虚寒似傷寒者，加人參、柴胡、防風。若産婦諸證各隨六經，以四物與仲景藥各半服之，其效如神。

古今圖書集成醫部全録卷三百八十六

婦人胎前門

證治要訣 明·戴思恭

惡阻

胎前惡阻，見食嘔吐，喜啖酸物，多臥少起，俗謂之病兒。蓋其人宿有痰飲，血壅遏而不行，故飲隨氣上，停滯肝經，肝之味酸，則必喜啖酸物。金剋木，以辛勝之，小半夏茯苓湯，甚者二陳湯。若嘔吐不食，心虛煩悶，宜橘蘇飲加竹茹指大。有服熱藥，致膈悶熱成疾，宜蒲黄散、荷葉散。

轉胞子淋不同

轉胞之説，諸論有之。以胎漸長，且近下逼近於胞，胞爲所逼而側，令人數泄，故名轉胞。胞即膀胱也。然子淋與轉胎相類，但小便頻數，點滴而痛爲子淋，頻數出少而不痛爲轉胞，間有微痛，終是與淋不同，并宜生料五苓散加阿膠一錢，更於胎前諸方求之。五味子八味圓加當歸，亦治轉胞。或更加車前子一味。髮灰湯尤好。

明醫雜著 明·王綸

論半産調護法

婦人半産，多在三個月及五月七月，除跌扑損傷不拘外，若前次三個月而墮，則下次必如期復然。蓋先於此時受傷，故後至期必應，乘其虚也。遇有半産者，産後須多服養氣血固胎元之藥以補其虚損。下次有胎，先於兩個半月後，即用固胎藥十數服，以防三月之墮；至四個半月後，再服八九服。防過五月，又至六個半月後，再服以防七月。及至九個月内，服丹溪達生散十數服，可保無虞。其有連墮數次，胎元損甚者，服藥須多且久，則可以留。方用四物湯加白朮、人參、陳皮、茯苓、甘草、阿膠、艾葉、條芩，多氣加香附、砂仁，有痰加薑、製半夏。調理姙娠，在於清熱養血，條實黄芩爲安胎聖藥，清熱故也，暑月宜加用之。養胎全在脾胃，譬如鐘懸於梁，梁軟則鐘下墜，折則墮矣。故白朮補脾爲安胎君藥。若因氣惱致胎不安者，宜用川芎、陳皮、茯苓、甘草，多加砂仁，少佐木香以行氣。

醫學入門　明·李梴

胎前宜清熱養血

婦人無病，月事時下，乃能受孕。氣血充實，則可保十月分娩，子母無虞。若衝任不充，偶然受孕，氣血不足榮養其胎，宜預服八珍湯，補養氣血以防之，免其墜墮。或原有熱而後受孕，或孕後挾熱，及七情勞役動火，輕則胎動不安，重則遇三五七陽月必墮，火能消物故也，宜安胎丸常服以清其熱，熱清則血循經而不妄行，所以養胎也。諺云：胎前不宜熱，良有以哉！

逐月依經調治

各經氣血多少虚實不調，則胎孕不安，逐月依經調之，免墮胎患，大忌男女交合。

逐月胎脈所主

夫人之有生也，母之血室方開，父之精潮適至，陰幕既翕，如布袋絞紐，而精血乘衝氣，自然旋轉不息，如蜣蜋之滚糞吞啖，含受成胎，團圓璇璣，九日一息不停，然後陰陽大定，元黄相包，外似纏絲瑪瑙，其中自成一竅，空洞虚圓，與鷄子黄中一穴相似，而團圓之外氣，自凝結爲胎衣，初薄漸厚，如彼米飲豆漿面上自結一皮，中竅日生，從無入有，精血日化，從有入無，九日之後，次九又九凡二十七日，即成一月之數，竅自然凝成一粒，如露珠然，乃太極動而生陽，天一生水，謂之胚，足厥陰脈所主也。此月經閉無潮無痛，飲食稍異平日，不可觸犯，及輕率服藥。

又三九二十七日，即二月數也。此露珠變成赤色如桃花瓣子，乃太極静而生陰，地二生火，謂之䏍，足少陽脈所主也。此月腹中或動或不動，猶可狐疑，或吐逆思酸，名曰惡阻，有孕明矣。或偏嗜一物，乃一臟之虚，如愛酸物，乃肝臟止能養胎而虚也。二三個月間，忽心腹痛不安者，用當歸三錢，阿膠、甘草各三錢，葱四莖煎服。

又三九二十七日，即三月數。百日間，變成男女形影，如清鼻涕中，有白絨相似，以成人形，鼻與雌雄二器，先就分明，其諸全體，隱然可悉，斯謂之胎，乃太極之乾道成男，坤道成女，手厥陰脈相火所主。胎最易動，古芩朮湯或爲丸頻服最妙。如無惡阻等證，胎有可疑者，用驗胎法，以川芎爲末一錢，五更艾湯調服，服後腹中不覺動者則爲經病，如覺微動者則爲有孕。或因驚恐墜墮，胎氣不和，轉動不能，臍腹疼痛者，温酒調下二錢，加當歸尤妙。如胎不安，及腰背痛不可忍者，古杜續丸。

四月男女已分，始受水精以成血脈，形象具，六腑順成，手少陽脈所主。多心腹膨脹，飲食難消，甚者用平胃散换白朮加香附、烏藥、大腹皮。如因驚怒，動胎下墜，小腹痛引腰脅，小便疼痛下血者，安胎當歸湯。四五個月，忽心腹㽲痛者，用大棗十四枚炒黑，鹽一錢燒赤爲末，取一撮，酒調服之立愈。

五月始受火精以成陰陽之氣，筋骨四肢已成，毛髮始生，足太陰脈所主。

六月始受金精以成筋，口目皆成，足陽明脈所主。五六月胎不安者，安胎飲、固胎飲選用。

七月始受木精以成骨，皮毛已成，遊其魂能動左手，手太陰脈所主。如胎氣不安常處者，亦名阻病，宜旋覆花散。

八月始受土精以成皮膚，形骸漸長，九竅皆成，遊其魄能動右手，手陽明脈所主。如胎不安者，單砂仁略炒爲末，米飲下，止痛行氣甚捷，但非八九個月内不可多服。如胎肥大者，束胎丸。

九月始受石精以成皮毛，百節畢備，三轉其身，足少陰脈所主。

十月受氣足，五臟六腑齊通，納天地氣於丹田，使關節人神皆備，足太陽脈所主。惟手少陰、太陽二經無所專主者，以君主之官無爲而已。此兩月素難産者，達生散；素肥盛及奉養安逸太過者，枳殼散；素怯弱者，益母救生散。

惡阻

或大吐，或時吐清水，惡聞食臭，由子宮經絡絡於胃口，故逢食氣引動精氣衝上，必食吐盡而後精氣乃安。亦有悞交合而子宮穢盛者，過百日則愈。治法：痰多者，二陳湯加竹茹、生薑，熱加芩、連。因怒單黄連丸，茯苓煎湯下。無因而嘔者，左脈必弱，頭疼，全不入食者，八物湯合二陳湯加枳、梗。氣弱者，四君子湯加陳皮、麥門冬、厚朴、竹茹；日久水漿不入，口吐清水者，幷加丁香。惡聞食氣，多臥少起者，旋覆花散。三四個月病惡阻者，多胎動不安，或兼腰腹疼痛者，保胎飲。兼瘧痢口中無味，及曾傷風冷者，醒脾飲子。兼傷食者，二陳湯加砂仁、香附，或單白朮爲丸，或單砂仁爲末，米飲下；甚者紅丸子極效。

子煩

姙孕心煩躁悶，謂之子煩。多受胎於四五個月間，相火用事，或應天令五六月間，君火大行，俱能乘肺以致煩躁胎動不安。大抵相火盛者，單知母爲末，蜜丸芡實大，每三丸酒下。日月未足，欲産及難産者亦效。君火盛者，單黄連丸。心神不安者，硃砂安神丸。煩甚恐傷胎者，罩胎散，切不可以虛煩藥治之。或有停痰積飲滯於胷膈之間，亦令煩躁胎動不安者，用茯苓、防風、麥門冬、黄芩等分，竹葉減半，水煎，入竹瀝調服。

子懸

姙孕四五個月以來，相火養胎，以致胎熱氣逆湊心，胷膈脹滿疼痛，謂之子懸，宜紫蘇飲。有鬱心腹脹滿甚者，加莪朮及丁香少許。不食者古芩朮湯，倍白朮加芎藭。火盛極一時，心氣悶絶而死，紫蘇飲連進救之。有誤服動胎藥，子死腹中者，古芎歸湯救之。

傷寒

産前安胎爲主，古法無犯胃氣及上二焦。犯胃氣者，謂攻下也。犯上焦者，謂發汗也。犯中焦者，謂取吐也。不可發汗吐下，但當和解。胎前丸藥必加白朮、黄芩安胎爲主。尋常外感，小柴胡去半夏加白朮合四物湯，或合四君子湯，最能保胎除熱。如傷寒太陽證見，九味羌活湯合四物湯；陽明證見，升麻葛根湯；少陽證見，小柴胡湯；太陰證見平胃散加白朮、枳實；熱者大柴胡湯加厚朴、當歸。少陰證見，人參三白湯加當歸，熱者涼膈散。厥陰證見，理中湯，熱者六一順氣湯。已上俱宜合四物湯服之。其餘變證，照依古法。表證具者芎蘇散、古芩朮湯、前胡七物湯、黄龍湯。傷暑者，柴胡石膏湯。嘔逆不食胎動者，麥門冬湯。嘔吐不食心煩者，蘆根湯。發熱煩悶者，生葛根一味，水煎服。發斑者，梔子大青湯、升麻六物湯。發狂者，秦艽散。時氣大熱恐胎墜者，用伏龍肝末，水調塗臍下，乾則再塗，病瘥乃止。如胎已死者，葱豉湯、葱白一物湯。

胎動

胎動因七情氣逆，心腹脹滿疼痛者，紫蘇飲；因外感發熱，頭痛嘔逆，胷脅脹滿者，安胎飲加柴胡大腹皮。氣血虚者，安胎飲倍參朮服。熱者，固胎飲。

胎動下血者，膠艾芎歸湯，或加砂仁、秦艽、卷柏、桑螵蛸、桑寄生、杜仲。下血腹痛難忍，或下黄汁如漆如豆汁者，用野苧根、金銀花根各五錢，水酒各半盞煎服。下血産門痛者，用單黄連末一錢，酒調服。孕婦或從高墜下，或爲重物所壓，致動胎元，心腹痛甚下血者，用砂仁略炒勿焦爲末，熱酒鹽湯艾湯皆可調服，覺腹中熱，其胎即安。胎家無所不治，功同芩、朮。如去血過多者，古芎歸湯加膠、艾。

胎動腹痛，服安胎藥不止者，須辨寒熱虚實。寒者理中湯加砂仁、香附。熱者黄芩湯。血虚胎痛者四物湯；或平胃散加蘇鹽煎湯，呑二宜丸。氣虚痛者，四君子湯加芍藥、當歸。氣實心腹脹痛者，用香附、枳殻等分爲末，空心白湯下。

胎動心痛寒者，艾葉、小茴、川楝等分，空心水煎，或草豆蔻丸。熱者，二陳湯去半夏加山梔、黄芩。

胎動心腹痛，素有冷氣，腹痛衝心如刀刺者，四物湯去地黄加茯苓、厚朴、人參、吴萸、桔梗、枳殻、甘草，水煎服。心腹大痛氣欲絶者，古芎歸湯加茯苓、厚朴等分，水煎服。單方用鯉魚如食治，入大棗十四枚，炒鹽一錢，酒少許煮汁飲之。不飲酒者，用鯉魚和粳米薑葱煮粥，十日一食，善能護胎長胎。

胎動腰痛，最爲緊急。痠痛者，必欲産也。因七情者，紫蘇飲加杜仲、續斷。因閃挫者，用破故紙二錢，核桃肉一個研匀，空心酒調服。素虚痛者，青莪丸。腰痛如折不能轉側者，用鹿角五錢，火煅酒淬，再煅再淬，以碎爲度，酒調服。

治胎動，通用古芩朮湯加阿膠，風邪加生薑、豆豉，寒加葱白或乾生薑少許，熱加天花粉，寒熱加柴胡，項强加葱白，温熱腹痛加白芍，腹脹加厚朴，下血加艾葉、地榆，腰痛加杜仲，驚悸加黄連，煩渴加麥門冬、烏梅，思慮太過加茯神，痰嘔加旋覆花、半夏麯，勞役加黄芪，氣喘去白朮加香附，便燥加麻子仁，素慣難産加枳殻、蘇葉，素慣墮胎加杜仲，素血虚加芎、歸，此安胎之聖藥也。凡卒有所下，急則一日三五服，緩則五日十日一服，常服安胎易産，所生男女又無胎毒。蓋姙孕脾土運化遲滯則生濕，濕則生熱，故用黄芩清熱以養血，白朮健脾以燥濕。金匱當歸散、加味養榮丸，皆此方而推之也。

胎漏

心腹痛而下血者爲胎動，不痛而下血者爲胎漏。熱者下血必多。內熱作渴者，四物湯加白朮、芩、連、益母草，或金匱當歸散，加味養榮丸。血黑成片者，三補丸加香附、白芍。血虛來少者，古膠艾湯或合四物湯、長胎白朮丸。氣虛者，四君子湯加黃芩、阿膠。因勞役感寒，以致氣虛下血欲墜者，芎歸補中湯。或下血如月信，以致胞乾子母俱損者，用熟地、炒乾薑各二錢爲末，米飲調服。亦有肥盛婦人，月水當來者，或因登廁風攻陰户者，雖不服藥，亦或無恙。但作胎漏，遽用濇藥治之反墮。惟犯房下血者，乃真漏胎也，八物湯加膠艾救之。

尿血

胎漏自人門下血，尿血自尿門下血。妊娠尿血，屬胞熱者多，四物湯加山梔、髮灰，單苦蕒菜飲亦妙。因暑者，益元散加升麻煎湯下。稍虛者，膠艾四物湯。久者，用龍骨一錢、蒲黃五錢爲末，酒調服。

子淋

妊孕飲食，積熱膀胱，以致小便閉濇，又謂之子漏，宜古芎歸湯加木通、麥門冬、人參、甘草、燈心。臨月，加滑石爲君。熱甚者，五苓散。原因房勞內傷胞門衝任，虛者，四物湯合六君子湯或腎氣丸。

轉胞

妊孕，脬爲胎壓，展在一邊，脬系轉戾，小便不通，稟弱性急味厚者多有之。治療之法，但升舉其胎，脬轉水道自通，宜四物湯合六君子湯去茯苓，探吐以提之，不可專用滑滲之藥。有素肥盛忽瘦，兩尺脈絶者，陽虛也，腎氣丸主之。甚者，冬葵子、赤茯苓、赤芍等分水煎，入髮灰少許。有熱者，古芩朮湯合益元散服之。

遺尿

姙娠遺尿，古方用白薇、白芍等分爲末，每三錢酒調服。然亦有虛有熱。赤者屬熱，古芩朮湯，加山茱萸、五味子少許。白者屬虛，安胎飲或鷄胜脛散。

子腫

子腫多五六個月有之，宜五皮散倍加白朮爲君。氣喘小便不利者，防己散。濕熱盛者，單山梔爲末，米飲調服；或單山梔丸。

姙孕七八個月以來，兩脚浮腫，甚者平胃散加木瓜。挾外感者，檳蘇散。如脚腰腫者，腎著湯。手脚腫者，用赤小豆、桑白皮等分煎服，重者加商陸。

中風

體虛受風而傷太陽之經絡後，復遇風寒相搏，發則口噤背强，痰涎壅盛，昏運不識人，時醒時作，謂之鬼運，又曰子癇，又曰痙。甚則角弓反張，小續命湯。重者羚羊角湯，輕者四物加葛根、牡丹皮、秦艽、細辛、防風、竹瀝，痰加貝母、陳皮、茯苓、甘草或古芎活散。如中風寒犯觸，身體盡疼，乍寒乍熱，胎不安，常苦頭眩，痛繞臍下，寒時時小便白如米泔或青黄，寒慄腰苦冷痛，目視䀮䀮者，四君子湯去茯苓加當歸、厚朴、韭白、薑煎，入酒調服。不醒人事者，荆芥散。

醫學正傳

明·虞摶

總論

或問：姙娠之婦，有按月行經而胎自長者，有三五個月間，其血大下而胎不墮者，或及期而分娩，或踰月而始生，其理何歟？曰：其按月行經而胎自長者，名曰盛胎，蓋其婦血氣充盛，養胎之外，其血猶有餘故也。其有數月之胎而血大下，謂之漏胎，蓋因事觸動任脈，故血下而未傷於子宮故也。雖然，孕中失血，胎雖不墮，其氣血一虧，多致踰月不産。余曾見有十二三月，或十七八月，或二十四五個月生者，往往有之，俱是血氣不足胚胎難長故耳。凡十月之後未産者，當大補氣血之藥以培養之，庶分娩之無憂也。學者不可不知。

鬼胎

或問：婦人懷鬼胎者何歟？曰：晝之所思，爲夜之所見。凡男女之性婬而虚者，則肝腎之相火無時不起，故勞怯之人，多夢與鬼交。夫所謂鬼胎者，僞胎也，非實有鬼神交接而成胎也。古方有云，思想無窮，所願不遂，爲白淫白濁；流於子宮，結爲鬼胎。乃本婦自己之血液婬精，聚結成塊，而胷腹脹滿，儼若胎孕耳。非僞胎而何？或曰：嘗閲滑伯仁《醫驗》謂仁孝廟廟祝楊天成一女，薄暮遊廟廡，見黄衣神覺心動，是夕夢與之交，腹漸大而若孕。邀伯仁治，診之曰：此鬼胎也。其母道其由，與破血墮胎之藥，下如蝌蚪魚目者二升許遂安。此非遇神交乎？曰：有是事而實無是理。豈有土木爲形，能與人交而有精成胎之理？噫！非神之惑於女，乃女之惑於神耳。意度此女年長無夫，正所謂思想無窮，所願不遂也。有道之士，勿信乎邪説之惑焉！

證治準繩

明・王肯堂

墮胎

袁先生云：受胎在腹，七日一變，展轉相成，各有相生。今婦人墮胎在三月、五月、七月者多，在二、四、六月者少。臟陰而腑陽，三月屬心，五月屬脾，七月屬肺，皆在五臟之脈，陰常易虧，故多墮耳。如昔曾三月墮胎，則心脈受傷，須先調心，不然，至三月復墮。昔曾五月墮胎，則脾脈受傷，後至五月復墮，宜先治脾。惟有一月之內墮胎，則人皆不知有胎，但知其不受妊，不知其受而墮也。一月屬肝，怒則墮，多洗下體則竅開亦墮，一次既墮，則肝脈受傷，他次亦墮。今之無子者，大半是一月墮胎，非盡不受妊也。故凡初交之後，最宜將息，勿復交接以擾其子宮，勿令怒，勿令勞，勿令舉重，勿令洗浴，而又服養肝平氣之藥，胎可固矣。

受形分男女論

程鳴謙云：褚澄氏言：男女交合，陰血先至，陽精後衝而男形成；陽精先入，陰血後參而女形成。信斯言也，人有精先泄而生男，精後泄而生女者，獨何歟？東垣曰：經水才斷一二日，血海始淨，感者成男；四五日，血脈已旺，感者成女。至於六七日後，則雖交感，亦不成胎。信斯言也，人有經始斷交合生女、經久斷交合生男者，亦有四五日以前交合無孕、八九日以後交合有孕者，獨何歟？俞子木撰《廣嗣要略》，著方立圖謂：實陽能入虚陰，實陰不能受陽，即東垣之故見也。又謂微陽不能射陰，弱陰不能攝陽。信斯言也，世有尫羸之夫，怯弱之婦，屢屢受胎，雖欲止之而不能止者；亦有血氣方剛，精力過人，顧乃艱於育嗣而莫之救者，獨何歟？朱丹溪論治專以婦人經水爲主，然富貴之家，侍妾已多，其中寧無月水當期者乎？有已經前夫頻頻生育，而娶此以圖其易者，顧亦不能得胎，更遣與他人，轉盼生男矣，豈不能受孕於此而能受孕於彼乎？愚以爲父母之生子，如天地之生物，《易》曰坤道，其順乎承天而時行。夫知地之生物，不過順承乎天，則知母之生子，亦不過順承乎父而已。知母之順承乎父，則種子者果以婦人爲主乎？以男子爲主乎？然所謂主於男子者，不拘老少，不拘强弱，不拘康寧病患，不拘精易泄難泄，只以交感之時，百脉齊到爲善耳。交感而百脉齊到，雖老雖弱，雖病患雖易泄，亦可以成胎。交感而百脉參差，雖少雖强，雖康寧，雖難泄，亦難以成胎矣。婦人所構之血，固由於百脉合聚，較之男子之精，不能無輕重之分也。孔子曰：大哉乾元，萬物資始；至哉坤元，萬物資生。豈無意乎？若男女之辨，又不以精血先後爲拘，不以經盡幾日爲拘，不以夜半前後交感爲拘，不以父强母弱、母强父弱爲拘，只以精血各由百脉之齊到者别勝負耳。是故精之百脉齊到，有以勝乎血，則成男矣；血之百脉齊到，有以勝乎精，則成女矣。至有既孕而小産者，有産而不育者，有育而不壽者，有壽而黄耇無疆者，則亦有精血之堅脆分爲修短耳。世人不察其精血之堅脆，已定乎稟受之初，乃以小産專責之母，以不育專付之兒，以壽夭專諉之數，不亦謬乎！

氣弱用氣六合論

河間云：氣虚弱，起則無力，恇然而倒，加厚朴、陳皮，謂之氣六合。夫厚朴、陳皮，泄氣之藥也。氣不足而用泄氣之藥可乎？當以參、朮易之。

半産

《便産須知》云：小産不可輕視，將養十倍於正産可也。又云：半産即肌肉腐爛，補其虚損，生其肌肉，益其氣血，去其風邪，養其臟氣，將養過於正産十倍，無不平復，宜審之！

肚癰

大凡孕婦病肚癰者，與尋常治法迥異，内用紫蘇飲安胎，勿輕與他藥。若臨月則兒與膿俱下；若尚遠則膿自大腑出；若初萌只服藥可消；若癰在外面，其證必熱，惟可用中和藥收功，亦須審輕重用之，恐有誤也。

廣嗣紀要 明·萬全

轉女爲男法

夫婦構精，陰陽分形，陽精勝者爲男，陰血勝者爲女，固已别矣，豈能轉移之耶？雖三月男女分形，陽精勝者爲男，陰血勝者爲女，蓋一月、二月之間精血混合，男女之形未彰，至於三月陰陽始判，震巽之索斯定，故曰男女分也。謂初受之氣，於兹始定，非謂陰陽男女初無定體，必待三月而後分，故可以轉移變化之耳。古人留是法者，必有所試，陰陽變化之妙，不可得而知焉。

墮胎

孕而多墮者，男子貪淫情縱，女子好慾性偏，兼以好食辛酸熱物，暴損衝任，故有墮胎之患。其膏粱與藜藿婦人不同，慾之多寡故也。有一等婦人，有胎似乎無胎，痰氣疼痛發熱，醫者不明脈理，妄施耗氣退熱之劑，不知胎氣宜養，病氣宜攻，若有胎反用攻藥，豈不誤歟？故養胎者血也，護胎者氣也。或有婦人小産太多，及至中年，設法服藥保全，但慾心不絶，其性情不改，百凡上氣逆損衝任，因而殞命者有之。故昔人有言，飛禽抱卵，走獸懷胎，物類尚能保全産育，人爲萬物之靈，反不及此，何也？

子懸

五臟系皆通於心，而心通五臟系也。故胞門子户，上通心系，胎氣和則安静而不動，胎氣不和則伸縮轉動，牽拽其系而心痛，如物懸墜之狀，名曰子懸。

子煩

子煩之證，皆屬於熱，有虚有實，更宜分十二經養胎之月，各隨其臟氣治之。此吾家傳之秘，羣書未載。

子腫

妊娠七八月後兩脚腫者，未可醫治，至産後其腫自消。如兩脚腫甚者，宜白朮、茯苓、防己、木瓜主之。

傷寒

妊娠傷寒，專以清熱安胎爲主，或汗或下，各宜隨其五臟表裏所見脈證主治，勿犯胎氣。故在表發汗，以香蘇散爲主方；半表裏則和解之，以黄龍爲主方；在裏則下之，以三黄解毒湯爲主方。此吾家傳之秘，活人甚多。如古方六合湯，雖分治詳明，猶不及此切當。

預防難産

婦人之懷胎，有膏粱藜藿勞逸苦樂之殊，豈必人人有難産之厄哉？自湖陽公主後始有瘦胎之論，前此有寤生者，豈無法耶？即今之娠婦，未有盡服求胎藥者。蓋生育者婦人之常，非病故不用藥耳。惟素有難産之苦者，不得不講求其方，以爲保生之計。其束胎之方，用各不同，如枳殼瘦胎散，及用滑石方，氣實多痰者宜用之。達生散、束胎丸，氣虚少有熱者宜用之。若不審其虚實，不若不服之善也。

婦人秘科 明·萬全

胎前賦

震風之喜有徵，妊娠之脈必確。尺數關滑而寸盛，陽搏陰别而雀躍。精神雖倦兮，桃腮更姸；飲食初惡兮，天癸不落。無妨惡阻之害，所慎漏胎之濁。熱要清兮，脾不可弱。熱弗清兮而胎動不安，脾若虚兮而胎危易墮。惟以安胎爲本，其餘雜證治末。斯先哲之格言，宜後人之守約。

子懸急痛而勿疑，子癇卒倒而可愕。子滿胎肥而氣壅，子瘧脾虚而氣弱。子煩子淋兮，胎熱所爲；子腫子氣兮，胎水所作。子嗽子痢兮，病轉劇而胎損；傷寒傷食兮，痰苦多而成惡。常慘常笑兮，肺氣結而非祟；暴啞不語兮，心血虚而勿藥。胎若肥而瘦胎速進，脈怕微而診脈休錯。

胚胎之後，禁忌不可再犯；臨産之前，戒慎乃爲要約。預備藥物，審擇穩婆。禁譁去疑兮，恐産母之心動；居安守静兮，令産母之氣和。兒身未轉兮，坐草不宜太早；胞漿既破兮，使力未可太過。或逆或横兮，在穩婆之妙手；若遲若留兮，係催生之聖藥。

醫藥之係匪輕，母子之命所托。差之毫釐，甚於水火。胎衣未下兮，取之有道；惡露未盡兮，去之勿過。血迷血運兮，死生存乎呼吸；血脹血痛兮，攻擊戒乎揮霍。但以補虚爲主，莫因他病而訛。藥喜甘温兮，切忌苦寒；脈宜和緩兮，最嫌洪數。

惡阻各歸於臟腑，諸病若似於障魔。頭旋而常見黑花兮，乙木之病；聲啞而乍見鬼神兮，丁火之疴。臍下痛而或淋或秘兮，溝瀆塞於污淤；腹中痛而或脹或腫兮，倉廩積乎陳莝。息逆而喘嗽不寧兮，因犯素天之氣；腰疼而俯仰不利兮，乃衝元海之波。煩熱兮責其無血而陰虚，羸怯兮知其蓐勞而氣弱。能詳察夫證候，斯可議乎方藥。

安胎胡連兮，在娠娠爲最宜；瘦胎達生兮，視形證而休錯。黑神去惡血而可取胎衣，十全補虚羸而能除陰火。吐露靈府之珠璣，掣開醫門之鎖鑰。

養胎

婦人受胎之後，最宜調飲食，淡滋味，避寒暑，常得清純和平之氣以養其胎，則胎元完固，生子無疾。今爲婦者，喜啖辛酸煎炒肥甘生冷之物，不知禁口，所以脾胃受傷，胎則易墮，寒熱交雜，子亦多疾。況多食酸則傷肝，多食苦則傷心，多食甘則傷脾，多食辛則傷肺，多食鹹則傷腎，隨其食物傷其臟氣，血氣筋骨，失其所養，子病自此生矣。

受胎之後，喜怒哀樂，莫敢不慎。蓋過喜則傷心而氣散，怒則傷肝而氣上，思則傷脾而氣鬱，憂則傷肺而氣結，恐則傷腎而氣下。母氣既傷，子氣應之，未有不傷者也。其母傷則胎易墮，其子傷則臟氣不和，病斯多矣。盲聾喑啞，癡呆癲癇，皆稟受不正之故也。

婦人受胎之後，凡行立坐臥，俱不宜久，久則筋骨肌膚受傷，子在腹中，氣通於母，必有傷者。如恣情交合，子生下，頭上有白膜，滯膩如膠，俗呼戴白生者，其亦子母相通之一驗矣。婦人懷胎，睡臥之處，要人護從，不可獨寢，邪氣易侵；虛險之處，不可往來，恐其墮跌。

子滿

孕婦至七八個月，其胎長大，腹大脹滿，逼迫子户，坐臥不安，謂之子滿，束胎飲主之。

外科諸病

姙娠咽喉痛者，東垣涼膈散加牛蒡子炒杵碎一錢。

姙娠口舌生瘡者，東垣涼膈散主之。

孕婦多有病乳癰者，托裏解毒湯主之。

孕婦背上生瘡毒者，此陽明經也，本方去青皮，加升麻、葛根各一錢。

孕婦胷前兩頰生瘡毒者，此少陽經也，本方去白芷加柴胡、膽草、梔子。

孕婦肩髆腋下生瘡毒者，太陰經也，本方去青皮加陳皮、桔梗、桑白皮、天冬各一錢。

孕婦胯内陰旁生瘡毒者，厥陰經也，本方去白芷倍加青皮。

孕婦手足掌内生瘡毒者，少陰經也，本方去白芷、青皮、天花粉，加黄連、黄蘗、木通各一錢。

景岳全書

明·張介賓

男女論

胎有男女則成有遲速，體有陰陽則懷有向背。男動在三月，陽性早也；女動在五月，陰性遲也。女胎背母而懷，故母之腹軟；男胎面母而懷，故母之腹硬。此皆得理之談，所當察也。

安胎總論

凡姙娠胎氣不安者，證本非一，治亦不同。蓋胎氣不安，必有所因，或虚或實，或寒或熱，皆能爲胎氣之病，去其所病，便是安胎之法。故安胎之方，不可執，亦不可泥其月數，但當隨證隨經，因其病而藥之，乃爲至善。若謂白朮、黄芩乃安胎之聖藥，執而用之，鮮不誤矣。

胎氣有寒而不安者，其證或吞酸吐酸，或嘔惡脹滿，或喜熱畏涼，或下寒泄瀉，或脈多沉細，或絶無火證而胎有不安者，皆屬陽虚寒證，但温其中而胎自安矣。宜用温胃飲、理陰煎之類，加減主之。亦當以平素之臟氣，察其何如，酌而用之。

胎氣有熱而不安者，其證必多煩熱，或渴或躁，或上下不清，或漏血溺赤，或六脈滑數等證，宜涼胎飲、保陰煎之類主之。但熱而無虚者，如枳殼湯、益母丸、黄芩散之類，皆可擇用，清其火而胎自安矣。

胎氣有虚而不安者，最費調停。然有先天虚者，有後天虚者，胎元攸係，盡在於此。先天虚者，由於稟賦，當隨其陰陽之偏，漸加培補，萬毋欲速，以期保全。後天虚者，由於人事，凡色慾勞倦飲食七情之類，皆能傷及胎元。治此者，當察其所致之由因病而調，仍加戒慎可也。然總之不離於血氣之虚，皆當以胎元飲爲主。若心脾氣虚於上者，宜逍遥飲、歸脾湯、壽脾煎之類主之。肝腎不足於下者，宜左歸飲、右歸飲、固陰煎主之。氣血俱虚者，宜五福飲、八珍湯、十全大補湯之類主之。脾腎氣虚而兼帶濁者，宜秘元煎、菟絲煎之類主之。多嘔惡者，當隨前證前方各加二陳湯之類以和之。凡治虚證，貴在隨機應變，誠有不可以鑿執言者。

胎氣有實滯氣滯，凡爲惡阻爲脹滿而不安者，惟其素本不虚，而或多鬱滯者乃有之。但察其所由而開之導之，諸治實者固無難也。嘔吐不止者，二陳湯加枳殼、砂仁主之，或用人參橘皮湯亦妙。食滯脹滿不安者，小和中飲加減主之。肝氣滯逆脹滿不安者，解肝煎主之。怒動肝氣兼火者，化肝煎主之。脾肺氣滯上攻作痛者，紫蘇飲主之。氣滯兼痰者，四七湯、二陳湯加當歸主之。氣滯兼火爲脹爲煩者，枳殼湯、束胎丸之類主之。

王節齋曰：調理妊婦，在於清熱養血。白朮補脾，爲安胎君藥，條實黄芩爲安胎聖藥，清熱故也，暑月宜加用之。此一説者，雖若有理，而實有大病，不可不辨也。夫孕之胎氣，必隨母之臟氣。大都陰虚者多熱氣；陽虚者多寒氣；寒之則寒，熱之則熱者，是爲平氣。今以十人言之，則寒者居其三，熱者居其三，平者居其四，此大較也。若謂受胎之後必增内熱，自與常人不同，則何以治惡阻者，必用二陳、六君、生薑、半夏之屬而後效，其果增熱否乎？故治熱宜黄芩，寒則不宜也。非惟寒者不宜也，即平氣者亦不宜。蓋凡今之胎婦，氣實者少，氣虚者多。氣虚則陽虚而再用黄芩，有即受其損而病者，有用時雖或未覺，而陰損胎元，暗殘母氣，以致産婦羸困，或兒多脾病者，多由乎此。奈今人不能察理，但以聖藥二字，認爲胎家必用之藥，無論人之陰陽强弱，凡屬安胎無不用之，其害蓋不少矣。至若白朮，雖善安胎，然或用不得善，則其性燥而氣閉。故凡陰虚者非可獨用，氣滯者亦當權宜。是以用藥之難，當如盤珠，有不可膠柱而鼓瑟也。

惡阻

妊娠之婦，每多惡心嘔吐，脹滿不食，然亦虚實不同，所當辨而治之。

凡惡阻多由胃虚氣滯，然亦有素本不虚，而忽受胎妊，則衝任上壅，氣不下行，故爲嘔逆等證，及三月餘而嘔吐漸止者，何也？蓋胎元漸大，則臟氣僅供胎氣，故無暇上逆矣。凡治此者，宜以半夏茯苓湯、人參橘皮湯之類，隨宜調理，使之漸安，必俟及期方得帖然也。若中脘多痰者，用二陳湯加枳殻，或用半夏茯苓湯。飲食停滯作脹者，宜小和中飲加減主之。氣逆上作脹者，宜半夏茯苓湯加枳殻、蘇梗、香附。脾胃氣虚者，宜五味異功散、六君子湯、人參橘皮湯之類主之。胃虚兼寒多嘔者，宜六味異功煎、温胃飲之類主之。肝腎陽虚作嘔者，宜理陰煎主之。

胎氣上逼

妊娠將理失宜，或七情鬱怒，以致氣逆，多有上逼之證。氣逆氣實而脹逼者，宜解肝煎。胃寒氣實而逼者，宜和胃飲。胃火兼滯者，宜枳殻湯。脾虚兼滯者，宜紫蘇飲。脾虚而氣不行者，宜四君子湯，甚者八珍湯。脾氣虚而兼寒者，宜五君子煎。脾腎虚寒不行者，宜理陰煎。脾腎氣虚兼火者，宜逍遥散，或加黄芩、枳殻、砂仁。胎死腹中，冷氣上逼，嘔惡面青者，治如後胎動欲墮條。

胎漏

妊婦經水不固者，謂之胎漏。而胎漏之由，有因胎氣者，有因病氣者，而胎氣之由亦有二焉。余嘗診一婦人，脈見滑數而別無風熱等病，問其經脈則如常不斷，而但較前略少耳。余曰：此必受妊者也。因胎小血盛有餘而然。後於三月之外，經脈方止，果産一男。故妊娠之婦，多有此類。今常見懷胎七八個月而生子者，但以血止爲度，謂之不足月。然其受胎於未止之前，至此而足，而實人所不知也。但此等胎氣，亦有陰陽盛衰之辨。如母氣壯盛，陰胎有餘而血之溢者，其血雖漏而生子仍不弱，此陰之强也，不必治之。若父氣薄弱，胎有不能全受，而血之漏者，乃以精血俱虧，而生子必痿小，此陽之衰也，而亦人所不知也。凡此皆先天之由，若無可以爲力者。然栽培根本，豈果無斡旋之道乎？但見有於無之日，及轉强於弱之手爲不易得，是烏可以尋常語也。至若因病而漏者，亦不過因病治之而已耳。如血熱而漏者，保陰煎、清化飲擇之而用。怒動肝火漏血者，保陰煎，甚者化肝煎主之。脾虚不能攝血者，壽脾煎、四君子之類主之。脾虚血熱氣滯者，四聖散主之。脾腎兼虚者，五陰煎主之。三焦氣血俱虚者，五福飲、七福飲之類主之。勞倦傷而動血者，壽脾煎、歸脾湯主之。偶因傷觸動血者，五福飲、安胎散主之。衝任氣虚，不能約制，血滑易動者，固陰煎、秘元煎主之。

卒然下血

妊娠忽然下血者，其證有四：或因火熱迫血則妄行，或因鬱怒氣逆則動血，或因損觸胎氣胞宫受傷而下血，或因脾腎氣陷命門不固而脱血。凡此皆動血之最者也，不速爲調理，則必致墮胎矣。然治此者，必先察其血去之多少，及於血去之後，尤當察其邪之微甚。如火猶未清，仍當清火；氣猶未順，仍當順氣。若因邪而動血，血去而榮虚，則速當專顧元氣以防脱陷，此中或當治標，或當救本，或當兼標本而調理之。倘不知先後緩急將恐治標未已，而救本無暇也，當詳察之。若火盛迫血妄行者，當察其火之微甚，微者涼胎飲，稍甚者徙薪飲，甚極者保陰煎、子芩散。若肝經有風熱而血下者，宜防風黄芩丸。若怒氣傷肝，氣逆血動而暴至者，宜保陰煎。氣有未順而脹滿者，四七湯、二陳湯或加芎、歸之類。兼肝火者，宜化肝煎。若觸損胎氣，胞宫受傷而血下者，宜安胎散、膠艾湯；去血多者，倍加人參。若從高墮下，傷動胎氣而下血者，宜益母地黄湯、安胎散；因驚氣虚而陷者，仍加人參。若脾胃素弱，或偶因傷脾下血者，宜壽脾煎、歸脾湯；或中氣下陷者，補中益氣湯。若血虚微熱，漏血尿血者，續斷湯。以上諸動血證，若去血未多，血無所積，胎未至傷而不止者，宜涼則涼，宜補則補，惟以安之固之爲主治。若血已離位，蓄積胞宫，爲脹爲痛，而餘血未出者，欲與留之有不可得，欲去其血而不傷營氣，則惟四物湯大加當歸爲最宜也。若察其胎氣已動，勢有難留，則五物煎、决津煎皆切要之藥。

胎動欲墮

姙娠胎氣傷動者，輕則轉動不安，或微見血，察其不甚，速宜安之，用前安胎及卒然下血等法。若腹痛血多，腰痠下墜，勢有難留者，無如决津煎、五物煎，助其血而落之，最爲妥當。若其勢甚而舌青面赤，脹滿嘔惡，或冷氣上逼者，兒已死矣，當速去其胎以救其母。氣血虚者，惟用决津煎最妙；如不應而脹痛上逼，勢不容緩者，急用平胃散一兩，酒水各半煎，投朴硝五錢熱服之；或用朴硝一兩以童便調服，則逐而下矣。下後隨證調補之。如無腹急，則但用决津煎加朴硝，則死胎自下。

數墮胎

夫胎以陽生陰長，氣行血隨，營衛調和，則及期而産，若或滋養之機，少有間斷，則源流不繼，而胎不固。譬之種植者，津液一有不到，則枯槁而剥落矣。故五常政大論曰：根於中者命曰神機，神去則機息；根於外者命曰氣立，氣止則化絶。正此謂也。凡姙娠之數見墮胎者，必以氣脈虧損而然。而虧損之由，有稟質之素弱者，有年力之衰殘者，有憂怒勞苦而困其精力者，有色慾不慎而損其生氣者。此外如跌扑飲食，皆能傷其氣脈，氣脈有傷而胎可無恙者，非先天之最完固者不能，而常人則未之有也。且懷胎十月，經養各有所主，所以屢見小産墮胎者，多在三個月及五月七月之間，而下次之墮，必如期復然，正以先次傷此一經，再值此經，則遇闕不能過矣。况婦人腎以繫胞，而腰爲腎之腑，故胎孕之婦，最慮腰痛，痛甚則墜，不可不防。故凡畏墮胎者，必當察此所傷之由，而切爲戒慎。凡治墮胎者，必當察此養胎之源，而預培其損。保胎之法，無出於此，若待臨期，恐無及也。

凡胎不固，無非氣血損傷之病。蓋氣虚則提攝不固，血虚則灌漑不周，所以多致小産。故善保胎者，必當專顧血虚，宜以胎元飲爲主而加減用之；其次則芍藥芎歸湯；再次則泰山磐石散，或千金保孕丸，皆有奪造化之功，所當酌用者也。又凡胎熱者血易動，血動者胎不安，故墮於内熱而虚者，亦常有之。若脾氣虚而血熱者，宜四聖散。肝腎虚而血熱者，宜凉胎飲。肝脾虚而血熱者，宜固胎煎。此外凡有他證而胎不安者，當於安胎條中酌而治之。

小産

小産之證，有輕重，有遠近，有稟賦，有人事。由稟賦者多以虚弱，由人事者多以損傷。凡正産者出於熟落之自然，小産者由於損折之勉强，此小産之所以不可忽也。若其年力已衰，産育已多，欲其再娠且固，自所難能。凡見此者，但得保其母氣則爲善矣。若少年不慎以致小産，此則最宜調理。否則下次臨期，仍然復墜，以至二次三次，終難子嗣，所係不小矣。

凡婦人年及中衰，胎元無力，則常有胎不能長，及多小産昏運之患，此氣血衰敗而然。氣血既衰，則凡於小産之後，多有胎既落而復下墜，如更有一胎欲産者，此非胎也，乃因氣虚而胞宫隨胎下陷也。産母不知，必至驚慌。此無足慮，但以壽脾煎或八珍、十全大補、芎歸補中湯之類主之，則自安矣。

凡小産有遠近，其在二月、三月産者爲近，五月、六月産者爲遠。新受而産者其勢輕，懷久而産者其勢重，此皆人之所知也。至若猶有近者，則隨孕隨産矣。凡今艱嗣之家，犯此者十居五六，其爲故也，總由縱慾而然。但自來人所不知，亦所不信，兹謹以筆代燈，用指迷者，倘濟後人，實深願也，請詳言之！蓋胎元始肇，一月如珠露，二月如桃花，三月、四月而後血脈形體具，五月、六月而後筋骨毛髮生。方其初受，亦不過一滴之元精耳，此其橐籥正無依，根荄尚無地，鞏之則固，決之則流。故凡受胎之後，極宜節慾，以防泛溢。而少年縱情，罔知忌憚。雖胎固慾輕者，保全亦多。其有兼人有勇者，或恃强而不敗，或既敗而復戰，當此時也，主方欲静，客不肯休，無奈狂徒敲門撞户，顧彼水性熱腸，有不啓扉而從隨流而逝者乎？斯時也，落花與粉蝶齊飛，火棗共交梨并逸，合污同流，已莫知其昨日孕而今日産矣，朔日孕而望日産矣。隨孕隨産，本無形迹。蓋明産者，胎已成形，小産必覺。暗産者，胎仍似水，直溜何知。故凡今之娼妓，則多無大産，以小産之多也。娶娼妓者，多少子息，以其子宫滑而慣於小産也。今嘗見艱嗣求方者，問其陽事，則曰能戰；問其功夫，則曰儘通；問其意況，則怨嘆曰人皆有子我獨無。亦豈知人之明産而爾之暗産也？此外如受胎三月五月而每有墮者，雖衰薄之婦常有之，然必由縱慾不節，致傷母氣而墮者爲尤多也。故凡恃强過勇者多無子，以强弱之自相殘也；縱肆不節者多不育，以盗損胎元之氣也。豈悉由婦人之罪哉？

胎不長

姙娠胎氣本乎血氣，胎不長者，血氣之不足耳。故受胎後而漏血不止者有之，血不歸胎也。婦人中年血氣衰敗者有之，泉源日涸也。婦人多脾胃病者有之，倉廪薄則化源虧而衝任窮也。婦人多鬱怒者有之，肝氣逆則血有不調而胎失所養也。或以血氣寒而不長者，陽氣衰則生氣少也。或以血熱而不長者，火邪盛則真陰損也。凡諸病此者，則宜補宜固，宜温宜清，但因其病而隨機應之，則或以及期，或以過期，胎氣漸充，自無不長。惟是年邁血衰而然者，數在天也，有非可以人力爲也。

鬼胎

婦人有鬼胎之説，豈虚無之鬼氣，果能襲人胞宫，而遂得成形者乎？此不過由本婦之氣質弱，或以邪思蓄注，血隨氣結而不散，或以衝任滯逆，脈道壅瘀而不行，是皆内因之病，而必非外來之邪，蓋即血癥氣瘕之類耳，當即以癥瘕之法治之。此外如狐魅異類之遇者，則實有所受，而又非鬼胎之謂，亦當於癥瘕類求法下之。

又凡鬼胎之病，必以血氣不足而兼凝滯者多有之，但見經候不調，而預爲調補，則必無是病。若其既病，則亦當以調補元氣爲主，而繼以去積之藥乃可也。然用補之外，而欲於補中兼行者，無如决津煎。欲去其滯而不至猛峻者，無如通瘀煎。既加調補而欲直攻其病者，則奪命丹、迴生丹，皆可酌用。或以當歸紅花煎濃湯送赤金豆亦妙。

姙娠宜寡慾

姙娠之婦大宜寡慾，其在婦人多所不知，其在男子而亦多有不知者，近乎愚矣。凡胎元之强弱，産育之難易，及産後崩淋經脈之病，無不悉由乎此。其爲故也，蓋以胎神鞏固之日，極宜保護宮城，使不知慎而多動慾火，盗泄陰精，則藩籬由不固而傷，血氣由不聚而亂，子女由元虧而夭，而陰分之病，亦無不由此而百出矣。此婦人之最宜慎者，知者不可不察。

藥食

婦人血氣俱虚，經脈不調，不受孕者，惟毓麟珠隨宜加減用之爲最妙；其次則八珍益母丸亦佳。若臟寒氣滯之甚者，用續嗣降生丹亦妙。

用藥法

凡男女胎孕所由，總在血氣。若血氣和平壯盛者，無不孕育，育亦無不長。其有不能孕者，無非氣血薄弱；育而不長者，無非根本不固。即如諸病相加，無非傷損血氣。如果邪逆未除，但當以煎劑略爲撥正，撥正之後，則必以調和氣血爲主，斯爲萬全之策。所以凡用種子丸散，切不可雜以散風消導，及敗血苦寒峻利等藥。蓋凡久服之藥，而加以此類，則久而增氣，未有不反傷氣血而難於孕者也。至若香附一物，自王好古曰：乃婦人之仙藥，多服亦能走氣。而後世不言走氣，但相傳曰香附爲婦人之要藥，由是但治婦人則不論虚實，無弗用之。不知香附氣香味辛性燥，惟開鬱散氣，行血導滯，乃其所長，若氣虚用之，大能泄氣，血虚用之，大能耗血。如古方之女金丹，及四製香附丸之類，惟氣實血滯者用之爲宜。凡今婦人十有九虚，顧可以要藥二字，而一概用之乎？用之不當，則漸耗漸弱，而胎元之氣，必反將杳然矣。

石室秘籙　清・陳士鐸

子懸

子懸之證，乃胎熱而子不安，身欲起立於胞中，故若懸起之象，其實非子能懸掛也。若作氣盛下之，立死矣。方用人參、茯苓各二錢，白朮、白芍各五錢，黄芩、生地各三錢，杜仲一錢，熟地一兩，歸身二錢，水煎服。此方純是利腰臍之聖藥，少加黄芩清之則胎得寒自定。况方中滋補有餘，而寒涼不足，定變扶危，中藏深意。蓋胎繫於腰腎之間，而胞又結於任衝之際，今藥皆直入於内經之中，則深根固蒂，子即欲動而不能；况又用清熱之藥，有不泰然於下者乎？

漏胎

漏胎乃氣血不足之故，急宜以峻補之則胎不漏，方用人參、山茱萸、山藥、茯苓各二錢，白朮、熟地各五錢，杜仲、枸杞子、當歸身、甘草各一錢，麥冬三錢，北五味五分，水煎服。此方不寒不熱，安胎之聖藥也。凡有胎不安者，此方安之神效。胎之動也，由於男女之顛狂。今補其氣血，自然鎮定，又何至漏胎哉！或用黑白安胎散亦可。

胎動

胎動則漏胎之兆，以前漏胎方治之，無不神效。或用止漏絶神丹，較勝安胎之藥。要而論之，胎動是熱，不動是寒。熱用黄芩，寒用砂仁，寒熱相兼，幷用砂仁、黄芩。世不察其寒熱，專以黄芩、砂仁爲安胎聖藥亦謬矣。

小産

小産之證，非産前也，然非正産之證，亦可作産前治。如人不正産而先産者，名曰小産。雖無大産之虚，而氣血亦大傷矣。宜急補之，則日後坐胎，不至再有崩漏。用人參、當歸、白朮各五錢，茯苓三錢，熟地一兩，杜仲二錢，炮薑五分，水煎服。此方乃補氣補血之聖方。胞動而下，必損帶脈，補其氣血，則帶脈損處可以重生，他日受孕，不致有再損之虞矣。

産前白帶

産前無白帶也，有則難産之兆，即幸而順生，産後亦有血運之事。方用黑豆三合，煎湯二碗，先用一碗，入白果十個，紅棗二十個，熟地一兩，山茱萸、薏苡仁、山藥各四錢，茯苓三錢，澤瀉、丹皮各二錢，加水二碗，煎服，一劑止，二劑永不白帶。亦通治婦人之諸帶，無不神效。

妊娠少陰傷寒

妊婦臨月，忽感少陰經風邪，惡寒蜷臥手足冷者，不治證也。少陰，腎經也。無論傳經至少陰，與直中入少陰，苟得此證，多不能治。蓋少陰腎經，宜温而不宜寒，今風寒入之，則命門之火微，而腎宫無非寒氣，勢必子宫亦寒。手足冷者，脾胃寒極之兆也。脾胃至於寒極，不死何待？而吾以爲可生者，以胎之未下也，急以温熱藥救之。方名散寒救胎湯，人參一兩，白朮二兩，肉桂、乾薑、甘草各一錢，水煎服。一劑而寒散，不惡寒矣；再劑而手足温，不蜷臥矣；三劑痊癒。夫人參、白朮所以固氣。肉桂、乾薑，雖是散寒，用之於臨月之時，何愁胎墮？然畢竟二味性甚猛烈，得甘草以和之，則二味單去祛腹中之寒，而不去催胎中之子，助人參、白朮以掃除，更有殊功耳，豈漫然而多用之哉？

娃婦臨月感少陰經證，惡心腹痛，手足厥逆者不治。亦以寒入腎宫，上侵於心，不獨下侵於腹已也，較上證更重。夫腎水滋心，何以反至尅心？蓋腎之真水，心借之養；腎之邪水，心得之亡。今腎感寒邪，挾腎水而上凌於心，故心腹兩相作痛，手足一齊厥逆，此候至急至危，將何術以救之？亦驅其少陰之邪而已。方用回陽救産湯，人參、當歸各一兩，肉桂、乾薑、甘草各一錢，白朮五錢，水煎服。此方妙在加當歸。蓋少陰之邪，敢上侵於心者，欺心中之無血也。用當歸以補血，助人參之力以援心，則心中有養，而肉桂、乾薑，無非祛寒蕩邪之品；況又有白朮、甘草之利腰臍而調心腹乎？自然痛止而逆除矣。仲景謂子生則可治，用獨參湯以救之，亦救之於生子之後，而非救之於未生子之前也。子未生之前，當急用回陽救産湯；子既生之後，當急用仲景方。

娃娠臨月，忽感少陰證者，急以人參、白朮大劑温之，不應則死，此仲景之文也。似乎捨人參、白朮無可救之藥矣。吾以爲單用人參、白朮，尚非萬全。苟用人參、白朮不應，急加入附子、肉桂、乾薑，未必不應如響也。今定一方名全生救難湯，人參、白朮各一兩，附子一錢，甘草五分，水煎服。凡感少陰經之邪者，用此神效。

方

四物湯　治婦人胎産諸疾，多用此湯加減。

熟地　川芎　芍藥　當歸分兩加減法詳後

右㕮咀水煎服。加減法：娃娠腹痛下血，胎動不安，或半産惡露過多，或停留不出，四物湯加茱萸煎服。若人陽臟，少使茱萸；陰臟，多使茱萸。娃娠胎動不安，下血不止者，四物湯加艾十葉、阿膠一片，或加葱白、黄芪，或每服加艾葉五七片，更加葱白、阿膠末減四味之半，當歸用小半。如疾勢甚者，以四味各半兩細剉，以水四盞，熟艾一塊如鷄子大，阿膠五七片，煎至二盞半，分作四服，一日令盡。或加粉甘草、乾薑、黄芪，日二三服，至二臘。以一七日爲一臘。姙娠心煩，四物湯加竹茹一塊。姙娠作惡，生寒面青，不思飲食，憔悴，四物湯加陳皮、枳殻、白朮、茯苓、甘草。損胎下血不止，頭痛寒熱耳鳴，氣血勞傷所致，四物湯加黄芩、荆芥、生地黄、赤芍藥、生薑。胎動漏血不止，四物湯加黄芪、側柏、阿膠、甘草、續斷。安胎及胎漏下血，四物湯加阿膠、大艾、甘草、蒲黄炒過。受胎小腸氣痛，四物湯加木香、茴香。姙娠欬嗽，四物湯加枳殻、甘草、款冬花、知母、馬兜鈴、半夏、木通、葶藶、人參、桔梗、麥門冬。胎氣衝肝，腰脚痹軟，行步艱難，四物湯加枳殻、木通、甘草、連翹、荆芥、地黄、羌活、獨活、山梔子、燈心，空心服。婦人胎前，四物湯每日可一二服。胎前痢後風，四物湯加乳香、龍骨、茱萸、木香、肉桂、蒼朮、牡丹皮、白薇、人參、甘草、澤蘭、大椒、茴香。

膠艾湯 一名芎歸膠艾湯。治姙娠腹痛，胞阻胎漏，半産後下血不絶，及八九月内胎動下血。

芎藭 炒阿膠 炙甘草各二兩 炒艾葉 當歸各三兩 白芍藥四兩 乾地黄

右七味，以水五升，清酒三升，合煮取三升，去滓，内膠令消盡，温服一升，日三服。或每服半兩，水煎亦可。一方加乾薑一兩。胡洽治婦人胎動，無乾薑。一方有黄芪。

當歸散 姙娠常服即易産。胎無苦疾，産後百病，氣血虚弱，惡露内停，憎寒發熱悉主之。素慣半産者，宜服以清其源，斯無後患。

當歸身 黄芩酒炒 白芍藥 芎藭各一斤 白朮半斤

右杵爲散，酒飲服方寸匕，日再服。或酒糊和丸，米飲下五七十丸。一方當歸、白芍、川芎、黄芩各一兩，白朮五錢爲末，童便調下二錢。

白朮散 姙娠養胎。

白朮 芎藭各一兩 蜀椒七錢，去汗 牡蠣半兩

右杵爲散，酒服一錢匕，日三服，夜一服。但苦痛，加芍藥；心下毒痛，倍加芎藭；心煩吐痛不能食飲，

加細辛一兩，半夏大者二十枚服之。後更以酢漿水服之，若以酢漿服之復不解者，小麥汁服之。已後渴者，大麥粥服之。病雖愈，服之勿置。

桂枝茯苓丸　治婦人宿有癥病，而孕胎及三月，而漏血不止，胎動在臍上者。

桂枝　茯苓　牡丹　桃仁去皮尖熬　芍藥

右五味各等分末之，煉蜜和丸如兎屎大，每日食前服一丸。不知，加至三丸。此方丹溪極稱妙。

旋覆花湯《千金方》，下同　治婦人見革脈，半産漏下。

旋覆花三兩　葱十四莖　新絳少許

右三味，以水三升，煮取一升，頓服之。

丹參圓　治婦人始覺有娠，養胎幷轉女爲男。

丹參　續斷　芍藥　白膠　白朮　柏子仁　甘草各二兩　人參　川芎　乾薑各三十銖　吴茱萸　橘皮　當歸各一兩十八銖　白芷　冠纓灰各一兩　乾地黄一兩半　蕪荑十八銖　犬卵一具，乾　東門上雄鷄頭一枚

右爲細末，煉蜜丸如梧子大，酒服十丸，日再服，稍加至二十丸。

橘皮湯　治妊娠嘔吐不下食。

橘皮　竹茹　人參　白朮土炒，各十八銖　生薑一兩　厚朴十二銖

右㕮咀，以水七升，煮取二升半，分三服，不瘥重作。

烏雌鷄湯　治妊娠一月，寒多爲痛，熱多卒驚，舉重腰痛，腹滿胞急，卒有所下。

烏雌鷄一隻，治如食法　茯苓　阿膠各二兩　吴茱萸一升　麥門冬五合　人參　芍藥　白朮各三兩　甘草　生薑各一兩

右㕮咀，以水一斗二升煮鷄，取汁六升，去鷄下藥，煎取三升，内酒三升，幷膠烊盡，取三升放温，每服一升，日三服。

補胎湯　妊娠曾傷一月胎者，當預服此藥。

細辛一兩　防風二兩　乾地黄　白朮各二兩　生薑四兩　吳茱萸　大麥各五合　烏梅一升

右㕮咀，以水七升，煮取二升，分三服，先食後服。右方寒多者，倍細辛、茱萸；熱多渴者去之，加栝蔞根二兩。若有所思，去大麥加柏子仁三合。一方有人參一兩。

艾葉湯　治妊娠二月，陰陽踞經，有寒多胚不成，有熱即萎，卒中風寒，有所動摇，心滿臍下懸急，腰背强痛，卒有所下，乍寒乍熱。

艾葉　丹參　當歸　麻黄各二兩　生薑六兩　人參　阿膠各三兩　甘草四分　大棗十二枚

右㕮咀，以酒三升，水一斗，煮減半去滓，内膠煎取三升，分三服。

黄連湯　妊娠曾傷二月胎者，當預服此藥。

黄連　人參各一兩　吳茱萸五合　生薑三兩　生地黄五兩

右㕮咀，以酢漿七升，煮取三升，分四服，日三夜一，十日一修合。若頗覺不安，加烏梅一升，則不用漿，直用水煎服。一方用當歸半兩。一方用阿膠。

雄鷄方　治妊娠三月爲定形，有寒大便青，有熱小便難，不赤即黄，卒驚恐憂愁嗔怒喜頓仆，動於經脈，腹滿繞臍苦痛，或腰背痛，卒有所下。

雄鷄一隻，治如食法　芍藥四兩　黄芩　白朮　生薑各一兩　麥冬五合　大棗十二枚　甘草　人參　茯苓　阿膠各二兩

右㕮咀，以水一斗三升煮鷄，減半出鷄，内藥煮取半，内清酒三升，并膠煎取三升，分三服，一日令盡，當温卧。一方用當歸、川芎各二兩，無黄芩、生薑。

茯神湯　妊娠曾傷三月胎者，當預服此藥。

茯神　丹參　龍骨各一兩　阿膠　當歸　甘草　人參各二兩　大棗　赤小豆各二十一枚

右㕮咀，以酢漿一斗，煮取三升，分四服，先食服，七日後服一劑。一方有薤白二兩，麻子一升。若腰痛者，加桑寄生二兩。

菊花湯　治妊娠四月有寒，心下温温欲嘔，胷膈滿不欲食，有熱小便難，數數如淋狀，臍下苦急，卒風寒，頸項强痛，寒熱，或驚動身軀，腰背腹痛，往來有時，胎上迫胷，心煩不得安，卒有所下。

菊花鷄子大一枚　麥門冬一升　大棗十二枚　人參一兩半　甘草　當歸各二兩　麻黄　阿膠各三兩　半夏四兩　生薑五兩

右㕮咀，以水八升，煮減半，内清酒三升，并膠煎取三升，分二服，温臥。當汗，以粉粉之，護風寒四五日。一方用烏雌鷄一隻，煮水煎藥。

調中湯　妊娠曾傷四月胎者，當預服此藥。

白芍藥　生薑各四兩　厚朴　枳實　白朮　生李根白皮　柴胡各三兩　續斷　芎藭　甘草各一兩　當歸一兩半　烏梅一升

右㕮咀，以水一斗，煮取三升，分四服，日三夜一。八日後，復服一劑。

阿膠湯　治妊娠五月有熱苦頭眩心亂嘔吐，有寒苦腹滿痛小便數，卒有恐怖，四肢疼痛，寒熱，胎動無常處，腹痛悶頓欲仆，卒有所下。

阿膠四兩　人參一兩　生薑六兩　當歸　芍藥　甘草　黄芩各二兩　旋覆花二合　吴茱萸七合　麥門冬一升

右㕮咀，以水九升煮藥，減半内清酒三升，并膠微火煎取三升半，分四服，日三夜一。先食服便瘉。不瘥再服。

安中湯　妊娠曾傷五月胎者，當預服此藥。

生薑六兩　黄芩一兩　當歸　芎藭　乾地黄　人參各二兩　甘草　芍藥各三兩　五味子　大麻仁各五合　麥門冬一升　大棗三十五枚

右㕮咀，以水七升，清酒五升，煮取三升半，分四服，日三夜一。七日復服一劑。

麥門冬湯　治妊娠六月，卒有所動不安，寒熱往來，腹内脹滿，身體腫驚怖，忽有所下，腹痛如欲産，手足煩疼。

麥門冬二升　人參　甘草　黃芩各二兩　生地三兩　阿膠四兩　生薑六兩　大棗十五枚

右㕮咀，以水七升，煮減半，內清酒二升，并膠煎取三升，分三服，中間進糜粥。一方用烏雌鷄一隻，煮水以煎藥。

柴胡湯　姙娠曾傷六月胎者，當預服此藥。

柴胡四兩　茯苓一兩　白朮　芍藥一作紫葳　甘草　麥門冬　芎藭各二兩　生薑六兩　乾地黃五兩　大棗三十枚

右㕮咀，以水一斗，煮取三升，分四服，日三夜一，中間進糜粥。勿食生冷及堅鞕之物。七日更服一劑。

葱白湯　治姙娠七月，忽驚恐搖動腹痛，卒有所下，手足厥冷，脈若微寒，煩熱腹滿短氣，常苦頸項及腰背强。

葱白長三四寸，十四莖　半夏　麥門冬各一升　旋覆花二合　黃芩一兩　人參一兩半　甘草　當歸　黃芪各三兩　阿膠四兩　生薑八兩

右十一味，以水二升，煮減半，內清酒三升及膠，煎取四升，每服一升，日三夜一。温臥當汗出，若不出者，加麻黃二兩，煮服如前法。若秋後勿强漬汗。一方以黃雌鷄一隻割咽取血內酒中，煮鷄取汁以煎藥。

杏仁湯　姙娠曾傷七月胎者，當預服此藥。

杏仁　甘草各二兩　麥門冬　吳茱萸各一升　紫菀一兩　鍾乳　乾薑各二兩　粳米五合　五味子三合

右㕮咀，以水八升，煮取三升半，分四服，日三夜一。中間進食，七日服一劑。一方用白鷄一隻，煮汁煎藥。

芍藥湯　治姙娠八月中風寒，有所犯觸，身體盡痛，乍寒乍熱，動不安常，苦頭眩痛繞臍下寒，時時小便白如米汁，或青或黃，或作寒慄，腰背苦冷而痛，目𥆧𥆧。

芍藥四兩　生薑六兩　厚朴二兩　甘草　當歸　白朮　人參各三兩　薤白切，一升

右㕮咀，以水五升，清酒四升合煮，取三升，分作三服，日再夜一。一方用烏雌鷄煮汁以煎藥。

葵子湯　姙娠曾傷八月胎者，當預服此藥。

葵子二升　大棗二十枚　甘草　厚朴各二兩　白朮　柴胡各三兩　芍藥四兩　生薑六兩

右八味，以水九升，煮取三升，分三服，日三，凡十日一劑。一方用烏雌鷄一隻，煮水以煎藥。

半夏湯　治姙娠九月，卒得下痢，腹滿懸急，胎上衝心，腰背痛，不可轉側，短氣。

半夏三兩　大棗二十枚　麥門冬　吳茱萸　當歸　阿膠各二兩　乾薑一兩

右㕮咀，以水九升，煮取三升，去滓，内白蜜八合，微火上温服，四服痢即止。一方用烏雌鷄一隻，煮汁煎藥。

猪腎湯　姙娠曾傷九月胎者，當預服此藥。

猪腎一具　茯苓　桑寄生　乾薑　乾地黄　芎藭各三兩　白朮四兩　附子中者，一枚　大豆三合　麥門冬一升

右㕮咀，以水一斗煮腎令熟，去腎内諸藥，煎取三升半，分四服，日三夜一。凡十日更一劑。

丹參膏　此膏養胎，臨月服之，滑而易産。

丹參半斤　芎藭　當歸各三兩　蜀椒五合

右四味，以清酒溲濕，停一宿，以煎成猪膏四升，微火煎，膏色赤如血，膏成新布絞去滓，每日取棗許，内酒中服之。不可逆服，至臨月乃可服，舊用常驗。一方：有熱者，以大麻仁五合代蜀椒。

甘草散　令子易生，母無疾病。未生一月日預服，過三十日，行步動作如故，兒生墮地，皆不自覺。

甘草一兩　黄芩　乾薑　吳茱萸　大豆黄卷　麻子仁　桂心　大麥芽各三兩

右爲細末，酒服方寸匕，日三服；煖水服亦得。一方用糯米不用麥芽，一方用茯苓不用黄芩。

阿膠散《準繩》，下同　治姙娠或因頓仆胎動不安，腰痛腹滿，或有所下，或胎上搶心。

熟地黄二兩　白芍藥　艾葉　當歸　甘草　阿膠　黄芪各一兩

右㕮咀，每服半兩，薑三片，棗一枚，水煎。一方有川芎。

産寶方　治姙娠無故胎動不安，腹内絞痛煩悶。

當歸　桑寄生各一兩　川芎七錢半　豉八合　阿膠五錢　葱十四莖

右以水二升，煮取八合，下膠烊，分温二服，空心服。一方無豉，用銀器煎。一方無寄生、豉，有續斷七錢半。銀不拘多少，先煎，後入藥。

養生必用方　療胎動去血腰腹痛。

阿膠　川芎　當歸　青竹茹各二錢

右以水十盞，内銀一斤，煮取五盞，去銀入上件藥三味，煮至二盞半，去滓，入膠再煎膠烊，分温三服，空心自早至夕盡，未效再作。

寄生湯　治胎氣常不安，及五個月已後胎不安。

桑寄生洗　秦艽　阿膠　糯米粉各半兩

右以新汲水三升，先下寄生、秦艽，煮至二升，去滓；次入阿膠糯米，再煮，約一升止；分三服，空心食前日午服之。忌酒酢三五日。姙婦胎氣至五月已後常不安者，服之必效。頃見姙婦好飲酒，食酸鹹五辛，胎必動，不可不知。

黄芪湯　治胎動不安，腹痛下黄汁。

糯米一合　黄芪　川芎各一兩

右細剉，水二大盞，煎至一盞，三分温服。

順氣飲子　産前服之安胎。

蘇葉　木香炮　人參　草豆蔻　白茯苓　大腹子各一兩，氣弱者不用　甘草半兩

右㕮咀，每服三錢，水一盞，苧根三寸，糯米少許，煎至七分，去滓温服。

安胎寄生湯　療血流下。

桑寄生　白朮各一兩二錢半　茯苓一兩　甘草一兩半

右切，以水五升，煮取二升半，分三服。若人壯者可加芍藥二兩、足水二升。若胎不安腹痛，端然有所見，加乾薑一兩，即安。忌海藻菘菜酢物桃李雀肉等。

秦艽湯　治胎動不安。

秦艽　阿膠炒　艾葉

右等分爲粗末，每服五錢，水二盞，糯米百粒，煎至一盞，去滓温服。

小品止痛湯　療姙娠重下，痛引腰背，安胎。

當歸　阿膠炙　乾地黄　黄連　芍藥各一兩　鷄子一枚　秫米一升

右七味，以水七升，攪鷄子令相得，煮秫米令如蟹目沸，去滓，納諸藥，煮取三升，分四服。忌蕪荑。

得效黄芩湯　治婦人胎孕不安。

黄芩　白朮各半兩　當歸二錢

右，水二鍾，煎一鍾，不拘時服。一方有砂仁，各等分。

鈎藤湯　姙娠八九月，胎動不安，心腹疼痛，面目青冷，汗出氣欲絶，此由勞動用力傷胎宫，宜急治之。

苦梗一兩半　桑寄生半兩　鈎藤鉤　當歸　茯神　人參各一兩

右爲粗末，每服五大錢，水二盞，煎至一盞，去滓温服，無時候。忌猪肉菘菜。若煩熱加石膏二兩半，若臨産月加桂心一兩。

護胎方　治姙娠胎動不安。

鯉魚二斤　粳米一升　葱一握　淡豉　生薑

右，作臛食之，每月一度。

安胎鐵罩散　安胎極效。

白藥子一兩　白芷半兩

右爲細末，每服二錢，煎紫蘇湯調下。如胎熱心煩悶，入沙糖少許煎。

又方 療妊娠後不能轉動。

阿膠炙，一兩　桑寄生半兩

右爲末，以酒一升，煮五沸，下生鷄卵一枚於酒中，分温二服，空心食前。《小品方》無寄生，有艾葉，秖用水煎。

鯉魚臛方 治妊娠胎動不安，心腹刺痛。

鯉魚一斤，修事淨細切　阿膠一兩，杵碎炒黄燥　糯米二合

右件以水二升，入魚膠米煮令熟，入葱白、生薑、橘皮、鹽少許，更煮五七沸，食前喫。有所傷者，喫五七日方效。

大全方 治妊娠忽然下黄汁如膠，或如豆汁，胎動腹痛。

粳米五合　黄芪六兩

右以水七升，煮取二升，分爲四服。

又方 治妊娠遍身痛，或衝心欲死，不能飲食。

白朮五兩　黄芩二兩　芍藥四兩

右，水六升，煮取二升半，分作三服。緣胎有水致痛，兼易産。

當歸湯 一名保安散。治妊娠胎動盪，心悶絶，煩躁口乾，横生倒産，上衝下築迷悶，脣口青黑，手足厥冷。

當歸　阿膠炒　甘草各一兩　人參一兩半　連根葱白一握

右㕮，水二升，煎四味至升半，去滓下葱再煎，減三合，温分爲二三服。一方無甘草，有川芎、厚朴。

胎漏方 治妊娠漏下黄汁，或如豆汁。

生艾汁二盞　阿膠　白蜜各一兩

煎至七分温服。無生艾，煎乾艾濃汁亦可。一方加竹茹。一方用酒不用蜜。

又方　治姙娠三四月，腹痛時時下血。

續斷二兩　艾葉　當歸　乾地黄各六兩　竹茹　阿膠　鷄蘇各一兩

水一升，煎取六合，空心再服。

濟生如聖湯　治胎動腹痛，或爲胎漏。

鯉魚皮　當歸酒浸　熟地黄酒蒸　白芍藥　阿膠蛤粉炒　川芎　續斷酒浸　甘草炙，各等分

右㕮咀，每服四錢，水一盞，苧根少許，薑五片煎，温服。一方有乾薑、竹茹。

桑寄生散　治胎漏經血妄行，淋漓不已。

桑寄生　當歸去蘆酒浸　川芎　川續斷酒浸　阿膠蛤粉炒　香附子炒去毛　茯神去木　白朮各一錢　人參　甘草炙，各五分

右作一服，水二鍾，薑五片，煎至一鍾，不拘時服。

鄭氏人參散　治漏胎敗血湊心，日漸胎乾，母子危困。

人參　黄芪炙　阿膠蚌粉炒，各五錢　竹茹　木香　炙甘草　附子炮去皮臍，各半錢　川芎　陳皮　苧根各二錢半　生薑三錢，炮黑

右㕮咀，每四錢，糯米三十粒，水煎熱服。忌生冷鷄鴨魚麪。

二黄散　治胎動。

生地黄　熟地黄等分，剉

右，水三盞，煎半乾，去滓服。

丹溪方　血塊如盤，有孕難服峻劑，此方主之。

香附子醋煮，四兩　白朮　桃仁去皮尖，各一兩　海粉醋煮，二兩

右爲末，麪糊丸服。

補遺安胎散 治卒然腰痛，下血不已。

熟地黄　艾葉　白芍藥　川芎　黄芪　當歸　阿膠炒　甘草　地榆各等分

右㕮咀，每四錢，薑五片，棗一枚，煎温服。

芎歸湯 療姙娠先患冷氣，忽中心腹痛如刀。

川芎　人參　白茯苓　吳茱萸　苦桔梗　當歸各三兩　厚朴製　芍藥各二兩

右㕮咀，以水九升，煮取三升，分三服，氣下即安。

草豆蔻散 治姙娠心腹常痛，吃食減少，四肢不和，全不入食。

草豆蔻　橘皮　生地　白朮各一兩　當歸炒　桂心　乾薑　木香各半兩　川芎七錢半

右爲細末，每服四錢，水一盞，棗二枚，煎六分，熱服。

地黄當歸湯 治婦人有孕胎痛，屬衝任脈虚，宜抑陽助陰。

當歸一兩　熟地黄二兩

右爲末，作一服，水三升，煎至一升半，去滓頓服。一方微炒爲末，丸如梧子大，每温酒下三十丸，或五十丸，名内補丸。

五加皮散 治姙娠腰痛不可忍，或連髀痛，先服此散。

杜仲炒去絲，四兩　五加皮　阿膠炙　防風　金毛狗脊　川芎　芍藥　細辛　萆薢各三兩　杏仁八十枚，去皮尖麩炒

右㕮咀，以水九升，煮取二升，去滓，下膠，作三服。服後，服五加皮丸。一方有白茯苓，無白芍。

五加皮丸

續斷炒　杜仲各二兩半　芎藭　獨活各三兩　五加皮　狗脊　萆薢　芍藥　訶子肉各四兩

右爲細末，煉蜜和丸如梧子大，空心酒下四十丸，日三。

又方 療觸動胎以致腰背痛。

杜仲　五加皮　當歸　芍藥　川芎　萆薢

右等分，細剉，以水七升，煮取一升半，分温三服。

又方　治有胎腰痛。

白朮四錢　陳皮三錢　黄蘗炒，二錢半　人參　條芩　川芎　地黄　歸尾各半兩　甘草炙，一錢

右分四貼，水酒煎服。

大地黄丸　治産前後腰腹痛，一切血疼，兼治血氣虚，四肢不舉，骨髓熱疼。

熟地黄二兩　烏梅肉　當歸各一兩

右爲細末，煉蜜丸如彈子大，每服一丸，空心白湯嚼下。

小品苧根湯　療損動胎，腰腹痛，去血胎動向下。

生乾地黄　苧根各二兩　當歸　芍藥　阿膠　甘草各一兩

右細切，以水六升，煮取二升，去滓，内膠煎烊，分温三服。忌海藻、蕪荑。

倉公下氣湯　治妊娠心腹脹滿，兩脅妨悶，不下飲食，四肢無力。

羌活　赤芍藥　甘草　檳榔　青皮　大腹皮　陳皮　赤茯苓　半夏　桑白皮　桂心各半兩　紫蘇莖二兩

右㕮咀，每服三錢，水一盞，薑五片，棗一個，煎七分，去滓服，無時。局方分心氣飲，大同小異，加燈心煎。

安胎和氣飲　治胎冷腹脹，痛引兩脅，小便頻數，大便虚滑。

訶子麵裹煨去核　白朮各二錢　陳皮去白　高良薑炒　甘草炙，各一錢

右作一服，水二盞，生薑五片，煎至一鍾，不拘時服。忌食生冷。

枳殼湯　治婦人妊胎腹脹。

枳殼三兩　黄芩一兩

右爲粗末，每服五錢，水盞半煎，温服。如胎前腹滿，身體沉重，加白朮一兩。

天仙藤散 治姙娠腫滿。

天仙藤洗略炒　香附子炒　陳皮　甘草　烏藥

右等分淨秤，爲細末，每服三錢，水一大盞，薑三片，木瓜三片，紫蘇三葉，同煎至七分，放温澄清，空心食前服，日三服。小便利，氣脈通，體輕，腫漸消爲度。

千金鯉魚湯 治姙娠腹大胎間有水氣。

白朮五兩　茯苓四兩　當歸　芍藥各三兩

右細剉片，以鯉魚一尾修事如食法，取汁去魚不用，每服四錢，入魚汁一盞半，生薑七片，橘皮少許，煎至七分，去滓空心服。

古今圖書集成醫部全録卷三百八十七

婦人胎前門

方

木香丸《準繩》，下同　治婦人有孕傷食。

木香二錢　三稜　人參　白茯苓各三錢

右爲細末，麵糊丸如菉豆大，熟水吞三四十丸。

白朮散　治妊娠氣不調和，飲食易傷。

白朮炒　紫蘇各一兩　人參　白芷各七錢半　川芎　訶子皮　青皮各半兩　甘草二錢半

右爲末，每服二錢，水一盞，薑三片，煎至七分，温服。

鄭氏勝金散　治妊婦因食傷胎，傳於脾胃，氣虚冷逼，小腹脹痛，或腰重，大便秘。

吴茱萸酒浸　陳皮　乾薑炮　生薑切焙　川芎各一錢半　炙甘草　厚朴薑製，各三錢

右爲細末，每服三錢，陳米飲下，入鹽煎尤妙。《濟生方》加砂仁。

生犀角散　治妊娠卒中風不語，四肢强直，心神惛憒。

生犀角屑　麻黄去節，各一兩　防風　赤箭　羌活　當歸　人參　葛根　赤芍藥各七錢半　甘草炙　秦艽各半兩　石膏一兩半

右㕮咀，每服八錢，煎服法如前。

白殭蠶散　治妊娠中風口噤，心膈痰涎壅滯，言語不得，四肢强直。

白殭蠶炒 天麻 獨活各一兩 龍腦二錢半 麻黄去節，一兩半 犀角屑，七錢半 白附子炮 半夏湯洗七次，薑製 天南星炮 藿香各半兩

右爲細末，入研藥令勻，每服一錢，生薑薄荷湯調下，不拘時，日三服。

赤箭丸 治姙娠中風，手足不隨，筋脈緩急，言語謇澀，皮膚不仁。

赤箭 萆薢酒浸 麻黄去節 獨活 鼠黏子 熟地黄 羚羊角屑，各一兩 當歸炒 阿膠炒 防風 芎藭 丹參 薏苡仁 五加皮 秦艽 漢防己 柏子仁 酸棗仁炒，各七錢半

右爲細末，煉蜜和搗三五百下，丸如梧子大，每服三十丸，豆淋酒送下，食前。

白朮酒 治姙娠中風口噤，語言不得。

白朮一兩半 獨活一兩 黑豆一合，炒

右細剉，以酒三升，煎取一升半，去滓，温分四服。口噤者拗口灌之，得汗即愈。

羚羊角散 治姙娠冒悶，角弓反張，名曰子癇風痙。

羚羊角鎊 獨活 酸棗仁炒 五加皮 防風 薏苡仁炒 當歸酒浸 川芎 杏仁去皮尖 茯苓各五分 木香 甘草炙，各二分

右，薑水煎服。

羌活酒 治姙娠中風痓口噤，四肢强直，角弓反張。

羌活一兩半 防風一兩 黑豆一合，炒去皮

右三味爲㕮咀，好酒五升浸一宿，每服用黑豆一合，炒令熟，投入藥酒一大盞，候沸即住，去滓，分二服灌之。

大聖散 治姙娠怔悸，睡裏多驚，腹脅膨脹，坐臥不寧。

白茯苓 麥門冬 黄芪蜜炙 當歸酒浸 川芎各一錢半 木香 人參 甘草炙，各一錢

右作一服，水二鍾，生薑五片，煎至一鍾，服無時。

麥門冬湯　治姙娠心驚，膽怯煩悶，名曰子煩。

麥門冬　白茯苓　防風各三錢　人參一錢半

右作一服，水二鍾，生薑五片，淡竹葉十葉，煎至一鍾，去滓，不拘時服。

麥門冬散　治姙娠心煩，憒悶虚躁，吐逆，惡聞食氣，頭眩，四肢沉重，百節疼痛，坐臥少起。

麥門冬　子芩　赤茯苓各一兩　生地七錢半　人參　茯神　赤芍藥　陳皮　苦梗　桑寄生　甘草　旋覆花各半兩

右爲粗末，每服四錢，水一盞，薑一錢，煎至七分，不拘時温服。

人參散　治姙娠熱氣乘於心脾，津液枯少，煩躁壅熱乾渴。

人參　麥門冬　赤茯苓　地骨皮　家乾葛　黄芩　犀角屑，各七錢半　甘草半兩

右㕮咀，每服三錢，水一盞，煎至六分，去滓温服。

一母丸　治姙娠因服藥致胎氣不安，有似虚煩不得臥，即巢氏所謂子煩也。

知母二兩

右爲細末，以棗肉爲丸如彈子大，每服一丸，煎人參湯送下。

人參黄芪散　治姙娠身熱煩躁，口乾食少。

人參　黄芪　家葛根　麥門冬　赤茯苓　秦艽各一兩　知母七錢半　甘草半兩

右，每服四錢，薑水竹葉煎服。

馬兜鈴散　治姙娠胎氣壅滯，欬嗽喘急。

馬兜鈴　桔梗　人參　甘草　貝母各半兩　陳皮去白　大腹皮　桑白皮　紫蘇各一兩　五味子二錢半

右㕮咀，每服四錢，薑三片，水煎。

紫菀湯　治姙娠欬嗽不止，胎不安。

桔梗半兩　甘草　杏仁　桑白皮各二錢半　天門冬　紫菀各一兩

右㕮咀，每服三錢，竹茹一團，水煎去滓，入蜜半匙，再煎一二沸，温服。

平安散　治妊娠上氣喘急，大便不通，嘔吐不食，腹脅脹痛。

川芎　木香各一錢半　陳皮　熟地黄　生薑　乾薑炮　厚朴去粗皮製　甘草各一錢

右作一服，水二鍾，入燒鹽一捻，煎至一鍾，不拘時服。

柴胡飲　治妊娠瘧疾。

柴胡　生大黄各二錢　生黄芩一錢五分　甘草一錢

右㕮咀作一服，水煎，臨發日，五更温服，必取利爲愈。忌油麵辛熱等物。如胎上逼心，可服枳殼散。

加味理中湯　治虚寒泄瀉。

人參　白朮　白芍藥　白茯苓　乾薑　黄連　藿香葉　木香　訶子肉　肉果　甘草各一錢

水二鍾，生薑三片，大棗二枚，煎一鍾，飢時服。

猪苓散　療妊娠小便澁痛，兼治胎水。

猪苓五兩，去皮

右爲末，白湯調方寸匕，加至二匕，日三夜二。不瘥，宜轉下之，服前藥。

葵子湯　治妊娠得病六七日以上，身熱入臟，大小便不利，安胎除熱。

葵子二升　滑石四兩，碎

右以水五升，煮取一升，去滓盡服，須臾當下便愈。

又方　治妊娠大小便不通，心腹脹滿妨悶，不欲飲食，手足煩熱。

檳榔　赤茯苓　大腹皮　木通　郁李仁去皮　北五味各一兩　桑寄生　甘草　苦梗各半兩

右爲粗末，每服三錢，水一盞，煎至六分，温服。

大腹皮湯　治姙娠大小便不通或赤澀。

枳殼　大腹皮　赤茯苓各一兩　甘草二錢

右爲末，葱白湯調下二錢。

丹溪方　治懷胎四個月，大小便閉，因與通利冬葵子等藥已通，但氣未順，此由性急血耗氣亂，須和其氣，滋其血，乃安。

陳皮　青皮　芍藥各一錢　人參　當歸　川芎　生地黄　白朮各半兩　茯苓　木通　甘草各二分

右，水煎服。

獨聖散　治姙娠小便不通。

蔓荆子

右爲末，每服二錢，食前濃煎葱白湯調下。

獨聖湯　治婦人胎前腹痛。

當歸三錢

右爲末，水煎服。

地膚大黄湯《外臺》方　療姙娠子淋，宜下。

川大黄　地膚草各三兩　知母　黄芩　猪苓　赤芍藥　通草　川升麻　枳實　甘草各二兩

右㕮咀，每服四錢，水一盞，煎七分，去滓温服。

又方《準繩》，下同　療姙娠患淋，小便澀不利，小腹水道熱痛。

冬葵子一升　芍藥二兩　黄芩　赤茯苓　車前子各三兩

右㕮咀，以水七升，煎至二升，温分三服。

又方　療姙娠數月，小便淋瀝疼痛，心煩悶亂，不思飲食。

瞿麥穗　赤茯苓　桑皮　木通　葵子各一兩　黄芩　芍藥　枳殼　車前子各半兩

右爲粗末，每服四錢，水一盞，煎至六分，温服。

安榮散 治妊娠小便濇少，遂成淋瀝。

麥門冬　通草　滑石　人參　細辛各二錢　當歸酒浸　燈心　甘草各半兩

右爲細末，每服二錢，不拘時，麥門冬煎湯調服。

桑螵蛸散 治妊娠小便不禁。

桑螵蛸二十枚，酒炙黄

右爲細末，每服二錢，空心米飲調下，或薑湯調下亦可。

續斷湯 治妊娠下血及尿血。

當歸　生地各一兩　續斷半兩　赤芍藥二錢半

右爲末，空心，葱白煎湯調下二錢。

甘草小麥大棗湯《金匱》 治婦人臟燥，喜悲傷欲哭，象如神靈所作，數欠伸。

甘草三兩　小麥一升　大棗十枚

右三味，以水六升，煮取三升，温分三服。亦補脾氣。一方云：產前產後皆可。

淡竹茹湯《準繩》 治妊婦心虚驚悸，臟燥悲傷不止。又治虚煩甚效。

麥門冬去心　小麥　半夏湯泡，各二兩半　人參　白茯苓各一兩半　甘草一兩

右㕮散，每服四錢，薑五片，棗一枚，淡竹茹一團如指大，同煎温服。

芎藭補中湯《濟生方》 治懷妊血氣虚弱，不能衛養，以致胎漏，每四五月而墮，名曰半產。

芎藭　五味子　阿膠蛤粉炒　乾薑炮，各一錢　黄芪炙　當歸酒浸　白芍藥　白朮各一錢半　杜仲炒去絲　人參　木香

甘草炙，各五分

右，水二鍾，煎至一鍾，不拘時服。一方無木香。

杜仲丸　一名杜續丸。治妊娠三兩個月，胎動不安，腰痛，防其欲墮，宜預服之。

杜仲薑製，炒去絲　續斷酒浸，各二兩

右爲末，煮棗肉杵丸梧子大，每服七十丸，米飲下。

四製香附丸　治婦人數墮胎，由氣不升降，所以胎氣不固，宜服此。

香附杵去毛，淨一斤，分四分：一分酒浸，一分酢浸，一分童便浸，一分鹽水浸，各浸七日，取出焙乾

右爲細末，酢煮糊和丸梧子大，每服七十丸，空心温酒下。如肥人衹依本方，瘦人加澤蘭葉、赤茯苓各二兩。一方用香附子一斤，艾葉四兩，當歸一兩，俱用酢煮。

安胎白朮散　治妊娠宿有冷，胎痿不長，或失於將理，傷胎多墮。此藥補榮衛，養胎氣。

白朮炒　川芎各一兩　吳茱萸湯泡，半兩　甘草炙，一兩半

右爲細末，每服二錢，食前温酒調下。忌生冷果實。

黄芪散　主妊娠胎不長，安胎，和氣思食，利四肢。

黄芪　白朮　陳皮　麥門冬　白茯苓　前胡　人參各七錢半　川芎　甘草各半兩

右㕮咀，每服三錢，水一盞，薑三片，棗一枚，煎至七分，去滓温服。

人參丸　妊娠胎不長，宜服此養胎。

人參　白茯苓　當歸　柴胡　刺薊　厚朴　桑寄生各一兩　枳殼七錢半　甘草半兩

右爲細末，煉蜜爲丸如梧子大，每服二十丸，食前温水吞下。

枳實檳榔丸　安胎養氣，調和經候，癥瘕痞塊，有似孕婦，可以久服，血氣通和。

枳實生用　檳榔　黄連　黄蘗　黄芩　當歸　木香　阿膠炒灰研，各半兩

右爲細末，水和丸如小豆大，每服三十丸，不拘時，用温米湯送下。

知母丸《集驗》 治日月未足而痛如欲産者，兼治産難及子煩。

知母不拘多少

右爲細末，煉蜜丸如鷄頭大，温酒嚼下，日三服。一方丸如梧子大，粥飲下二十丸或三五十丸。

雄黄丸 治妊娠是鬼胎，致腹中黑血散下，腹痛。

雄黄細研 鬼臼去毛 莽草 丹砂細研 巴豆去皮心油 獺肝各半兩 蜥蜴一枚 蜈蚣一條，并炙黄

右爲細末，蜜丸如梧子大，空心温酒下二丸，日兩服，後當利。如不利，加至三丸。初下清水，次下蟲如馬尾狀無數。病極者，下蛇蟲，或如蝦蟆卵鷄子，或如白膏，或如豆汁，其病即除。

復元湯《醫鑑》，下同 治妊娠嘔吐不止，或頭痛全不思食，左脈弱。

當歸 川芎 白芍 人參 甘草炙，各五錢 白朮 茯苓 陳皮各一兩半 丁香三錢 半夏薑湯泡，一兩 桔梗 枳殼各二錢

右剉作十劑，薑棗煎服。

紫蘇和氣飲 治胎氣湊心，或臨産驚恐，氣結不下，及胎前一切諸疾。

蘇梗 當歸 川芎 白芍 人參 陳皮 甘草 大腹皮

右剉，生薑一二片，葱白七根，水煎服。若腹痛，加香附、木香；若欬嗽，加枳殼、桑白皮；若熱甚，加黄芩；若嘔吐，加砂仁；若泄瀉，加白朮、茯苓；若難産，加枳殼、香附、車前子。一方無川芎，名七寶散。

子淋散 治妊娠小便澁痛頻數。

麥門冬去心 大腹皮洗去沙，薑汁拌炒 木通 赤茯苓 甘草 淡竹葉各味分兩隨宜

右剉，水煎服。

白朮散 定痛安胎。

川芎 紫蘇葉 香附便製，各一錢 甘草四分 歸身 白芍酒炒 前胡 烏藥 陳皮各八分 白朮土炒 竹茹 木香

各五分

右剉，水煎，食遠服。如兼腹痛，加砂仁、澤瀉。

加減當歸散　治姙娠中惡。

川芎　當歸　陳皮　吳茱萸　木香　香附　烏藥　甘草　前胡　葱白　砂仁　紫蘇葉

右剉一劑，生薑五片煎服。

加減通氣散　治姙娠腰腹背痛。

當歸身　葱白　阿膠　茴香　杜仲　甘草　破故紙　陳皮　山藥　川芎　萆薢　獨活　川續斷　香附　橘核　白芍各味分兩隨宜

右剉，水煎，空心服。如小腹痛，加艾、木香、烏藥、紫蘇，去橘核、山藥、茴香、續斷、萆薢、獨活、破故紙。

加減倉公下氣湯　治姙娠心腹脹滿。

白芍藥　陳皮　白茯苓　大腹皮　川芎　當歸　香附　前胡　厚朴　紫蘇梗　烏藥　木香各味分兩隨宜

右剉一劑，空心服。

加減安胎飲　治姙娠數墮胎。

黃芪　甘草　人參　白朮　艾葉　當歸　川芎　熟地　續斷　茯苓　白芍　香附　陳皮　杜仲

右剉，水煎，空心服。

加減牛膝湯　治姙娠羸弱不能養胎者，用此下之。

桂心　栝蔞　牛膝　瞿麥　川芎　歸梢　枳殼　甘草　童便　麥蘖各味分兩隨宜

右，煎服。

加減紫菀湯　止嗽安胎。

黄芩　紫蘇　陳皮　五味　知母　杏仁　赤茯　當歸　麻黄　白朮　桑皮　甘草　貝母　前胡　紫菀
水煎服。如喘，加兜鈴、腹皮　款冬花。

加減柴胡湯　治妊娠傷寒。
柴胡　黄芩　乾葛　川芎　當歸　紫蘇　陳皮　葱白
水煎服。

加減秦艽散　治妊娠時疫。
秦艽　前胡　黄芩　枳殼　桔梗　山梔　柴胡　葛根　紫蘇　葱白　陳皮
水煎服。

加減梔子五物湯　安胎清熱。
葛根　柴胡　香薷　石膏　梔子　前胡　黄芩　葱白　麥冬　陳皮　知母　甘草
水煎服。

加減白朮散　治妊娠霍亂。
香薷　陳皮　厚朴　蒼朮　烏藥　藿香　砂仁　乾薑　竹茹　木瓜　人參　白朮　茯苓　甘草　猪苓　澤瀉
水煎服。如心胷煩悶，加炒黄連、升麻。

斬鬼丹　治鬼胎。
吴茱萸　川烏　秦艽　柴胡　白殭蠶
水煎服。

泰山磐石散《景岳全書》　治婦人血氣兩虚，或肥而不實，或瘦而血熱，或脾肝素虚，倦怠少食，屢有墮胎之患。
人參　黄芪　當歸　續斷　黄芩各一錢　川芎　白芍藥　熟地各八分　白朮二錢　炙甘草　砂仁各五分　糯米一撮
水一鍾半，煎七分，食遠服。但覺有孕，三五日常用一服，四月之後方無慮也。

二陳湯薛氏　治中脘停痰，姙娠惡阻等證。

陳皮去白　茯苓　半夏各一錢　甘草炙五錢

右，水煎服。

半夏茯苓湯　治姙娠脾胃虚弱，飲食不化，嘔吐不止。

半夏泡炒黄　陳皮去白　縮砂仁炒，各一錢　白茯苓二錢　甘草炙，五分

右用薑棗烏梅水煎服。

人參養胃湯　治外感風寒，内傷飲食，寒熱頭疼，或作瘧疾，并姙娠惡阻。

半夏　厚朴製　橘紅各八分　藿香葉　草果　茯苓　人參各五分　甘草炙，三分　蒼朮一錢

右，薑七片，烏梅一個，水煎服。

歸脾湯　治姙娠鬱結傷脾，亦治發熱盜汗，健忘怔忡，驚悸少寐。

人參　白朮　白茯　黄芪炒　當歸　龍眼肉　遠志　酸棗仁炒，各一錢　木香　炙甘草各五分

右，薑棗水煎服。本方加柴胡、山梔，名加味歸脾湯。

加味小柴胡湯　治姙娠怒動肝火。

柴胡二錢　黄芩一錢五分　人參一錢二分　半夏一錢　甘草炙，五分　生地黄多少隨宜

右，薑棗水煎服。一方加山梔、牡丹皮，名柴胡山梔散。

四七湯　治姙娠鬱結成痰。

半夏薑汁製，一錢五分　紫蘇葉　厚朴薑製　茯苓各一錢

右，薑棗水煎。

逍遥散　治肝脾血虚有熱，少食多臥。

甘草炙　當歸炒　芍藥酒炒　茯苓　柴胡　白朮炒，各一錢

右，水煎服。

安胎飲 治妊娠五七個月用，數服可保全產。

白朮 人參 當歸 川芎 熟地 白芍 陳皮 甘草 紫蘇 炙黄芩各一錢

右用薑水煎服。

胡連丸 安胎聖藥。

條芩沉水者，四兩 砂仁微炒 甘草炙，各一兩 白朮無油者 蓮肉去心，各二兩

右共爲末，外用山藥五兩，作糊爲丸，米飲下。

天門冬飲《正傳》 治子嗽。

天門冬 紫菀茸 知母 桑白皮各一錢半 五味子 桔梗各一錢

右剉，作一貼，水煎服。

鷄黄散《本事方》，下同 治子痢赤白，絞刺疼痛。

烏鷄卵一個，傾出清，留黄 黄丹一錢

右入鷄子殼内攪勻，厚紙糊口，鹽泥固濟，火煅，研爲末，每取一錢，米飲調下。一服瘉者是男，二服瘉者是女。

鴨子煎 治胎前産後赤白痢。

生薑年少者百錢，年老者二百錢，搗取自然汁 鴨子一個，打破入薑汁内攪勻

右同煎至八分，入蒲黄三錢，再煎五七沸，空心温服，立效。

訶朮散《正傳》，下同 治妊娠泄瀉，由食生冷當風取涼所致。

訶子皮 白朮各一錢半 陳皮 良薑 木香 白芍藥酒炒 肉豆蔻煨 甘草炙，各一錢

右剉，作一貼，薑五片，水煎服。

醒脾飲子 治子瘧寒瘧。

厚朴　草豆蔻研，各五錢　乾薑三分　甘草二分

右剉，作一貼，入薑五片，棗二枚，同煎，空心服。

濟生石膏湯丹溪　治姙娠熱瘧，湯飲無度。

石膏二錢　生地黃一錢　半夏　黃芩　人參　麥門冬　知母　乾葛各一錢　甘草五分

右剉，作一貼，入烏梅一個，同煎服。

梔子大青湯《綱目》　治妊婦熱病發狂變黑。

黃芩　升麻　梔子各一錢　大青　杏仁各五分

右剉，作一貼，葱白三莖，同煎服。

神方驗胎散海藏方　驗胎如神。

真雀腦川芎一兩　當歸全用，重一兩者只用七錢

右二味細末，分作二服，濃煎好艾湯一盞調下，二三時間，覺腹臍微動仍頻，即有胎也。動罷即癒。如不是胎，即不動。如不覺效，再煎紅花湯調下，必有神效。

艾醋湯《醫鑑》，下同　驗胎有無如見。

好醋　艾葉

右二味煮汁，服半盞，腹中大痛是孕，不痛無孕。

參橘散　一名人參橘皮湯。治惡阻病，嘔吐痰水，口不入食。

橘皮　赤茯苓各一錢半　麥門冬　白朮　厚朴　人參　甘草各一錢

右剉作一貼，入薑十片，青竹茹鷄子大，同煎服。一方用白茯苓、橘紅，無赤茯、橘皮。

保生湯《良方》，下同　治婦人月經不行，身無病似病，精神如故，惡聞食氣，或但嗜一物，或大吐，或時吐清水，此名惡阻，宜服此。

白朮　香附子　烏藥　橘紅各二錢　人參　甘草各一錢

右剉，作一貼，薑三片，煎服。

半夏茯苓湯　治惡阻病，嘔吐心煩，頭目眩運，惡聞食氣，飲食不進，多臥少起，百節煩疼，羸瘦痰盛。

半夏一錢半　赤茯苓　熟地各一錢　旋覆花　人參　白芍　川芎　桔梗　橘紅　甘草各七分

右剉，作一貼，入薑七片，水煎服。

芩連半夏湯《寶鑑》　治惡阻病，一身煩痛。

黄芩一錢二分半　白朮　半夏各一錢　黄連　陳皮　當歸　梔子　枳殼　香附　人參　蒼朮　砂仁　甘草各五分
赤茯苓七分半

右剉，作一貼，入薑七片，水煎服。

歸元散《醫鑑》　一名保元湯。治惡阻，口不入食。

白朮　白茯苓　陳皮各一錢半　人參　砂仁　當歸　白芍　丁香　甘草各五分　半夏一錢　桔梗　枳殼各二分半

右剉，作一貼，入薑五片，棗二枚，水煎服。

竹茹湯丹溪　治惡阻。

青竹茹　麥冬各三錢　前胡二錢　橘皮一錢　蘆根十條

右剉，作一貼，水煎服。

膠艾四物湯《回春》　治胎漏腹痛。

熟地黄　當歸　川芎　白芍藥　阿膠炒珠　條芩　白朮　砂仁　艾葉　香附炒，各一錢

右剉，作一貼，入糯米一撮，水煎，空心服。

當歸寄生湯《得效方》　治胎漏下血。

人參　桑寄生　熟地黄　續斷各一錢半　當歸　川芎　白朮　艾葉各七分半

右剉，作一貼，水煎服。

地膚子湯《正傳》下同　治子淋。

地膚子　車前子各一錢半　知母　白芍藥　赤茯苓　黄芩　枳殻各一錢　升麻　通草　甘草各七分

右剉，作一貼，水煎服。

忘憂散　治子淋。

琥珀爲末

右，每半錢，取萱草根一握，煎湯調下。

温胃飲《景岳全書》下同　治婦人臟寒惡嘔，胎氣不安。亦治産後脾氣虚寒，嘔吐食少腹痛。

人參　白朮炒，各一二錢或一兩　扁豆炒，二錢　陳皮或不用　炙甘草各一錢　當歸一二錢，滑易勿用　乾薑炒焦，一二三錢

水二鍾，煎七分，食遠温服。

理陰煎　治同上。亦治産後陽虚中寒，或外感寒邪，以致心腹痛，嘔吐厥逆。

熟地三五七錢或一二兩　炙甘草一二錢　當歸二三钱或五七錢　乾薑一二三錢，炒黄色

水二鍾，煎七分，熱服。或加肉桂一二錢。

保陰煎　治胎氣熱而不安。亦治産後血熱，淋瀝不止。

生地　熟地　芍藥各二錢　山藥　川續斷　黄芩　黄蘗　生甘草各一錢

水二鍾，煎七分，食遠温服。

凉胎飲　治同上。

生地　芍藥各二錢　黄芩　當歸各一二錢　甘草七分生　枳殻　石斛各一錢　茯苓錢半

水一鍾半，煎七分，食遠温服。如熱甚者，加黄蘗一二錢。

枳殻湯　治胎漏，或因事下血。亦治惡阻，進食和中；及熱而血虚，胎動不安。

枳殼炒　黄芩炙，各半兩　白朮炒，一兩

右爲末，每服一錢，白湯調下亦可。

胎元飲　治婦人衝任失守，胎元不安不固者，隨證加減用之，或間日或二三日，服一二劑。

人參隨宜　當歸　杜仲　白芍藥各二錢　熟地二三錢　白朮一錢半　炙甘草一錢　陳皮七分，無滯者不用

水二鍾，煎七分，食遠服。

壽脾煎　一名攝營煎。治妊娠心脾氣虚，胎動不安。

白朮二三錢　當歸　山藥各二錢　棗仁錢半　炙甘草一錢　遠志製，三五分　乾薑炮，一二錢　蓮肉去心，炒，二十粒　人參一二錢，急者用一兩

水二鍾，煎服。

左歸飲　治肝腎不足，胎動不安。

熟地二三錢或一二兩　山藥　枸杞各二錢　炙甘草一錢　茯苓一錢半　山萸一二錢，畏酸者少用

水二鍾，煎七分，食遠服。

右歸飲　治同上。亦治産婦虚火不歸元而發熱者。

熟地用如前　枸杞　杜仲薑製，各二錢　肉桂　甘草炙，各一二錢　製附子一二三錢　山藥一錢

水二鍾，煎七分，食遠温服。

固陰煎　治同上。亦治産後衝任受傷，惡露不止。

人參隨宜　熟地三五錢　山茱萸一錢半　遠志炒，七分　山藥炒，二錢　甘草炙，一二錢　五味子十四粒　菟絲子炒香，二三錢

水二鍾，煎七分，食遠温服。

五福飲　治氣血俱虚，胎動不安

人參　熟地各隨宜　當歸二三錢　炙草一錢　白朮炒，一錢半

右，水二鍾，煎七分，食遠温服。

秘元煎　治脾腎氣虚，胎動不安，兼帶濁。亦治衝任氣虚而胎漏者。

人參　金櫻子各二錢　五味子十四粒　甘草炙，一錢　遠志炒，八分　山藥炒　芡實炒　棗仁炒搗碎，各二錢　白朮炒　茯苓各錢半

水二鍾，煎七分，食遠服。

菟絲煎　治同上。

人參二三錢　山藥炒，二錢　菟絲子炒，四五錢　當歸　棗仁炒　茯苓各錢半　遠志肉製，四分　炙甘草一錢或五分　鹿角霜爲末，四五匙

右用水一鍾半，煎成加鹿角霜末調匀，食前服。

小和中飲　治姙娠食滯脹滿。

白扁豆炒　山楂肉各二錢　白茯苓　陳皮　厚朴各一錢五分　甘草五分

水一鍾半，加生薑三五片，煎服。

解肝煎　治姙娠肝氣滯逆，脹滿不安。

陳皮　半夏　厚朴　茯苓各錢半　砂仁七分　蘇葉　芍藥各一錢

水一鍾半，加生薑三五片，煎服。

化肝煎　治妊娠怒動肝氣兼火，胎氣不安。

青皮　陳皮　芍藥各二錢　梔子炒　丹皮　澤瀉各錢半　土貝母二三錢

水一鍾半，煎七八分，食遠温服。如血見下部者，以甘草代澤瀉。

紫蘇飲　治姙娠失調，胎氣不安，上攻作痛，名曰子懸。或臨産氣結不下等證。

人參　甘草各半兩　大腹皮　川芎　白芍　陳皮　蘇葉　當歸各一兩

右，每服一兩，薑葱水煎服。一方有香附，無人參。一方無川芎，名七寶散。若肝脾氣血虚而有火不安者，宜兼逍遥散。若脾氣虚弱而不安者，宜用四君芎歸湯。

五味異功散 治姙娠脾胃氣虚而惡阻者。

人參 白朮炒 茯苓 炙甘草 陳皮各一錢

右，加薑棗，水煎服。

六味異功散 治姙娠胃虚，兼寒多嘔。

人參二三錢 白朮 茯苓各二錢 陳皮 炙甘草各一錢 乾薑炒，一二錢

水一鍾半，煎服。

和胃飲 治姙娠胃寒氣實，胎氣上逼者。

陳皮 厚朴薑製，各一錢半 乾薑炮，一二錢 炙甘草一錢

水鍾半，煎七分，温服。

五君子煎 治姙娠脾虚兼寒，胎氣上逼。

人參隨宜 白朮 茯苓各二錢 炙甘草一錢 乾薑炒黄，一二錢

水一鍾半，煎服。

清化飲 治婦人産後因火發熱，及血熱妄行，陰虧，諸火不清等證。亦治姙娠血熱血漏。

芍藥 麥冬各二錢 丹皮 茯苓 黄芩 生地各二三錢 石斛一錢

水一鍾半，煎七分，食遠温服。

四聖散 治漏胎下血。

條芩 白朮 砂仁 阿膠各等分

右爲細末，每服二錢，艾湯調下。一方有芍藥，無阿膠。按此方若改爲湯，砂仁當減半。

五陰煎　治妊娠脾腎兼虚而漏血者。亦治産後陰虚。

熟地五七錢或一兩　山藥炒　芍藥炒，各二錢　扁豆炒，二三錢　茯苓一錢半　五味子二十粒　人參隨宜　白朮炒　炙甘草各一二錢

水二鍾，加蓮肉去心二十粒，煎服。

七福飲　治妊娠胎漏，三焦氣血俱虚。

人參　熟地各隨宜　當歸二三錢　炙甘草　棗仁各一錢　白朮炒，一錢半　遠志製，三五分

水二鍾，煎七分，食遠温服。

益母地黄湯　治從高墜下，傷胎下血。

生地　益母草各二錢　當歸　黄芪炒，各一錢

右，薑水煎服。

續斷湯　治妊娠血虚微熱，漏血尿血。

當歸　生地黄各一兩　續斷　赤芍藥各半兩

右爲末，每服二錢，空心，用葱白煎湯調下。

五物煎　治産難及胎氣已動，勢有難留。

當歸三五七錢　熟地三四錢　芍藥二錢，酒炒　川芎一錢　肉桂一二三錢

水一鍾半，煎服。

决津煎　治同上。

當歸三五錢或一兩　澤瀉一錢半　牛膝二錢　肉桂一二錢　烏藥一錢　熟地二三錢或五七錢

水二鍾，煎七分，食前服。如氣血虚，不必用烏藥。

固胎煎　治肝脾多火多滯而屢墮胎者。

黄芩二錢　白朮一二錢　陳皮一錢　當歸　芍藥　阿膠各錢半　砂仁五分

水一鍾半，煎服。

赤金豆　一名八仙丹。治鬼胎。

巴霜去皮膜，略去油，一錢半　皂角炒微焦，二錢　生附子切略炒燥　朱砂各二錢　輕粉一錢　丁香　木香　天竺黄各三錢

右爲末，酢浸蒸餅，爲丸蘿蔔子大，以前朱砂爲衣，欲漸去者每服五七丸，欲驟行者每服一二十丸，用滚水，或煎藥，或薑、酢、茶、蜜、茴香、史君煎湯爲引送下。若下多不止，可飲冷水一二口即止。蓋此藥得熱則行，得冷則止也。

單方

安胎順氣：香附子炒爲末，濃煎紫蘇湯，服一二錢。或加砂仁。華佗

妊婦胎動：朱砂末一錢，和鷄子白三枚，攪匀頓服，胎死即出，未死即安。

胎氣不安，氣不升降，嘔血酸水：香附、藿香、甘草各一錢爲末，每服二錢，入鹽少許，沸湯服之。《聖惠》

胎動不安，或腰痛胎轉搶心，下血不止，或日月未足而欲産，并以菖蒲根搗汁一二升服之。《千金》

妊娠胎動或腰痛，或搶心，或下血不止，或倒産子死腹中：艾葉一鷄子大，酒四升，煮二升，分二服。《肘後方》

胎動迫心作痛：艾葉鷄子大，以頭酢四升，煎二升，分温服。《子母秘録》

妊娠疾病，胎不能安，可下之：取七月七日法麯四兩，水二大盞，煎取一盞三分，綿濾去滓，分温三服，立下。

又方：用大麯五升，清酒一斗，煮二沸，去滓，分五服，隔宿勿食，但再服即下如糜，母無疾苦。

胎痛欲産，日月未足者：以全蛇蜕一條，絹袋盛遶腰繫之。《千金》，下同

胎動不安，腰痛或胎上搶心煩悶，或下血：葱白大者二十莖，濃煮汁飲之，胎未死即安，已死即出，神效。

姙娠胎動：豉絞汁温服，華佗方也。《本草》

又方：生麯餅研末，水和絞汁，温服三升。《肘後方》，下同

姙娠胎動欲墮，腹痛不可忍：苧根二兩剉，銀石器酒水相半煎服妙。

又方：乾荷蒂一枚炙研，糯米泔一鍾，調服即安。《經驗方》

姙婦腹痛：燒車缸脂末，納酒中隨意飲。《千金》

胎動腹痛，或下黄汁如漆如豆汁者：野苧根、金銀花根各五錢，水酒相半煎服。《入門》，下同

又方：鹿角膠炒成珠作末，以米飲調下二錢。

又方：用好銀煮取水，著葱油食之佳。

又方：用苧根如足指大者一尺，㕮咀，以水五升，煮取三升，去滓服。或加生薑五片亦可。丹溪云：苧根大能補陰而行滯血。

姙娠胎動，晝夜叫呼，口噤脣搴，及下重痢不息：用艾葉五兩，以好酒五升同煮，取四升，去滓，更煎取一升。口閉者，開口灌之，藥下即瘥。

姙娠無故下血不止：阿膠三兩炙搗末，酒一升半，煎令消，一服瘉。

又方：阿膠二兩搗末，生地半斤搗取汁，以清酒三升絞汁，分三服。

閃頓胎動欲漏：砂仁皮炒令熱透爲末一錢，或酒或鹽湯下。

胎漏下血不止：用桃樹上幹不落桃子燒灰和水服瘥。《本草》云：桃奴破血，又治伏梁積氣。

姙娠心痛：用青竹茹一升，酒二升，煮取一升，去滓，分温頓服。

又方：用破鷄子一枚，酒調服之。

姙娠胎動欲落，腹中痛不可忍：用上等銀一斤，茅根二兩去黑皮，以水九升，煮銀五升，入清酒一升，同

煎茅根，取三升，分三服，立安。

姙娠腰背痛，反覆不得：用鹿角長六寸，燒令赤，酒中淬，再燒再淬，以角碎爲度，取所淬酒飲之。

孕婦腹内鐘鳴：用鼠窟前後土爲細末，研麝香，酒調下二錢，立癒。或不用酒亦可。

姙娠中惡，心腹絞急切痛，如鬼擊之狀，不可按摩，或吐血或衄血者：用熟艾如拳大，煮汁頻服。

又方：用鹽一盞，水二鍾調和，以冷水噀之，吐出即安。

又方：用竈心土爲末，每二錢井水調服，白湯調亦可。

又方：用男子貼體久染汗衣燒灰存性，百沸湯調服。

姙娠鼻衄：用白茅花，濃煎汁服。

姙娠卒不得小便：用杏仁二味去皮尖，搗丸如菉豆大，燈心湯呑七丸，立利。

子淋小便數出少或熱疼，及子煩：用地膚子三兩細切，水四升，煮取二升半，去滓分三服，日三次，食盡。

姙娠遺尿：用益智仁爲末，米飲下亦效。

姙娠臟燥，自悲自哭自笑：用紅棗燒存性，米飲調下。

姙娠下血不止，疼痛：用家鷄翎燒灰細研，温酒調下二錢。如人行五里再服，以效爲度。亦治小便不禁。

又方：用香附子爲末，米飲調下。

婦人懷胎不長：用鯉魚長一尺者，去腸肚鱗，以水浸沒，内鹽及棗，煮熟取汁，稍稍飲之。

姙娠月數未足，腹痛如欲産：用梁上塵、竈突煤同爲末，空心，温酒服方寸匕。

臨産下痢：梔子燒研，空心，熱酒服一匙，甚者不過五服。《勝金方》

姙娠溺濇：蕪菁子末，水服方寸匕，日二服。

病欲去胎：鷄子一枚，入鹽三四撮服。仲景

姙娠子淋，不得小便：滑石末水和，貼臍下二寸。《外臺》

孕婦熱淋：車前子五兩，葵根切一升，以水五升，煎取一升半，分三服，以利爲度。梅師方

子癇昏冒：縮砂和皮炒黑，熱酒調下二錢，不飲酒者，米飲下。安胎止痛，其效不可盡述。

孕婦欬嗽：貝母去心麩炒黄爲末，沙糖和丸芡子大，每含嚥二十丸，神效。

跌扑舉重，損胎不安，腹中疼痛腰重，或子死腹中不出者，芎藭爲末，酒服方寸匕，須臾一二服，立愈。《千金》

六七月後孕動，困篤難救者：葱白一大握，水三升，煎一升，去滓頓服。《本草》，下同

胎動不安，墮在須臾者：用川芎二兩，葱白五兩，水三碗，煮二碗半，分三服。

胎損腹痛：冬麻子一升，杵熬香，水二升，煮汁分服。《心鏡》

漏胎下血：蓮房燒研，麵糊丸梧子大，每服百丸，湯酒任下，日二。《集驗方》

子死腹中，月數未足，母欲昏絶者：用大黑豆三升，以酢煮濃汁頓服，立出。《本草》

姙娠吐衄不止：馬錢末，濃米飲服半錢。《聖惠》

桑寄生能安胎，令胎牢固，或煎服，或爲末服，并佳。《本草》

胎動不安：木賊去節、川芎等分爲末，每服三錢，水一盞，入金銀一錢，煎服。《總録》

姙娠尿血：豆醬一大盞熬乾，生地黄二兩爲末，每服一錢，米飲下。《普濟方》

胎動下血，或胎已死：百草霜二錢、椶灰一錢、伏龍肝五錢爲末，每服一二錢，白湯入酒及童尿調下。《雜興方》

頻慣墮胎，或三四月即墮者：於兩月前，以杜仲八兩，糯米煎湯浸透，炒去絲，續斷二兩，酒浸焙乾爲末，以山藥五六兩爲末作糊，丸梧子大，每服五十丸，空心米飲下。《本草》

又方：用杜仲焙研棗肉爲丸，糯米飲下。《簡便方》

姙娠風寒卒中，不省人事，狀如中風：用熟艾三兩，米酢炒極熱，以絹包熨臍下，良久即甦。《婦人良方》

妊娠浮腫：羌活、蘿蔔子同炒香，只取羌活爲末，每服三錢，温酒調下，一日一服，二日二服，三日三服。《本事方》

孕婦漏胎：五倍子末酒服二錢，神效。《集驗方》

妊婦尿血：取夫爪甲燒灰酒服。《千金》

婦人血崩：鯽魚一個長五寸者，去腸入血竭、乳香在内，綿包燒存性，研末，每服二錢，熱酒調下。《摘元方》

婦人胎動，妊娠因夫所動困絶：以竹瀝飲一升立愈。頻頻飲之，大治子煩。《産寶》

妊娠漏胎，下血不止：用生地黄汁一升，漬酒四合，煮三合五沸服之，不止又服。亦治子煩。《外臺》，下同

又方：用生地黄爲末，酒服方寸匕，日一夜一，或加乾薑亦妙。

又方：用生地、熟地等分爲末，每服半兩，白朮、枳殻煎湯，空心調下，日二服。

又方：用鷄子黄十四枚，以好酒二升，煮如餳服之。未瘥再作，以瘥爲度。《普濟方》，下同

又方：鹿角屑、當歸各半兩，水三盞，煎減半頓服，不過二服。

妊娠腰痛：鹿角截五寸長，燒赤，投一升酒中，又燒又浸，如此數次，細研，空心酒服方寸匕。《産寶》

孕婦子上衝心：取蒲萄，或根亦可，濃煮汁，飲之即下，而其胎亦安。《本草》

妊娠尿血：阿膠炒黄爲末，食前粥飲下二錢。《聖惠》

妊娠血痢：阿膠二兩，酒一升半，煮一升頓服。《本草》，下同

妊娠胎動：用阿膠炒、熟艾葉各二兩，葱白一升，水四升，煮一升，分服。

妊娠下血：黄明膠二兩，酒煮化頓服之。《肘後方》

妊娠下痢：中衣帶三寸燒研，水服。《千金》

妊娠去胎：麥蘖一升，蜜一升，服之即下。

轉胞尿閉：用葱白細切，和鹽炒熱，熨臍下，立通。《入門》

轉胞尿閉脹：急令産婆香油塗手，自産門入，托起其胞，則尿出如注，脹急即解。丹溪，下同

又方：將孕婦倒豎起則尿自出，亦妙。

妊娠心腹絞痛：大紅棗十四枚，燒焦爲末，以小便服之。《梅師方》

妊娠吐酸水，心腹痛，不能飲食：人參、乾薑炮等分爲末，以生地黄汁和丸梧子大，每服五十丸，米飲下。《局方》

婦人虚羸有鬼胎癥瘕，經候不通：芫花根三兩剉炒黄爲末，每服一錢，桃仁煎湯調下，當利惡物而愈。《聖惠》

孕癰：用洪州烏藥軟白香辣者五錢，水一盞，牛皮膠一片，同煎至七分温服。《準繩》，下同

又方：薏苡仁煮汁飲之。

腹中兒哭：黄連煎濃汁，母常呷之。《熊氏補遺》

因驚胎動出血：取黄連末酒服方寸匕，日三服。《子母秘録》

妊娠子煩口乾不得臥：黄連末每服一錢，粥飲下。或酒蒸黄連丸亦妙。《本草》

病篤去胎：蝱蟲十枚，炙擣爲末，酒服胎即下。《産乳》

温養胎氣：胎至九月，用猪肚一枚，如常著五味煮食至盡。《千金翼》

轉女爲男：取弓弩弦一枚，絳囊盛帶婦人左臂。

又方：取雄黄一兩，絳囊盛帶之。要女者帶雌黄。

又方：以斧一柄於産婦臥牀下置之，仍繫刃向下，勿令人知。

又方：婦人始覺有孕，用原蠶屎一錢，井華水服之，日三。《本草》

針灸

《金匱要略》曰：婦人傷胎，懷身腹滿，不得小便，從腰以下重，如有水氣狀，懷身七月，太陰當養不養，

此心氣實，當刺瀉勞宮及關元二穴，小便微利則愈。

《甲乙經》曰：乳子下赤白帶，腰俞主之。

婦人乳餘疾，肓門主之。

《千金方》曰：姙娠三月胎欲墮，灸膝下一寸七壯。

姙娠一月，足厥陰脈養，二月足少陽脈養，三月手心主脈養，四月手少陽脈養，五月足太陰脈養，六月足陽明脈養，七月手太陰脈養，八月手陽明脈養，九月足少陰脈養。凡逐月養胎之脈，當其時俱不可針灸。

《醫學入門》曰：孕婦不宜針合谷、三陰交。

婦人將産，預先胎破，惡水長流，坐草早無血可養，枯竭，刺獨陰五分，在足小指第三節間；承陰一寸五分。《丹溪心法》曰：姙孕寒熱往來欬嗽血痰，或嘔吐不食無力，或喘滿乳脅相應痛，或口中唾如霜雪，出語無聲，或耳鳴，或痰涎日夜數碗，誤用熱藥之故也。刺風門、魄户各五分，支溝間使各透。如寒熱未解，百節痠瘲昏憒，再取絶骨五分，太谿三分。如脈氣未平，瀉太淵、太白各二分，熱府未詳分數。已上穴，實瀉虚補，治産前病立效。此病安後，半年必有一變，四肢消瘦，單腹腫脹，即取陰交一穴，去其惡物也。

醫案

《儒門事親》曰：戴人過東杞，一婦人病大便燥結，小便淋澀，半生不娠，惟常服疎導之藥則大便通利，暫廢藥則結滯。忽得孕，至四五月間，醫者禁疎導之藥，大便依常爲難，臨圊則力努，爲之胎墜。凡如此胎墜者三。又孕已經三四月，弦望前後，溲溺結澀，甘分胎隕，乃訪戴人。戴人診其兩手脈俱滑大，脈雖滑大以其且姙，不敢陡攻，遂以食療之。用花鹼煮菠菱、葵菜，以車前子苗作茹，雜猪羊血作羹食之，半載居然生子，其婦燥病方愈。

劉先生妻有娠半年，因傷損下血，乞藥於戴人。戴人診之，以三和湯一名玉燭散、承氣湯、四物湯對停，加朴硝煎之，下數行，痛如手拈，下血亦止。

一婦人年四十餘得孕，自以爲年衰多病，故疾復作，以告醫氏。醫者不察，加燔針於臍兩旁，又以毒藥攻磨，轉覺腹痛，食減形羸，已在牀枕，來問戴人。戴人診其脈曰：六脈皆平，惟右尺洪大有力，此孕脈也。兼擇食，爲孕無疑。左右皆笑之。不數月，生一女子，兩目下各有燔針痕，幾喪其明。凡治病婦當先問娠，不可倉卒。

翻王之妻，病臍下積塊嘔食，面黄肌瘦而不月，或謂之乾血氣，治之無效。戴人見之曰：孕也。其人不信。再三求治於戴人。與之平藥，以應其意，終不肯下毒藥，後月到果胎也。人問何以别之？戴人曰：尺脈洪大也，《素問》陰陽别論所謂陰搏陽别之脈。

朱震亨《心法》曰：一婦人孕三月，吐痰水幷飲食，每日寅卯作，作時覺少腹有氣衝上，然後膈滿而吐，面赤微躁，頭眩，臥不起牀，四肢疼，微渴，此肝火挾衝脈之火衝上也。一日甚，一日輕。脈和，右寸脈洪大。百藥不效者將二月。偶用沉香磨水化抱龍丸，一服膈寬，氣不上衝；二三服，吐止眩減，食進而安。

應氏婦得胎七月，嘈雜吐食，胎壅心下滿塞，氣攻背，兩肘皆痛，要人不住手，以熱物摩熨，得吐稍疎，脈洪大。用黄芩二錢半，炒黄連一錢，炒白朮、半夏各二錢，炙甘草、砂仁各五分，陳皮、當歸、山梔、炒枳殼、香附、人參、蒼朮各一錢，茯苓一錢半，生薑七片，服二貼後，嘈雜吐止，心滿塞退。但於夜間背肘痛，用摩熨，遂與抱龍丸化服，其疾如失。

一婦人年近三十，懷孕兩個月，病嘔吐頭眩，自覺不可禁持，以人參、白朮、川芎、陳皮、茯苓等藥，服五七日，愈覺沉重。召予脈之，兩手弦左爲甚而且弱。予曰：此是惡阻病，必怒氣所激。問之果然。肝氣旣逆，又挾胎氣，參朮之補，大非所宜。教以時用茯苓湯下抑青丸二十四粒，五貼自覺稍安。診其脈，略有數狀，自言口乾苦，稍食粥則口酸，予意其爲膈間滯氣未盡行，教全以川芎、陳皮、山梔、茯苓、生薑煎湯，下抑青丸十五粒，十餘貼餘證皆平，但食及常時之半，食後覺口酸，不食覺易飢。予謂肝熱未平，則以白湯下抑青丸二十粒，二十日而安。予又脈之，見其兩手脈雖和平，而右手弱甚，此胎必墮，此時肝氣既平，參、朮可用矣。遂用始初參朮等藥補之，預防墮胎，已後之虛。服之一月，胎自墮，却得平穩無事。抑青丸，一味黃連爲丸是也。

一婦人懷姙六月發癇，手足揚直，面紫黑色，合眼涎出，昏憒不省人事，半時而醒。醫與震靈丹五十餘貼，其疾時作時止，無減證。直至臨產方自愈。產一女，蓐中子母皆安。次年，其夫疑丹毒必作，求治之，診其脈，浮取弦，重取濇，按至骨則沉實帶數，時正二月，因未見其癇發之狀，未敢與藥，意其舊年癇發時，乃五月，欲待其時，度此疾必作，當審諦施治，至五月半，其疾果作，皆是巳午兩時，遂教以自製防風通聖散，用生甘草加桃仁多紅花少，或服或吐，至四五劑，疾漸踈而輕，後發爲疥而愈。

朱宅婦人三十餘歲，懷胎四個月，大小便閉，因與通利冬葵子等藥已通，但氣未順，此由性急血耗氣亂，用和氣滋血之藥乃安。

一婦人四十一歲，姙孕九個月轉胞，小便不出三日矣。下急脚腫，不堪存活，來告急。予往視之，見其形瘁，脈之右濇而左稍和，此傷食而氣傷，胎系弱不能自舉而下墜，壓著膀胱，偏在一邊，氣急爲其所閉，所以水竅不能出也。轉胞之病，大率如此。予遂製一方，補血養氣，血氣既正，胎系自舉則不下墜，方有安之理。遂用人參、當歸身尾、白芍藥、白朮、帶白陳皮、炙甘草、半夏、生薑，煎濃湯，與四貼，任其頻啜，至次早，又與四貼藥滓，作一貼煎，令頓飲之，探喉令吐出此藥湯，小便立通，皆黑水。後就此方加大腹皮、枳殼、青葱葉、縮砂仁二十貼與之，以防產前後之虛。果得就蓐平安，產後亦健。

一婦人姙娠七八個月，患小便不通，百醫不能利，轉加急脹，診其脈細弱。予意其血氣虛弱，不能承載其胎，故胎重墜下，壓住膀胱下口，因此溺不得出，若服補藥升扶胎起則自下。藥力未至，愈加急滿，遂令一老婦用香油塗手，自產門入，托起其胎，溺出如注，脹急頓解。一面却以人參、黃芪、升麻大劑煮服，或少有急滿，仍用手托放取溺，如此三日後，胎漸起，小便如故。

一婦人有孕，至三月必墮，予教以濃煎白朮湯，調黄芩末二錢，服三四十貼，遂得保全。蓋孕至三月，正屬相火，所以易墮。不然，何以黄芩、白朮爲安胎妙藥耶？一婦年三十餘，或經住，或成形未具，其胎必墮，察其性急多怒，色黑氣實，此相火太盛，不能生氣化胎，反食氣傷精故也。因令住經第二月，用黄芩、白朮、當歸、甘草，服至三月盡止藥，後生一子。

《明醫雜著》曰：吾妻嘗胎漏，忽一日血大崩，遂運去，服童便醒而少頃復運，急煎服荆芥，隨醒隨運，服止血止運之藥不效，忽然嘔吐，予以童便藥汁滿於胷膈也，復以手探吐之，少頃，吐出米飯及虀菜碗許，詢問其故，適方午飯後著惱，故即崩而不止。予悟曰：因方飽食，胃氣不行，故崩甚。血既大崩，胃氣益虚而不能運化，宜乎服藥無效也。急宜調理脾胃，遂用白朮五錢，陳皮、麥芽各二錢煎服之，服未半而運止，再服而崩止。遂專理脾胃，服十數劑，胃氣始還，然後加血藥服之而安。若不審知食滯而專用血崩血運之藥，豈不悞哉？大凡醫者治諸病證，須時常察其有無飲食傷積否，但見其胷膈飽悶，嘔吐噫氣，嗛酸腹痛，腸泄，惡食少食，便問曾何飲食，審知傷積，即便先調其脾胃，消導飲食，然後用本病藥治之，或於本病藥内加入消導飲食藥。若不審知此，則用藥雖對證而不獲效。蓋人以脾胃爲主，胃氣自傷，則不能運化藥味以成功也。亦有飲食之後即藥，或服藥之後即睡，或有服藥太多，謂之傷藥，要須識此。

《薛己醫案》曰：一娠婦嘔吐惡食，體倦嗜臥，此胃氣虚而惡阻也。用人參橘皮湯二劑漸愈，又用六君加紫蘇一劑而安。

一娠婦呑酸惡心，時欲作嘔，此因脾胃虚而飲食停滯，用六君加枳殼、香附治之而愈。

一娠婦嘔吐脅脹，或寒熱往來，面色青黄，此木旺而剋脾土，用六君子加柴胡、桔梗、枳殼而安。

一娠婦嘔吐酸水，胷滿不食，此脾土虚而肝木所侮，用六君子加芍藥而愈，又用四君子加枳殼、桔梗而安。

一娠婦胷腹膨脹，吐痰不食，此脾胃虚而飲食爲痰，用半夏茯苓湯漸愈，又用六君子加枳殼、蘇梗、桔梗而飲食如常。後因恚怒，脅脹不食，吐痰惡心，用半夏茯苓湯加柴胡、山梔而愈。

一妊婦内熱晡熱，或兼寒熱，飲食少思，其胎或下墜或上攻，此肝經血虚而火動耳。先用加味逍遥散數劑，次用六君子加柴胡、枳殼各數劑而愈。

一婦人胎及六月，形體倦怠，飲食少思，勞役便血，胎動不安，用六君、生熟地、升麻、柴胡而愈。

一妊婦下血，服凉血之藥，下血益甚，食少體倦，此脾氣虚而不能攝血，余用補中益氣湯而愈。後因怒而寒熱，其血仍下，此肝火旺而血沸騰，用加味逍遥散血止，用補中益氣湯而安。

一妊婦下血，發熱作渴，食少體倦，屬脾氣虚而爲肝火所侮，用四君子加柴胡、山梔，血止，因怒復作，用六君子加柴胡、山梔、升麻而安。

一妊娠三月，其經月來三五次，但不多，飲食精神如故，此血盛有餘。兒大能飲，自不來矣。果然。

一妊娠六月，每怒下血，甚至寒熱頭痛，脅脹腹疼，作嘔少食。余謂寒熱頭痛乃肝火上衝，脅脹腹疼乃肝氣不行，作嘔少食乃肝侮脾胃，小便下血乃肝火血熱，用小柴胡加芍藥、炒黑山梔、茯苓、白术而愈。

一妊娠六月，體倦食少，勞役下血，用六君子加當歸、熟地、升麻、柴胡而愈。

一妊婦每因恚怒，其胎上逼，左關脈弦洪，乃肝火内動，用小柴胡加茯苓、枳殼、山梔而愈。但體倦不食，用六君子調養脾土，加柴胡、枳殼調和肝氣乃瘥。

一妊婦胎上逼，胷滿噯氣，飲食少思，此脾氣鬱滯，用紫蘇飲頓安，又用四君子加枳殼、柴胡、山梔而瘥。

一妊婦因怒胷膈不利，飲食少思，服消導順氣之劑，脾胃愈弱，飲食愈少，大便不實且無度，久而便黄水或帶白，視其面色，黄中隱白。余曰：黄色，脾虚也；白色，肺虚也。朝以補中益氣湯升補胃氣，夕以六君子培補脾氣而愈。

一妊婦因怒，寒熱往來，内熱晡熱，脅痛嘔吐，胎至八月而不長，此因肝脾鬱怒所致，用六君子加柴胡、山梔、枳殼、紫蘇、桔梗，病愈而胎亦長矣。

鴻臚張淑人痢疾後，胎動心神不安，肢體殊倦，用八珍散二十餘劑漸愈。因勞加煩熱頭痛，以大劑補中益氣湯加蔓荆子治之，熱痛頓止。仍用前散，又五十餘劑而安。其後生産甚易。

一婦人每胎三四個月，作痛欲墮，余以爲痛胎，用當歸二錢、熟地黄三錢而愈。

一妊婦八月，胎欲墜如産，臥久少安，日晡益甚，此氣血虚弱，朝用補中益氣湯加茯苓、半夏隨愈，更以八珍湯調理而安。

一妊娠氣喘痰甚，諸藥不效，素有帶下，始於目下浮腫兩月餘，其面亦然，此氣虚而有痰飲也，用六味丸數劑而愈。

一妊婦嗽則便自出，此肺腎之氣不足，不能司攝，用補中益氣以培土金，六味丸加五味以生腎氣愈。

一妊婦小腹作痛，其胎不安，氣攻左右，或時逆上，小便不利，用小柴胡湯加青皮、山梔清肝火而愈。後因怒小腹脹滿，小便不利，水道重墜，胎仍不安，此亦肝木熾盛所致，用龍膽瀉肝湯一劑，諸證頓愈；乃以四君子加柴胡、升麻以培脾土而安。

一妊婦飲食停滯，心腹脹滿，或用人參養胃湯加青皮、山楂、枳殼，其脹益甚，其胎上攻，惡心不食，右關脈浮大，按之則弦，此脾土不足，爲肝木所侮，余用六君子加柴胡、升麻而愈；後小腹痞悶，用補中益氣湯，升舉脾氣乃瘥。

一妊娠因怒吐血塊，四日不止，兩脅脹痛，小便淋濇，此怒而血畜於上，隨火出也。脅脹腹痛，小便淋濇，肝經本病也。用小柴胡合四物四劑，血止；用六君子、安胎飲調理而安。

一妊婦胎六月，體倦懶食，面黄晡熱而胎不長，因勞欲墜，此脾氣不足也，用八珍湯倍加參、朮、茯苓三十餘劑，脾胃漸健而長矣。

一妊婦四肢不能伸，服祛風燥濕之劑，遺屎痰甚，四肢抽搐，余謂肝火血燥，用八珍湯加炒黑黄芩爲主，佐以鈎藤湯而安。後因怒，前證復作，小便下血，寒熱少寐，飲食少思，用鈎藤散加山梔、柴胡而血止；用加味逍遥散，寒熱退而得寐；用六君子湯加芍藥、鈎藤，飲食進而漸安。

一婦人素勤苦，月經不調，或寒熱。姙娠五月，兩臂或拘急，或緩縱，此肝火傷血所致也，用四物加柴胡、山梔、丹皮、鈎藤鉤治之而愈。

一姙娠三月，飲食後因怒患瘧，連吐三次，用藿香正氣散二劑，隨用安胎飲一劑而愈。後因怒痰甚，狂言發熱，胷脹手按少得，此肝脾氣滯，用加味逍遥散加川芎，二劑頓退，四劑而安。

一姙婦霍亂已止，但不進飲食，口内味酸，泛行消導寬中。余曰：此胃氣傷而虚熱也，當用四君子湯。彼不信，乃用人參養胃湯。嘔吐酸水，其胎不安，是藥復傷也。仍與四君子湯，俾煎熟令患者先嗅藥氣，不作嘔則呷少許，恐復嘔則胎爲鈎動也。如是旬餘而愈。

邊太常側室姙娠泄瀉，自用枳、朮、黄連之類，腹悶吐痰，發熱惡寒，飲食到口，即欲作嘔，强匙許，即吞酸不快，欲用祛痰理氣之藥。余曰：此因脾胃傷而痰滯中脘，若治痰氣，復傷脾胃矣。遂以參、朮、炮薑爲末，丸如黍粒，不時噙嚥三五丸，漸加。至三日後，日進六君子湯而尋愈。

進士王繳徵之内，懷姙泄瀉，惡食作嘔。余曰：脾氣傷也。其君憂之，强進米飲。余謂：飲亦能傷胃，且不必强，俟脾胃醒宿，滯自化，飲食自進。不信，别用人參養胃湯飲之，吐水酸苦，又欲投降火寒藥。余曰：若然則胃氣益傷也。經云：損其脾胃者，調其飲食，適其寒温。後不藥果愈。

地官胡成甫之内，姙娠久痢，自用消導理氣之劑，腹内重墜，胎氣不安；又用阿膠、艾葉之類，不應。余曰：腹重墜下，元氣虚也。胎動不安，内熱盛也。遂用補中益氣湯而安，又用六君子湯痊愈。

主政王天成之内，姙娠痢疾，愈後二便不通。其家世醫，自用清熱之劑，未效。余診其脈，浮大而濇，此氣血虚也。朝用八珍湯加桃仁、杏仁，夕用加味逍遥散加車前子而瘥。

司徒李杏岡仲子室，孕五月，小便不利，諸藥不應。余曰：非八味丸不能救。不信，别用分利之藥，肚腹腫脹，以致不起。

儒者王文遠室，姙娠小便不利，小腹腫脹，幾至於殆。用八味丸一服，小便滴瀝；再以前丸之料加車前子一劑即利，肚腹腫脹頓消而安。

一婦人每怒發熱脅脹，小便淋濇，如遇經行，旬餘未已。受胎三月，因怒前證復作，朝用加味逍遥散，夕用安胎飲，各二劑而安。五月又怒，復下血，如經行四日未止，仍用前藥而愈。

一姙婦遺尿内熱，肝脈洪數，按之微弱，或兩太陽作痛，脅肋作脹。余以爲肝火血虚，用加味逍遥散、六味地黄丸，尋愈。後又寒熱，或發熱，或恚怒，前證仍作，用八珍散、逍遥散兼服，以清肝火養肝血而痊。

一姙婦因怒尿血，内熱作渴，寒熱往來，胷乳間作脹，飲食少思，肝脈弦弱，此肝經血虚而熱也。用加味逍遥散、六味地黄丸兼服漸愈，又用八珍湯加柴胡、丹皮、山梔而痊。

一姙婦每胎至五月，肢體倦怠，飲食無味，先兩足腫，漸至遍身，後及頭面，此是脾肺氣虚，朝用補中益氣，夕用六君子加蘇梗而愈。凡治姙娠，毋泥月數，但見某經證，即用本藥爲善。

一姙婦因停食，服枳朮丸，胷腹不利，飲食益少，更服消導寬中之劑，其胎下墜。予謂此脾氣虚而不能承載也。用補中益氣及六君子湯，中氣漸健，其胎漸安。又用八珍湯加柴胡、升麻調理而痊。

一姙婦無故自悲，用大棗湯二劑而愈。後復患，又用前湯佐以四君子加山梔而安。

一姙婦悲哀煩躁，其夫詢之，云我無故，但自欲悲耳。用淡竹茹湯爲主，佐以八珍湯而安。

一姙婦發熱作渴，遍身骨節作痛，用仙方活命飲二劑，諸證稍愈。至十一日，出痘百餘顆，形氣甚倦，用紫草木香散，又出少許；但口乾作渴，用人參白朮散而渴止，用八珍湯加柴胡、丹皮而貫膿；後去丹皮、柴胡，倍加參、芪，數劑而痘靨。

一婦八月，胎下墜或動，面黄體倦，飲食少思，此脾氣虚弱，用補中益氣湯，倍以白朮加蘇梗，三十餘劑而安。産後眩運，胷滿欬嗽，用四物湯加茯苓、半夏、桔梗而愈。

《證治準繩》曰：湯總戎夫人姙娠，病痢不止，壺仙翁診其脈虚而滑，兩關若濇，此由胎氣不和，相火炎上而有熱，似痢實非也。乃用黄芩、白朮以安胎，四物、生地黄以調血，數劑而安。

博陵醫之神者曰郝翁，士人陳堯遵妻病，衆醫以爲勞傷。郝曰：亟屏藥，是爲姙證，且賀君得男子。已而果然。

又二婦人姙：一喑嘿不能言，郝曰：兒胎大經壅，兒生經行則言矣，不可毒以藥。一極壯健，郝診其脈曰：母氣已死，所以生者，反恃兒氣耳。如期，子生母死。

一婦暴渴，惟飲五味汁，名醫耿隅診其脈曰：此血欲凝，非疾也。已而果孕。古方有血欲凝而渴飲五味之證，不可不知也。

潘璟診虞部員外郎張咸之妻孕五歲，南陵尉富昌齡妻孕二歲，團使劉彝孫妾乃十有四月，皆未育。潘叟視之曰：疾也，凡醫妄以爲有孕耳。於是與破血攻毒大劑飲之，虞部妻下肉塊百餘，有眉目狀；昌齡妻夢二童子色漆黑，倉卒怖悸疾走而去；彝孫妾墮大蛇，猶蜿蜒未死。三婦皆無恙。

葉南洲妻經閉五月，下白或赤，午後發熱，欬嗽嘔吐，醫謂勞瘵，陳斗嵒視曰：兩尺脈皆實，此必有孕，外受風邪搏激故耳，飲清和之劑而安。半年生二子。

一姙婦四五個月，臟燥悲傷，遇晝則慘慼淚下，數欠伸，象若神靈，如有所憑，醫與巫者皆無益，管先生與仲景大棗湯，一投而愈。

一孕婦病，醫言胎且墮。錢仲陽曰：姙者五臟傳養，率六旬乃更，候其月偏補之，何必墮？已而母子皆全。

一婦人阻病，愈治愈逆，因思《金匱》如吐下者絶之之言，遂停藥，月餘自安。

一孕婦七個月，胷膈飽悶氣喘，忽吐出一物，如小腸寸許，舉家驚疑其胎爛，程文彬至，診得寸口脈洪滑，知其氣盛血少，胎氣湊上中焦，蓄有濕熱，濕生痰，知所吐之物，乃痰結聚，病名子懸，以紫蘇飲加芩、連、貝母十劑獲痊。

王祠部安人孕三月，腰腹遞痛，漏下不止，氣涌脹悶，延江應宿診視，六脈弦數，平昔脈極沉細，此必怒動肝火，挾相火而生內熱，喜脈不滑，未至離經，猶可保也。以條芩、白朮、枳殼、香附、茯苓、阿膠、白芍、當歸、陳皮，煎調鹿角煅酒淬細末一錢，更進抑青丸，一服痛已，數劑平復。

給事游讓溪夫人經事不行，嘔噦眩運，飲食艱進，醫以爲二陽之病發心脾，女子不月，法在不治。江瓘診之，尺脈雖小，按之滑而不絶，此姙而惡阻，非凶候也，用六君子加砂仁數服而安。

一婦懷姙八月，忽病腰痛，不能轉側，大便燥結，醫用人參等補劑，痛益甚，加用硝黄通利之藥，燥結雖行而痛如故。汪石山診之，脈稍洪近駛，曰：血熱血滯也，宜用四物加木香、乳、沒、黄蘗、火麻仁煎服，四五貼痛稍減，燥結潤，復加發熱面赤，或時惡寒，仍用前方去乳香、沒藥，加柴胡、黄芩，服二貼而寒熱除。又背心覺寒，腰痛復作，汪曰：血已利矣，可於前方加人參一錢，服之而安。

一婦姙娠三個月，因閃挫傷胎，腰痛小腹痛，下血内有熱，江篁南用當歸、白术、黄芩、熟地、川芎、防風、砂仁中、艾葉上、香附下，用水煎服，血止，小腹不痛，去砂仁，又用鷄子黄三個，以酒攪化煮熟，食之即痊。

一婦常患横生倒産，七八胎矣，子皆不育。汪石山診其脈皆細濇頗弦，曰：此氣血兩虚兼熱也。或曰：氣血有餘，方成姙娠，氣血既虧，安能胎耶？觀其形長而脈細濇，屬於氣血兩虚；色青脈弦，屬於肝火時熾；而兩尺浮滑，似血虚爲輕而氣虚爲重也。宜以補陰丸除陳皮，倍加香附、參、芪，蜜丸服之，常令接續。踰年，臨産果順而育一子。

一婦長瘦色黄白，性躁急，年三十餘，常患墮胎，已七八見矣。汪石山診其脈皆柔軟無力，兩尺雖浮而弱，不任尋按，曰：此因胎墮太多，氣血耗甚，胎無滋養，故頻墮。譬之水涸而禾枯，土削而木倒也。况三月五月，正屬少陽火動之時，加以性躁而急發之，故墮多在三五七月也。宜大補陰湯去桂，加黄蘗、黄芩煎服，仍用研末蜜丸服之，庶可保生。服半年，胎固而生二子。

一婦形質瘦小，面色近紫，産後年餘，經水不通，首夏忽病嘔吐，手指麻痹，拳不能伸展，聲音啞小，噦不出聲，醫者皆視爲風病危之。汪石山診之，脈皆細微近滑，曰：此姙娠惡阻病也。衆謂經水不通，安有姙理？

汪曰：天下之事，有常有變，此乃事之變也。脈雖細微，似近於滑，又尺脈不絶，乃姙娠也。遂以四君子加二陳治之，諸證俱減。尚畏粥湯，惟食乾糕香燥之物而有生意。

一婦年近三十，形瘦色白，素時或欬嗽一兩聲，月水或前或後。夏月取涼，遂欬甚不能伏枕者月餘，嗽痰中或帶血或兼膿，嗽急則吐食，醫用芩、連、二陳，不效；復用參芪等補藥，病轉增。汪石山診之，左脈浮滑，右脈稍弱而滑，幼傷手腕掌不能伸，右脈似難憑矣，乃以左脈驗之，恐姙兼肺癰也，遂以清肺泄肺之劑進之，三服而能著枕，痰不吐，膿不咯，惟時或惡阻。汪曰：此姙之常病也。教用薏苡仁、白朮、茯苓、麥冬、黄芩、阿膠煎服，病減。月餘，復爲診，脈皆稍緩而浮，曰：熱已減矣。但吐紅太多，未免傷胃。教用四君子加陳皮、黄芩、枳殼煎服調理。姙至六月，食鷄病作，却鷄而愈。至九月，病又復作，聲啞，令服童便獲安。汪曰：産後病除，乃是佳兆。病若復作，非吾所知。月足而産，脾胃病作，加泄，竟不救。

中丞許少薇向令金壇，時夫人胎漏，療治不止，時迫於上，公欲因其勢遂下之，謀於余。余但令服佛手散，以爲可安即安，不可安即下，順其自然而已。既數服，公憂疑不決。女科醫者檢方以進，乃用牛膝一兩，酒煎服。謂牛膝固補下部藥耳，用之何害？公遂信而服之，而胎果下。余時有從母之戚，未及知，比知而馳至，則聞盈庭皆桂麝氣，蓋因牛膝既下，許醫又進香桂散矣。血遂暴下，如河決泛行不止，亟煎獨參湯，未成而卒。公哀傷甫定，而過余舍，且諗余曰：牛膝補藥而能墮胎，何也？余對曰：生則下而熟則補，故破血之與填精，如箭鋒相拄，豈獨牛膝哉？鹿角亦墮胎破血，而煎爲白膠則安胎止血，因其熟而昧其生，此之謂粗工。公嘆恨無已。余故特著之以爲世戒。

一姙婦六七個月，患瘧，先寒後熱，六脈浮緊，醫用柴胡、桂枝無效。余曰：此非常山不愈。衆醫難之。越數日，疾甚，乃從余治，以七寶散一服瘥。黄帝問婦人重身毒之奈何？岐伯曰：有故無殞。帝曰：何謂也？岐伯曰：大積大聚，其可犯也，衰其大半而止。誠審藥物之性，明治療之方，何疑攻治哉！

《醫貫》曰：一孕婦瘧痢齊發，醫治兩月餘，瘧止而痢愈甚，又加腹痛，飲食少進，延余視之。余曰：虚寒也。以補中益氣加薑、桂，一服痢止大半，再一服而反加瘧病大作。主人驚恐，余曰：此吉兆也。向者瘧之止，乃陰盛之極，陽不敢與之爭，今服補陽之劑，陽氣有權，敢與陰戰，再能助陽之力，陰自退聽。方中加附子五分，瘧痢齊愈。大服補劑，越三月，産一子，産後甚健。

《廣嗣紀要》曰：羅田典史熊鏡妻有娠，先於五月病熱，請女醫朱廷和治之，變瘧；又請萬元獻壬子舉人治之，加痢；至八月，瘧痢并作，請師調治。診其脈，左手沉實有力，右脈浮大而虚，此乃男娠内傷病也，用補中益氣加條芩、白朮，連進十餘服，瘧痢俱止；後以胡連丸調理而安。次年春，果生一男。

古今圖書集成醫部全録卷三百八十八

婦人臨産門

黄帝素問

腹中論

帝曰：何以知懷子之且生也？岐伯曰：身有病而無邪脈也。

註　夫氣主生物，血主成物。懷子者，血氣之相和也。且生者，謂血氣之所以成胎者，虚繫於腹中而無經脈之牽帶，故至十月之期，可虚脱而出。當知月事懷妊之血，在氣分而不在經脈也。身有病者，月事不來也。無邪脈者，血氣和平也。

脈經 晉·王叔和

離經脈

懷妊離經，其脈浮，設腹痛引腰脊，爲今欲生也。但離經者不病也。又法，婦人欲生，其脈離經，夜半覺，日中則生也。

千金方 唐·孫思邈

産難論

産婦雖是穢惡，然將痛之時，及未産已産，并不得令死喪污穢家人來視之則生難，若已産者則傷兒也。凡欲産時，特忌多人瞻視，惟得二三人在旁，待産訖，乃可告語諸人也。若人衆看視，無不難産。

凡産婦，第一不得匆匆忙怕，旁人極須穩審，皆不得預緩預急及憂悒，憂悒則難産。若腹痛，眼中火生，此兒迴轉未即生也。兒出訖，一切人及母，皆忌問是男是女，勿令母看視穢污。

婦人良方

宋·陳自明

將護孕婦論

凡姙娠至臨月，當安神定慮，時常步履，不可多睡飽食，過飲酒醴、雜藥。宜先貼産圖，依位密鋪牀帳，預請老練穩婆，備辦湯藥器物。欲産時，不可多人喧閧愴惶，但用老婦二人扶行，及憑物站立。若見漿水，腰腹痛甚，是胎離其經，令産母仰臥，令兒轉身，頭向産門，用藥催生坐草。若心煩，用水調服白蜜一匙。覺飢，吃糜粥少許。勿令饑渴，恐乏其力。不可强服催藥早於坐草，慎之。

月空方位例

正月、三月、五月、七月、九月、十一月在丙壬。

二月、四月、六月、八月、十月、十二月在甲庚。

逐月安産藏衣忌向方位

凡安産藏衣方位，并於卧閣内分布。《太平聖惠方》云：凡姙婦初入月，便寫産圖一本，以朱書某月某日，空貼在某位。如正月在丙壬，可於壬位安産婦牀帳；丙位藏衣之類，貼産房北壁。若值閏月，只看節氣用之。

又云：每月産圖，有雷公、招摇、運鬼力士、天狗、軒轅、大時、咸池、豐隆、吴時、白虎、大夫、天侯、狂虎，凡此十三神，并從月建易其位。所謂月空者，按《内經》云：月廓空無寫。王冰注云：論月輪中空日也。即非十三神之數。今《太平聖惠方》以六陽月在丙壬，以六陰月在甲庚，正如《外臺》所言：正月在丙壬，至十二月在甲庚之類，其理一也。但《外臺》言之詳，《聖惠》言之簡，今人多從其簡。或云：凡逐月安産藏衣，并向月德、月空方位，所有十三神煞，并從節氣更换。若交次月節，便作次月用書産圖者非也。假如正月十四日立春，若姙婦十三日乳卧，豈可作去年十二月用？必依月分用之乃是。若依節氣使换，則天德、月德所在差矣。然月空與任謂之中天空頗相類。議者以爲天空者，非十三神之數。蓋課中有天乙，貴人其位無可與對者，故此空是謂天空。值此神百事不宜，止宜安産婦牀帳藏衣之類耳。《集聖曆》云：天德正月在丁，二月在坤，三月在壬，四月在辛，五月在乾，六月在甲，七月在癸，八月在艮，九月在丙，十月在乙，十一月在巽，十二月在天。

又《堪輿曆》有游年、白虎、殺神在太歲後一辰。如太歲卯，則白虎在寅，餘倣此推之。若産及藏衣犯之，則子母皆不利。

王子亨云：《難産逆生論》稱犯一切神殺固有是理，然亦有自然難産，兒自逆生者，及産腸俱下者，産已則復如故。此非疾病所致。氣血所主，天下之理，蓋有不可窮詰者，亦宜知之。

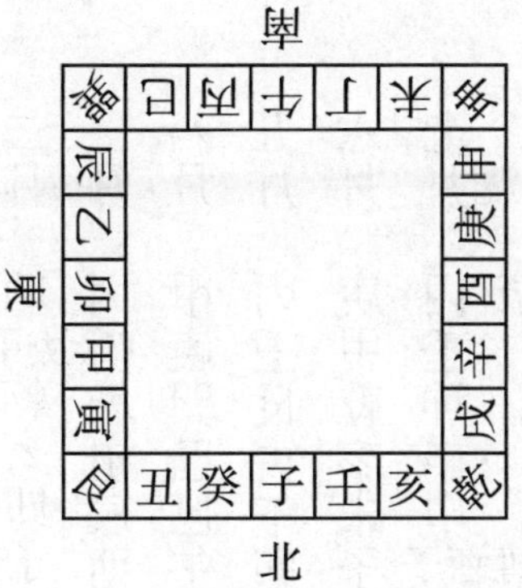

安産藏衣十三神吉凶方位

藏安運雷招軒咸豐天狂天大白
衣産鬼公摇轅池隆狗虎侯夫虎
吉吉力　大　吳
方方士　時　時
正月　壬丙艮寅寅卯辰辰辰午申酉戌

二月　坤甲庚乾亥卯子丑未巳酉巳戌亥
三月　丙壬坤申辰酉戌戌午子寅亥子
四月　甲庚巽巳巳午未丑未酉亥子丑
五月　丙壬艮寅午卯辰辰申子申丑寅
六月　庚甲乾亥未子丑未酉卯巳寅卯
七月　丙壬坤申申子酉戌戌戌子寅卯辰
八月　庚艮甲巽巳酉酉午戌丑亥卯亥辰巳
九月　丙壬艮寅戌卯辰辰子午申巳午
十月　庚甲乾亥亥子丑未丑卯巳午未
十一月　壬巽丙坤申子酉戌戌寅午寅未申
十二月　庚甲巽巳丑午未丑卯酉亥申酉

推婦人行年法

生氣方　産婦宜向之坐卧，及産帳向之開門，大吉。
反支月　遇此月即鋪灰，上用牛皮或馬驢皮訖，鋪草，勿令惡血污地，吉。
禍害月　不得於其上産，又不得向之二便，避之大吉。
絶命方　不得於其上産，又不得向之大小便，避之大吉。
懸尸日　遇此日産不得攀繩，宜懸馬轡攀之，大吉。
閉肚方　臨月至滿月并不得向之大小便及棄不淨之水，謹之吉。
八疰方　産帳不得向之開門，忌之大吉。

生反禍絶懸閉八産卧宜
氣支害命尸肚疘母宜喚
方月方方日方方

十三歲行年在庚申坤正、七月　離巽辰戌日　在正西偏北辛　在正東偏北申　黄色衣西南首　西南方黄衣師看産

十四歲行年在巳未離二、八月　坤兑卯酉日　在正北偏西壬　在正北偏東癸　赤色衣正南首　正南方赤衣師看産

十五歲行年在戊午坎三、九月　乾艮丑未日　在正東偏北甲　在正北偏西壬　黑色衣正北首　正北方黑衣師看産

十六歲行年在丁巳震四、十月　艮乾丑未日　在正東偏北甲　在正西偏北辛　青色衣正東首　正東方青衣師看産

十七歲行年在丙辰艮五、十一月　震艮子午日　在正東偏南己　在正南偏南庚　黄色衣東北者　東北方黄衣師看産

十八歲行年在乙卯乾六、十二月　坎震巳亥日　在正南偏東丙　在正南偏西丁　白色衣西北首　西北方白衣師看産

十九歲行年在甲寅兑正、七月　巽離辰戌日　在正南偏西丁　在正南偏東丙　白色衣正西首　正西方白衣師看産

二十歲行年在癸丑巽二、八月　兑坤卯酉日　在正西偏南庚　在正東偏南乙　青色衣東南首　東南方青衣師看産

二十一歲行年在壬子坤三、九月　離巽寅申日　在正西偏北辛　在正東偏北甲　黄色衣西南首　西南方黄衣師看産

二十二歲行年在辛亥離四、十月　坤兑丑未日　在正北偏西壬　在正北偏東癸　赤色衣正南首　正南方赤衣師看産

二十三歲行年在庚戌坎五、十一月　乾艮子午日　在正北偏東癸　在正北偏西壬　黑色衣正北首　正北方黑衣師看産

二十四歲行年在己酉震六、十二月　艮乾巳亥日　在正東偏北甲　在正西偏北辛　青色衣正東首　正東方青衣師看産

二十五歲行年在戊申艮正、七月　震坎辰戌日　在正東偏南乙　在正西偏南庚　黄色衣東北首　東北方黄衣師
看産

二十六歲行年在丁未乾二、八月　坎震卯酉日　在正南偏東丙　在正南偏西丁　白色衣西北首　西北方白衣師
看産

二十七歲行年在丙午兑三、九月　巽離寅申日　在正南偏西丁　在正南偏東丙　白色衣正西首　正西方白衣師
看産

二十八歲行年在乙巳巽四、十月　兑坤丑未日　在正西偏南庚　在正東偏北乙　青色衣東南首　東南方青衣師
看産

二十九歲行年在甲辰坤五、十一月　離巽子午日　在正西偏北辛　在正東偏南甲　黄色衣西南首　西南方黄衣師
看産

三十歲行年在癸卯離六、十二月　坤兑巳亥日　在正北偏西壬　在正北偏東癸　赤色衣正南首　正南方赤衣師
看産

三十一歲行年在壬寅坎正、七月　乾艮辰戌日　在正北偏東癸　在正北偏西壬　黑色衣正北首　正北方黑衣師
看産

三十二歲行年在辛丑震二、八月　艮乾卯酉日　在正東偏北甲　在正西偏北辛　青色衣正東首　正東方青衣師
看産

三十三歲行年在庚子艮三、九月　震坎寅申日　在正東偏南乙　在正西偏南庚　黄色衣東北首　東北方黄衣師
看産

三十四歲行年在己亥乾四、十月　坎震丑未日　在正南偏東丙　在正南偏西丁　白色衣西北首　西北方白衣師
看産

三十五歲行年在戊戌兑五、十一月　巽離子午日　在正南偏西丁　在正南偏東丙　白色衣正西首　正西方白衣師

看産

三十六歲行年在丁酉巽六、十二月　兑坤巳亥日　在正西偏南庚　在正東偏南乙　青色衣東南首　東南方青衣師

看産

三十七歲行年在丙申坤正、七月　離巽辰戌日　在正西偏北辛　在正東偏東甲　黄色衣西南首　西南方黄衣師

看産

三十八歲行年在乙未離二、八月　坤兑卯酉日　在正北偏西壬　在正北偏東癸　赤色衣正南首　正南方赤衣師

看産

三十九歲行年在甲午坎三、九月　乾艮寅丑日　在西北偏東癸　在正北偏西壬　黑色衣正北首　正北方黑衣師

看産

四十歲行年在癸巳震四、十月　艮乾丑未日　在正東偏北甲　在正西偏北辛　青色衣正東首　正東方青衣師看産

四十一歲行年在壬辰艮五、十一月　震坎子午日　在正東偏南乙　在正西偏南庚　黄色衣東北首　東北方黄衣師

看産

四十二歲行年在辛卯乾六、十二月　坎震巳亥日　在正南偏東丙　在正南偏西丁　白色衣西北首　西北方白衣師

看産

四十三歲行年在庚寅兑正、七月　巽離辰戌日　在正南偏西丁　在正南偏東丙　白色衣正西首　正西方白衣師

看産

四十四歲行年在己丑巽二、八月　兑坤卯酉日　在正西偏南庚　在正東偏南乙　青色衣東南首　東南方青衣師

看産

四十五歲行年在戊子坤三、九月　離巽寅申日　在正西偏北辛　在正東偏北甲　黄色衣西南首　西南方黄衣師

看産

看産　四十六歲行年在丁亥離四、十月　坤兑丑未日　在正北偏西壬　在正北偏東癸　赤色衣正南首　正南方赤衣師

看産　四十七歲行年在丙戌坎五、十一月　乾艮子午日　在正北偏東癸　在正北偏西壬　黑色衣正北首　正北方黑衣師

看産　四十八歲行年在乙酉震六、十二月　艮乾巳亥日　在正東偏北甲　在正西偏北辛　青色衣正東首　正東方青衣師

看産　四十九歲行年在甲申艮正、七月　震坎辰戌日　在正東偏南乙　在正西偏南庚　黃色衣東北首　東北方黃衣師

看産　坐産時更用後法

體元子借地法

東借十步　西借十步　南借十步　北借十步　上借十步　下借十步

壁方之中四十餘步，安産借地，或有穢污，或有東海神王，或有西海神王，或有南海神王，或有北海神王，或有日游將軍、白虎夫人，遠去十丈；軒轅、招摇舉高十丈；天符地軸入地十丈。令地空閑，産婦某氏安居無所妨礙，無所畏忌，諸神擁護，百邪速去。急急如律令，敕。

前項借地法，於入月一日朱書一本，貼産婦房内牆壁上，更不須避忌神殺也。

禁草法

鋪草及氈褥訖，即呪曰：鐵鐵湯湯，非公所當。是王一言得之銅，一言得之鐵，母子相生，俱蔑鐵。急急如律令。

禁水法

欲產時貯水，呪曰：南無三寶水。水在井中爲井水，水在河中爲河水，水在器中爲淨水，水在法中爲真水。

自知非真，莫當真水。

以淨持濁，以正治邪。日遊、月殺，五土、將軍，青龍、白虎，朱雀、元武，招搖、天狗，軒轅、女妓，天吞、地吞，懸尸、閉肚，六甲禁諱，十二神王，土符伏神，各安所在，不得動靜，不得忌干。若有動靜，若有忌干，施以神呪，當攝汝形。阿佉尼阿毘羅莫多梨娑地梨娑訶。

治產難橫生逆產胞衣不下靈符

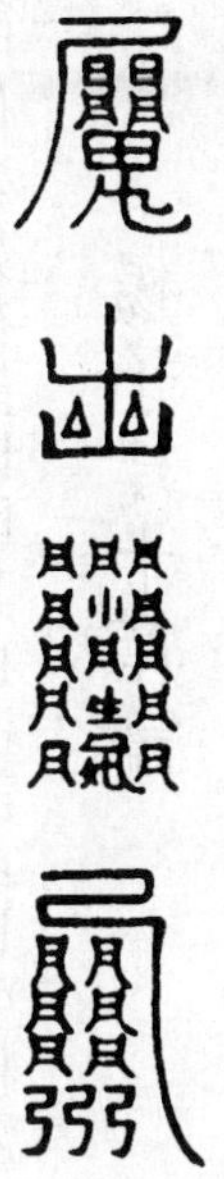

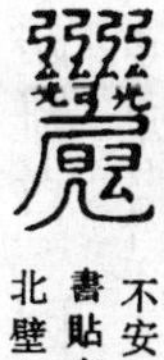

不安穩，朱書貼產婦處北壁上。

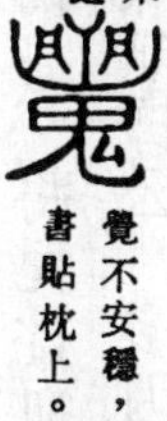

覺不安穩，書貼枕上。

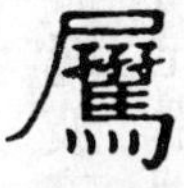

橫生，朱砂書此符，以順水吞下。

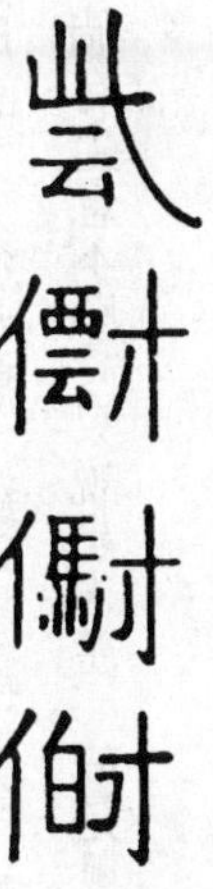

此四符，入月一日，墨書鞋底上，密安產婦蓐褥下，勿令人知。

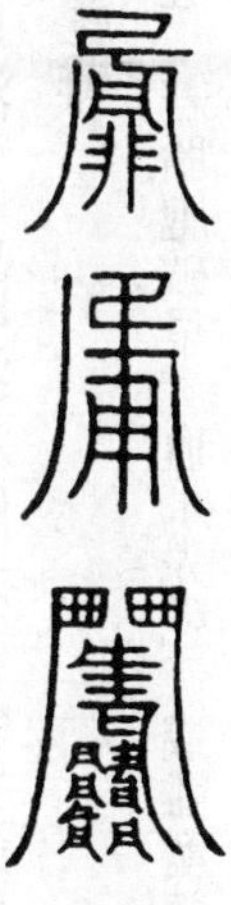

此三符，遇產難以墨書吞之。

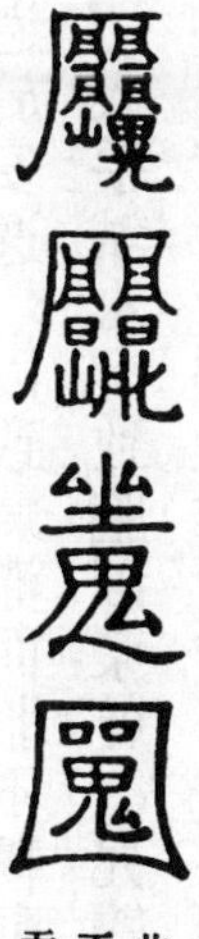

此四符，遇胞衣不出，以朱砂書吞下。

靈符宜以水飛朱砂書之，貼於房內北壁上，至坐蓐之時，將符以針劄就盞內化之，温水調服。

按前所著方論圖向符訣一帙，自夫人泛視之，以爲迂遠，然艱於得子者恒相質問，則惟此書爲要，屢試有明驗也。余每觀其護孕之方極爲曲當，易產之藥悉有根據，至於圖向之趨避吉凶所關、符訣之元微神妙顯用，其誠有得於諸先哲者乎？不然王太僕諸公深於奥理者也，豈謬論耶？則是書也，誠當珍藏考究者，使舍此而施治於妊婦鮮有不誤矣。觀者勿以爲迂遠云。

產難論

婦人以血爲主，惟氣順則血和，胎安則產順。今富貴之家，過於安逸，以致氣滯而胎不轉動，或爲交合使精血聚於胞中，皆致産難。若腹或痛或止，名曰弄胎，穩婆不悟，入手試水，致胞破漿乾，兒難轉身，亦難生矣。凡産值候痛極，兒逼産門，方可坐草。時當盛暑，倘或血運血溢，當飲清水解之。冬末春初，産室用火和煖下部，衣服尤當温厚，方免胎寒血結。若臨月洗頭濯足，亦致産難。

註　若胎胞破早，血水先乾，或難産勞傷氣血者，煎八珍湯或十全大補湯加益母草，不時與服，以協濟之。或以黄芪數斤，芎、歸四五斤許，大釜水煎，藥氣氤氲滿室，使産婦口鼻俱受其氣。臍帶以油紙撚燒斷，補接其陽氣。穩婆須擇老練者，當先施惠，預説與知。倘有生息不順，只説是未産；或是雙胎，只説胎衣未下。恐驚則氣散，愈難生息。

郭稽中産難論

産難者，因兒轉身，將兒枕血塊破碎，與胞中敗血壅滯，兒身不能便利，是以難産，急服勝金散，消散其血，使兒自易生。陳無擇云：多因兒未轉順，坐草太早，或努力太過，以致胞衣破而血水乾，産路澀而兒難下，宜先服催生如神散以固其血。設或逆生横産，當依法針刺之。

楊子建十産論

凡生産先知此十證，庶免子母之命折於無辜也。世之收生者，少有精良妙手，多致傾命，余因傷痛而備言之。

一曰正産。婦人懷胎十月，陰陽氣足，忽腰腹作陣疼痛，相次胎氣頓陷，至於臍腹痛極，乃至腰間重痛，穀道挺迸，繼之漿破血出，兒子遂生，名曰正産。

二日傷産。蓋一人之生，陰注陽定，各有時日，不可改移。今有未産一月已前，忽然臍腹疼痛，有如欲産，仍却無事，是名試月，非正産也。但一切産母，未有正産之候，即不可令人抱腰，産母亦不可妄亂用力。蓋欲產之婦，臍腹疼痛，兒身未順，收生之婦，却教產母虛亂用力，兒身才方轉動，却被產母用力一逼，使兒錯路，忽橫忽倒，不能正生，皆緣產母用力未當之所致也。凡產母用力，須待兒子順身，臨逼門户，方始用力一送，令兒下生，此方是產母之用力當也。若未有正產之候，而用力太早，并妄服藥餌，或有所傷動，令兒下生。譬如揠苗而助長，無益而有害矣。此名傷產。

三曰催產。言婦人欲產，漿破血下，臍腹作陣疼痛極甚，腰重穀道挺迸，頭至產門已見，是正產之候，但兒却未生，即可服藥以催之。或有經及數日，產母困苦，已分明見得是正產之候，但兒子難生，亦可服藥，以助產母之正氣，令兒速得下生。此名催產。

四曰凍產。冬月天冷，產母經血得冷則凝，以致兒子不能生下，此害最深。若冬月產者，下部不可脱去綿衣，并不可坐臥寒處，當滿房著火，常有煖氣，令產母背身向火，令臍下腿膝間常煖，血得熱則流散，使兒易生。此名凍產。

五曰熱產。盛夏之月，產婦要温涼得所，不可恣意取涼，傷損胎氣，亦不可人多，熱氣逼襲產母，使產母血沸，而有發熱頭痛面赤昏運如醉，乃至不知人事。此名熱產。若夏月風涼陰雨，亦不可任意取涼，恐生大病。

六曰橫產。兒先露手或先露臂，此由產母未當用力而用之過也。兒身未順，用力一逼，遂至身橫不能生下，當令產母安然仰臥，後令看生之人，先推其手，令入直上，頭順產門，漸漸逼身，以中指摩其肩，不令臍帶羈扳，推上而正之，或以指攀其耳而正之。須是產母仰臥，然後推兒直上，徐徐正之。候其身正，煎催生藥一盞，吃了方可用力令兒下生。此名橫產。

七曰倒產。產母胎氣不足，關鍵不牢，用力太早，致令兒子不能迴轉，便直下先露其足，當令產母仰臥，令看生之人，推其足入，不可令產母用分毫力，亦不可驚恐，使兒自順。

八曰偏產。兒身未正，產母用力一逼，致令兒頭偏拄左腿，或偏拄右腿，故頭雖露，偏拄一畔不能生下。當令產母仰臥，次令看生之人，輕輕推兒近上，以手正其頭，令兒頭頂端正，然後令產母用力一送，即便生下。

若是小兒頭後骨偏拄穀道，只露其額，當令看生之人，以綿衣炙温裹手，於穀道外方輕輕推兒頭令正，便令産母用力送兒生也。此名偏産。

九曰礙産。兒身已順而露正頂，不能生下，蓋因兒身回轉，肚帶攀其肩，以此露正頂而不能生。當令産母仰臥，令看生之人，輕推兒近上，徐徐引手，以中指按兒肩下，撥其肚帶，仍須候兒身正順，方令産母用力一送，使兒生下。此名礙産。

十曰坐産。兒將欲生，其母疲倦，久坐倚褥，抵其生路，急於高處繫一手巾，令産母以手攀之，輕輕屈足坐身，令兒生下，非坐在物上也。此名坐産。

十一日盤腸産。每産則母大腸先出，然後兒生，其腸不收，以酢半盞，新汲水半盞調停，噀産母面，每噀一縮，三噀收盡，此良法也。

註　按前證古法以篦麻子仁四十九粒，研塗産母頭頂，腸收上，急洗去。其腸若乾，以磨刀水少許，火上微温濕潤之，内用磁石煎湯飲之，即收上。磁石須陰陽家用有驗者。若以水噀母面，恐驚則氣散。

交骨不開産門不閉

竊謂交骨不開，産門不閉，皆由元氣素弱，胎前失於調攝，以致氣血不能運達而然也。交骨不開，陰氣虚也，用加味芎歸湯補中益氣湯。産門不閉，氣血虚也，用十全大補湯。

産難子死腹中

産難子死腹中，多因驚動太早，或觸犯禁忌，其血先下，胎乾涸而然也。須驗産母，舌若青黑，其胎死矣，當下之。故産室坐臥，須順四時方向，并遵五行避忌則吉。

註　夫子死腹中者，多因驚動太早，或觸犯禁忌，或抱腰太重，或頻探試水，胞衣先破，血水先盡，而胎乾涸故耳。其候産母脣舌皆黑者，子母俱死。若舌青或脹悶甚者，其子已死矣。先以平胃散一兩，酒水各半煎，却投朴硝半兩，即熱皮硝，服。或用硝一兩，以童便調下亦妙。

熱病胎死腹中

熱病以致胎死不能出者，但服黑神散，其胎自下矣。

註　按陳無擇先生云：前證當視産母，若面赤舌青，知其子死；面青舌赤，知其母死子生；脣青吐沫，母子俱死；若雙胎，或一死一活。用黑神散，竊謂前證宜補助産母，使其胎自下，黑神散恐其太熱，不宜輕用。果一胎已死者，用平胃散、朴硝、水銀下之，最爲穩當，庶不併傷生者。又郭氏曰：因母患熱病至六七日以後，臟腑熱極熏煮其胎，是以致死。緣兒死身冷，不能自出，但服黑神散煖其胎，須臾温煖，即自出矣。

胞衣不出

郭稽中曰：胎衣不下者，因氣力疲憊，不能努出，或血入衣中，脹大而不能下，以致心胷脹痛喘急，速服奪命丹，血散脹消，其衣自下。牛膝散亦效。

註　若腸出而氣虚不能入，用補中益氣湯，或蓖麻子仁一兩，研塗母頭頂心，即上。若胎衣不下，用蓖麻子仁塗右脚心，胎衣下急洗之，緩則胎衣仍入；益母丸亦效。若胎衣未下，欲斷臍帶，須先以少物繫墜，然後斷之，否則胞上搶心而死。其惡露流衣中者，腹中脹痛，用奪命丹或失笑散以消瘀血，緩則不救。其元氣不能送者，腹中不脹痛，用保生無憂散以補固元氣，蓖麻子肉塗母右脚心，衣下即洗去，緩則腸亦出。如腸不上，仍用此膏塗腦頂，則腸自入。

按郭氏云：亦有胎初下後，産婦力羸，不能更用氣力，産胞經停，遇風冷乘之，血道閉濇，故胎衣不下，取黑豆一合，炒令熟，入酢一大盞，煎三五沸去滓，分三服，温服。

産難脈訣

欲産之婦脈離經

註　《難經》云：一呼三至曰離經，此是陽加於陰一倍也。一呼一至亦曰離經，此是陰加於陽四倍也。注云：經者常也，胃脈離其經常之度也。平人一呼脈再至，一吸脈再至，曰平和之脈。故一呼脈行三寸，一吸脈行三寸，呼吸定息脈行六寸，一日一夜一萬三千五百息，脈行八百一十丈，乃爲一周，復從始之經再行。今一呼脈三至，一吸脈三至，呼吸定息脈行九寸，一日一夜脈行通計一千二百一十五丈，過於平脈之數，不在所起之經再起，故曰離經。若一呼一至，脈行寸半，一吸一至，脈行寸半，呼吸定息，脈行三寸，一日一夜通計脈行得四百單五丈，乃謂一周，是不及平脈之數，周而復始，亦不在所起之經再起，亦曰離經也。

沉細而滑也同名。

註　臨産之婦，脈見沉細而滑者，乃腎臟本脈之形。然腎繫胞胎，見此脈者，亦與離經之脈同名也。

夜半覺痛應分誕，來日日午定知生。

註　若妊婦夜半時覺腹痛，定知來日午時當分娩也。《聖惠方》云：夜半子時覺腹痛，來日午時必定生産，謂子午相半，正半日數也。

身重體熱寒又頻，舌下之脈黑復青。反舌上冷子當死，腹中須遣母歸冥。

註　凡妊婦身有沉重者，胃氣絶也。又體熱寒慄頭運者，正氣衰陰氣盛也。若舌卷下脈青黑色，及舌反卷上冰冷不温者，子母俱死之候。

面赤舌青細尋看，母活子死定應難。

註　凡妊婦面色赤，是榮氣流通，母活之候。舌上青色，是妊脈絡絶，胎死之候。

脣口俱青沫又出，子母俱死總高拚。

註　若妊婦脣口俱青色者，榮衛氣絶也。又口中吐出痰沫者，脾胃之氣俱絶，此是子母俱死之候。

面青舌青沫出頻，母死子活是知真。不信若能看應驗，尋之賢哲不虛陳。

註　凡妊婦面與舌皆青色，又吐痰沫者，是産婦榮衛俱絶，胎氣衝上之候。此是子活母死之候，産下子，母必死也。按前論與《脈訣刊誤》所言不同，觀者審之。

濟生方　宋·嚴用和

滑胎論

懷妊十月，形體成就，入月合進瘦胎易産之藥。今世多用枳殼散，非爲不是，若胎氣肥實，可以服之。況枳殼、大腹皮能瘦胎，胎氣本怯，豈宜又瘦之也？不若進救生散，安胎益氣，令子緊小無病易産，多少穩當。

横生倒産

凡横生倒産，皆因平日不能忌口，恣情多食，五臟氣滯，六腑不和，胎氣既肥，或用力太早，胎受驚觸，急用瘦胎金液圓，其兒身自順生矣。

欲産運悶

欲産忽然氣血運悶，不省人事，蓋因用力太過，脈理衰微，精神困倦，心胷痞悶，眼運口噤，面青髮直，命在須臾，急用來甦散。

胞肥難産

胞肥難産者何？身居富貴，口厭甘肥，聚樂不常，食物無度，既飽便臥，致令胞胎肥厚，根蒂堅固，行動氣急，蓋緣不曾預服瘦胎之藥，致於臨産，必是難生。入月可服無憂散，則易生矣。

坐草

坐草驀然氣痿，目翻口噤者何？蓋因恣意喜怒，遂致衛竭榮枯，胎轉難動，坐草時用性過多，腹痛又不能熟忍，目翻口噤，面黑脣青，沫出口中，子母俱殞。若兩臉微紅，子死母活，用霹靂奪命丹急救之。

河間六書　金·劉完素

總論

子死腹中及血暴下，胞乾而不能産者，宜服半夏湯。胎死不下，宜三一承氣湯。蓋風熱燥濇緊斂，則産户不得自然開通，其證逆，脈弦數而濇，面赤或青，或變五色，腹滿急痛喘悶，胎已不動者是也。手足温而脈滑者，只爲難産，但宜滑胎催生，慎不可下也。

胎死不下者，前三一承氣湯一服，調下益元散五錢，須臾，更頻用油漿調益元散温服。前後俱下而胎下，可活産母也。夫難産或死胎不下，皆由風熱燥濇緊斂結滯而不能舒緩，故産户不得自然開通，此藥力至則結滯頻開而産矣。後慎不可温補而反生燥熱也。

儒門事親　元·張從政

難産

凡婦人難産者，皆因燥濇緊斂，故産户不得開通，宜先於降誕之月，自入月之日，用長流水調益元散，日三服，產必易。產後亦無一切虛熱氣血不和之疾。如未入月，則不宜服之，以滑石滑胎故也。

丹溪心法 元·朱震亨

治法

難產，氣血虛故也。此蓋九月十月之際不謹守者有之。亦有氣血凝滯而不能轉運者。臨月時，用野天麻熬膏，白湯調，下油蜜小便和極勻。

切脈法

凡妊婦脈細勻，易產。大浮緩，火氣散，難產。

驗死胎法

胎死腹中，則產母面青，指甲青，脣舌青，口臭。如兩臉微紅，則母活子死。

格致餘論 元·朱震亨

難產論

世之難產者，往往見於鬱悶安佚之人，富貴奉養之家，若貧賤辛苦者無有也。方書止有瘦胎飲一論，而其方爲湖陽公主作也，實非極至之言。何者？每見有用此方者，其難自若。余族妹苦於難產，後遇胎孕則觸而去之，余甚憫焉。視其形肥而勤於針指，構思旬日，忽自悟曰：此正與湖陽公主相反。彼奉養之人，其氣必實，耗其氣，使和平，故易産。今形肥知其氣虛，久坐知其不運，而其氣愈弱，其胞胎因母氣弱不能自運耳。當補其母之氣，則身健而易産。今其有孕至五六個月，遂於大全方紫蘇飲加補氣藥與十數貼，因得男而甚快。後遂以此方隨母之形色性稟，參以時令加減與之，無不應者，因名其方曰大達生散。

醫學綱目 明·樓英

論楊子建傷産法

楊子建十産論中，有傷産一法，最爲切要，慎勿輕忽也。凡十月未足，腹痛或作或止，或痛不甚者，名曰弄痛，非正産之候；或腹雖痛甚而腰不甚者，非正産之候；胎高未陷下者，非正産之候；穀道未挺迸者，非正産之候；水漿未破血未出者，非正産之候；漿血雖出而腹不痛者，非正産之候。凡未有正産候，且令扶行熟忍；如行不得，或憑物坐之，或安臥之，或服安胎藥一二服即止。慎勿妄服催生藥餌，愴惶致令産婦憂恐而挫其志。務要産婦寬心存養調停，亦令坐婆先説解論之。如覺心中煩悶，可依方取白蜜一匙，新汲水調下。切勿妄亂用力，先困其母。直待子逼門户，腰重痛極，眼中如火，穀道挺迸時，是正産候，方可用力，幷服催生藥也。余男婦於未産一月已前，腰腹俱痛，全似將産，其痛至甚，但遇巳牌稍止，如此者將十餘日，計無所出，因閲此條，遂與安胎藥加參、朮數服，間與肉味養之，由是平復不痛。又二十餘日，始産一男。是時若妄動，亂用力，幷服催生等藥，立見危亡矣。

論楊子建横産偏産礙産倒産四法

楊子建十産論中，有横産、偏産、礙産、倒産四法，若看生之人，非精良妙手，不可依用此法，恐恣其愚以傷人命。按倒産者，今世往往隨其倒足生下，并無後患，子母雙全，不必依推足上之法亦可。又礙産往往肚帶有纏在兒頂上，而兒頭自出在産門外，看生之人，以手撥其肚帶，從兒頭頂過而下之者；又有肚帶纏在頂上一匝，而兒與胞衣自然同下者，皆無妨，不必以此礙産法入産門撥下也。

醫學正傳 明·虞摶

難産論

《内經》曰：一息不運則機緘窮，一毫不續則穹壤判。所謂氣血週流，循環無端，少有不續則身危矣。若夫姙娠之婦，子在腹中，母子一氣流通，全賴漿水滋養。十月數足，血氣完全，形神俱備，忽如夢覺，自能用手坼胞，求路而出。既出胞外，母子分體，呼吸殊息，其可久羈於内，而使其氣化不運不續哉？夫胎元壯健者，胞既坼即隨漿而下，故易産也。其困弱者轉頭遲慢，胞漿既乾，污血來塞，道路凝滯，是以横生逆産，子死腹中，而産母之命，死在須臾，可不畏乎？凡見將生之際，胞漿既下，踰時尚未分娩，便當彷徨設計，用藥逐去惡血，使子路通暢而無難産之患，豈可袖手以待斃哉？是故催生之藥，即芎、歸、益母草、冬葵子之類，皆使之逐去污血者也。若腰腹未甚痛，漿水少，淋瀝而下，名爲試漿，非胞内真漿也，且宜寬心守待，切不可輕易便令穩婆接取。産母用力逼胎太早，多致横逆不順，切須謹慎。其或先手足不順者，額偏露者，但當以手輕輕撥正，以待其自下可也。

難産之婦，皆是産前恣慾所致。非獨難産，産後諸疾，皆由是而生。

或問丹溪所謂難産之婦，皆是八九個月内不能謹，其故何歟？曰：情慾一動，氣血隨耗，蓋胎孕全仗氣血培養，氣血既虧，胎孕羸弱，漿破之後，不能翻身隨漿而下，所以難産。

醫學入門　明·李梴

總論

十月氣足，胎元壯健，忽然腹痛，或只腰痛，須臾産下，何俟於催？此易生天然之妙。宜服單益母膏，免産後之患。中間有體弱性急者，腹痛或作或止，名弄痛；漿水淋瀝來少，名試水。雖臍腹俱痛，發動露頂，而腰不痛者，切莫倉皇，切禁洗母動手於腹上揣摩，直待日子已到，腹痛陣密，破水已後，并腰痛眼中如火，方可坐草。須待兒頭直順，且正逼近産門，方可用力一送。如坐草太早，用力太過，産母困倦，及至遲滯，乃用催生之藥。

凡難産，皆孕後縱慾及驕恣，全不運動，又食生冷鞕物凝滯；或矮石女子交骨不開；或腹大甚胎水未盡；或臨産閒雜之人驚恐産婦則精怯，精怯則上焦閉，閉則氣還下焦，脹而不行，紫蘇飲最妙。氣實者，瘦胎枳甘散；氣弱者，達生散。

如腹痛漿水未破，止宜用古芎歸湯以活其血。或漿水已破而少痛，或痛而不密，宜安胎飲或達生散以固胎元。切不可輕用峻藥，徒滲水道，反傷胎氣而産愈難。産母亦聽其眠食自如，但不可過睡過飽耳。

破水多則血乾濇，必用古黑神散。血虚者古芎歸湯下，名芎歸黑神散；氣弱者四君子湯下，名四君黑神散。

横逆側産，每加麝一釐。此時如舟坐砂上，須涌水而後可通。服此藥後，外用葱二斤搗爛，鋪於小腹上，用急水灘頭砂一斗炒熱，將布袱於葱上，輕輕略揉。有露頂順正，而生猶遲滯者，恐外感風冷寒暑所阻，故夏月熱産則氣散血沸，宜五苓散加葵子，或三退六一散；冬月凍産則血凝滯，宜催生五積散。

有水道乾濇不能下，及服黑神濇藥又多者，用清油、白蜜等分，猪肝煮汁調服；或六一散七錢加葵子五錢爲末，每二錢熱服。

有難産日久水乾，及觸犯惡氣，心煩躁悶者，兎腦丸。腰痛心煩者，用人參、乳香各二錢，辰砂五分爲末，鷄子清調，薑汁化開冷服。

橫産，宜服芎歸黑神散，固血生血。須待兒身正直且順臨門，服阿膠、滑石、葵子爲末，温酒入蜜攪勻服之，然後方用力送下。

逆産，宜安然仰臥，洗母徐推足入内，服芎歸黑神散，固血活血，候兒自順。若經久不生，却令洗母輕緩用手推足，令就一邊直上，令兒頭一邊漸漸順下，多服芎歸等藥，直待兒身轉，門路正當，然後用三退散調服，方可用力送下。坐産，當服固血藥。

盤腸者，小腸先出，急用熱水浸軟舊布蓋住其腸，不可包托，外用酢半盞，新汲水七分調停，噀産母面，收盡爲度。又以如聖膏貼産母頭頂中心，腸上即拭去，内兼服芎、歸、參、芪大補之藥，加升麻、防風以提之，未有不收者。

礙産，須服固血藥。

側産，宜多服芎歸黑神散。

當産誤用熱生峻藥，傷母氣血，急用安胎，過日而産。有種一日、二日至四日、五日而産者，盡皆倉皇用力太早之故。或因子欲生時，兒枕先破，敗血裹住，宜鹽豉一兩，以青布包了燒存性，入麝香一錢爲末，用秤錘燒紅，淬酒調服一盞。倉卒只以新汲水磨京墨服之，黑水裹兒身出。或芎、歸、益母草、葵心，皆能逐瘀以開産路。

有矮石女子，交骨不開難産者，龜殼散或古芎歸湯。通治産難，用無憂散、來甦散、兎腦丸。

胎死腹中，外證指甲青黑，脹悶不食，口中極臭，用平胃散加朴硝五錢，水酒煎服，其胎化成血水而下。便閉脈實者，大黄備急丸；或單鹿角爲末，葱豉煎湯調服。昏沉脈微者，養正丹，濃煎乳香湯，下一百二十丸。血乾或有寒者，四物湯下古桂香丸。氣弱者，催生五積散加麝一蠢。

雙胎一死一生者，用蟹爪一盞，甘草二兩，東流水十盞，煎至三盞，去滓，入阿膠三兩，分二三次頓服，能令生者安，死者出。

通下死胎，用霹靂丹、奪命丸，外用如聖膏貼足心，仍服催生藥，及通關散吹鼻即下。

脈法

臨産六至，脈號離經。或沉細滑，若無即生。浮大難産，寒熱又頻。此是凶候，急於色徵。面頰脣舌，忌黑與青。面赤母活，子命必傾。若胎在腹，子母歸冥。

一呼六至，或一呼一至，曰離經。經，常也。人一日一夜，脈行周而復始，從初之經再起。今因胎墜，胃脈已離常絡之處，不從所起之經再起，故曰離經。脈沉細而滑，乃腎臟本脈已形，或脈沉如無者，即産，浮大者難産。若身重體熱，寒熱頻作，此凶證也，急看面舌氣色，逐胎救母。蓋面乃心之華，舌乃心之苗。青則肝虚不能藏血，破漿早而胎胞乾澁不能動轉，黑則腎水剋火，是以子母俱死。惟面赤舌青者，乃心血流通母活子死。若死胎不出，母命亦危。

古今醫鑑　明·龔信

催生符式

生九天大力魔軍速降威靈攝天生，急急如律令敕。

右用朱砂研細，以新汲水濃調勻，將新筆蘸朱砂，於侵晨未食時至誠念：九天大力魔軍速降威靈攝天生，急急如律令敕。至生字急寫生字，却於生字下面一畫下左繞，匝心想胎元，被筆推轉令急急如律令敕氣一筆推下，須是隨筆。一句念令筆呪俱盡，候乾剪下摺作一丸，用黄臘丸之，朱砂爲衣，濃煎木香湯送下；待痛頻時，服乳香湯亦可。

證治要訣 明·戴思恭

將産調治法

將産當順氣瘦胎，使臨期易産，宜瘦胎飲加砂仁少許。

薛氏醫案 明·薛己

入月預備藥物

入月所宜預備佛手、保氣、枳殼、榆皮、黑神、大聖、花蕊石七散，神寢、保生、理中三丸，催生、黑虎二丹，及催生神符；又葵子、生地黄、羌活、竹茹、烏梅、雌雄石燕、甘草、海馬銜鐵、大棗、陳皮、薑、錢黑豆、白蜜、無灰酒、童便、酸酢、白米湯，瓶鍋銚斷臍綫剪之類。内花蕊石散，爲血入胞衣脹大不能下，或惡露上攻不能甦醒。佛手散治血虚危證。加味芎歸湯治交骨不開。箆麻子治胎衣不能上下。失笑散治惡露腹痛不省人事。蠟油調滑石塗入産門爲滑胎之藥。清魂散治血運等證。平胃散、朴硝、水銀爲腐化死胎之劑。八珍湯補血氣虚損。已上諸方，皆爲緊要之藥，必不可缺。其斷臍帶先用綫近臍紮緊，帛裹咬斷。如天氣風寒，或難産母子勞傷元氣者，先紮臍帶，以油紙撚燒斷，此爲迴生起死之要法也。故治者當審其宜，不可槪信而用之。

臨盆法

妊娠欲産之時，但覺腹内轉動，即當正身仰臥，待兒轉身向下時作痛，試捏産母手中指，中節或本節跳動，方與臨盆即産矣。

證治準繩

明·王肯堂

催生法

滑以流通濇滯，苦以驅逐閉塞，香以開竅逐血。氣滯者行氣，胞漿先破疲困者固血。

下死胎法

寒者熱以行之，熱者涼以行之，燥者滑以潤之，危急者毒以下之。

脈法辨訛

欲産之婦脈離經，沉細而滑也同名。夜半覺痛應分誕，來日日午定知生。此四句往往誤解。按《脈經》曰：離經，其脈浮，腹痛引腰脊，爲欲生也。但離經者不産也。又云：其脈離經夜半覺，日中則生也。經者常也，謂離其常處爲離經，假如孕婦昨日見左沉實爲男之脈，今日或脈浮，是離其尋常之脈，而異於昨日，又且腹痛，知是將誕也。通真子引《難經》一呼三至曰離經爲解，李晞範又引《難經》一呼一至曰離經，以解沉細而滑，皆非也。《難經》言損至二至雖同名離經，其脈與理則不同。且《脈經》明言離經其脈浮也，不曾引援《難經》之文。合《脈訣》因其言脈浮，又添沉細而滑，同名離經，蓋以前所診男女脈，或云浮大爲女，若只脈浮爲離經，若平常見浮大爲女之脈，安辨離經？故又增沉細而滑，以見離爲浮大之常經，爲常滑也。《聖惠方》云：夜半子時覺腹痛，來日午時必定生産。謂子午相衝，正半日時數也。通真子曰：夜半痛，日午生。此言恐未爲的。又曰：腹痛而腰不痛，未産也。若腹痛連腰痛甚者，即産。所以然者，腎繫於腰，胞繫於腎故也。診其尺脈轉急，如切繩轉珠者，即産也。生産有難易，痛來有緊慢，安可定以半日？當以活法。

婦人秘科

明・萬全

催生法

凡臨産一二日間艱難者，只以加減五苓散主之。如過二三日，人事强實，飲食能進者，此胞漿乾濇也，加味四物湯調益元散主之。如過二三日，人事困頓飲食少者，此中氣不足，不能運動其胎也，加味四君子湯主之。如三四五日不産，或胎死腹中者，奪命丹主之。

救逆産

凡兒逆生，切不可使針刺足心及鹽塗之法，兒痛上奔，母命難存。

救礙産

凡礙産宜令産母仰卧，穩婆用燈審視，看臍帶絆著兒之何處，仔細以手法輕輕取脱，不可造次。

盤腸産

當産之時，母腸先出，盤露於外，子隨後生，生後而腸不即收，蓋由平日氣虚，不能斂束，血熱易於流動，下元不固，關鍵不牢故也。欲免此苦者，宜於此後無孕時，多服地黄丸加五味子一兩、桂一兩，以固下元之關鍵；及有孕時，多服胡連丸加人參一兩以補氣；又服三補丸以涼血。如滑胎瘦胎之藥，不可輕服。於入月之時，再服八物湯加訶子、瞿麥、蜜炙粟殼，服十餘劑，庶可免矣。

景岳全書

明・張介賓

催生法

臨盆將産，腹痛已甚，凡催生之藥，無如脱花煎，少用肉桂五七分爲最穩最妙。若氣虚無力者，加人参二三錢。虚甚者，任意加用之。

凡姙娠胎元完足，彌月而産，熟落有期，非可催也。所謂催生者，亦不過助其血氣而利導之耳。直待臨期，乃可用脱花煎或滑胎煎，隨證加減主之。或經日久，産母困倦難生，倶宜服滑胎煎以助其氣血，令兒速生。其有氣虚無力，艱於傳送者，必用獨參湯，隨多隨少，接濟其力，皆爲催生要法。若期未至而妄用行氣導血等劑，以爲催生，亦猶摘方苞之萼，揠宋人之苗耳。

將産占卜問神

姙娠將産，不可占卜問神，如巫覡之徒，哄嚇謀利，妄言凶險，禱神祈保，産婦聞之，致生疑懼。夫憂慮則氣結滯而不順，多至難産，所宜戒也。

姙娠調補氣血

胎前清氣，産後補血，此亦不可拘泥。若脾胃不健，氣血不充，必當預爲調補，不然，臨産必多患難。

論滑胎

姙娠滑胎之法，惟欲其生産之期，易而且速。而難易之由，則在血之盈虚，不在藥之滑利。蓋血多則潤而産必易，血虧則濇而産必難。故於未産之前，但宜以培養氣血爲主，而預爲之地。如四物湯、滑胎煎、五福飲、小營煎、八珍湯之類，即皆滑胎之要藥。若不知此而過用滑利等物；或産期未近無火無滯，而妄用清火行氣沉降苦寒等藥，必能暗殘營氣，走泄真陰，多致血虧氣陷，反爲臨期大害。若果肥盛氣實者，則紫蘇飲、保生無憂散、滑胎枳殼散之類，皆可擇用。

古今圖書集成醫部全録卷三百八十九

婦人臨産門

方

一蜕散丹溪　治産難。

蛇蜕全者，一條　蠶蜕紙方圓，一尺

右燒存性爲末，温酒調下。

三蜕散《入門》　一名催生散，一名蛇蜕散。治難産及横逆産，或子死腹中。

蛇蜕一條　蟬蜕十四枚，俱全者　男頭髮鷄子大

右俱燒存性爲末，作二服，温酒調下。一方用胎髮。一方仍以小針刺兒足心三七下，擦鹽少許即生。

三蜕六一散丹溪　一名滑胎散，催生神效。

益元散一兩　男子頭髮鷄子大，香油熬化　蛇蜕全者，一條　蟬蜕全者，五枚　穿山甲一片

右各燒存性爲末，用虀水煎二沸，入髮灰調服立下。

龍蜕散《得效方》　催生秘傳。

蟬蜕一頭　天蛇蜕一條，幷燒存性　滑石　冬葵子微炒，各一兩

右爲末，每一錢，順流水微温調服，不可使熱湯。

黑龍丹丹溪　治産難及死胎不下，胎衣不下，産後兒枕痛，血迷血運，一切危急垂死者，灌藥得下無不活，神驗不可言。

五靈脂　當歸　川芎　良薑　熟地黄各二兩

右剉，盛砂盒，紙筋鹽泥固濟，炭十斤煅，候冷取出，却入百草霜三錢，硫黄、乳香各一錢半，花蕊石煅、琥珀各一錢，研細末酢麵糊和丸彈子大，每一丸入薑汁、童便、温酒中細研服之。

催生散《正傳》治産難。

白芷炒黑　百草霜　滑石各等分

右爲末，芎歸湯煎水調下二三錢。

霹靂丹《入門》一名霹靂奪命丹。治臨産驀然氣痿，目翻口噤，面黑脣青，口中沫出，子母俱殞，兩臉微紅，子死母活，急用此救之。

蛇蜕一條　蠶蜕紙并燒存性，二錢　乳香五分　男子頭髮燒灰　路上左脚草鞋燒存性，各一錢　黑鉛二錢半　水銀七分半，二物入銚中火上熔化結砂子研細

右爲末，以豮猪心血和丸梧子大，金箔爲衣，每取二三丸，倒流水送下；如不下，化開灌之。

如神丹《正傳》治難産不下。

巴豆三枚　蓖麻子七粒，并去殼　麝香少許

右三味，捏作餅子貼臍中，分産即以温湯洗去。歌曰：巴三蓖七脱衣裳，細研如泥入麝香。捏作彈丸臍下貼，須臾子母便分張。

如聖膏《入門》治難産及死胎不下，十分危急者。

巴豆十六枚，去殼　蓖麻子四十九粒，去殼　麝香二錢

右同搗如泥，攤絹帛上貼臍上一時，産下即洗去。

下死胎方《良方》一名千金神速湯。雙胎一死一生，用此則死者出，生者安。

蟹介一升　大甘草五錢，半生半炒

右，東流水十盞，煎至三盞，去滓，入阿膠一兩，半生半炒，令消化，分二三次頓服。藥竈宜東向，用葦爲薪。

香桂散《正傳》　下死胎。

桂心三錢　麝香半錢

右爲末作一貼，温酒調下，須臾即下。一方當門子一枚，桂枝末二錢。

桂香丸《入門》　下死胎。

肉桂一兩　麝香一錢

右爲末，飯丸菉豆大，白湯下十五丸。

奪命丹丹溪　治産後血入胞衣，脹滿冲心，日久不下，危急者。

附子炮，五錢　牡丹皮　乾漆炒，各一兩

右爲末，以醋一升，入大黄末一兩，熬成膏，和丸梧子大，酒下五十丸。

牛膝湯《局方》　治産後胞衣不下，腹滿即殺人，服此即爛下。

滑石末二錢　冬葵子二錢　木通　當歸　牛膝　瞿麥各一錢半

右剉，作一貼，水煎服。

三蜕飲《正傳》，下同　治胞衣不下，神效。

蛇蜕一條，全者　蠶蜕紙一方　蟬蜕四十九個

右幷燒存性爲末，順流水調下，立出。

奪命丸　治婦人小産下血多，子死腹中，其人憎寒，手指脣口爪甲青白，面色黄黑，胎上搶心，則悶絶欲死，冷汗自出，喘滿不食；或食毒物，或誤服草藥，傷動胎氣，下血不止，胎尚未損服之可安，已死服之可下。若胎腐爛腹中，危甚者立可取出。此方的係異人傳授，至妙。

桂枝　赤茯苓　丹皮　赤芍藥　桃仁各等分

右爲末，蜜丸芡實大，空心服三丸，或丸如彈子大，淡酢湯化下一丸。此即仲景桂枝茯苓丸，但用淡酢湯下不同耳。

催生神妙佛手散　一名立效散。治婦人娠娠五七月，因事築磕著胎，或子死腹中，惡露下，疼痛不已，口噤欲絶，用此藥探之，若不損則痛止，子母俱安；若胎損立便逐下，本出徐文仲神驗胎動方云：治血上衝心腹滿悶者，如湯沃雪。又治産前産後，體熱敗血腹痛。

當歸六兩　川芎四兩，或等分亦可

右爲粗末，每服三錢，水一大盞，煎令泣泣欲乾，投酒一大盞，止煎一沸去滓，温服，口噤灌之。如人行五里，再服，不過三四服便生。

死胎不下方　用之極驗。

紫金藤　葵根各七錢　桂二兩　土牛膝三兩　土當歸四錢　麝香三分

右爲末，米糊丸梧子大，朱砂爲衣，每服五十丸，乳香湯下。

如意丹　治婦人難産。

母丁香三十六粒　滴乳香三錢六分

右爲末，同兎腦和杵千下，丸作三十六丸，每服一丸，好酒化下，立驗。

蟹爪散　下胎極效。娠娠有病，欲去胎者宜此。

蟹爪二合　桂心　瞿麥各一兩　牛膝二兩

右爲末，空心温酒服一錢。

飛生丸　治難産。

飛生一枚　槐子　故弩箭羽各十四枚

右合擣，丸梧子大，酒服二丸。

達生散《入門》，下同　孕婦臨月，服至二十餘貼，易産無病。

大腹皮酒洗，二錢　甘草炙，一錢半　白芍藥　白朮　當歸各一錢　人參　陳皮　紫蘇葉　枳殼　砂仁研末，各五分

右剉，作一貼，入青葱五葉，水煎服。或煎水呑下益母丸，尤佳。

瘦胎枳甘散　一名滑胎枳殼散，一名枳殼六一散。孕婦八九月内，陰氣壅塞，宜常服之，滑胎易産。

枳殼五兩　甘草一兩

右爲末，每二錢，白湯煎服；或加香附一兩，尤妙。若胎氣素弱者，恐致胎寒。腹痛胎弱多驚，當佐以歸、地、木香爲丸用之，則陰陽調和，有益胎孕。

縮胎丸丹溪　孕婦八九個月用之，縮胎易産。

黄芩夏一兩，春秋七錢，冬五錢，炒　白朮二兩　赤茯苓七錢半　陳皮三兩

右爲末，粥丸梧子大，白湯下五七十丸。

束胎丸河間　縮胎易産。

白朮　枳殼各等分

右爲末，以水浸蒸餅和丸梧子大，每食前服五十丸，白湯下。

神寢丸《得效方》　一名瘄生丸，能瘦胎易産。

枳殼二兩　乳香一兩

右爲末，以煉蜜丸梧子大，酒下二十丸。

滑胎煎　胎氣臨月，宜常服數劑，以便易生。亦治胞衣不出。

當歸三五錢　熟地三錢　杜仲　山藥各二錢　川芎　枳殼各七分

水二鍾，煎八分，食前温服。如氣弱體虚者，加人參、白朮，隨宜用之。

又方 滑胎易産。

阿膠八兩 滑石三兩 車前子一升

右三味爲末，飲服方寸匕，日再服。至生月乃服此藥，大利九竅，不可先服。

催生如聖散丹溪 治難産及漏血胎乾者立效。

黄蜀葵子小半合

右研爛，以酒濾去滓，温服神效。如漏血胎乾，難産痛極者，并進三服，良久腹中氣寬，胎滑即産。須見正産候，方可服之。歌曰：黄葵子炒七十粒，細研酒調濟君急。若遇臨危難産時，免得全家俱哭泣。

又方《準繩》，下同 治横倒生者。

明阿膠炒 滑石末各一兩 葵子二兩

右，水一盞半，煎至一盞，去滓，分二服。

催生柞木飲子 治難産或横或倒，死胎爛脹腹中，此方屢用神效。

大柞木枝一大握，長一尺，水洗淨，寸剉生用 甘草大者五寸，剉作五段

右用新汲水三升半，同入新磁瓶内，以紙三重封緊，文武火煎至一升半，令香，候産婦腰重痛欲坐草時，温服一小盞，便覺心下開豁即生。腰未重痛勿服。如覺渴，再飲一盞，至三四盞，覺下重便生。此方最驗。

乳珠丹 一名開骨膏。催生神效；又治子死腹中。

通明乳香細研

右以猪心血爲丸梧子大，朱砂爲衣，日乾，面東服，每服一粒，催生冷酒化下；良久未下，再服一粒。若大段難産以蓮葉心蒂七個，水二盞，煎至一盞，放温，化下一粒，良久未下再服，其驗如神。如胎下，胞衣不下，服此便下。合藥時，要五月五日午時妙；或七月七日三月三日，及初上辰日，及歲除夜亦可。一方滴水丸。

又方 治同上。

乳香　朱砂各等分

右爲細末，麝香酒調下。

催生丹《良方》　治産婦生理不順，産育艱難，或横或逆。

十二月兎腦髓去皮膜研如泥　母丁香一錢，研　乳香二錢半，另研　麝香另研，一字

右三味拌勻，以兎腦髓和丸鷄頭實大，陰乾油紙裹，每服一丸，温湯下即産。兒握藥出，男左女右。須臘月合妙。一方每服一分半。

如意散《準繩》下同　臨産腰痛方可服之。

人參爲末　乳香各一錢　朱砂二錢

右同研，臨産急用鷄子清一個調藥末，再用生薑自然汁調開冷服。横産倒産，即時端順，子母無恙。

勝金散　治人弱産難，或因兒轉身，將兒枕血塊破碎，與胞中敗血壅滯，兒身不能便利，是以難産。急服此散消散其血，使兒易生。

麝香一錢，研　鹽豉一兩，以青布裹了燒紅急研細

右取秤錘燒赤焠酒中，以酒調服一錢。

行氣催生湯　治姙娠欲産，痛陣尚疎，難産經三兩日不生，胎死腹中，或産母氣乏委頓，産道乾澁，才覺痛密破水後，便可服。

蒼朮二兩，米泔浸炒　厚枳殼去穰麩炒　桔梗　陳皮去白　芍藥　白芷　川芎　歸尾各一兩　半夏洗　桂去粗皮不見火　粉草　麻黄去節　軍薑去皮　厚朴去粗皮剉薑汁炒　白茯苓　南木香不見火　杏仁去皮尖另研，各五錢

右爲末，每服二錢，順流水温暖調下。若熱悶，白蜜湯下。或剉散，入真米酢一合煎。方内用芍藥、肉桂能開通子宫，其餘藥皆助氣之盛，關竅自通。麻黄内通陽氣，陽氣盛則血行，血行即産矣。外却寒邪，去積聚，皆得其宜，寒月用之甚確，隆暑不宜輕服，但以五苓散，用葵子燈心煎湯調下，却暑清魂，滑胎易産。胞漿先

破，則胎乾難産，用白蜜清汕浸以熱酒，令得所頓服，胎氣既潤，即分娩矣。

又方 治難産。

縮砂仁 香附酢炒 枳殼 甘草 滑石

右爲末，白湯調服。

如聖散 專治孕婦難産。

紫蘇葉 當歸各等分

右㕮咀，每服三五錢，用長流水煎服。如無長流水，以水順攪動煎服，即下。

益元散 治難産。

滑石六兩 甘草一錢

右用紫蘇煎湯調下，即産。

無憂散 一名保産無憂散，一名保生無憂散。治胎肥氣逆，臨蓐難産。

當歸去蘆酒浸 川芎 木香不見火 白芍藥 枳殼去白鹽炒 甘草炙，各一錢半 乳香另研 血餘燒存性另研，各半錢

右作一服，水二鍾，煎至一鍾，入乳香、血餘和勻，不拘時服。

催生如聖散《良方》 一名神應黑散，一名催生如神散。治逆産横生瘦胎，凡坐草日久，漿水多下，則其血必乾，子道艱澁。如急水灘須涌水而後可通。服此藥再固其血，則如魚得水，决自轉生。

百草霜 香白芷不見火爲末，各等分

右二味研末調勻，每服二錢，於臨産時以童便并少米酢打爲膏，沸湯調下；或用酒、童便各半盞同煎，才沸即熱服，不過再服即産。一方清酒、童便各半盞，入麝香少許，同煎上藥。一方服此藥後，外用葱二斤研爛，鋪於小腹上，取急水灘頭沙一斗炒熱，布裹於葱上，輕輕略揉即産。

半夏湯《準繩》，下同 治胎乾而不能産。

半夏麯一兩半　大黄五錢　肉桂七錢半　桃仁三十枚，微炒

右爲細末，先服四物湯一二服，次服半夏湯，薑三片，水煎。

七聖散　臨産腰痛方服。

延胡索　沒藥　白礬　白芷　薑黄　當歸　桂心各等分

右爲末，臨産陣疼時，燒鏵刃鐵即犁頭令通赤，淬酒調下三錢，服一二杯立産。

勝金散　治難産，逐敗血即自生。若横逆則轉正，子死腹中則胎軟膨寬即産。

王不留行　酸漿草死胎倍用　白蒺藜去刺淨　茺蔚子　五靈脂生，各等分

右爲散，每服三錢，取吉方水一盞半，入白花劉寄奴子一撮同煎，温服，大效。

萬金不傳遇仙丹　治難産。

蓖麻子十四粒，去殼　硃砂研　雄黄研，各錢半　蛇蜕一尺，燒存性

右爲末，漿水飯和丸如彈子大，臨産時，先用椒湯淋渫臍下，次安藥一丸於臍中，用蠟紙數重復上，闊帛束之，頭生下，急取去藥。一丸可用三次。一方用蓖麻子三粒、巴豆四粒去殼，入麝香研細，貼臍中。歌曰：三麻四粒脱衣裳，研碎將來入麝香。若有婦人遭産難，貼在臍中兩分張。

加味芎歸湯　一名龜殼散。主交骨不開，不能生産，及産難日久垂死者。

川芎　當歸各一兩　自死龜板一枚，酥炙　婦人頭髮生男女多者一握，燒存性

右爲散，每服五錢，水煎服，約人行五里即生。如胎死亦下。灼過龜板亦可。

烏金散　治難産熱病，胎死腹中，或因顛仆，或從高墜下，或房室驚搐，或臨産驚動太早，觸犯禁忌，或産時未到，經血先下，惡露已盡，致胎乾子死身冷，不能自出，但視産婦面赤舌青，是其候也。面青舌赤，母死子活。脣青吐沫，子母俱斃。又有雙胎或一死一活，其候難知，臨時觀變可也。

熟地黄洗切焙乾，酒炒　真蒲黄　大當歸　交趾桂　楊芍藥　軍薑去皮　粉草各一兩　小黑豆四兩　百草霜五錢

右爲末，每服二錢，米酢半合許，沸湯六七分，温服。如疑貳之際，且進佛手散，酒水合煎二三服探之。若未死，子母俱安；若胎已死，立便逐下。的知其胎死，進此藥後，更進香桂散，須臾，如手推下。常用催生，更加好滑石末半兩，葵子五十粒，搥碎黄柞葉七八片，葱白二寸，順流水煎湯調下。蓋滑石能利小便，柞葉行氣逐血，葱白内通陽氣，氣盛血行即産矣。

下死胎方 治姙娠三五個月，胎死在腹内不出。

大腹子　赤芍　榆白皮各三兩　當歸一兩，炒　滑石末七錢半　瞿麥　葵子炒　茯苓　粉草　子芩各半兩

右爲粗末，每服四錢，水一盞，煎至七分，去滓，不拘時温服。

又方 治子死腹中，或半生不下，或半著脊骨，在草不産，血氣上盪母心，面無顔色，氣欲絶。

猪脂一斤　白蜜一升　淳酒二升

右三味合煎，取二升，分温二服；不能飲，隨所能服之。

一字神散 治子死胎不下，胞破不生。此方屢效，救人無量。

鬼臼黄色者，不拘多少，去毛研爲末，極細如粉不用羅，以手指撚之

右每服三錢，用無灰酒一盞，同煎至八分，通口服，立效如神。

又方 治生産不順，胎死腹中，胞衣不下，臨産危急妙。

蛇蜕一條全者，香油燈上燒研　麝香少許

右爲末，童便酒各半盞調，一服即生效。

兔腦丸《入門》 治産難，日久血乾，用此滑之。

臘月兔腦髓　雄鼠内腎各一部　母丁香　益母草各一錢　乳香二錢半　麝香二分半

右爲末，兎腦和丸芡實大，朱砂爲衣，油紙裹陰乾，每一丸，酢湯下即産。男左手女右手拳藥出。

小營煎《景岳全書》下同 治胞衣不出，臨月服之易生。

當歸　白芍藥炒　山藥　枸杞子各二錢　炙甘草一錢　熟地二三錢

水二鍾，煎七分，食遠温服。

脱花煎　凡臨盆將産者，宜先服此藥催生最佳。幷治難産經日，或死胎不下，俱妙。

當歸七八錢或一兩　肉桂一二三錢　川芎　牛膝各二錢　車前子錢半　紅花一錢，催生，不用亦可

水二鍾，煎八分熱服。或服後飲酒數杯亦妙。若胎死腹中，或堅滯不下者，加朴硝三五錢即下。

單方

難産，日久漿水下多，胞乾兒不得下：香油、白蜜各一碗，火上煎微沸，調滑石末一兩，攪服之；外以油蜜塗母臍腹上，即驗。《醫鑑》

死胎著脊不下，氣欲死：猪脂、白蜜各一升，醇酒二升，合煎取二升，分温兩服即下。《良方》

死胎不下：用黄牸牛糞熱塗母腹上，即出。《正傳》

胞衣不下：用童尿一升，生薑、葱白各三錢，煎數沸，熱服之。《本草》

又方：以葱白濃煎湯熏洗下部即下。俗方

姙娠熱病，胎死腹中：用鹿角屑一兩，水一盞，葱白五莖，豆豉半合，同煎至六分，去滓，分温二服。《準繩》

婦人横逆難産，子死腹中：先用黑豆一大合炒熟，水與童便合煎服，神效。

逆生，兒脚先出：取其父名，書兒足下，即順生。

横生：用菟絲子爲末，酒調服一錢匕，米飲調亦得。又方，加車前子等分。

難産：用香油、白蜜、小便和匀各半盞，調益母草末服即下。《本草》，下同

難産五六日，不得分娩，疲困虛乏：用光明水膠二兩，微火焙，好酒一斤半，煎滾入膠候烊，再入新鷄子

一枚，鹽一錢匕，攪勻放温，令産母坐椅上，伸腰大口，作二次服，覺小腹重即生。

又方：取本夫裩帶五寸燒存性，酒調服下。

難産及胞衣不下：鷄子三枚，破入酢攪服，立産。

催生落胞，幷産後惡血不下：兎頭骨和毛髓燒爲灰作末，酒下一錢，妙。

難産催生：猫頭骨、兎頭骨各一個，火煅研爲末，每二錢，芎歸湯煎水調下即産。狸頭骨尤妙。《正傳》

又方：清油、白蜜等分，以猪肝煮水調服，即效。《入門》

又方：柑橘瓤陰乾，燒存性研末，温酒服二錢。《集效方》

又方：蠶布袋一張，蛇蜕一條，入新瓦中，以鹽泥固煅爲末，以榆白皮湯調服。《集成方》

又方：真珠末一兩，酒服，立出。《千金》，下同

胞衣不下：真珠一兩研末，苦酒服。

子死腹中：真珠末二兩，酒服，立出。《外臺》

難産催生：用龜甲燒末，酒服方寸匕。《本草》

又方：桂末加麝香少許酒下，比之水銀等藥不損人。何氏方

臨産之初，先脱産婦尋常所穿衣，以籠竈頭及竈口則易産，勿令産母知。《得效》，下同

又方：取赤馬皮鋪之，令産母坐其上，則催生易産。

又方：取鼺皮毛即飛生也，産母手持之即産。

又方：海馬，兩手各把一枚，即驗。《本草》

横生逆産，胞衣不下：用蛇蜕炒焦爲末，向東，酒服一刀圭即順。

又方：用鹽泥將蛇蜕固煅研二錢，榆白湯服。《博救方》

婦人難産：蛇蜕泡水浴産門，自易。《寳鑑》

胞衣不下：取本婦手足爪甲燒灰酒服，即令有力婦人抱起，將竹筒於胷前趕下。《聖惠》

産難：魚膠五寸燒存性爲末，温酒服。

又方：麝香一錢，水研服立下。《本草》

又方：鼈甲燒存性研末，酒服方寸匕，立出。《梅師方》

又方：蜂蜜、真麻油各半碗，煎減半服，立下。《海上方》

又方：路旁破草鞋鼻子燒灰，酒服。《集元方》

胎死不下：朴硝細末半兩，童便調服，即效。焰硝亦可。難産孕婦臨産兩手各把石燕一枚，立驗。《本草》，下同

産前産後百病，難産及死胎胎衣不下：擣茺蔚汁一小盞，和酒一合，温服。

婦人胎衣不下：取宅中柱下土研末，鷄子清和服之。

婦人難産：取土蜂兒窠水泡湯飲之。取時逢單是男，逢雙是女。《婦人良方》

死胎在腹，及胎衣不下：取蟻封土炒三升，囊盛搨心下，自出。藏器

婦人難産：取猪槽上垢土一合，和麵半升，烏豆二十粒，煮汁服之。《本草》，下同

婦人將産：井華水服半升，不作運。《千金》

婦人盤腸生産，腸乾不上者：以磨刀水潤腸，煎好磁石湯一杯，温服，自然收上。扁鵲方

婦人難産：墨一寸末之，水服立瘥。《肘後方》

盤腸生産，産時子腸先出，産後不收者，名盤腸産，以半夏末頻搐鼻中則上也。《婦人良方》

横生逆産：用夫陰毛二七莖，燒研，猪膏和丸大豆大呑之。《千金》

婦人難産：牛屎中大豆一粒，劈作兩片，一書父，一書子，仍合住，水呑之，立産。《産寶》

又方：鍾馗左脚燒灰，水服。《簡便方》

又方：用箭簳三寸，弓弦三寸燒灰，酒服。《小品方》

胎動上逼心痛：用弩弦繫帶之，立下。《集要》

胎滑易產：弓弩弦燒末，酒服二錢。《續十全方》

胞衣不出：水煮弓弩弦飲汁五合，或燒灰酒服。《千金》

姙娠胎死不出，及胞衣不下，產後諸疾狼狽者：刺羊血，熱飲一小盞極效。《聖惠方》

橫生逆產，及子死腹中，母氣欲絶：伏龍肝末三錢，水調下。《博效方》

又方：用竈中心對鍋底土研細，每服一錢，酒調下，仍搽母臍中。《本草》

又方：真丹塗兒足下。

又方：用雜草燒鑊鏽、白芷等分爲末，每服三錢，童尿米酢各半和服，見效。《救急方》

婦人難產及胞衣不下：或用鐵杵、或鐵秤錘、或鐵斧燒赤，淬酒服之，自下。《本草》，下同

又方：或取鐵銃燒紅淋酒入內空中流出，乘熱飲之，即產。

又方：取大刀環燒赤，淬酒一杯服之。

橫生逆產：取布針二七枚燒赤，淬酒七遍服之。

又方：鹽摩產婦腹，幷塗兒足底，急爪搔之。《千金》

又方：芒硝末二錢，童子小便，温服，無不效者。《信效方》

婦人難產：臨時取馬銜持之，併煮汁服一琖。《開寶》

又方：終日不生，雲母粉半兩，温酒調服，入口即產。不順者即順，萬不失一。陸氏云：此是何德陽方也，已救三五十人。《積德堂方》

橫生倒產：人參末、乳香末各一錢，丹砂末五分研勻，鷄子白一枚，入生薑自然汁三匙，和勻冷服，即母子俱安，神效。《本草》

倒產子死不出，及胎乾不能產：當歸末酒服方寸匕，或紫蘇湯調服亦可。《子母秘録》

産難胎死，横生倒生：用當歸三兩，芎藭一兩爲末，先以大黑豆炒焦，入流水一盞，童便一盞，煎至一盞，分爲二服，未效再服。《本草》，下同

又方：用彈丸土熱酒服一錢。《本草綱目》

産難催生：鳳仙子二錢，研末水服，勿近牙，外以蓖麻子，隨年數搗，塗足心下。《集簡方》

又方：益母草搗汁七大合，煎減半頓服立産。無新者，以乾者一大握，水七合煎服。《獨行方》，下同

難産，胎在腹中，并胞衣不下及胎死者：蒺藜子、貝母各四兩爲末，米湯服三錢。少頃不下再服。《梅師方》

婦人逆産：以手中指取釜下墨，交晝兒足下，即順。《千金》

産婦催生：蒲黄、地龍洗焙、陳橘皮等分爲末，另收，臨時各抄一錢，新汲水調服，立産，此常用甚妙。

唐慎微方

胞衣不下：蒲黄二錢井水調服之。《集驗方》

婦人産難：雙頭蓮一名催生草，左手把之即生。

胎死腹中：清麻油、蜜等分入湯頓服。《普濟方》

漏胎難産，因血乾澀也：用清麻油半兩，好蜜一兩，同煎數十沸，温服，胎滑即下。他藥無益，以此助血爲效。《胎産須知》

催生去胎：芫花根剥皮，以綿裹，點麝香，套入陰穴三寸，即下。《攝生妙用方》

又方：馬錢子研膏，納入牝户三四寸。《集簡方》

臨月滑胎：牽牛子一兩，赤土少許研末，覺胎轉痛時，白榆皮煎湯下一錢。

胞衣不下：栝蔞實一個，取子研末，以酒與童子小便各半錢，煎七分温服；無實用根亦可。《婦人良方》

婦人難産：白芷五錢，水煎服之。《經驗方》

催生令易産：用大麻根以水濃煎取汁，頓服立産；胞衣不下亦妙。

又方：取麥蘖一兩，水煎服即下。

又方：人溺一升，入葱薑各一分，煎二三沸，熱飲之便下。《日華》

横生倒産：葵花爲末，酒服方寸匕。《千金》

胎臟乾濇難産：用黄葵花焙研末，熱湯調服二錢。

臨産催生：以黄蜀葵子四十九粒研爛，温酒服之，良久即産。

又方：用子焙三錢，井華水服；無子用根煎汁服。

胎死不下：黄葵花焙研末，紅花酒下二錢。

産難：用臘月兎血，以蒸餅染之，紙裹陰乾爲末，每服二錢，乳香湯下。《指迷方》

催生：用臘月兎腦髓一個，攤紙上夾匀陰乾，剪作符字，於面上書生字一個，候母痛極時，用釵股夾定，燈上燒灰，煎丁香酒調下。《博濟方》

又方：臘月取兎腦髓一個塗紙上，陰乾，入通明乳香末二兩，同研令勻，於臘日前夜，安桌子上，露星月下，設茶果齋戒焚香，望北拜，告曰：奉道弟子某，修合救世上難生婦人藥，願降威靈佑助此藥，速令生産！禱畢，以紙包藥露一夜，天未明時，以猪肉搗和，丸芡子大，紙袋盛，懸透風處，每服一丸，温酢湯下。良久未下，更用冷酒下一丸，即瘥。乃神仙方也。《經驗方》

易産：取鼠燒末，井華水服方寸匕，日三。

婦人難産，三日不出：車軸脂呑大豆許二丸。

婦人逆産：車缸膏畫兒脚底即正。《開寶》

滑胎易産：車前子爲末，酒服方寸匕。不飲酒者，水調服。《婦人良方》

横産不出：車前子爲末，酒服三錢。《子母秘録》

横生難産：重陽日取高粱根名五爪龍，陰乾，燒存性，研末，酒服二錢即下。《本草》

又方：臨時細嚼滇南馬檳榔數枚，井華水送下，須臾立産。再以四枚去殼，兩手各握二枚，惡水自下也。欲斷産者，常嚼二枚，水下，久則子宫冷，自不孕矣。

蕓薹菜子治産難，歌云：黄金花結粟米實，細研酒下十五粒。靈丹功效妙如神，難産之時能救急。

又方：用乳香以五月五日午時，令一人在壁内捧乳鉢，一童子在壁外，以筆管自壁縫中逐粒遞過，入鉢内研細，水丸芡子大，每服一丸，無灰酒下。《經驗方》

又方：用明乳香一豆大爲末，新汲水一盞，入酢少許，令産婦兩手捉石燕，念慮藥三遍，乃飲之，略行數步，即下。《聖惠》

難産催生：蓮花一葉，書人字吞之，即易産。《肘後方》

臨産催生：羚羊角一枚，刮尖末，酒服方寸匕。《産寶》

臨月易産：榆皮焙爲末，臨月日三服方寸匕，令産極易。《本草別説》

婦人難産：用赤小豆生吞七枚佳。

又方：治難産，累日氣乏不能生，兼惡露出盡，胞乾，終不産者。用赤小豆一升，以水九升，煮取汁，入炙過黄阿膠一兩，同煎少時，一服五合，不過三四服即生。

又方：取槐樹東引枝，令孕婦手抱之，即易生。《子母秘録》

婦人難産：皂角子二枚吞之。《千金方》

又方：桃仁一個劈開，一片書可字，一片書出字，吞之即生。《婦人良方》

催生下胎，不拘生胎死胎：蓖麻二個，巴豆一個，麝香一分，研貼臍中并足心。《集簡方》，下同

子死腹中不出：朱砂一兩，水煮數沸爲末，酒服立出。《博救方》

子死腹中：鷄子黄一枚，薑汁一合，和服，當下。《本草》

子死腹中：以夫尿二升，煮沸飲之。《千金》

子死腹中：雌鷄糞二十一枚，水二升五合煮之，下米作粥食。《産寶》

子死腹中：雄鼠糞二七枚，水三升，煮一升，取汁作粥食，胎即下。

胎死腹中，或母病欲下胎：楡白皮煮汁服二升。《子母秘録》

子死腹中，或産經數日不下：瞿麥煮濃汁服之。《千金》

胎衣不下，惡血衝心：用五靈脂半生半炒，研末，每一服二錢，温酒下。《産寶方》

胎死腹中：新汲水磨金墨服之。《普濟方》

妊娠胎死：蟠蝥一枚，燒研，水服，即下。《廣利方》

熱病胎死：紅花酒煮汁飲二三盞。《熊氏補遺》

子死腹中及胎衣不下：水牛屎塗腹上，良。《産寶》

又方：烏鷄一隻去毛，以水三升，煮二升，去鷄用帛蘸汁摩臍下，自出。《婦人良方》，下同

生胎欲去：牛膝一握搗，以無灰酒一盞煎七分，空心服；仍以獨根土牛膝塗麝香，插入牝户中。

胎死腹中不出，其母氣已絶：取水銀二兩吞之，立出。《本草》

子死腹中及胞衣不下：用三家鷄卵各一枚，三家鹽各一撮，三家水各一升，同煮，令婦東向飲之，仍探口令嘔，即下。《千金方》

子死腹中及胎衣不下：取本婦鞋底炙熱，熨腹上下二七次，即下。《集元方》

下胎：生附子爲末，醇酒和塗右足心，胎下去之。

胎衣不下：亂頭髮撩結口中。《真人方》

又方：好墨温酒服二錢。《肘後方》

又方：荷葉炒香爲末，每服方寸匕，沸湯或童便調下，或燒灰或煎汁皆可。

又方：生地黄汁一升，苦酒三合，相和煖服。《必效方》

又方：鹿角屑三分爲末，薑湯調下。《産乳》

胞衣不下，腹滿則殺人：猪脂一兩，水一盞，煎五七沸，服之當下。《聖惠》

又方：取洗兒湯一盞，服之即下，勿令知之。《本草》，下同

又方：用竈下土一寸，酢調納臍中，續服甘草湯三四合。《産寶》

又方：用赤小豆男七枚，女二七枚，東流水吞服之。《救急方》

胞衣不下，及産後卒有別病欲狼狽：以水入酢少許，噀面，神效。《本草》

又方：用胡麻生搗笮取油，飲之即下。《正傳》，下同

又方：大豆半升，醇酒三升，煮一升半，分三服。《産寶》

又方：螻蛄一枚，水煮二十沸，灌入喉即出。《延年方》，下同

又方：牛膝八兩，葵子一合，水九升，煎三升，分三服。

又方：取井底泥鷄子大，井華水服，即下。《集元方》

又方：以鷄子一枚取清呑之。

又方：以本婦裩覆井上，或以所著衣籠竈上，俱勿令産母知之，立下。《千金方》

下鬼胎：取神麯末二錢，和水服或濃煎取汁服。

針灸

《千金方》曰：難産針兩肩井，入一寸瀉之，須臾即分娩。催生難産及死胎，刺太衝八分，百息、合谷幷補之。

三陰交五分瀉，立時分解。又灸足小指節三壯。

産子上衝逼心，針巨闕。令正坐，用抱頭抱腰，微偃針入六分，留七呼，得氣即瀉，立甦。如子掬母心，

生下手心有針痕。子頂母心，人中有痕，向後枕骨有痕，是其驗也。神效。或合谷三分，留三呼補之；三陰交五分，瀉十吸。

橫産難産，右脚小指尖頭灸三壯，立産。

又法：獨陰同上法，取灸七壯，禁刺；合谷補之；三陰交瀉之。

小腹大，字難，嗌乾嗜飲，俠臍疝，刺中封入四分，灸三壯，穴在踝前一寸半，伸足取之。

字難，若胞衣不出，泄風，從頭至足，刺崑崙入五分，灸三壯，穴在足外踝後跟骨上。

乳難，子上搶心，若胞不出，衆氣盡亂，腹中絞痛，不得反息，正仰臥，屈一膝，伸一膝，并氣衝針上入三寸，氣至瀉之，穴在歸來下二寸動脈應手。

乳難，子上衝心，陰疝，刺衝門入七分，灸五壯，穴在府舍下，上去大横五寸。

《醫學入門》曰：通經催生，俱瀉合谷、三里、至陰三穴；虚者補合谷，瀉至陰。

死胎不下，瀉三陰交。

胞衣不下，瀉照海、内關。

難産及胞衣不下，於右脚小指頭上即至陰穴灸之，炷如小麥大，三五壯立下。

《古今醫統》曰：産婦用力努出肛門，灸百會穴自愈。

醫案

《史記》倉公傳曰：菑川王美人懷子而不乳，來召臣意，臣意往，飲以莨菪藥一撮，以酒飲之，旋乳。臣意復診其脈而脈躁，躁者有餘病，即飲以消石一劑出血，血如豆比五六枚。

《彝堅志》云：政和中蔡魯公之孫婦有孕，及期而病，國醫皆以爲陽證傷寒，懼胎墮，不敢投以涼劑。張鋭至，視之曰：兒處胎十月，將産矣，何藥之能敗？即以常法與藥，且使倍服之，半日而兒生，病亦失去。明日，其婦大泄而喉閉不入食，衆醫復指其疵，且曰：二疾如冰炭，又産蓐甫近，雖司命無如之何矣！張曰：無庸憂也。將使即日愈。乃取藥數十粒使吞之，咽喉即通，下泄亦止。及滿月，魯公酌酒爲壽曰：君術通神，吾不敢知，敢問一藥而愈二疾，何也？張曰：此於經無所載，特以意處之。向者所用藥，乃附子理中丸，裹以紫雪爾。方喉閉不通，非至寒藥不爲用，既以下嚥，則消釋無餘，其得至腹中者，附子力也，故一服而兩疾愈。公大加嘆異。

《儒門事親》曰：武安胡産祥之妻，臨難月病喘以凉膈散二兩，四物湯二兩，朴硝一兩，分作二服煎，令冷服之。一服病減大半，次服病痊矣。産之後第六日，血迷，又用凉膈散二兩，四物湯三兩，朴硝一兩，都作一服，大下紫黑水。其人至今肥健。戴人常曰：孕婦有病，當十月九月内，朴硝無礙，八月者當忌之，七月却無妨，謂陽月也。十月者，已成形矣。

一孕婦年二十餘，臨産，召穩媪三人，其二媪極拽婦之臂，其一媪頭抵婦之腹，更以兩手扳其腰，極力爲之，胎死於腹，良久乃下，兒亦如血，乃穩媪殺之也。豈知瓜熟自落，何必如此乎？其婦因兹經脈斷閉，腹如刀剜，大渴不止，小溲閉絶。主病者禁水不與飲，口舌枯燥，牙齒黧黑，臭不可聞，食飲不下，昏憒欲死。戴人先以冰雪水恣意飲之，約二升許，痛緩渴止，次以舟車丸、通經散，前後五六服，下數十行，食大進；仍以桂苓甘露散、六一散、柴胡飲子等調之，半月獲安。

一婦人臨産，召村嫗數人侍焉。先産一臂出，嫗不識輕重，拽之，臂爲之斷，子死於腹，其母面青身冷，汗漐漐不絶，時微喘嗚呼，病家甘於死。忽有人曰：張戴人有奇見，試問之！戴人曰：命在須臾，針藥無及。急取秤鉤續以壯繩，以膏塗其鉤，令其母分兩足向外偃坐，左右各一人脚上立足，次以鉤鉤其死胎，命一壯力婦倒身拽出死胎，下敗血五七升，其母昏困不省，待少頃，以冰水灌之，漸咽二口，大醒，食進；次日，以四物湯調血，數日方愈。戴人常曰：産後無他事，因侍嫗非其人，轉爲害耳。

《醫學綱目》曰：陳良甫治一婦人有孕七個月，遠歸，忽然胎上衝心而痛，坐卧不安，兩醫治之無效，遂説胎已死矣，用蓖麻子研爛，加麝香調貼臍上以下之，命在垂亡。召陳診視，兩尺脈絶，他脈平和，陳問二醫作何證治之？答曰：死胎也。陳曰：何以知之？曰：兩尺脈沉絶，以此知之。陳曰：此説出何經？二醫無答。陳曰：此子懸也。若是胎死，却有辨處：面赤舌青，子死母活；面青舌赤唾沫，母死子活；唇口俱青，母子俱死。今面不赤，口不青，其子未死，是胎上逼心，宜以紫蘇飲子治之。至十服而胎遂下矣。

《薛己醫案》曰：一姙婦腹脹，小便不利，吐逆，諸醫雜進温胃寬氣等藥服之，反吐，轉加脹滿湊心。驗之，胎死已久，服下死胎藥不能通，因得鯉魚湯。其論曰：姙婦通身腫滿，或心胷急脹，名曰胎水。遂去姙婦胷前看之，胷肚不分，急以鯉魚湯三五服，大小便皆下惡水，腫消脹去，方得分娩死胎。此證蓋因懷姙腹大，不自知覺，人人皆謂姙娠孕如此，終不知胎水之患也。

一姙婦五月，服剪紅丸而胎墮，及腹脹痛，乃服破血之劑，痛益甚，手不敢近。余曰：此峻藥重傷脾胃也。用八珍倍加參、芪、半夏、乳香、沒藥二劑而痛止，數劑而安。

荆婦孟冬分娩艱難，勞傷元氣，産子已死，用油紙撚燒斷臍帶，借其氣以煖之，俄頃忽作聲。此兒後無傷食作瀉之證，可見前法之功不誣。世用刀器斷臍帶，子母致危者，竟不知其由矣。且穩婆又喜平日常施小惠，得其用心，兼以安慰母懷，故無虞耳。一穩婆云：我止有一女，正分娩時，適當巡街侍御行牌取我視其室分娩，女因驚駭未産而死。後見侍御，更以威顔分付，迨視産母，胎雖順而頭偏在一邊，以致難産。因畏其威，不敢施手，由是其子母俱不能救。

地官李孟卿娶三十五歲女爲繼室，姙娠慮其難産，索加味歸芎湯四劑備用。果産門不開，止服一劑，頓然分娩。

上舍費懷德之室，産門不開，兩日未生，服前藥一劑，即時而産。懷德傳服此方，用者無有不驗。

一婦人分娩最難，至四十姙娠下血甚多，産門不開，與前湯一劑，又以無憂散斤許煎熟，時時飲之，以助其血而産。

一穩婆之女，勤苦負重，妊娠，腹中陰冷重墜，口中甚穢，余意其胎已死，令視其舌青黑，與朴硝半兩許服之，化下穢水而安。

一婦人胎死，服朴硝下穢水，肢體倦怠，氣息奄奄，用四君子爲主，佐以四物、薑、桂調補而愈。

一婦人胞衣不出，胷腹脹痛，手不敢近，用滚酒下失笑散一劑，惡露胎衣并下。

一産婦胎衣不出，腹作痛，手按痛稍緩，此氣虚而不能送出也，用無憂散而下。前證常詢諸穩婆云：宜服益母草丸；或就以産婦頭髮入口作嘔，胎衣自出。其胎衣不出必死。授與前法甚效。

《證治準繩》曰：經歷哈散侍人，病喘不得臥，衆作肺氣受風邪治之。吕滄洲診之，氣口盛於人迎一倍，厥陰弦動而疾，兩尺俱短而離經，因告之曰：病蓋得之毒藥動血，以致胎死不下，奔迫而上衝，非風寒作喘也。乃用催生湯加芎、歸煮二三升服之。夜半，果下一死胎，喘即止。哈散密囑曰：病妾誠有懷，以室人見嫉，故藥去之，衆所不知也。衆慚而去。

一婦産七日而子不下，百治不效。龐安常視之，令其家人以湯温其腰腹，自爲上下拊摩，孕者覺腸胃微痛，呻吟，間生一男，其家驚喜而不知所以。龐曰：兒已出胞，但一手誤執母腸不能脱，非符藥所能爲，吾隔腹捫兒手所在，針其虎口，痛即縮手，所以遽生，無他術也。取兒視之，右手虎口，針痕存焉。

一婦産累日不下，服催生藥不效。龐安常曰：此必坐草太早，心下懷懼，氣結而不行，非不順也。《素問》云：恐則氣下。蓋恐則精神怯，怯則上焦閉，閉則氣逆，逆則下焦脹，氣乃不行矣。以紫蘇飲一服便産。又治婦人子懸證。

一婦難産七日而不乳，且食甚少，滑伯仁視之，以涼粥一盂，搗楓葉煎湯調啖之，旋乳。或詰其理，滑曰：此婦食甚少，未有無穀氣而生者。夫楓葉先生先落，後生後落，故以作湯飲之。

一婦難産三日不下，服破血行經之藥俱罔效，吳茭山因製一方，以車前子爲君，冬葵子爲臣，白芷、枳殼爲佐使，已服午産，衆醫異之。吳曰：本草謂催生以此爲君。毛詩註云：采芣苢，以防産難是也。

一府判女，産不利，已斂，劉復真令取紅花濃煎，扶女於凳上，以綿帛蘸湯罨之，連以澆帛上，以器盛水，又煖又淋，久而甦醒，遂生男子。蓋遇嚴冬血冷，凝滯不行，温即産，見亦神矣哉！

一醫宿客店，值店婦産數日不下，下體已冷，無藥甚窘，以椒、橙、茱萸等煎湯，可下手，則和臍腹入門處，皆淋洗之，氣温血行，遂産。

一婦將臨月，忽然兩目失明，不見燈火，頭痛眩運，項腮腫滿，不能轉頸，諸治不瘥，反加危困。偶得消風散服之，病減七八，獲安分娩；其眼弔起，人物不辨，乃以四物湯加荆芥、防風，更服眼科天門冬飲子，二方間服，目漸稍明。大忌酒、麵、煎炙、鷄、羊、鵝、鴨、豆腐、辛辣熱物并房勞。此證因懷妊多居火間，衣著太煖，伏熱在内，或酒麵炙煿太過，以致胎熱也。

一婦有胎四月墮下，踰旬腹腫發熱，氣喘脈洪盛，面赤口鼻舌青黑，陳斗喦診之曰：脈洪盛者胎未墮也，面赤心火盛而血乾也。舌青口鼻黑，肝既絶而胎死矣。内外皆曰，胎墮久矣。復診色脈如前，以蛇蜕煎湯，下平胃散，加芒硝、歸尾一倍服之，須臾腹鳴如雷，腰腹陣痛，下一死胎，病亦尋愈。

《廣嗣紀要》曰：師在鄖陽，值鄖縣知縣一婢臨月，患口眼喎斜，腰背反張，手足攣曲，不省人事，請師治之，用黄連解毒湯加朱砂末，斡開口灌之，少定，其夜生一男；産後，病尤昏迷不省，以七珍湯與之即安。

《寓意草》曰：顧季掖乃室仲夏時孕已五月，偶爾下血，醫以人參、阿膠勉固其胎；又經一月，身腫氣脹，血逆上奔，結聚於會厭胷膈間，食飲才入，觸之痛楚，轉下甚艱，稍急即連粒嘔出，全如噎證。醫更數手，咸以爲胎氣上逼，脾虚作腫而成膈噎也，用人參之補，五味之收爲治。延至白露節，計孕期已八月，而病造極中之極，呼吸將絶，始請余診，毫不泄露病狀。其脈尺部微濇難推，獨肺部脈洪大無倫，其喘聲如曳鋸，其手臂青紫腫亮，似毆傷色，余駭曰：似此凶證，何不早商？季掖曰：昨聞黄咫旭乃室有孕而膈噎，得遇良治而愈，是以請救。但内子身腫氣急，不識亦可療否？余曰：此證吾視若懸鑑，不必明言以滋驚恐，姑以善藥一二劑投之，通其下閉上壅可也。季掖必求病名，余曰：上壅者，以肺脈之洪大，合於會厭之結塞，知其肺當生癰也。

下閉者，以尺脈之微濇，合於肉色之青腫，知其胎已久壞也。善藥者，瀉白散加芩、桔之苦以開之，不用硝、黄等藥也。服一大劑，腹即努痛如欲産狀。季掖曰：産乎？余曰：肺氣開而下行，數時閉拒，惡穢得出可也，奚産之云？再進一劑，身腫稍退，上氣稍平，下白污如膿者數斗，裹朽胎而出，旬餘尚去白污，并無點血相間。可知胎朽腹中，已近百日，蔭胎之血和胎，俱化爲膿也。病者當時胷膈即開，連連進粥，神思清爽。然朽胎雖去，而穢氣充斥，周身爲青腫者未去也。胷膈雖寬，而肺氣壅遏，爲寒熱欬嗽者未除也。余認真一以清肺爲主，旬餘果獲全痊。

古今圖書集成醫部全録卷三百九十

婦人産後門

金匱要略　漢·張機

脈證總論

新産婦人有三病，一者病痓，二者病鬱冒，三者大便難。何謂也？師曰：新産血虚，多汗出，喜中風，故令病痓；亡血復汗，寒多，故令鬱冒；亡津液胃燥，故大便難。産婦鬱冒，其脈微弱，嘔不能食，大便反堅，但頭汗出，所以然者，血虚而厥，厥而必冒。冒家欲解，必大汗出，以血虚下厥，孤陽上出，故頭汗出。所以産婦喜汗出者，亡陰血虚，陽氣獨盛，故當汗出，陰陽乃復。大便堅，嘔不能食，小柴胡湯主之。病解能食，七八日更發熱者，此謂胃實，大承氣湯下之。

産後腹中㽲痛，當歸生薑羊肉湯主之。

産後腹痛煩滿，不得卧，枳實芍藥散主之。

産婦腹痛，法當以枳實芍藥散；假令不愈，此爲腹中有乾血著臍下，宜下瘀血湯主之。

産後七八日，無太陽證，少腹堅痛，此惡露不盡。不大便，煩躁發熱，切脈微實，更倍發熱，日晡時煩躁者，不食，食則讝語，至夜即愈，宜大承氣湯主之。熱在裏，結在膀胱也。

産後風續續數十日不解，頭微痛惡寒，時時有熱，心下悶，乾嘔汗出雖久，陽旦證續在者，可與陽旦湯。

産後中風發熱，面正赤，喘而頭痛，竹葉湯主之。

婦人乳中虚，煩亂嘔逆，安中益氣，竹皮大圓主之。

産後不利虚極，白頭翁加甘草阿膠湯主之。

婦人少腹滿如敦狀，小便微難而不渴，生後者，此爲水與血倶結在血室也，大黄甘遂湯主之。

婦人臟燥喜悲傷欲哭，象如神靈所作，數欠伸，甘麥大棗湯主之。

脈經 晉・王叔和

脈法

診婦人新生乳子，脈沉小滑者生，實大堅弦急者死。

診婦人新生乳子，因得熱病，其脈懸小，四肢温者生，寒青者死。

診婦人生産，因中風傷寒熱病，喘鳴而肩息，脈實大浮緩者生，小急者死。

診婦人生産之後，寸口脈焱疾不調者死，沉微附骨不絶者生。

脈訣 晉・王叔和

産後傷寒歌

産後因得熱病臨，脈細四肢煖者生。脈大忽然肢逆冷，須知其死莫留停。

千金方 唐・孫思邈

産後虚損

凡婦人非止臨産須憂，至於産後大須將慎，危篤之至，其在於斯。勿以産時無他，乃縱心恣意，無所不犯。

犯時微若秋毫，感病廣於嵩岱。何則？產後之病，難治於餘病也。婦人產訖，五臟虛羸，惟得將補，不可轉瀉。若其有病，不須快藥；若行快藥，轉更增虛，就中更虛，向生路遠。所以產後百日以來，極須慇懃憂畏，勿縱心犯觸，及即便行房。若有所犯，必身反强直，猶如角弓反張，名曰蓐風，則是其犯候也。若有角弓，命同轉燭。凡百女人，宜素思之。苟或在微不慎，戲笑作病，一朝困臥，控告無所，縱多出財寶，遍處求醫，醫者未必解此，縱多醫來，大命已去，何處追尋？學者於此一方，大須精熟，不可同於常方耳。特忌上厠便利，宜室中盆上佳。

凡產後滿百日，乃可合會，不爾，至死虛羸，百病滋長，慎之！

凡婦人背患風氣，臍下虛冷，由產後行房太早故也。凡產後七日內，惡血未盡，不可服羊肉湯；候臍下塊散，乃進羊肉湯。有痛甚切者，不在此例。後三兩日消息，可服澤蘭丸，比至月滿，丸盡爲佳。不爾虛損，不可平復。全極消瘦不可救者，服五石澤蘭丸。凡在蓐必須服澤蘭丸補之，服法必七日外，不得早服也。

凡婦人因暑月產乳，取涼太多，得風冷腹中積聚，百病競起，迄至於老，百方治不能瘥，桃仁煎主之。出蓐後服之。婦人縱令無病，每至秋冬，須服一兩劑，以至年內將常服之佳。

漏血

治漏血不止，或新傷胎及產後餘血不消作堅，使胞門不閉，淋瀝去血，經踰日月不止者，未可與諸斷血湯，且宜與牡丹丸散等，待堅血消便停也。堅血消者，所去淋瀝便自止，亦漸變少也。此後有餘傷毀不復處，此乃可作諸主治耳。

飲食所宜

凡產婦慎食熱藥熱麪。食常識此，飲食當如人肌溫溫也。

中風

凡産後角弓反張及諸風病，不得用毒藥，惟宜單行一兩味；亦不得大發汗。特忌轉瀉吐利，必死無疑。大豆紫湯，産後大喜。

活人書　宋·朱肱

産後用藥方法

婦人産後，寒熱往來，心胷煩滿，骨節疼痛，及頭疼壯熱，日晡加甚，又如瘧狀，宜蜀漆湯。

婦人草蓐中傷風，四肢苦煩熱頭疼，與小柴胡湯。頭不疼但煩，宜三物黄芩湯。

婦人産後，頭疼身體發熱，腹内拘急疼痛，宜桂心牡蠣湯。

婦人産後虚羸，發寒熱，飲食少，腹脹等疾，宜增損柴胡湯。

婦人良方　宋·陳自明

將護法

婦人産畢，飲熱童便一盞，閉目少坐，上牀倚高，立膝仰臥，不時唤醒，及以酢塗鼻，或用酢炭及燒漆器，更以手從心斡至臍下，使惡露不滯，如此三日，以防血運血逆。酒雖行血，亦不可多，恐引血入四肢，且能昏運，宜頻食白粥少許；一月之後，宜食羊肉猪蹄少許；仍慎言語七情寒暑，梳頭洗足，以百日爲度。若氣血素弱者，不計日月，否則患手足腰腿酸痛等證，名曰蓐勞，最難治療。初産時，不可問是男是女，恐因言語而泄氣，或以愛憎而動氣，皆能致病；不可獨宿，恐致虛驚；不可刮舌，恐傷心氣；不可刷齒，恐致血逆。須血氣平復，方可治事。犯時微若秋毫，成病重如山嶽，可不戒哉！

註　按《大全》：凡生産畢不得便卧，且宜閉目而坐，須臾上牀，宜仰卧不宜側卧，宜竪膝未可伸足，高倚牀頭，厚鋪裀褥，遮圍四壁，使無孔隙，免致賊風。不問腹痛不痛，有病無病，以童便和酒半盞温服五七服妙。但酒雖行血，亦不可多。

調理法

産後將息如法，臟腑調和，庶無諸疾苦，須先服黑神散、四物湯、四順理中丸、七寶散。若壯熱頭痛，此乳脈將行，用玉露散。頭目不清是血運，用清魂散。粥食不美是胃氣虛，用四順理中丸。

註　按丹溪先生云：四順理中丸雖滋補，但乾薑僭熱，臟腑無寒，何處消受？其黑神散，産婦無病者，余亦不用。

血運

産後血運，乃血入肝經，甚至眼花昏悶，用黑神散主之。下血過多，用清魂散補之。或以酢湯細飲，或預燒秤錘以酢沃之，或釅酢塗口鼻或燒漆器熏之，使産母鼻吸其氣，庶無此患。

註　産後元氣虧損，惡露乘虛上攻，眼花頭運，或心下滿悶，神昏口噤，或痰壅盛者，急用失笑散主之。若血下多而運，或神昏煩亂者，大劑芎歸湯補之，或蕓薹子散。或童子小便，有痰加二陳湯。若因勞心力而致者，宜補中益氣加香附。若因氣血虛極，不省人事，用清魂散，繼以芎歸湯及大補氣血之劑。凡産可用半夏末，冷水和丸入鼻孔中，并無前患。丹溪先生云：因氣血俱虛，痰火泛上，宜以二陳導痰，或加減朱砂安神丸，以麥門冬湯下亦可。若脾胃虛而不能固者，用六君子湯。總之妊娠至五七個月，宜服安胎飲；至八九個月，再加大腹皮、黄楊腦。元氣虛弱八珍湯。臨産時更宜服保生無憂散，則無前患。

按《大全》：産後血運者，由敗血流入肝經，眼中黑花，頭目旋運，不能起坐，甚致昏悶不省人事；謂之血運，細酒調黑神散最佳。庸醫或作暗風中景治之。凡血運熱乘虛，逆上湊心，故昏迷不省，氣閉欲絶，然其由有三：有用心使力過多而運，有下血多而運，有下血少而運。其運雖同，治之則異，當詳審之。下血多而運者，但昏悶煩亂而已，當以補血清心藥。下血少而運者，乃惡露不下，上搶於心，心下滿急，神昏口噤，絶不知人，當以破血行血藥。古法有云：産婦才分娩訖，預燒黄石子，硬炭燒令通赤，置器中，急於牀前以酢沃之，得酢氣可除血運，産後一月時作爲妙。崔氏云：凡運者皆是虚熱，血氣奔逆，腹中空所致。欲分娩者，第一須先取讝酢以塗口鼻，仍置酢於旁，使聞其氣，兼細細飲之，此爲上法。如覺運，則以酢噀面，甦來即飲酢，仍少與解之。一云仍少與水解之。

按郭稽中曰：産後氣血暴虚，未得安静，血隨氣上，迷亂心神，故眼前生花，極甚者令人悶絶不知人，口噤神昏氣冷，醫者不識，呼爲暗風，若作此治之，病必難愈，但服清魂散即省。

顛狂

産後顛狂，乃敗血上衝，用大聖澤蘭散加砂仁末三分，煎酸棗仁湯調下；或朱砂二錢研細，以乳汁調和，入紫項活地龍一條，滚二三沸去之，入酒，再用重湯煮温，分三服。

註　前證乃血虚神不守舍，非補養元氣不可，仍參後各證互用。

按《大全》：産後因驚，敗血衝心，昏悶發狂，如有鬼祟，宜用大聖澤蘭散，自合者方有效；或煎酸棗仁湯，調好辰砂細末，一服可安。

狂言讝語

産後狂言讝語，乃心血虚也，用朱砂末酒調下龍虎丹參丸，琥珀地黄丸亦可。

註　前證當固胃氣爲主，而佐以見證之藥爲善。若一於攻痰則誤矣。

按《大全》：産後語言顛倒，或狂言讝語，如見鬼神者，其源不一，須辨證用藥治療。産後驚風，言語亂道，如見鬼神，精神不定者，研好朱砂酒調下龍虎丹參丸三丸作一服，兼琥珀地黄丸服之。産後心虚，敗血停積，上干於心，而狂言獨語者，當在《良方》乍見鬼神條求之。産後臟虚，心神驚悸，志意不安，語言錯亂，不自覺知，神思不安者，當在《良方》驚悸條求之。宿有風毒，因産心虛氣弱，腰背强直，或歌哭嗔笑，言語亂道，當作風證治療，當在《良方》中風心驚條求之。産後心虛中風，心神恍惚，言語錯亂，當在《良方》中風恍惚條求之。産後多因敗血迷亂心經而顛狂，言語錯亂無常，或運悶者，當於《良方》血運類中求之。産後感冒風寒，惡露斬然不行，憎寒發熱如瘧，晝日明了，暮則譫語如見鬼狀，當作熱入血室治之，宜琥珀地黄丸及四物湯，只用生乾地黄，加北柴胡等分煎服；如不退者，以小柴胡湯加生乾地黄如黄芩分兩，煎服自愈。雖然，已上諸證，大抵胎前産後，自有專門一定之法，毫髮不同。如産後首當逐敗生新，然後仔細詳辨疾證，不可妄立名色，自生新意。加減方藥，大宜對證。依古法施治，未有不安者也。

不語

産後不語，因心氣虛而不能通於舌，則舌强不能言語者，宜服七珍散，餘當推其所因而治之可也。

註　經云：大腸之脈散舌下。又云：脾之脈，是動則病舌本强不能言。又云：腎之别脈上入於心，繫舌本，虛則不能言。竊謂前證，若心腎氣虛，用七珍散。腎虛風熱，地黄飲。大腸風熱，加味逍遥散加防風、白芷。脾經風熱，秦艽升麻湯。肝經風熱，柴胡清肝散加防風、白芷。脾氣鬱結，加味歸脾湯加升麻。肝木太過，小柴胡加鈎藤鉤。脾土受侮，六君加升麻、白芷、鈎藤鉤。肝脾血虛，用佛手散。脾氣虛，用四君子。氣血俱虛，八珍湯；如不應，用獨參湯；更不應，急加附子補其氣而生其血。若竟用血藥則誤矣。

按《大全》：人心有七孔三毛，産後虛弱，多致停積敗血，閉於心竅，神志不能明了；又心氣通於舌，心氣閉塞則舌亦强矣，故令不語。

乍見鬼神

産後如見鬼神，或言語讝妄，皆由血氣損虧，陰虛發熱，或瘀血停滯，以致心神煩躁而然也，宜以調經散治之。

註　前證若敗血停滯，用調經散；若血虛發熱，用八珍加炮薑；若心血虛損，用柏子仁散。大抵此證皆心脾血少所致，但調補胃氣，則痰清而神自安矣。若果係鬼祟所附，即灸鬼哭穴可愈。其或不起者，多因豁痰降火攻伐之過也。

按《大全》：心主身之血脈，因産傷耗血脈，心氣虛則敗血停積，上干於心，心不受觸，遂致心中煩躁，臥起不安，乍見鬼神，言語顛倒錯妄。醫人不識，呼爲風邪。如此治之，必不得愈。但服調經散，每服加龍腦一捻，得睡即安。

按郭氏云：肝藏血，心主血。因産走耗其血，勞動肝心，敗血奔衝，邪淫於心，所以乍見鬼神，言語顛倒，非風邪也。但服調經散，加生龍腦一捻，煎服得睡即安。黑龍丹亦能治療。

驚悸

産後心神驚悸恐懼，或目睛不轉，口不能言，乃心氣虚而六淫内侵，診其脈動而弱者驚悸也。動則爲驚，弱則爲悸矣。

註　人之所主者心，心之所主者血，心血一虚，神氣不守，此驚悸所由作也，當補血氣爲主。

按《大全》：産後臟虚心神驚悸者，由體虚心氣不足，心之經爲風邪所乘也。或恐懼憂迫，令心氣受於風邪，邪搏於心，則驚不自安，若驚不已，則悸動不定，其狀目睛不轉而不能動。

心神恍惚

産後恍惚，因元氣俱虚，心經血少，或外邪所侵，以致心神恍惚，怔忡不寧。

註　前證當大補血氣爲主，而佐以諸方爲善，蓋風爲虚極之假象也。固其本源，諸病自退，若專治風則速其危矣。

按《大全》：心主血，血氣通於榮衛臟腑，遍循經絡。産則血氣俱傷，五臟皆虚，榮衛不足，即爲風邪所乘，則令心神恍惚不定也。

虚極生風

産後生風，因去血過多，氣無所主，以致脣青肉冷汗出，目眩神昏，命在須臾，此但虚極生風也，急服濟危上丹。若投以風藥則誤甚矣。

註　前證若心脾血氣俱虚，用十全大補湯；如不應，加附子鈎藤鉤。若肝經血虚，用逍遥散加鈎藤。經云：脾之榮在脣，心之液爲汗。若心脾二臟虛極，急用參附湯救之。

虛汗不止

產後汗不止者，皆由陽氣頓虛，腠理不密，而津液妄泄也。若遇風則變痙，縱不成痙，亦虛乏短氣，身體消瘦，脣口乾燥，久則經水斷絶，由津液竭故也。

註　前證屬血氣俱虛，急用十全大補湯；如不應，用參附、芪附等湯。若汗多亡陽發痙，尤當用前藥。王海藏先生云：頭汗出至頸而還，額上偏多，蓋額爲六陽之所會也，由虛熱熏蒸而出。竊謂前證，當以部位分之，額左屬肝，額右屬肺，鼻屬脾，頤屬腎，額屬心。治者審之。

按《大全》：虛汗不止者，由陰氣虛而陽氣加之，裏虛表實，陽氣獨發於外，故汗出也。血爲陰，產則傷血，是爲陰氣虛也。氣爲陽，其氣實者，陽加於陰，故令汗出，而陰氣虛弱不復者，則汗出不止也。凡產後血氣皆虛，故多汗。

冒悶汗出

產後忽冒悶汗出者，因陰血虧損，陽氣鬱暴故也，急吞鷄子三枚；未醒，飲童便。或時復發，宜服竹瀝五合。

註　前證屬大虛，宜固元氣爲主。其汗不止，必變柔痙。東垣先生云：婦人分娩及半產漏下，昏冒目瞑，蓋因血暴亡而火上熾，但補其血則神自昌。若常時血下，當補而升舉其氣，陽得血而神安則目明矣。今立一方，以補手足厥陰之血，兼益陽氣，名曰全生活血湯。

汗多變痙

產後汗多變痙，因氣血虧損，肉理不密，風邪所乘，其形口噤背强如癇，或摇頭馬嘶，身反折，不時舉發，氣息如絶，宜速灌小續命湯。若汗出如雨，手拭不及者不治。

註　前證因去血過多，元氣虧極，或外邪相搏，以致牙關緊急，四肢痙强，或陰火内動，或腰背反張，肢體抽搐，若有汗而不惡寒者名柔痓，若無汗而惡寒者曰剛痓。由亡血過多，筋無所養。故傷寒汗下過多，潰瘍膿血大泄，多患之，乃敗證也，急以十全大補湯治之。如不應急加附子，多有復甦者。亦有六淫七情所致者。

按《大全》：産後發痓，汗出如雨，手摸空者，不可治也。按郭氏曰：産後血虚肉理不密故多汗，因遇風邪搏之則變痓也。

中風

産後中風，或血氣未復，風寒所感，以致筋攣拘急，口眼喎斜，或肢體緩弱，入臟則恍惚驚悸。郭稽中云：産後强力下牀，或誤入房，或憂怒内傷臟腑。陳無擇曰：當以脈辨而治之。若努力下牀，月内入房，憂怒著急，非中風類，乃蓐勞火邪之證也。

註　前證果外邪所屬，形氣不足，病氣有餘，當補元氣爲主，稍佐以治病之藥。若强力下牀，月内入房，屬形氣病氣俱不足，當純補元氣，多有復甦者。若誤投風藥，乃促其危也。

按《大全》：産時傷動血氣，勞損臟腑，未曾平復，起早勞動，致使氣虚，而風邪乘虚入之，故中風。風邪冷氣，客於皮膚經絡，但疼痺，羸乏不任，少氣。大凡筋脈挾寒則攣急喎僻，挾温則縱緩虚弱。若入諸臟，恍惚驚悸，隨其所傷臟腑經絡而生病焉。

按郭稽中曰：産後五七日内，强力下牀，或一月之内，傷於房室，或懷憂怒擾盪沖和，或因食生硬，傷動臟腑，得病之初，眼濇口噤，肌肉瞤搐，漸至腰脊筋急强直者，不可治。此乃人作，非偶爾中風所得也。

口噤腰背反張

産後口噤，由血氣虚而風邪乘於手三陽經也。蓋手三陽之筋循結於頷，得風冷則筋急。故致口噤，腰背攣急，角弓反張者，是風邪入於諸陽之經也。

註　前證因氣血耗損，腠理不密，汗出過多而患之者，乃虚象也，宜固氣血爲主，佐以本方。丹溪云：産後當大補氣血爲先，雖有他證，以末治之。如惡寒發熱等證，乃氣血虛損之極也，宜大劑參、芪、歸、朮、肉桂以培養之；如不應，急用炮附子；再不應，用人參一兩，炮附子二三錢，名參附湯。設猶未應，乃藥力未能及也，宜多用之。

產後眼張口噤，肢體强直，腰背反偃，言語錯亂如癇者，此氣虛風邪所傷而成痓也。

註　按仲景先生云：有汗爲柔痓，用桂枝湯；無汗爲剛痓，用麻黄湯。然產後得此，血氣俱虛之敗證也，不可與傷寒例看。丹溪先生云：產後當大補氣血爲主，可用十全大補湯以補元氣；如不應，急加附子。更不應，是藥力弗逮也，仍用參附湯多服。余嘗治大虛之證，參芪數斤、附子數枚方應。

按《大全》：宿有風毒，因產心氣虛弱，發成風痓，心悶氣絶。

筋攣

產後中風，筋脈攣急，乃血氣俱虛。或風邪客於皮膚則頑痺羸乏，若入於筋脈則四肢攣急，皆由大經空虛，風寒乘虛而漸入也。

註　肝屬木而主筋。前證若肝經風熱血燥，用加味逍遥散；如不應，當用六味地黄丸以補腎水。經云：風客淫氣，精乃亡，邪傷肝也。仍參雜證諸血風方論治之。

瘈瘲

竊謂：瘈者，筋脈拘急也；瘲者，筋脈張縱也。經云：肝主筋而藏血。蓋肝氣爲陽爲火，肝血爲陰爲水，前證因產後陰血去多，陽火熾盛，筋無所養而然耳。故癰疽膿水過多，金瘡出血過甚，則陽隨陰散，亦多致此。治法當用八珍散加丹皮、鈎藤以生陰血，則陽火自退，諸證自愈；如不應，當用四君、芎、歸、丹皮、鈎藤以補脾土。蓋血生於至陰，至陰者脾土也。故小兒吐瀉之後，脾胃虧損亦多患之，乃虛象也，無風可逐，無痰可消。若屬陽氣脱陷者，用補中益氣加薑、桂；陰氣虛敗者，用十全大補加桂、附，亦有復生者。此等證候，若肢體惡寒脈微細者，此爲真狀；若脈浮大發熱煩渴，此爲假象。惟當固本爲善。若無力抽搐，戴眼反折，汗出如珠流者，皆不治。

脚氣

産後脚氣，因元氣内虚，六淫外侵所致，其狀發熱，脅悶搐掣，驚悸心煩，嘔吐氣上，用小續命湯治之，若以爲敗血攻之則誤矣。

註　前證當補氣血爲主，佐以小續命湯、寄生湯；如不應，用大防風湯。仍參脚氣方論主之。

按《大全》：産後熱悶氣上，轉爲脚氣者何？答曰：産後血虚生熱，復因春夏取涼過多，地之蒸濕，因足履之，所以著爲脚氣，可服小續命湯二三劑，必愈。若醫者誤以敗血藥攻之，則血去而病益增矣。

按郭氏云：惡附子者，宜服獨活寄生湯；若嘔者，去地黄倍加生薑。

遍身疼痛

産後遍身疼痛者，由氣虚百節開張，血流骨節，以致肢體沉重不利，筋脈引急，發熱頭痛，宜用趁痛散治之。陳無擇云：若兼感寒傷食，宜用五積散。若誤作傷寒發汗，則筋脈抽搐，手足厥冷，則變爲痓，當大補氣血爲主。

註　前證若以手按而痛益甚，是血瘀滯也，用四物、炮薑、紅花、桃仁、澤蘭補而散之。若按而痛稍緩，此是血虚也，用四物、炮薑、人參、白朮補而養之。

按《大全》：産後氣弱，經絡肉分之間，血多留滯，纍日不散，則骨節不利，筋脈急引，故腰背不得轉側，手足不能動摇，身熱頭痛也。若醫以爲傷寒治之，則汗出而筋脈動惕，手足厥冷，變生他病，但服趁痛散除之。

按郭氏云：因産走動，血氣升降，失其常度，留滯關節，筋脈引急，是以遍身疼痛，甚則腰背强硬，不能俛仰，手足拘攣不能伸屈，或身熱頭痛，不可作他病治，但服趁痛散循流血氣，使筋脈舒暢，疼痛自止。

腰痛

腎主腰脚，産後腰痛者，蓋腎爲胞胎所繫，因此産勞傷腎氣，以致風冷客之。若連背脊痛久未已，後遇有娠，必致損動。

註　前證真氣虚邪乘之者，用當歸黄芪湯或十全大補爲主，佐以寄生湯；如不應，用十全大補加附子。

惡露不絶

産後惡露不絶，因傷經血，或因有冷氣，而臟腑不調故也。

註　前證若肝氣熱而不能生血，用六味地黄丸。若肝氣虚而不能藏血，用逍遥散。若脾氣虚而不能攝血，用六君子湯。胃氣下陷而不能統血，用補中益氣湯。若脾經鬱熱而血不歸源，用加味歸脾湯。若肝經怒火而血妄行，用加味四物湯。若氣血俱虚，用十全大補湯。若肝經風邪而血沸騰，用一味防風丸。

按《大全》：産後惡露不絶者，由産後傷於經血虚損不足，或分解之時，惡血不盡，在於腹中，而臟腑挾於宿冷，致氣血不調，故令惡露淋瀝不絶也。

惡露不下

産後惡露不下，因臟腑勞傷，氣血虚損，或風冷相搏所致。

註　前證若惡露不下，用失笑散。若氣滯血凝，用花蕊石散。若因去血過多而煩熱不止，宜參産後兒枕腹痛方論主治。

按《大全》：惡露不下者，由産後臟腑勞傷，氣血虚損，或胞絡挾於宿冷，或産後當風取涼，風冷乘虚而搏於血，血則壅滯不宣，積蓄在内，故令惡露不下也。

惡露上攻心痛

産後心痛，爲陰血虧損，隨火上衝心絡，名曰心胞絡痛，宜大巖蜜湯治之。若寒傷心經，名曰真心痛，朝發夕死，夕發朝死，無藥可救。

註　前證若陽氣虚寒，用巖蜜湯温之。瘀血上衝，用失笑散散之。血既散而痛仍作，用八珍湯補之。大凡肚腹作痛，以手按之却不痛，此血虚也，須用補養之劑。

腹痛

産後腹痛，或因外感五邪，内傷六淫，或瘀血壅滯所致，當審其因而治之。

註　前證若瘀血内停，用失笑散。風寒外感，用五積散。

兒枕腹痛

産後兒枕者，乃母胎中宿血也，或因風冷凝滯於小腹而作痛。

註　前證若宿血作痛，失笑散行之；既散而仍痛，四神散調之。若惡心作嘔，此屬氣虚，用六君子健其胃氣。若發熱頭痛，或腹痛按而不痛，此屬血虚，用四物、炮薑、參、朮補其脾氣。

按《大全》：兒枕者，由母胎中宿有血塊，因産時其血破散，與兒俱下則無患也。若産婦臟腑風冷，使血凝滯在於小腹不能流通，則令結聚疼痛，名之曰兒枕也。

小腹痛

産後小腹作痛，由惡露凝結，或外寒相搏，若久而不散，必成血瘕，而月水不調。

註　前證若因氣滯，用延胡索散。若因外寒，用五積散。若因怒氣，用四物加木香、柴胡。若因血虚，用四物、參、朮、炮薑。若因陽氣虚弱，用四君、當歸、炮薑。若因脾虚血弱，用六君、當歸、炮薑治之。

寒證腹痛

産後臍腹作痛，乃冷氣乘虚也，用當歸建中湯治之。陳無擇云：若産當寒月，人門、臍下脹痛，手不可近者，用羊肉湯治之。

註　前證若脾胃虚弱，寒邪所侵，用蟠葱散。若肝經濕熱，小便不利，用龍膽瀉肝湯。仍參前論，恐有瘀血爲患。

兩脅脹痛

産後兩脅脹痛，因惡露不盡，或肝經血虚，或肝經氣滯，當分而治之。

註　前證若肝經血瘀，用延胡索散。若肝經氣滯，用四君、青皮、柴胡。若肝經血虚，用四物、參、朮、柴胡。氣血俱虚，用八珍、柴胡。若腎水不足，不能生肝，用六味丸。若肺金勢盛，剋制肝木，用瀉白散。仍參照前各論主之。

按《大全》：産後兩脅脹滿氣痛，由膀胱宿有停水，因産後惡露不下盡，水壅痞與氣相搏，積在膀胱，故令脅肋脹滿；氣與水相激，故令痛也。

積聚癥塊

夫積者陰氣也，五臟所生；聚者陽氣也，六腑所成。然積爲陰，陰性沉伏，故痛不離其部；聚爲陽，陽性浮動，故痛無常處。皆由飲食不節，起居失宜，産後血氣虚弱，風冷所乘，搏於臟腑耳。

註　前證乃真氣虧損，邪氣乘之，况産後得之，尤當固元氣爲主。若求旦夕之效，而攻其邪則速其危矣。當參痃癖諸論治之。

按《大全》：風冷所乘，搏於臟腑，與血氣相結，故成積聚癥塊。

血瘕

産後瘀血，與氣相摶，名曰瘕，謂其痛而無定處，此因夙有風冷而成，輕則痞塞，重則不通。

註　前證乃寒邪乘客，氣血壅結，此因氣病而血病也，當補養胃氣，調和月經，寬緩静養爲善。《難經》云：任脈之病，男子爲七疝，女子爲瘕聚。當參前後各論治之。

按《大全》：瘕之言假也，謂其痛浮假無定處也。此由素有風冷血氣不治，至産血下則少，故致此病也。不急治則多成積結，妨害月水，輕則痞塞，重則不通也。

餘血奔心煩悶

産後餘血奔心，蓋因分娩後不飲童便，以致虚火上炎所致，宜用金黄散或炒蒲黄三錢，水煎服。失笑散亦佳。

註　前證當與産後惡露上攻心痛同治。

按《大全》：此證蓋是分解了，不即飲童子小便，并擀心及臥太速，兼食不相宜之物所致。但能依方療之，無不痊可。

口乾痞悶

産後口乾痞悶，因食米麪乾飯太早，脾胃不能消化，熱鬱所致，慎不可下。但服見睍丸則愈。無擇云：若内積憂煩，外傷燥熱，宜四物湯去地黄加人參、烏梅，可愈。

註　前證若宿食停滞，用六君、枳實、神麯；若因肉食所致，更加山楂；若因魚鱠之類，再加陳皮。其物既消而仍痞，或反作痛作嘔，此脾胃受傷，用六君子湯；或噫酸噯腐加炮薑，作瀉更加升麻；如不應，佐以四神丸，或間用補中益氣湯。

按郭氏曰：産後榮衛大傷，血氣未定，食麪太早，胃不能消化，麪毒結聚於胃脘，上熏胷中，是以口乾燥渴，心下痞悶，醫者不識，認爲胷膈壅滞，以藥下之，萬不得一。

按無擇云：産後口乾痞悶，未必止因食麪，或産母内積憂煩，外傷燥熱，飲食甘肥，使口乾痞悶，當隨其所因調之可也。心煩宜四物湯去地黄加人參、烏梅煎。若外傷燥熱，看屬何經，當隨經爲治，難以備舉。飲食所傷，見晛丸却能作效。

按郭氏又云：或有産後勞傷虚羸，因事觸忤，怒氣上逆，以致胷膈痞塞，口乾煩悶者，亦宜服見晛丸。蓋其間藥味，皆是順氣快膈之劑。紫蘇飲亦可服。

寒熱

産後發熱，頭痛身疼，雖如傷寒時氣，雖當用麻黄，亦不可輕易。如早起勞動，爲寒所傷，則淅淅惡寒，翕翕發熱，頭項肩背骨節皆痛，至七八日乃瘥。若大便堅，作嘔不能食，用小柴胡湯加生薑、地黄主之。

註　按《病機》云：治胎産之病，從厥陰經論之。無犯胃氣及上中二焦，謂之三禁，不可汗，不可下，不可利小便。發汗者同傷寒下之早證，利大便則脈數而已動於脾，利小便則内亡津液，胃中枯燥。製藥之法，能不犯三禁，則榮衛自和而寒熱止矣。

産後乍寒乍熱，由血氣虚損，陰陽不和，若陰盛則乍寒，陽盛則乍熱，宜用增損四物湯。若因敗血不散，腹内作痛，宜用奪命丹，後用增損四物湯，隨病加減。無擇云：敗血流閉諸陰則寒，流閉諸陽則熱，用大調經散、五積散。

註　前證若因陽氣不足，陰氣上入於陽中而惡寒者，用補中益氣湯。若因陰氣不足，陽氣下陷於陰中而發熱者，用六味地黄丸。若血氣不足而惡寒發熱者，用八珍湯。若病後寒熱倦怠者，用補中益氣湯。若肌熱大渴目赤面紅者，用當歸補血湯。按郭氏曰：陰勝則乍寒，陽勝則乍熱，陰陽相乘則乍寒乍熱。若因産勞傷臟腑，血氣不得宣越，故令敗血不散，入於肺則熱，入於脾則寒。

陰陽不和，敗血不散，何以别之？時有刺痛者敗血也，但寒熱無他證者，陰陽不和也。

按郭氏又云：血屬陰，氣屬陽。血氣一傷，陰陽互相乘剋，所以乍寒乍熱。此特論陰陽不和之所由致者。亦有因産惡露下少，留滯胞絡，亦令人寒熱，但小腹痛急爲異耳。陰陽不和宜服增損四物湯，敗血停留宜服奪命丹或黑龍丹。增損四物湯，亦可兼進。

瘧疾

郭稽中云：産後乍寒乍熱者，多是敗血爲害，或陰陽不和，若概作瘧疾治之，誤矣。陳無擇云：産後寒熱，或一二日或二三日一發，或先寒後熱，或先熱後寒，或寒多熱少，或熱多寒少，或純寒純熱者，皆是瘧疾，最難治療，可用草果飲、生熟飲、四獸飲選用之。

註　前證當與瘧疾論參看用藥，以補胃氣爲主，佐以草果飲之類。若胃氣稍充，以草果飲爲主，佐以補胃之劑。大抵産後瘧疾，因脾胃虚弱，飲食停滯，或外邪所感，或鬱怒傷脾，或暑邪所伏。審係飲食，用六君加桔梗、蒼朮、藿香。如外邪多而飲食少，用藿香正氣散。如外邪少而飲食多，用人參養胃湯。勞役所傷，用補中益氣湯。氣血虚弱，用十全大補加炮薑。中氣虚寒，用六君加薑、桂，元氣脱陷急加附子。蓋氣虚則寒，血虚則熱，胃虚則惡寒，胃氣下陷則寒熱交作，或吐瀉不食，腹痛煩渴，發熱譫語，或手足逆冷，寒戰如慄，雖見百證，但温補脾胃，其病自退。若誤用清脾飲，則中氣傷而變證多矣。大凡産後久瘧，多屬元氣虚寒。

蓐勞

夫産後蓐勞者，此由生産日淺，血氣虚弱，飲食未平復，不滿日月，氣血虚羸，將養失所，而風冷客之。風冷搏於氣血，則不能温於肌膚，使人虚乏勞倦，乍卧乍起，容顔憔悴，食飲不消。風冷邪氣而感於肺，肺受微寒，故欬嗽口乾，遂覺頭昏百節疼痛，榮衛受於風邪，流注臟腑，須臾頻發，時有盜汗，寒熱如瘧，背髆煩悶，四肢不舉，沉重著牀，此則蓐勞之候也。

婦人因産裏不順，疲極筋力，憂勞心慮，致令虚羸喘乏，寒熱如瘧，頭痛自汗，肢體倦怠，欬嗽痰逆，腹中絞刺，名曰蓐勞。

註　前證當扶養正氣爲主，用六君子湯加當歸。若脾肺氣虚而欬嗽口乾，用補中益氣加麥冬、五味子。若因中氣虚而口乾頭運，用補中益氣加蔓荆子。若肝經血虚而肢體作痛，用四物、參、朮。若因肝腎虚弱而自汗盜汗，寒熱往來者，用六味丸加五味子。若因脾虚血弱，肚腹作痛，月經不調，用八珍湯倍加白朮。若因脾虚血燥，皮膚瘙癢，用加味逍遥散。大抵此證多因脾胃虚弱，飲食減少，以致諸經疲憊而作，當補脾胃，飲食一進，精氣生化，諸臟有所倚賴，其病自愈矣。仍照虚煩發熱方論主治。

虚羸

《産寶》云：産後虚羸者，皆因産後虧損血氣所致，當慎起居，節飲食六淫七情，調養百日，庶保無疾。若中年及難産者，無論日期，必須調養平復，方可治事，否則氣血復傷，虚羸之證作矣。

註　前證産傷氣血者，用八珍湯。飲食傷胃者，用四君子湯。停食傷脾者，用六君子湯。勞傷元氣者，用補中益氣湯。若噯氣覺有藥味者，此藥復傷胃也，但用四君子湯徐徐少飲，以調脾胃。若胃氣一健，血氣自生，諸證自愈矣。

風虚冷勞

産後氣血勞傷，臟腑虚弱，若風冷乘之，血氣愈虚，形氣羸損，風冷入臟，令人無子，謂之風虚冷勞也。

註　前證若血氣虚弱，用八珍湯。血氣虚寒，用十全大補湯。胃氣虚弱，用補中益氣湯。脾氣虚弱，用六君子湯。命門火衰，用八味丸。肝脾血虚，用加味逍遥散。肝脾鬱怒，用加味歸脾湯。

按《大全》：風冷搏於血氣，血氣不能温於肌膚，使人虚乏疲頓，致羸損不平復。若久不平復，風冷入於子臟，則胞臟冷，使人無子。

腹脹嘔吐

産後腹脹滿悶嘔吐者，因敗血散於脾胃，不能運化而致，宜用抵聖湯治之。

註　前證若敗血散於脾胃，宜用前方。若飲食停於脾，宜用六君、厚朴。若飲食傷於胃，宜用六君子湯。大凡損其脾者，當節其飲食爲善。

按郭氏曰：敗血散於脾胃，脾受之則不能運化精微而成腹脹，胃受之則不能受納水穀而生吐逆。醫者不識，若以尋常治脹止吐藥治之，病與藥不相干，轉更傷動正氣，疾愈難治，但服抵聖湯則愈。

嘔逆不食

經云：胃爲水穀之海以養臟腑，因産後胃氣虚弱，飲食所傷，必致嘔逆，故不食也。

註　前證若因飲食過時，用四君子湯。飲食過多，用六君子湯。飲食過時而兼勞役，用補中益氣。若因飲食停滯，用人參養胃湯。脾胃氣虚，用六君子湯。胃氣虚寒，加炮薑、木香。寒水侮土，用益黄散。肝木侮脾土，用六君、升麻、柴胡。命門火衰不能生土，用八味丸。嘔吐泄瀉，手足俱冷，或肚腹作痛，乃陽氣虚寒，急用附子理中湯，多有生者。

按《大全》：胃輸水穀之精，以爲血氣，榮潤臟腑，因産則臟腑傷動，有時而氣獨盛者，則氣乘腸胃，腸胃燥濇，其氣則逆，故嘔吐不下食也。

霍亂

産後霍亂，因臟腑虚損，飲食不消，觸冒風冷所致。若熱而飲水者，五苓散。寒而不飲水者，理中丸；虚冷者，加附子。來復丹尤妙。

註　前證當與後産後腹痛瀉利方論，互相主治。

按《大全》：陰陽不順，清濁相干，氣亂於腸胃之間，真邪相搏，冷熱不調，上吐下利，故曰霍亂也。

頭痛

夫頭者諸陽之會也。産後胃氣虚弱，飲食少思，陽氣微弱，不能上升，故頭痛。若因敗血，黑龍丹言之甚詳。

註　前證若中氣虚，用補中益氣湯加蔓荆子。若血虚，用四物加參、朮。血氣俱虚，用八珍湯。若因風寒所傷，用補中益氣湯加川芎。

按《大全》：産後五臟皆虚，胃氣虧弱，飲食不充，穀氣尚乏，則令虚熱；陽氣不守，上湊於頭，陽實陰虚，則令頭痛也。又有産後敗血頭痛，不可不知。

欬嗽

夫肺主於氣，産後肺氣虚，故外邪感而欬嗽所由作也。若食鹽醢之類而致者難治。若因麪積滯而致者，服黑神散、五積散可愈。

註　前證若陰血虚，四物湯加參、朮、陳皮、桔梗。肺氣虚，四君加芎、歸、桔梗。陰火上炎，六味地黄丸加參、朮。風寒所感，補中益氣湯加桔梗、紫蘇。若瘀血入肺發喘，兼口鼻起黑，或鼻出血，急用二味參蘇飲，亦有得生者。然而所患悉因胃氣不足，蓋胃爲五臟之根本，胃氣一虚，五臟失所，百病生焉。但患者多謂腠理不密所致，不知經云：肺屬辛金，生於己土。脾土既虚不能生金，則腠理不密，外邪易感，其陰火上炎，治當壯土金，生腎水以制火爲善。若徑治其病則誤矣。

按《大全》：産後血虚，肺經一感微邪，便成欬嗽，或風或熱，或寒或濕，皆令人欬嗽也。

産後欬嗽，多因食熱麪壅遏，或熱病，或有氣塊，發時衝心痛，氣急欬嗽，四肢寒熱，心悶口乾，或時煩躁，睡夢驚悸，氣虚，肢體無力，局方黑神散、五積散加棗煎服。

喘促

産後喉中氣急喘促，因榮血暴竭，衛氣無主，獨聚於肺，名曰孤陽絶陰，最爲難治。若因敗血停凝，服奪命丹。若因榮血暴絶，服芎藭湯。若因風寒所傷，服旋覆花湯。若因氣鬱結，服小調經散。若因傷飲食，服見睍丸。

註　前證若脾肺氣虚弱，用六君、桔梗；若兼外邪，更加紫蘇。若中氣虚寒，用補中益氣加炮薑、肉桂；若陽氣虚脱，更加附子。若瘀血入肺，急用二味參蘇飲。

按郭氏曰：若惡露不快，敗血停凝，上熏於肺，亦令喘急，但服奪命丹，血去喘自定。

口鼻黑鼻衄

産後口鼻起黑氣及鼻衄者，蓋陽明經脈之海，起於鼻，交頞中，還出頰口，交人中，左之右，右之左。此産後氣虚，榮血散亂，胃絶肺敗之證也。急取緋綫一條，并産婦頂心髪兩條，緊繫中指節，更無藥可療。

註　胃脈俠口繞承漿，蓋鼻準屬脾土，鼻孔屬肺金，誠胃虚肺損氣脱血死之證，急用二味參蘇飲加附子五錢，亦有得生者。

按郭氏曰：産後氣虚血散，榮衛不理，散亂入於諸經，却還不得，故令口鼻黑氣起及變鼻衄，此緣産後虚熱，變生此證，胃絶肺敗，不可治。

呃噫

夫肺主於氣而稟於胃，蓋産後脾胃傷損，風冷所搏，故呃噫也。急灸期門三壯，必愈。此穴乃胃之大絡。

註　前證屬胃氣虚寒之惡候，如用後方未應，急投參附湯亦有復生者。

按《大全》：五臟六腑俱稟於氣，産後則氣血傷，臟腑皆損，而風冷搏於氣，氣則逆上，而又脾虚聚冷，胃中伏寒，因食熱物，冷熱氣相衝擊，使氣厥而不順，則呃逆也。脾爲三焦之關，五臟之倉廩，貯積水穀。若陰陽氣虚，使榮衛氣厥逆，則致生斯病也。經云：呃噫者胃寒所生，急灸期門三壯必愈。

血崩

産後血崩，因經脈未復而勞傷，或食酸鹹之味。若小腹滿痛，肝經已傷，最爲難治，急服固經丸主之。

註　前證若血滯小腹脹滿，用失笑散。血少小腹虚痞，芎藭湯。肝火致血妄行，加味逍遥散。脾鬱不統血，加味歸脾湯。脾氣虚不攝血，補中益氣湯。厚味積熱，傷血，清胃散加槐花。風熱相搏傷血，四君子加防風、枳殼。

按陳無擇曰：血崩不是輕病，况産後有此，是謂重傷，恐不止鹹酸不節而能致之，多因驚憂恚怒，臟氣不平，或産後服斷血藥早，致惡血不消，鬱滿作堅，亦成崩中，固經丸自難責效，不若大料煮芎藭湯加芍藥，候定，續須隨證諸藥治之爲得。

月水不調

産後月水不調，由血氣虛損，風邪所客，邪正相搏，以致經候失期，或多或少而不得其平也。

註　前證若過期而作痛者，氣血俱虛也，八珍加柴胡、丹皮。不及期而來，血熱也，四物加山梔、柴胡。將來而作痛者，血實也，四物加桃仁、紅花。過期而來者，血虛也，四物加參、朮。紫黑成塊者，血熱也，四物加炒梔、炒連、丹皮。作痛而色淡者，痰多也，四物合二陳。治當臨證制宜。

按《大全》：産後風寒冷熱之氣，客於經絡，乍冷乍熱，冷則血結，熱則血消，故令血或多或少，或在月前，或在月後，故名不調也。

月水不通

産後乳子周歲而經不行，是其常也。若半歲而經行，此血有餘也。若一二歲不行而無疾，不必服藥。若肢體倦怠，食少内熱，是血少也，宜健脾胃，若以藥通之則誤矣。

註　前證若脾胃虛弱，用六君子湯。若兼鬱火傷脾，用歸脾湯加丹皮、山梔。若怒火傷血，宜用四物合小柴胡。氣血俱虛，用八珍湯加牡丹皮。仍參前論主之。

按《大全》：夫産傷動於血氣，其後虛損未復，而爲風冷所傷，血之爲性得冷則凝結，故風冷傷於經，血結於胞絡之間，故令月水不通也。凡血結月水不通則成血瘕；水血相併，復遇脾胃衰弱肌肉虛者，則爲水腫也。

按婦人衝任之脈爲經絡之海，皆起於胞内。而手太陽小腸之經、手少陰心之經，此二經上爲乳汁，下爲月水。若産後月水不通者，蓋新産之後，勞傷氣血，或去血過多，乳汁通行，自是不通。若乳子歲半或一歲之内，而月經不行，此是常候，即非病也，何必通之。諺云：㜷，假經也。若半歲而行者，或四五個月便經行者，皆是少壯血盛之人，注受極易，産乳必衆。其子失乳，必四肢尫羸，肚大青筋，頭大髮焦，好啖泥土，病名無辜。若經血有餘者，不可以藥止之。若産後一二歲月經不通而無疾苦，何必服藥？或勞傷氣血，衝任脈虚，氣血衰少而不能行者，但服健脾胃資氣血之藥，自然通行。若用牛膝、紅花、蘇木、乾漆、䗪蟲、水蛭等藥以通之，則爲害滋大。經水枯竭，則無以滋養，其能行乎？初虞世所謂譬猶索萬金於乞丐之手，雖捶楚幷下而不可得也。醫者宜詳審而療之。

四肢浮腫

産後四肢浮腫者，乃敗血乘虚流注，宜用小調經散。陳無擇云：若風邪所乘於氣分，皮膚腫而浮虚，乃氣也。若皮膚腫如熟李，乃水也。蓋氣腫者宜發汗，水腫者宜利小便。

註　前證若寒水侮土，宜養脾肺。若氣虚浮腫，宜益脾胃。若水氣浮腫，宜補中氣。當參婦人血分水分腫滿方論主治。

按郭氏曰：産後敗血，乘虚停積，循經流入四肢，浸淫日深，却還不得，腐壞如水，故令面黄四肢浮腫，醫人不識，便作水氣治之。凡治水多用甘遂大戟等導水藥，極能虚人。夫産後既虚，又以藥虚之，是謂重虚，往往多致夭枉。但服小調經散，血行腫消則愈。

按陳無擇曰：産後浮腫多端，有自懷妊腫至産後不退者；亦有産後失於將理，外感寒暑風濕，内則喜怒憂驚，血與氣搏，留滯經絡。氣分血分，不可不辨，要當隨所因脈證，治之宜得其情。小調經散治血分固效，但力淺難憑，不若吳茱萸湯、枳朮湯、奪魂散、大調經散，皆要藥也。

按郭氏云：黑龍丹亦治産後浮腫血滯所致，不可不知。

腹痛瀉利

産後腹痛瀉利，因腸胃虚怯，寒邪乘襲，或水穀不化，洞泄腸鳴，或手足逆冷，用調中湯治之。陳無擇云：若六淫七情而致者，當隨所感而治之。

註　前證若胷膈飽脹，或惡食吞酸，此飲食停滯，用六君、枳實、山楂以消導。若食旣消而仍痛，更或頭痛熱渴，惡寒欲嘔，此中氣被傷，用補中益氣、半夏、茯苓以健脾胃。

按郭氏曰：產後風冷，乘虛流入大腸，水穀不化，洞泄腸鳴，或下赤白，胠脅䐜脹，或痛走不定，急服調中湯立愈。若醫者以爲積滯取之，禍不旋踵。謹之！謹之！

按陳無擇曰：產後下痢，非止一端。既云飲冷當風，何所不至？寒熱風濕，本屬外因；喜怒憂思，還從內性。況勞逸飢飽，皆能致病。若其洞泄，可服調中湯。赤白滯下，非此能愈，各隨證治之。

赤白痢

產後痢疾，因飲食六淫七情，傷於脾胃，或血滲大腸，皆爲難治。若飲食不進，謂之虛痢；氣道不順，謂之氣痢。治法熱則涼之冷則溫之，冷熱相搏則溫涼調之，滑者濇之，虛者補之，水穀不分者分利之，性情執滯者和順之，未有不安者也。

註 前證白屬氣分而赤屬血分也。若米食所傷，用六君加穀蘗。若麵食所傷，用六君加麥蘗。若肉食所傷，用六君加山楂、神麯；凡兼嘔吐，俱加藿香；若兼噫酸或嘔吐，用前藥送越鞠丸。若肝木剋脾土，用六君加柴胡、炮薑。若寒水反來侮土，用錢氏益黃散。若久瀉或元氣下陷，兼補中益氣湯以升發陽氣。若瀉痢色黃，乃脾土真氣，宜加木香、肉豆蔻。若屬脾土虛寒，用六君加木香、薑、桂。若脾腎虛寒，用補中益氣及四神丸。若屬命門火衰，而脾土虛寒，用八味丸以補土母。若小便澀滯，肢體漸腫，或兼喘欬，用金匱腎氣丸以補脾腎，利水道。若胃氣虛弱而四肢浮腫，須補胃爲主。若久而不愈，或非飲食所傷而致，乃屬腎氣虧損。蓋胎胞主於任而繫於腎，況九月十月，乃腎與膀胱所養，必用四神、六味、八味三藥以補腎。若用分利導水之劑，是虛其虛也。

按《大全》：產後痢疾者，由產勞傷，臟腑不足，日月未滿，虛乏未復，或勞動太早，或誤食生冷。若行起太早，則外傷風冷，乘虛入於腸胃。若誤食生冷難化之物，傷於脾胃，皆令洞泄水瀉，甚者變爲痢也。若血滲入大腸，則爲血痢難治，世謂之產子痢也。得冷則白或如魚腦，得熱則赤黃，或爲驟血。若冷熱相搏則下痢赤白，或膿血相雜，若下痢青色則極冷也。若飲食不進，便利無常，日夜無度，產後本虛，更加久痢不止，無力瘦乏，愈見羸弱，謂之虛羸下痢。又有產後氣鬱不順，而下痢赤白，謂之氣痢。

產後下痢作渴者，乃內亡津液，或胃氣虛不能生津液，但止其渴，痢自瘥。

註　前證若渴而不喜冷飲，屬胃氣虚，不能生津液，宜用七味白术散。夜間發熱口渴，屬腎水弱而不能潤，宜用六味丸，并佐以益氣湯以滋化源。

按《大全》：水穀之精，化爲血氣津液，以養臟腑，臟腑虚燥，故痢而渴。若引飲則難止，反溢水氣，脾胃既虚，不能剋水，水自流溢，浸漬皮膚，則令人腫，但止其渴，痢則自瘥。

大便秘濇

産後大便秘濇，因腸胃虚弱，津液不足。若小腹悶脹，宜服麻仁丸潤之，若用寒藥則促其危矣。

註　前證若計其日期，飲食數多，即用藥通之，禍在反掌之間。必待腹滿覺脹，欲去不能者，乃結在直腸，宜用猪膽汁潤之。若服苦寒疏通，反傷中焦元氣，或愈加難通，或通而瀉不能止，或成痞證。若去血過多，用十全大補。血虚火燥，用加味四物。氣血俱虚，用八珍湯。雖數日不通，飲食如常，腹内如故，仍用八珍加桃仁、杏仁治之。若泥其日期，飲食數多而通之則誤矣。

按郭氏曰：産後水血俱下，腸胃虚竭，津液不足，是以大便秘濇不通也。若過五六日，腹中悶脹者，此乃燥屎在臟腑，以其乾濇未能出耳，宜服麻仁丸以津潤之。若誤以爲有熱，投之寒藥，則陽消陰長，變證百出，性命危矣。

津液者血之餘，因産傷耗胃氣，津液暴竭，氣少不能運掉，是以大便秘濇不通也。輕者且進橘杏圓以潤滑之，滑則通矣。若過六七日，腹中滿痛尚且不通，此必有燥糞在内乾濇，未能得出爾。却服麻仁圓以通利之，下燥糞則愈。若以爲有熱，用重涼之劑以攻之，轉更傷動胃氣，變證多端。

大小便不通

産後大小便不通，因腸胃虚弱，津液燥竭故也。

註　前證當參前後論及雜證泄痢秘結方論主治。

按《大全》：腸胃本挾於熱，因産血水俱下，津液燥竭，腸胃痞濇，熱氣結於腸胃，故令大小便不通也。

遺糞

產後遺糞，取故燕窠中草燒爲末，或枯礬、牡蠣，或白蘞、芍藥，各等分爲末，俱用酒調服。或用固腸丸亦可。

註　前證若脾腎虚弱，用還少丹，仍以補中益氣湯爲主。虚寒加肉豆蔻、補骨脂或四神丸。若脾腎虚寒用八味丸兼四神丸，仍佐以前二方。

諸淋

產後諸淋，因熱客於脬，虚則頻數，熱則澀痛，氣虚兼熱，血入胞中，則血隨小便出而爲血淋也。

註　前證若膀胱虚熱，用六味丸。若陰虚而陽無以化，用滋陰腎氣丸。蓋土生金，金生水當滋化源，仍參小便淋瀝頻數類治之。

按《大全》：因產有熱氣客於脬中，小便澀痛，故謂之淋。又有因產損氣虚則挾熱，熱則搏於血，血即流滲於脬中，故血隨小便出而爲血淋。淋者，淋瀝之謂也。

按《三因論》曰：治產後淋秘，當去血爲主。如其冷熱膏石氣淋等爲治，量其虚實而用方，瞿麥、蒲黄最是產後要藥。惟尋究其所因，則不失機要矣。

小便頻數

產後小便數者，乃氣虚不能制故也。

註　前證若因穩婆不慎，以致脬損而小便淋瀝者，用八珍湯以補氣血。若因膀胱氣虚而小便頻數，當補脾肺。若膀胱陰虚而小便淋瀝，須補肺腎。仍參婦人小便頻數諸類治之。

小便不禁

《廣濟》治産後小便不禁，用鷄尾燒灰。《千金翼》用白薇、芍藥爲末，俱用温酒下，日三服；或桑螵蛸半兩，龍骨一兩爲末，每服二錢，粥飲調下。

註　前證若脾肺陽虚，用補中益氣湯。若肝腎陰虚，用六味地黄丸。若肝腎之氣虚寒，用八味地黄丸。

按陳氏曰：婦人産蓐産理不順，致傷膀胱，遺尿無時。

小便出血

産後小便出血者，因虚熱血滲於脬也，以亂髮洗淨燒爲末，米飲調服；或滑石末一錢，生地黄汁調下。

註　前證若膏粱積熱，用加味清胃散。醇酒濕毒，葛根解酲湯。怒動肝火，加味小柴胡湯。鬱結傷脾，加味歸脾湯。思慮傷心，妙香散。大腸風熱，四物、側柏、槐花。大腸血熱，四物、炒連、槐花。腸胃虚弱，六君、升麻、柴胡。元氣下陷，補中益氣、茯苓、半夏。胃氣虚弱，六君、升麻。血虚，四物、升麻。氣血俱虚，八珍、柴胡、升麻。大凡病久或元氣虚弱，見病百端而發熱者，皆脾胃虧損，内真寒而外假熱，但用六君或補中益氣加炮薑温補脾氣，諸證悉退。若四肢畏冷，屬陽氣虚寒，急加附子。

按《大全》：血氣虚而熱乘之，血得熱則流散，滲於胞内，故血隨小便出。

墮胎下血

墮胎後，復損經脈而下血不止，甚則煩悶至死，皆以調補胃氣爲主。

註　前證若肝經血熱，用四物、參、朮、山梔。肝經風熱，用防風黄芩丸。肝經怒火，用加味逍遥散。脾經氣虚，用四君、歸、地。脾經鬱滯，用加味歸脾湯。氣味不和，用紫蘇飲。胃氣下陷，用補中益氣湯。

按薛己云：産後便血，或飲食起居，或六淫七情，以致元氣虧損，陽絡外傷。治法：若因大腸風熱，四物加側柏、荆、防、枳殼、槐花。怒動肝火，六君加柴、芍、芎、歸。腸胃虚寒，六君加肉豆蔻、木香。大腸血熱，四物加芩、連。餘與小便出血諸治法相同。

陰脱玉門不閉

產後陰脱，玉門不閉，因坐産努力，舉動房勞所致。或脱肛陰挺，逼迫腫痛，清水續續，小便淋瀝。

註　玉門不閉，氣血虚弱也，用十全大補湯。腫脹焮痛，肝經虚熱，加味逍遥散。若因憂怒，肝脾氣血傷也，加味歸脾湯。若因暴怒，肝火血傷也，龍膽瀉肝湯。

按《三因論》曰：婦人因産努力，努嗽太過，致陰下脱，若脱肛狀，及陰下挺出，逼迫腫痛，舉重房勞，皆能發作。

斷産論

《易》曰：天地之大德曰生。然婦人有臨産艱難，或生育不已而欲斷之，故録驗方以備所用。若服水銀、虻蟲、水蛭之數，不惟孕不復懷，且禍在反掌。

註　前云用蠶故紙尺許燒灰爲末，産後酒服之。血虚者，終不復孕。大抵斷産之劑，多用峻厲，往往有不起者，是則産之害，未若斷産之害也。

脈法

新産之脈緩滑吉，實大弦急死來侵。

註　凡婦人新産之後，其脈來緩滑者，爲氣血通利調和，是安吉之兆也。若見實大弦急之脈則凶，必死之脈也。

若得沉重小者吉，忽若堅牢命不停。

註　若産婦診得沉重微小者，此是形脈相應，故云吉兆之脈。忽然診得堅硬牢實之脈，是脈盛形衰相反，性命不可留停，必死也。

寸口濇疾不調死。

註　若産後寸口脈濇疾大小不調勻者，此是血氣衰絶之脈，故云死也。

沉細附骨不絶生。

註　若重手按之，乃得其脈沉細，附著於骨不斷絶有力者，此生活之兆也。

審看此後分明記，長須念此向心經。

註　凡爲醫者宜詳審脈證，分明記於心胷也。

按前論與《脈訣刊誤》所云不同，觀者審之。

濟生方

宋・嚴用和

産後服黑神散及芎藭湯論

母生子訖，例服黑神散及芎藭湯者，取其逐瘀血以生新血也。倘惡露不盡，停留胞絡，生病多端。輕者爲脹爲痛，爲寒爲熱；甚者月水不調，閉斷不通；久成血瘕以致尩羸。

腹痛瀉痢

産後腹痛瀉痢，蓋因産血氣勞傷，外則腠理空疎，内則腸胃虚怯，若未滿月，飲冷當風，邪毒乘虚進襲，留於分肉之間，佈於腸胃之内，遂致腹脅疞痛，痛如刀刺，流入大腸，腸鳴洞泄，洞泄不已，痢下赤白，宜服調中湯。又有食肉太早，强食過多，停積不化，臍腹疼痛而成泄痢者，誠有之矣，法當消化停滯則愈，但不可用牽牛、巴豆峻劑，以虚血氣。見晛圓最佳。倉卒未能辨此，用《局方》中治中湯加砂仁煎服。

血崩

産婦下血過多，血氣暴虚，未得平復，或因勞役，或因驚怒，致血暴崩；又有榮衛兩傷，氣衰血弱，亦變崩中。若小腹滿痛，此爲肝經已壞，爲難治，俱宜投固經圓止之。若小腹滿脹，此爲內有瘀血，則未可止之，止之非特淋瀝不止，小腹轉加脹滿，若小腹脹滿，且服芎藭湯及黑龍丹。若小腹不滿急，是內無瘀血，可服固經圓止之。惡熱藥者，進十灰圓亦得。

腹脹悶滿嘔吐

胃受水穀，脾主運化，生血生氣，內濡臟腑者也。因産臟腑暴虚，惡露下少，敗血乘虚，散於脾胃，脾受之而爲腹脹，胃受之則成吐逆；亦有惡露過多，氣無所主，聚於脾胃，脾受之則爲腹脹，胃受之則爲吐逆，宜抵聖湯。然治惡露過多者，於抵聖湯中去澤蘭、赤芍藥，倍加生薑、橘皮更妙。

中風

産後中風，或身體緩急，或頑痺不仁，或口目不正，或奄奄忽忽，神情悶亂，乃中風候，宜服小續命湯。

心痛

心者血之主，人有伏宿寒，因産大虚，寒搏於血，血凝不得消散，其氣遂上衝擊於心之絡脈，故心痛，但以大巖蜜湯治之，寒去則血脈温而經絡通，心痛自止。若誤以爲所傷治之，則虚極寒益甚矣。心包絡寒甚傳心之正經，則變爲真心痛，朝發夕死，夕發朝死。若因七情傷感，血與氣併而心痛者，宜服延胡索湯則痛自止。

河間六書 金·劉完素

證治總論

産後經水適斷，感於異證，手足牽搐，咬牙昏冒，宜增損柴胡湯。前證已去，次服秦艽湯去其風邪。

産後風氣在表，面目四肢浮腫，宜七聖丸主之，以利爲度。如浮腫喘嗽，加木香、檳榔倍之，謂氣多也。如浮腫又頭目昏冒，加羌活、川芎，謂多風也。

産後日久虚勞，雖日久而脈浮疾者，宜服三元湯。日久虚勞，微有寒熱，脈沉而浮，宜柴胡四物湯。日久虚勞，針灸小藥俱不效者，宜服三分散。日久虚勞不能食，宜十全散。

産後諸積不可攻，當養陰去熱，其病自退，宜服芍藥湯。

産後衝脹，胷中有物狀，是噎氣不降，紫金丹主之。

産後頭痛，血虚痰癖寒厥，皆令頭痛，加減四物湯。如有汗者，是氣弱頭痛也，加芍藥三兩，桂一兩半，生薑煎。如痰癖頭痛，加半夏三兩，茯苓一兩半，生薑煎。如熱厥頭痛，又加白芷三兩，石膏三兩，知母一兩半。寒厥頭痛，加天麻三兩，附子一兩半，生薑煎。

産後血運，血結血聚於胷中，或偏於少腹，或連於肋脅，四物湯四兩，倍當歸、川芎，加鬼箭、紅花、延胡各一兩，同爲末，煎取清，調沒藥散服之。

婦人産後諸病，但以雙解散服之，週身中外，氣血宣通，病皆除愈。然雙解乃通仙之藥，但除孕婦及産後月經過多并泄瀉者，勿與服之。

俗未知産後亡液損血，疼痛怖懼，以致神狂氣亂，則陰氣損虚，邪熱太甚而爲諸熱證。由不讀《素問》，不知造化，故不識證候陰陽，反妄以爲産後諸虚百損，便爲虚冷而無熱也，誤以熱藥温補，或見煩渴者不令飲水，本雖善心，爲害多矣，豈治病之道！但以臨時審其臟腑六氣虚實，明其標本，如法治之而已矣。

孕婦臨月，可服益元散涼胎。産後仍服。如血不盡，則以涼膈與四物合煎，調理經血。甚者大承氣合四物，乃瀉中有補也。

胎産論

婦人童幼天癸未行之間，皆屬少陰。天癸既行，皆從厥陰論之。天癸已絶，乃屬太陰經也。治胎産之病，從厥陰經者，是祖生化之源也。厥陰與少陽相爲表裏，故治法無犯胃氣及上二焦爲三禁，不可汗，不可下，不可利小便。發汗者同傷寒下早之證，利大便則脈數而已動於脾，利小便則内亡津液，胃中枯燥。製藥之法，能不犯三禁，則榮衛自和，榮衛和而寒熱止矣。外則和於榮衛，内則調於清便，先將此法爲之初治，次後詳而論之，見證消息，同壞證傷寒，爲之緩治。或小便不利，或大便秘結，或積熱於腸胃之間，或已成瘻，或散血氣而爲浮腫，蓋産理多門，故同傷寒壞證。如發渴而用白虎，氣弱而用黄芪，血刺痛而用當歸，腹中痛而加芍藥。已上例證，不犯三禁，皆産後之久病也。若産後暴病禁犯，又不可拘也。如産後熱入血室者，桃仁承氣、抵當湯之類是也。胃堅燥者，大承氣，不可以泄藥言之。産後世人多用烏金四物，是不知四時之寒熱，不明血氣之虚與實，盲然一概用藥，如此而愈加增劇，是醫人誤之耳。大抵産病天行從增損柴胡，雜證從加添四物。然春夏雖從柴胡，秋冬約同四物，藥性寒熱，病證虚實，不可不察也。四物湯常病服餌，四時各有增損於後：

春倍川芎，一曰春，二曰脈弦，三曰頭痛。夏倍芍藥，一曰夏，二曰脈洪，三曰泄。秋倍地黄，一曰秋，二曰脈濇，三曰血虚。冬倍當歸，一曰冬，二曰脈沉，三曰寒而不食。此常服順四時之氣而有對證不愈者，謂失其輔也。春防風，四物加防風倍川芎；夏黄芩，四物加黄芩倍芍藥；秋天門冬，四物加天門冬倍地黄；冬桂枝，四物加桂枝倍當歸。此四時常服隨證用之也。如血虚而腹痛，微汗而惡風，四物加肉桂，謂之腹痛六合。如風虚眩運，加秦艽、羌活，謂之風六合。如氣虚弱，起則無力，尪然而倒，加厚朴、陳皮，謂之氣六合。如發熱而煩，不能安臥者，加黄連、梔子，謂之熱六合。如虚寒脈微，氣難佈息，不渴，清便自調，加乾薑、附子，謂之寒六合。如中濕，身沉重無力，身涼微汗，加白朮、茯苓，謂之濕六合。此婦人常病，及産後病通用之藥也。治婦人虚勞，《局方》中謂之首尾六合者，如大聖散下熟乾地黄丸，是治無熱虚勞，專其養也，中道藥也。牡丹煎丸，空心食前，人參荆芥散，臨臥食後，是治有熱虚勞藥也。

古今圖書集成醫部全録卷三百九十一

婦人産後門

儒門事親

元·張從政

産後忌用温熱之劑

婦人産餘之疾，皆是敗血惡物，發作寒熱，臍腹撮痛，乳湩枯涸，食飲稍減，醫者不察，便謂産後血出數斗，氣血俱虚，便用温熱之劑，養血補虚，止作寒治，舉世皆然。豈知婦人之孕，如天地之孕物也！物以陰陽和合而後生，人亦以陰陽和合而後孕。偏陰偏陽，豈有孕乎？此與禾黍瓜果之屬何異哉！若水旱不時，則華之與實俱痿落矣，此又與孕而不育者復何異哉！七月立秋後十八日，寸草不結者，以天乍寒故也。今婦人妊娠，終十月無難而生，反謂之寒，何不察其理之甚也？竊譬之治磚者，炎火在下，以水沃其窑之巔，遂成磚矣。磚既出窑，窑頓寒耶？世俗競傳黑神散之屬，治産後一十八證，非徒不愈，而經脈涸閉，前後淋閉，嘔吐嗽痰，凡百熱證生矣。若此誤死者，不可計之。曷若四物湯與涼膈散停對大作湯劑下之？利數行，惡物俱盡，後服淡甘之劑自愈矣。

大産之後，心火未降，腎水未升，如黑神散補之，輕則危，甚則死。

産後脹悶不宜用備急丸

備急丸，以巴豆、乾薑、大黄三味，蜜和丸之，亦是下藥。然止可施於辛苦勞力貧食粗辣之輩，或心腹脹滿，脅肋刺痛，暴痛不住，服五七丸或十丸，瀉五七行以救急。若産後脹悶，用之下膈，不死則危。

臍腹腰痛

婦人大産後，或臍腹腰痛，乃敗血惡物之致然也。醫者便作虚冷，以燥熱藥治之，誤已久矣。《難經》曰：諸痛爲實。實者熱也，可用導水丸、禹功散，瀉三五行，然後以玉燭散和血通經，降火益水之藥治之，切不可便服黑神散燥熱之藥，當同半産治之。

心風

婦人産後心風者，不可便作風治之，宜調胃承氣湯二兩，加當歸半兩，細剉，用水三四盞，同煎去滓，分作二服，大下三五行則愈矣。如未愈，以三聖散吐之。蓋風狂便屬陽。

産後熱

婦人産後一二日，身漸熱，口作乾，可用新汲水調玉燭散，或水調甘露散亦妙。勿作虚寒治之。

婦人産後一二日，潮熱口乾，可用新汲水調玉露散，或冰水調服之亦可。或服小柴胡湯加當歸，及柴胡飲子亦可。慎不可作虚寒治之。

東垣十書 元·李杲

誤用寒涼之藥論

婦人分娩及半産漏下，昏冒不省，瞑目無所知覺，蓋因血暴亡，有形血去，則心神無所養。心與包絡者，君火相火也，得血則安，亡血則危。火上熾，故令人昏冒。火勝其肺，瞑目不省人事，是陰血暴去，不能鎮撫也。血已虧損，往往用滑石、甘草、石膏之類，乃辛甘大寒之藥，能瀉氣中之熱，是血虧瀉氣，乃陰虧瀉陽，使二者俱傷，反爲不足虚勞之病。昏迷不省者，上焦心肺之熱也，此無形之熱，用寒涼之藥，驅令下行。豈不知上焦之病，悉屬於表，乃陰證也，汗之則愈。今反下之，幸而不死，暴虧氣血，生豈能久？又不知《内經》有説，病氣不足，宜補不宜瀉。但瞑目之病，悉屬於陰，宜汗不宜下。又不知傷寒鬱冒，得汗則愈，是禁用寒涼藥也。分娩半產，本氣不病，是暴去其血，亡血補血，又何疑焉？補其血則神昌。常時血下降亡，今當補而升舉之，心得血而養，神不昏矣。血若暴下，是秋冬之令大旺，今舉而升之以助其陽，則目張神不昏迷矣。今立全生活血湯，補血養血，生血益陽，以補手足厥陰之不足。

浮腫

產後浮腫，宜中滿分消丸、四物湯吞之。

丹溪心法　元·朱震亨

總論

產後無得令虚，當大補氣血爲先，雖有雜證，以末治之。一切病多是血虚，皆不可發表。

產後不可用芍藥，以其酸寒，伐生發之氣故也。

產後血運，因虚火載血上行，漸漸運來，方用鹿角燒灰，出火毒研極細末，好酒同童便灌下，一呷即醒，行血極快。

產後中風，切不可作風治，必大補氣血爲主，然後治痰。當以左右手之脈，分其氣血多少而治。

產後中風，口眼喎斜，切不可服小續命湯。

產後水腫，必用大補氣血爲主，少佐蒼朮、茯苓，使水自利。

產後水腫，大劑白朮補脾；若壅滿用半夏、陳皮、香附監之。

產後大發熱，必用乾薑，輕者用茯苓淡滲其熱，一應苦寒并發表之藥，皆不可用。

產後發熱惡寒，皆屬血虛。

產後發熱，乳汁不通及膨脹者，無子當消。用麥蘖二兩，炒研細末，清湯調下，作四服。有子者，用木通、通草、猪蹄煎服。凡產後有病，先固正氣。

前條云產後大熱，必用乾薑。或曰：用薑者，何也？曰：此熱非有餘之熱，乃陰虛生内熱耳。故以補陰藥大劑服之。且乾薑能入肺和肺氣，入肝分引血藥生血，然不可獨用，必與補陰藥同用。此造化自然之妙，非天下之至神，孰能與於此乎？

產後泄瀉，惡露不行，此餘血滲入大腸爲瀉，洞泄不禁，下青白黑色，用荆芥大者四五穗，於盞内燒灰，不得犯油火，入麝香研湯調下。此藥雖微，能治大病，方名的奇散。

婦人產後浮腫，小便少，口渴，惡寒無力，脈皆沉，此體虛而有濕熱之積，必上焦滿悶，宜補中導水行氣可也。

平治會萃 元·朱震亨

總論

產後當清熱，補血氣。

產後纔見身熱，便不可發表。發熱惡寒，皆是氣血虛。左手脈不足，補血藥多於補氣藥。右手脈不足，補氣藥多於補血藥。

惡寒發熱腹痛者，當去惡血。腹滿者不是，腹痛者是。

格致餘論　元·朱震亨

胞損淋瀝論

常見尿胞因收生者不謹，以致破損而得淋瀝病，遂爲廢疾。一日，有徐姓婦壯年得此，因思肌肉破傷，屬在外者，且可補完，胞雖在腹，恐亦可治。遂診其脈，虚甚，曰：難産之由，多是氣虚。難産之後，血氣尤虚。試與峻補。因以參、朮爲君，芎、歸爲臣，桃仁、陳皮、黄芪、茯苓爲佐，而煎以猪羊胞湯，極飢時飲之。其劑率用一兩，至一月而安。蓋是氣血驟長，其胞自完，恐稍遲緩，亦難成功。

局方發揮　元·朱震亨

初産禁服黑神散五積散論

或曰：初産之婦，好血已虧，瘀血尚留，黑神散非要藥歟？余曰：至哉坤元，萬物資生，理之常也。初産之婦，好血未必虧，污血未必積，臟腑未必寒，何以藥爲？飲食起居，勤加調護，何病之有？誠有污血，體怯而寒，與之數貼，亦自簡便。或有他病，當求病起何因，病在何經，氣病治氣，血病治血，寒者温之，熱者清之，凝者行之，虚者補之，血多者止之，何用妄製藥方，致令無病生病？彼黑神散者，用乾薑、當歸之温熱，黑豆之甘熟，地黄之微寒，以補血之虚；佐以炒蒲黄之苦，以防出血之多；芍藥之酸寒，有收有散，以爲四藥之助；官桂之大辛熱以行滯氣，推凝血；和以甘草之緩，其爲取用，似乎精密。然驅逐與補益，似難同方施治，設有性急者，形瘦者，本有怒火者，夏月坐蓐者，時屬火令，薑、桂皆爲禁藥，論語未達之戒，不知誰執其咎？至於將護之法，尤爲悖理。肉汁發陰經之火，易成内傷之病，先哲具有訓戒，胡爲以羊鷄濃汁作糜，而又常服當歸丸、當歸建中湯、四順理中丸？雖是滋補，悉犯桂、附、乾薑僭熱之劑。臟腑無寒，何處消受！若夫兒之初生，母腹頓寬，便啖鷄子，且喫火鹽，不思鷄子難化，火鹽發熱，展轉爲病，醫者不識，每指他證，率爾用藥，寧不悞人？余每見産婦之無疾者，必教以却去黑神散，與夫鷄子火鹽諸般肉食，且與白粥將理，間以些少石首鮝，煮令甘淡食之，至半月以後，方與少肉。若鷄子亦須劃開淡煮，大能養胃却疾。彼富貴之家，驕恣之婦，卒有白帶頭風，氣痛膈滿，痰逆口乾，經水不調，髮脱體熱，皆是陽勝陰虚之病。天生血氣，本自和平，曰勝曰虚，又焉知非此等謬妄啓之耶？

若五積散之治産後餘血作痛，以蒼朮爲君，麻黄爲臣，厚朴、枳殼爲佐，雖有芍藥、當歸之補血，僅及蒼朮三分之一。且其方中言婦人血氣不調，心腹撮痛，閉而不行，并宜服之。何不思産後之婦，有何寒耶？血氣未充，似難發汗，借曰推陳致新，藥性温和，豈可妄用麻黄之散，附以蒼朮、枳殼？虚而又虚，禍不旋踵，率爾用藥，不思之甚。

證治要訣 明·戴思恭

皮膚作癢

婦人或通身癢，或頭面癢，如蟲行皮中，緣月水來時，爲風所吹，不然，則是産蓐中食動風物致之，宜四物湯調消風散。

發熱

産後諸病，有作寒作熱，而亦有獨熱。然獨熱亦有三：惡血未下者，腹痛而發熱；感外邪者，必有頭痛惡風而發熱；惟血虚者，但發熱而無餘證，名曰蓐勞，宜同血虚證用藥。

腹痛

産後腹疼，惡血不止，諸藥不效，宜芎歸湯加五味、靈脂、延胡索煎。

面黑發喘

産後血入肺，面黑發喘，宜參蘇飲。

大便秘結

産後去血，大便不潤而秘，宜橘杏圓、麻仁圓，因失血秘結者皆可用。

發熱迷悶

産後發熱迷悶，俗謂之發熱血温，熱水調獨行散一錢；或豆淋酒。太熱用童便調尤宜。若蚪散便煎亦得。

惡露不盡

婦人懷子，服固胎藥太多，或正産或半産，胎雖下而惡血不即去，或經二三月而惡露猶滴，此非敗血之比，正緣向來有固經藥在内，致血滯而不化藥，宜順血通氣，不宜畜血閉氣。

彌月傷食

彌月俗名滿肚，多有恣意食物，致傷食發熱，有類傷寒食復之證，宜先用紅圓子一二服，却進小柴胡湯。此論蓋有所本。

醫學綱目 明·樓英

大便秘

婦人産後有三種疾，鬱冒則多汗，汗多則大便秘，故難於用藥，惟麻子粥最爲穩當。

虚腫

産後虚腫喘促，利小便則愈，奪魂散主之。

惡露不下

産後惡露方行，忽然漸少，斷絶不來，腹中重痛，此由血滯，宜桃仁湯。如有大痛處，必作癰疽，當以癰疽法治之。

汗出不識人

産後忽冒悶汗出，不識人者，暴虚故也。

瘧疾

産後瘧疾，多由污血挾寒熱而作，大法宜柴胡四物湯調之。熱多者，宜服草果飲子；寒多者，宜服生熟飲子。

發熱

産後發熱，多屬虚寒，惟乾薑加入補藥中神效，此丹溪妙法也。

發熱頭痛身疼

凡産後發熱頭痛身疼，不可便作感冒治之，此等多是血虚，或敗血作梗，宜以平和之劑與服，必效。如玉露散或四物加北柴胡等分煎服。若便以小柴胡湯及竹葉石膏之類，竟不救者多矣。

續命湯大豆紫湯舉鄉古拜散三方論

續命湯、大豆紫湯、舉鄉古拜散，太陽厥陰藥也。邪實脈浮弦有力者固宜，但産後血氣太虚之人，不宜輕發其表，但用防風當歸散治之爲妙。

中風

産後中風，用續命湯及羌活發散之藥，必詳氣血，以四物、四君子相與各半停對分兩服之可也。

痓病

凡産後痓病，皆因虚遇風，挾痰而作，宜服人參、竹瀝之類。

遺尿

婦人産後，尿不禁，面微浮，略發熱於午後，此膀胱爲坐婆所傷，宜用黄芪、當歸、芍藥各一錢半，白朮一錢，人參、陳皮五分，甘草炙二分，煎熟飲之。

喘

婦人産後喘，極危，多死也。

醫學正傳 明·虞摶

禁用芍藥論

或問婦人產後諸疾，古方多用四物湯加減調治，我丹溪先生獨謂芍藥酸寒，能伐發生之氣，禁而不用，何歟？曰：新產之婦，血氣俱虛之甚，如天地不交之否，有降無升，但存秋冬肅殺之令，而春夏生發之氣未復，故產後諸證，多不利乎寒涼之藥，大宜溫熱之劑，以助其資始資生之化源也。蓋先哲制四物湯方，以川芎、當歸之溫，佐以芍藥、地黃之寒，是以寒溫適中，爲婦人諸疾之妙劑也。若或用於產後，必取白芍藥以酒重復製炒，去其酸寒之毒，但存生血活血之能，胡爲其不可也？後人傳寫既久，脱去製炒註文，丹溪慮夫俗醫鹵莽不製而用之，特舉其爲害之由以戒之耳。若能依法製爲用，何害之有哉！

胞衣不下

胞衣不下，大爲可懼，宜多方用藥逐下，甚不可令粗率之婦摘取。嘗見有擀破尿胞致終身之害者，有取下肝葉而產母隨時殞命者，可不謹歟？

明醫雜著 明·王綸

發熱

凡婦人產後陰血虛，陽無所依，而浮散於外，故多發熱。治法用四物湯補陰血，而以炙乾薑之苦溫從治，收其浮散，使歸依於陰。然產後脾胃虛，多有過於飲食傷滯而發熱者，誤作血虛則不效矣。但遇產後發熱，若胷膈飽悶，噯氣惡食泄瀉等證，只作傷食治之。若發熱而飲食自調者，方用補血正法。

註　新産陰血暴傷，陽無所附而外熱，宜用四物、炮薑補陰以配陽。若因誤服寒凉尅伐之劑而外熱，此爲寒氣隔陽於外，宜用四君子加薑、桂；如不應，急加附子。若或肌膚發熱，面目赤色，煩渴引飲，此血脱發躁，宜用當歸補血湯。若胷膈飽悶，噯腐惡食，或吞酸吐瀉發熱，此爲飲食停滯，宜用四君子加厚朴、山楂。若胷膈滿悶，食少發熱，或食而難化，此爲脾氣虚弱，宜用六君子加炮薑。若用峻厲之劑，致腹痛熱渴，寒熱嘔吐等證，此爲中氣復傷，急用六君子加炮薑。若認爲熱，投以他劑則誤矣。

醫學入門

明·李梴

消瘀血論

正産體實無病，不藥可也。但難産氣衰，瘀血停留，非藥不行。古法一産後用古芎歸湯，加童便一半服之；如無童便，以淡酢磨墨一小盞，入前湯藥亦好。

産後百病，皆血虚火盛，瘀血妄行而已矣。間有内傷飲食，外感風寒，然亦必先逐瘀補虚爲主。

産後瘀消，方可行補。如左脈弱加補血藥，右脈弱加補氣藥。如不逐瘀，遽服參、芪甘美停滯之劑，有瘀血攻心即死者。食肉太早亦然。

血運

産後去血過多，眼花頭眩，昏悶煩躁，或見頭汗者，古芎歸湯入童便；甚者加炒黑乾薑、人參，汗多加黄芪。或八味黑神散、單五靈脂散、返魂丹。胃弱血虚發厥，倉公散、白薇湯。臨産用力，勞心氣虚而運者，用人參一兩，蘇木五錢，水煎，入童便調服。氣血俱虚，痰火泛上作運者，八物湯合二陳湯去白芍。火載血上昏運或挾風邪者，清魂散。被驚者，抱膽丸、朱砂安神丸。

心腹痛

産後腹心疼痛，全是瘀血，八味黑神散、四味散、失笑散。有寒熱者，當歸鬚散。食滯寒熱心腹痛者，熟料五積散加莪朮。

心痛

産後感寒心痛者，理中湯。七情心痛者，木檳湯。虚寒心痛者，桂心湯。

小腹痛

産後小腹痛者，名兒枕痛，單五靈脂散，或加桃仁，酢糊爲丸。氣虚四君子湯下，血虚四物湯下。

臍下痛

生産後，産門臍下虚痛者，大温經湯、羊肉湯。

寒熱

産後血虚發熱；氣虚惡寒；氣血俱虚，發熱惡寒。切不可發表。陰虚血弱者，四物湯；小熱加茯苓爲君，熱甚加炒乾薑爲佐。去血過多，外熱内煩，短氣悶亂者，人參當歸散。蒸乳發熱者，四物湯加參、芪、白朮、天花粉。發熱晝静夜劇者，四物湯去芎藭，量加柴胡。氣血俱虚寒熱者，補虚湯。産後慎不宜涼也。

蓐勞

産後勞役過度，名曰蓐勞。其證虚羸，乍起乍臥，飲食不消，時有欬嗽，頭目昏痛，發渴盗汗，寒熱如瘧，臂膊拘急，宜十全大補湯去芎，加續斷、牛膝、鼈甲、桑寄生、桃仁爲末，猪腎一對去脂膜，薑一片，棗三枚，水二盞，煎至一盞，入前末二錢，葱三寸，烏梅半個，荆芥五穗，同水煎，空心服。身痛寒熱者，當歸羊肉湯、腰子湯。

吐瀉腹痛或脹

産後食肉太早瘀滯者，熟料五積散，痛甚加莪朮，嘔加砂仁，瀉加薑、附、人參。泄瀉不止臍腹痛者，理中丸加肉豆蔻。挾寒腹痛腸鳴，小便清白不渴者，四君子湯合五苓散，加肉豆蔻、炒白芍。挾熱腸垢，便濇，痛一陣瀉一陣，口渴者，四君子湯合四苓散加酒炒黄連及木通少許，或益元散。挾濕身重腹脹者，胃苓湯。因敗血乘虚入胃，嘔吐脹滿者，六君子湯加澤蘭葉、赤芍、乾生薑。腹脹胃氣不和者，桔梗、半夏、陳皮等分，薑煎服。脾脈弦者，三白湯加乾薑、陳皮、黄芪、滑石、甘草。飲食成積痞者，内炙散、睍睆丸。

霍亂

産後霍亂吐瀉，煩渴肢冷者，理中湯加陳皮、麥門冬，薑煎。厥冷者加附子，渴者五苓散，轉筋者木萸散。

痿弱

産後諸風痿弱，筋攣無力者，血風丸或煎服。

煩渴

産後煩渴氣虚者，生脈散。血虚者，四物湯加天花粉、麥門冬。氣血俱虚作渴，頭眩脚弱，飲食無味者，用人參二錢，麥門冬一錢半，熟地七分，天花粉三錢，甘草五分，糯米薑棗煎服。心虚驚悸者亦宜。

自汗

產後發熱自汗者，古歸芪湯，汗甚加白朮、防風、牡蠣、麥門冬、熟地、茯苓、甘草，或黄芪建中湯。自汗兼腫滿者，大調經散。自汗肢體疼痛者，當歸羊肉湯。

不語

產後敗血停畜，上干於心，心氣閉濇，舌强不能言語者，七珍散、四味散。有臨産服湯藥過多，胃濕使然者，熟料五積散、六君子湯。痰熱迷心不語者，導痰湯。或痰氣鬱滯，閉目不語者，用生白礬末一錢，水調服。

怔忡

產後血少怔忡，睡臥不寧者，十味温膽湯，或寧神膏、定志丸。

淋

產後五淋，白茅湯。敗血淋瀝不斷者，烏金散。淋久不止，四肢乏力沉困者，牡蠣散。

浮腫

產後敗血停畜化水，循經流入四肢浮腫者，小調經湯。血氣虚者，四君子加蒼朮，或女金丹。血虚者，補虚湯少加蒼朮、茯苓，使水自利。忌峻劑攻利。

痢疾

產後痢疾惡露未盡者，多瘀凝滯腸胃，與經後血滯作痢一同，四物湯加桃仁、黄連、木香主之。裏急甚者，通元二八丹。

欬嗽

産後欬嗽，多是瘀血入肺，古二母散加桃仁、杏仁、人參、茯苓，水煎。其餘以意會之可也。

口鼻黑鼻衄

産後氣血散亂，入於諸經，不得還元，故口鼻黑起，乃變鼻衄，皆因産後虚熱所致，胃絶肺敗，犀角地黄湯救之。

陰門突出

婦人因産用力過多，陰門突出者，四物湯加龍骨末少許，連進二服；外用蓖麻子搗爛貼頂，少收即去蓖麻。

生腸不收

産後生腸不收，八物湯加防風、升麻，須用酒炒黄芪爲君；外以荆芥、藿香、樗皮煎湯熏洗。

尋常外感

産後外感，離牀太早，或换衣襲風冷入於下部，令人寒熱似瘧，頭疼不歇，血虚者，古芎歸湯加人參、紫蘇、乾葛；血氣俱虚者，補虚湯加陳皮、乾薑；寒熱甚者，熟料五積散；熱不止者，黄龍湯主之。如虚甚發熱惡寒及瘧痢者，小柴胡湯合四君子、四物湯加黄芪，名三分散，切不可以傷寒治法。曾誤服熱藥過多，熱證大見，久而便閉者，柴胡破瘀湯，或四物湯加大黄、芒硝，暫服，即調補之。

傷寒

産後傷寒發熱，宜四物湯倍芎、歸，加軟柴胡、炒乾薑、人參佐之。如惡露未去者，柴胡破瘀湯。凡藥必加四物湯爲主，乃養血之源也。六經見證，同胎前用藥。

雜病治法

産後雜病，與男子一同，但當兼補兼逐瘀，則病無不愈。丹溪云：大補榮衛爲主，雖有雜病，以末治之是也。

調理乳母法

凡乳母但覺小水短少，即是病生，便須服藥，調理脾胃肝腎。如不愈者，必氣滯且逆也。蓋婦人凡事不得專行，多憂思忿怒，憂思過則氣結而血亦結，忿怒過則氣逆而血亦逆，甚則乳硬脅痛煩熱。要之女病皆因氣血鬱結，所以古方多用香附、砂仁、木香、檳榔、青皮、枳殼者，行氣故也。

薛氏醫案 明·薛己

發痙

産後發痙，大補血氣，多保無虞。若攻風邪，死無疑矣。

寒熱

産後寒熱，因氣血虚弱，或脾胃虧損，乃不足之證。經云：陰虛則發熱，陽虚則惡寒。若兼大便不通，尤屬氣血虚弱，切不可用發表降火。若寸口脈微，名陽氣不足，陰氣上入於陽中則惡寒，用補中益氣湯。尺部脈弱，名陰氣不足，陽氣下陷於陰中則發熱，用六味地黄丸。大抵陰不足，陽往從之，則陽内陷而發熱；陽不足，陰往從之，則陰上入而惡寒。此陰陽不歸其分，以致寒熱交爭，故惡寒而發熱也，當用八珍湯。若病後四肢發熱，或形體倦怠，此元氣未復，濕熱乘之故耳，宜補中益氣湯。若肌熱大渴引飲，目赤面紅，此血虚發熱，用當歸補血湯，若認爲寒則誤矣。

瀉痢

産後瀉痢，或因飲食傷損脾土，或脾土虚不能消食，當審而治之。

薏苡仁方論

腹痛發熱，或脹滿不食，水道滯濇，産後多有此證，薏苡仁湯，藥品和平，其功且速。

脱肛

婦人産育用力，多致脱肛，治之必須温肺腑腸胃，久則自然收矣。

雜證

婦人性情執著，不能寛解，多被七情所傷，遂致遍身作痛，或肢節腫痛，或氣填胷滿，或如梅核塞喉，嗽吐不出，或涎痰壅盛，上氣喘急，或嘔逆惡心，甚者濁悶欲絶，産婦多成此證，宜服四七湯先調滯氣，更以養血之藥。若因思憂，致小便白濁者，用此藥吞青州白丸子，屢效。

虚煩發熱

竊謂前證乃陽隨陰散，氣血俱虛。若惡寒發熱，煩躁作渴，急用十全大補湯。若熱愈甚，急加桂、附。若作渴面赤，宜用當歸補血湯。若誤認爲火證，投以涼劑，禍在反掌。王太僕先生云：如大寒而甚，熱之不熱，是無火也。熱來復去，晝見夜伏，夜發晝止，不時而熱是無火也，當治其心。如大熱而甚，寒之不寒，是無水也。熱動復止，倏忽往來，時動時止，是無水也，當助其腎。故心盛則生熱，腎盛則生寒。腎虛則寒動於中，心虛則熱收於内。又熱不勝寒，是無火也；寒不勝熱，是無水也。治法，前證無水者六味丸，無火者八味丸，氣血俱虛者八珍湯與十全大補湯。

血渴

竊謂前證若出血過多，虛火上炎，用童子小便，或四物、白朮、麥門、丹皮。若胃氣虛而有熱，用竹葉歸芪湯。若血虛發熱，用八珍加麥門、五味。若血脱發熱煩躁，用當歸補血湯。若胃氣虛弱，用補中益氣湯，或七味白朮散。

血過多者，恆病焉。其爲病睛珠痛不能視，羞明瘾澀，眼睫無力，眉骨太陽因爲酸痛，當作當歸養勞湯、當歸補血湯、除風益損湯、滋陰地黄丸隨宜用之。有熱者，加黄芩。脾胃不和，惡心不進食者，加生薑。若婦人產漏者，加阿膠，復其血使有所養則愈。然要忌鹹物。宣明五氣篇曰：鹹走血，血病無多食鹹。

證治準繩

明·王肯堂

調理法

凡婦人患風氣臍下虛冷，皆產後未滿百日，會合之故也，慎之！

産後七日内，惡血未盡，不可服湯，候其血塊散，乃進羊肉湯。有痛甚切者，不在此例。候兩日視消息，可服澤蘭丸。此至滿月丸藥盡爲佳。不爾，虚損不可平復。至極消瘦不可救者，服五石澤蘭丸補之。服法必七日之外，不宜太早。

虚煩

尋常治諸虚煩熱者，以竹葉石膏湯、温膽湯。殊不知産後與尋常不同，如石膏等藥不宜輕用，用之必死。

乍熱乍寒辨

産後乍寒乍熱，榮衛不和，難以輕議。若其敗血不散，豈止入脾肺二臟耶？大抵一陰閉一陽即作寒熱，陰勝故寒，陽勝故熱。只可云敗血循經流入，閉諸陰則寒，閉諸陽則熱，血氣與衛氣解則休，遇再會而復作。大調經散、五積散入酢煎，佳。

脚氣用小續命湯論

陳無擇曰：脚氣固是常病，未聞産後能轉爲者，往往讀《千金》見産婦多有此疾之語，便出是證，文辭害意，蓋可見矣。設是熱悶氣上，如何便服續命湯？此藥本主少陽經中風，非均治諸經脚氣，要須依脚氣方論陰陽經絡調之。陳無擇雖有此論，然小續命湯加減與之，用無不效。故《百問》云：寒中三陽，所患必冷，小續命湯主之，加生薑汁更快。暑中三陰，所患必熱，小續命湯去附子，減桂一半。大煩躁者，紫雪最良。如無紫雪，用真薄荷煎冷水嚼下。但諸方必與四物湯各半服之，方妙。

大便秘濇

産後不得利，利者百無一生。去血過多，臟燥大便秘濇則固當滑之，大黄似難輕用，唯葱涎調臘茶爲丸，復以臘茶下之必通。余常用局方四物湯，以生地黄易熟地黄，加青皮去白煎服，甚效。

發痓

陳臨川云：凡産後口噤腰背强直，角弓反張，皆名曰痓，又名曰痙。古人必察有汗無汗，以分剛柔陰陽而治。今《産寶》諸書有中風口噤一門，角弓反張一門，其實一也。如憎寒發熱，有類傷寒，皆不論及，豈可以一二藥治之？

臨川又云：陳無擇曰，産後汗出多變痓，亦令服續命湯。此言難信。既汗多如何更服麻黄、官桂、防已、黄芩輩？不若大豆紫湯爲佳。局方大聖散，亦良藥也。愚觀朱奉議云：凡剛柔二痓，小續命湯，并可加減與之。若柔痓自汗者，去麻黄加葛根之説，朱奉議必有所據。雖大豆紫湯、大聖散良，亦不可偏見曲説，有妨古人之意。

遺尿

産後遺尿，乃腎氣不固，宜五味子丸主之。

兒枕與腹痛不同

母胎中宿有血塊，産後不與兒俱下，而仍在腹作痛，謂之兒枕。其惡露下不快而作疼痛者，胎中原無積聚，不爲兒枕也。若惡露已盡，或由他故腹痛，如仲景枳實芍藥散證；或由血虚作痛，如仲景當歸生薑羊肉湯證，自當别論。若服枳實芍藥散不愈，仍當求責瘀血。若遇血虚之證，而補虚諸方，亦當隨宜用之。

目病

産後目不赤不痛，若無别病，只是時常流出冷淚，甚則視而昏眇也，非比迎風冷淚，因虚引邪，病尚輕者。

蓋精液傷耗，肝膽氣弱膏澁，腎水不足，久而失治，則有内障青盲視瞻昏眇之患。産後悲泣太過者，每多此疾。且爲患又緩，人不爲慮，往往罹其害，而禍成也，悔已遲矣。

産則百脈皆動，氣血俱傷，大虚不足，邪易以乘，肝部發生之氣甚弱，血少而膽失滋，精汁不盛，則目中精膏氣液皆失化源，所以目病者多。然輕重内外不同：有勞瞻竭視，悲傷哭泣，而爲無時冷熱淚，内障昏眇等證；有竅不密，引入風邪，爲濕爛頭風者；有因虚沐髮，濕氣歸腦而爲内障諸病者；有因虚勞役，恣辛嗜熱，及患熱病而傷目血爲外障者，皆内不足所致。善知愛護者，疾微而不變。不知保養，反縱斲喪，則變重不一。大抵産後病宜早治，莫待其久，久則氣足血定而病深，治亦不易。其外證易知者，人皆知害而早治；其内證害緩者，人多忽之。比其成也，爲無及之悔者多矣。

景岳全書　明·張介賓

産後當大補氣血論

嘗見丹溪云：産後當大補氣血，即有雜證，以末治之。一切病多是血虚，皆不可發表。此其意謂血氣隨胎而去必屬大虚，故無論諸證，皆當以大補爲先，其他皆屬可緩。余於初年誠然佩服，及執而用之，則每爲所困，經者數次，始悟其言雖有理，而未免言之過也。即今産科所宗，無非此法，余目覩其誤，及親爲解救者，蓋不少矣。故敢剖析於後，實有所見，不得不言，非存心自衒，故毁先賢也。

産後氣血俱去，誠多虚證。然有虚者，有不虚者，有全實者，凡此三者，但當隨證隨人，辨其虚實，以常法治療，不得有成心概行大補，以致助邪，此辨之不可不真也。

産後虚證，無非隨人元氣，必素弱之人多有之。或於産後血氣俱去，而更弱者亦有之，此當因人察脈，因脈察證。若脈氣形氣病氣俱不足，此當以全虚治之。若形氣不足，病氣有餘，或兼火邪，或兼外邪，或以飲食停滯，是亦虚中有實，不得不詳審而治。此中委曲，未能言盡，惟明者悟之。

産後不虚證，蓋或其素日無病，或以年少當時，或以素耐辛苦貧勞之質，此輩本無不足，及其一旦受孕，乃於無病腹中，參入此物，故致血氣壅塞，爲脹爲嘔，是皆添設有餘之病。及其既産，始見通快，所留得去，仍復故吾。常人之産，此類極多，果何虚之有？然或以内傷，或以外感，産後之病，難保必無，倘有所犯，去之即愈。若概行大補，果能堪否？即臨盆帶去血氣，未免暫見耗損，然以壅滯之餘，不過皆護胎隨從之物，去者當去，生者旋生，不出數日，必已來復，此生化自然之理，何至是産皆虚也。凡治此類，但當因證用治。若執云産後必當大補氣血，則實實之病，必所不免，而輕者必甚，甚者必危矣。由此觀之，則立言者固不易，而用言者又豈易哉？

産後全實證，有如外感風寒，頭痛身熱，便實中滿，脈緊數洪大有力者，此表邪之實證也。又火之盛者，必熱渴躁煩，或便結腹痛，口臭舌焦黑，酷喜冷飲，眼眵，尿管痛赤，脈見洪滑，此内熱之實證也。又郁怒動肝，胷脅脹痛，大便不利，脈弦而滑，此氣逆之實證也。又惡露未盡，瘀血上衝，心腹脹滿，疼痛拒按，大便難而小便利，此血逆之實證也。又凡富貴之家，保護太過，或過用人參、芪、朮以致氣壅，或過用糖酒炭火以致内熱，或産本不虚而妄用大補之藥，以致增病，此調攝之實證也。又或因産過食，恐其勞困，固令勉强，以致停蓄不散，此内傷之實證也。夫既有表邪則不得不解，既有火邪則不得不清，既有内傷停滯則不得不開通消導，丹溪之言，豈可偏執？

論三禁

觀《病機機要》云：治胎産之病，當從厥陰證論之。宜無犯胃氣及上二焦，是爲三禁，謂不可汗，不可下，不可利小便。但使不犯三禁，則營衛自和，而寒熱自止矣。凡用治之法，如發渴則白虎，氣弱則黄芪，血痛則當歸，腹痛則芍藥。大抵産病，天行从加減柴胡，雜證從增損四物，宜察脈證而用之。詳此説雖爲産育之大法，然病變不同，倘有是證，則不得不用是藥，所謂有病則病受之也。但此經常之法，固不可不知，而應變之權，亦不可執一也。

腹痛

産後腹痛，最當辨察虚實。血有留瘀而痛者，實痛也；無血而痛者，虚痛也。大都痛而且脹，或上衝胷脅，或拒按而手不可近者，皆實痛也，宜行之散之。若無脹滿，或喜揉按，或喜熱熨，或得食稍緩者，皆屬虚痛，不可妄用推逐等劑。

凡新産之後，多有兒枕腹痛者，摸之亦有塊，按之亦微拒手，故古方謂之兒枕，皆指爲胞中之宿血，此大不然。夫胞胎俱去，血亦豈能獨留？蓋子宫畜子既久，忽爾相離，血海陡虚，所以作痛。胞門受傷，必致壅腫，所以亦若有塊，而實非真塊。腫既未消，所以亦頗拒按。治此者，但宜安養其臟，不久即愈。惟殿胞煎爲最妙，其次則四神散、五物煎皆極佳者。若誤認爲瘀，而妄用桃仁、紅花、延胡、青皮之屬，反損臟氣，必增虚病。有母體本虚而血少者，即於産時亦無多血，此輩尤非血滯。若有疼痛，只宜治以前法，或以大小營煎、黄雌鷄湯主之。

凡新産之後，其有陽氣虚弱而寒從中生，或寒由外入，以致心腹作痛，嘔吐不食，四肢厥冷者，宜九蜜煎、大巖蜜湯，或理陰煎主之。

産後惡露不盡，留滯作痛者，亦常有之。然此與虚痛者不同，必其由漸而甚，或大小便不行，或大便鞕實作脹，痛極不可近手，或自下上衝心腹，或痛極牙關緊急，有此實證，當速去其血。近上者宜失笑散，近下者宜通瘀煎、奪命丹、迴生丹。如或未效，當用決津煎爲善。

産後有脾虚腎虚而爲腹痛者，此不由産而由臟氣之不足。若脾氣虚寒，爲嘔吐，爲食少而兼腹痛者，宜五君子煎、六君子湯、温胃飲之類主之。若腎氣虚寒，爲瀉爲痢而兼腹痛者，宜胃關煎、理陰煎之類主之。産後有飲食停滯，及氣逆作痛，亦當因其類而消去之。如排氣飲、大和中飲之類，皆可酌用。

發熱

產後發熱，有風寒外感而熱者，有邪火内盛而熱者，有水虧陰虚而熱者，有因產勞倦虚煩而熱者，有去血過多頭運悶亂煩熱者。諸證不同，治當辨察。

產後有外感發熱者，蓋臨盆之際，多有露體用力，無暇他顧，此時或遇寒邪，則乘虚而入，感之最易。若見頭疼身痛，憎寒發熱，或腰背拘急，脈見緊數，即產後外感證也。然此等外感，不過隨感隨病，自與正傷寒宿感者不同，故略加解散即自痊可。勿謂新產之後，不宜表散，但當酌虚實而用得其宜耳。凡產後感邪，氣不甚虚者，宜三柴胡飲。若氣虚脾弱而感者，宜四柴胡、五柴胡飲。若肝脾腎三陰不足而感者，宜補陰益氣煎。若虚寒之甚者，宜理陰煎。若產婦强壯氣實而感者，宜正柴胡飲。若兼内火盛而外邪不解者，宜一柴胡飲。若風寒俱感表裏俱滯者，宜五積散。

產後有火證發熱者，但外感之熱多在表，火證之熱多在裏。此必以調攝太過，或時令熱甚，或强以酒，或誤用參、朮、薑、桂大補之藥，或過用炭火，或窻牖太密，人氣太盛，或氣體本實，而過於動作。凡屬太過，皆能生火，火盛於内，多見潮熱内熱，煩渴喜冷，或頭痛多汗，便實尿赤，及血熱妄行，但無表證，脈見緩滑不緊而發熱者，便是火證，宜清化飲、保陰煎之類主之。若本元不虚，或火之甚而勢之急者，即徙薪飲、抽薪飲亦所常用，不必疑也。

產後有陰虚發熱者，必素稟脾腎不足，及產後氣血俱虚，故多有之。其證則倏忽往來，時作時止，或晝或夜，進退不常，或精神困倦，怔忡恍惚，但察其外無表證，而脈見弦數，或浮弦豁大，或微細無力，其來也漸，非若他證之暴至者，是即陰虚之候。治當專補真陰，宜小營煎、三陰煎、五陰煎之類，隨宜主之。若陰虚兼火而微熱者，宜一陰煎。若陰虚兼火之甚而大熱者，宜加減一陰煎。若陰虚火盛熱而多汗者，宜當歸六黃湯。

若陰中之陽虛，火不歸源而熱者，宜大營煎、理陰煎、右歸飲之類主之。若血虛陽不附陰，煩熱作渴者，宜人參當歸湯。若氣血俱虛，發熱煩躁，面赤作渴，宜八珍湯、十全大補湯。若熱甚而脈微者，宜急加桂、附。或認爲火，則禍在反掌。

産後有去血過多發熱者，其證必煩渴短氣，頭痛頭運，悶亂内熱，是亦陰虛之屬，宜人參當歸湯主之。

産後蓐勞困倦，惟猪腰湯爲妙，或用黄雌鷄湯、白茯苓散。若虛汗不止，宜母鷄湯。若兼臓寒者，宜羊肉湯。若氣血俱虛者，宜五福飲、十全大補湯。若兼外邪發熱者，宜補陰益氣煎、補中益氣湯。若兼外邪發熱而中寒背惡寒者，宜理陰煎加減治之。若兼陽虛内寒者，宜五君子煎或理陰煎。若陽盛陰虛兼内熱者，宜五福飲加芍藥、黄芩、地骨皮之類，隨宜用之。

喘促

産後喘急有二：一以陰虛之極，一以寒邪在肺。蓋産後既已大虛，焉得氣實而喘？若肺無寒邪而見喘促者，此以血去陰虛，孤陽無主，故氣窮短促而浮脱於上，此實肝腎不接無根將脱之兆，最爲危候。經曰：肝苦急，急食甘以緩之，正此類也。惟貞元飲爲治此之神劑。若氣虛兼寒者，宜大補元煎或理陰煎。若風寒外感，邪氣入肺而喘急者，此必氣粗胷脹，或多欬嗽，自與氣短似喘上下不接者不同，治當以疎散兼補爲主，宜金水六君煎，或六君子湯。若單以寒邪入肺，氣實氣壅而本無虛者，宜六安煎或二陳湯加蘇葉之類主之。

惡露

産後惡露不止，若因血熱者，宜保陰煎、清化飲。有傷衝任之絡而不止者，宜固陰煎加減用之。若肝脾氣虛，不能收攝而血不止者，宜壽脾煎或補中益氣湯。若氣血俱虛而淡血津津不已者，宜大補元煎或十全大補湯。若怒火傷肝而血不藏者，宜加味四物湯。

發痓

產後發痓，乃陰火大虧證也。其證則腰背反張，戴眼直視，或四肢强勁，身體抽搐。在傷寒家雖有剛痓柔痓之辨，然總之則無非血燥血枯之病，而實惟足太陽與少陰主之。蓋膀胱與腎爲表裏，腎主精血，而太陽之脈絡於頭目項背，所以爲病若此。若其所致之由，則凡如傷寒誤爲大汗以亡液，大下以亡陰，或潰瘍膿血大泄之後，乃有此證。故在產後亦惟去血過多，或大汗大瀉而然，其爲元氣虧極，血液枯敗也可知。凡遇此證，速當察其陰陽，大補氣血，用大補元煎或理陰煎，及十全大補湯之類，庶保其生。若誤爲風痰而用發散消導等劑，死無疑矣。

胞衣不出

氣血疲弱，不能傳送而停閣不出者，其證但見無力，而別無痛脹，治當補氣助血，宜速用決津煎或滑胎煎、保生無憂散、局方黑神散之類主之。

惡露流入胞中，脹滿不出者，蓋兒既脫胞，帶必下墜，故胞在腹中，形如仰葉，仰則盛聚血水，而脹碍難出，老成穩婆多有識者，但以手指頂胞底，以使血散，或以指摸上口，攀開一角，使惡露傾瀉，則腹空自落矣。血滲胞中，停畜既久，而爲脹爲痛，或喘或急，則非逐血破血不可也。宜速用奪命丹，或用失笑散，以熱酒調服，使血散脹消，其衣自下。若氣血兼虛者，亦惟決津煎爲善。

血運

胎胞既下，氣血俱去，忽爾眼黑頭眩，神昏口噤，昏不知人，古人多云惡露乘虛上攻，故致血運。不知此證有二：曰血運，曰氣脱也。若以氣脱作血運，而用辛香逐血化痰等劑，則立刻斃矣，不可不慎也。

氣脱之證，産時血既大行，則血去氣亦去，多致昏運不省。微虚者，少頃即甦；大虚者，脱竭即死。但察其面白眼閉，口開手冷，六脈細微之甚，即是氣脱證也。速用人參一二兩，急煎濃湯，徐徐灌之，但得下咽，即可救活，若少遲延則無及矣。嘗見有禁參而斃者，云：新産後不可用參，用參則補住惡血，必致爲害。即勸之亦不肯用，直待斃而後悔者數人矣。又有云：産後必過七日，方可用參。此等愚昧訛傳，不知始自何人，誤人不淺，萬萬不可信也。

血運之證，本由氣虚，所以一時昏運。然血壅痰盛者，亦或有之。如果形氣脈氣俱有餘，胷腹脹痛上衝，此血逆證也，宜失笑散。若痰盛氣粗，宜二陳湯。如無脹痛氣粗之類，悉屬氣虚，宜大劑芎歸湯、八珍湯之類主之。

倉猝昏運，藥有未及，或以酢沃燒秤錘，或以酢塗口鼻，或燒舊漆器及乾漆等法，惟輕而暴運者所宜。若氣虚之甚而昏厥者，非用大補之劑，終無益也。

按薛立齋云：凡産母分娩艱難，勞傷胎氣，多有兒雖脱胞，而乏力垂危或已死者，切不可便斷臍帶，當急用大紙撚蘸香油於臍帶上，往來燒斷之，取其陽氣以續胎元，俄頃，兒得啼聲，即已活矣，且可免胃寒泄瀉之病。凡見此者，若以刀斷臍帶，則子母皆多難保，此論極善。但燒帶之法，惟素多陽虚，及産時氣脱者，最宜用之，以助陽氣。若母氣陽强，或兒聲洪亮者，皆不宜用。恐火從臍入，日後致生熱毒，則反爲害不少。

石室秘錄　清·陳士鐸

産後宜補論

産從之病不可枚舉，終以補氣補血爲主，余未嘗不可定方而概治之也。産後往往血運頭痛，身熱腹疼，或手足逆而轉筋，或心脅滿而嘔吐，風邪入而變爲陰寒，或涼氣侵而直爲厥逆，皆死亡定於旦夕，而危急亂於須臾也。此時若作外證治之，藥下喉即死，可不慎歟！方用人參五錢，白朮五錢，熟地一兩，當歸二兩，川芎一兩，荆芥末炒黑二錢。此方爲主，有風感之加柴胡六分，有寒入之加附子一錢、肉桂一錢。其餘諸證，俱不可亂加，以此方服之，無不神效，但可減分兩，而不可去取藥味。蓋産婦一身之血，盡行崩下，皮毛腠理，如紙之薄，邪原易入，然亦易出也。故以大劑補正之中，略加袪邪之藥，少粘氣味，邪則走出於軀殼之外，烏可照平常無病之人，慮其邪之難散，而重用逐邪之方也？方中妙在純是補氣補血之品，全不顧邪，盡於輔正，正氣既多，邪氣自遯。況方中原有荆芥之妙劑，不特引氣血各歸經絡，亦引邪氣各出皮毛，此方之所以奇而妙，妙而神也。唯有兒枕作痛，手按之少痛者，加入山楂十粒，桃仁五個可也，一劑即去之，餘藥萬不可輕用增入也。

問：熟地三日内可服否？曰：一日何嘗不可服也。

産後諸證，以補氣血爲主，方用人參三錢，當歸一兩，川芎五錢，荆芥炒黑一錢，益母草一錢，水煎服。有風加柴胡五分，有寒加肉桂一錢，血不淨加山楂十粒，血運加炒黑薑片五分，鼻中衄血加麥冬二錢，夜熱加地骨皮五分，有食加山楂五粒、穀芽一錢，有痰少加白芥子五分。餘斷斷不可輕入。此方純補氣血而不治表，所以爲妙，余親治産後，無不神效。

血運

産後血燥而運，不省人事，此呼吸危亡時也。蓋因亡血過多，舊血既出，新血不能驟生，陰陽不能接續，以致如此。方用救運至聖丹，人參一兩，當歸二兩，川芎一兩，白朮一兩，熟地一兩，炒黑乾薑一錢，水煎服。人參以救脱，歸、芎以逐瘀生新，熟地、白朮利腰臍而補脾腎，黑薑引血歸經以止運。一劑便可獲效，奪死爲生，真返魂之妙方也。

感受風寒

産後感太陽風邪，大喘大吐大嘔，不治之證也。喘則元陽將絶，況大喘乎？吐則胃氣將亡，況大吐乎？嘔則脾氣將脱，況大嘔乎？産後血氣大弱，如何禁此三者？自是死證無疑。君欲於死裏求生，將用何方以救之？仍然大補氣血而少加止吐止嘔止喘之藥，而太陽風邪，反作末治而已矣。方用轉氣救産湯，人參三兩，麥冬三兩，白朮一兩，當歸一兩，川芎三錢，荆芥一錢，桂枝三分，水煎服。一劑而喘轉嘔吐止，便有生機，否則仍死也。人參奪元氣於欲絶未絶之間，麥冬安肺氣於將亡未亡之候，白朮救脾胃之氣於將崩未崩之時，當歸、川芎不過生血而已，荆芥仍引血歸經而兼散邪，助桂枝祛風而同入膀胱，下行而不上逆也。方中酌量，實有深意，非漫然或多或少而輕用之。大約此方救此證七八人生者，總不可惜人參而少用之耳。

産後感冒風邪，是太陽之證。口吐膿血，頭痛欲破，心煩不止，腹痛如死，或作結胷者，皆在不救。以産後氣血大虧，不可祛邪，而病又犯甚，拙不能直治其傷故耳。如口吐膿血者，血不下行而上行也。頭痛欲破者，血不能養陽而陽欲與陰絶也。心煩不止者，心血已盡，腎水不上滋也。腹痛如死者，腹中寒極，腎有寒侵，命門火欲外遁也。或作結胷，胃中停食不化，胃氣將絶也。諸證少見一證，已是難救，況一齊共見乎？必死無疑矣。余欲以一方救之，何也？蓋産後感邪，原不必深計，惟補其正而邪自退。余用佛手散，多加人參而佐之肉桂、荆芥，不去治諸證，而諸證自必皆去。當歸二兩，川芎一兩，人參三兩，荆芥二錢，肉桂一錢，一劑即見功，再劑而全愈。蓋佛手散原是治産後聖方，加之人參則功力更大，生新去舊，散邪歸經，止痛安心，開胃消食，所以奏效皆神也。

産後感少陽風邪，讝語不止，煩躁不已，更加驚悸者死。蓋少陽膽經也，膽中無汁則不能潤心，心中無血則不能養心，是以心中恍惚，讝語生矣。而煩躁驚悸，相因而至，總皆無血之故。無血補血，如何即是死證？不知膽木受邪，不發表則血無以生，然徒發表則血更耗散，顧此失彼，所以難救。然而非真不可救也，吾用佛手散加減治之，便可生全。方用當歸二兩，川芎一兩，人參一兩，炒棗仁一兩，麥冬三錢，竹茹一團，丹砂一錢，熟地五錢，水煎服。此方歸、芎生血以養心，又加人參、棗仁、麥冬、竹茹、丹砂，無非安心之藥，而熟地又是補腎之妙劑，上下相需，心腎兩濟，又何煩躁之不除，驚悸之不定，而讝語之不止者乎？

產後感中陽明之風邪，大喘大汗者，亦不治。蓋風邪入於陽明，寒變爲熱，故大喘大汗。平人得此病，原該用白虎湯，而產婦血氣虧損，如何可用乎？雖然，大補產婦之血氣，而兼治陽明之邪，火未必不降，而大喘大汗未必不除也。方用補虛降火湯，麥冬一兩，人參五錢，元參五錢，桑葉十四片，蘇子五分，煎服。此方人參、麥冬補氣，元參降火，桑葉止汗，蘇子定喘，助正而不攻邪，退邪而不損正，實有奇功也。

產後感陽明之邪，發狂亡陽者，不救之證也。狂證多是實熱，產後發狂，又是虛熱矣。實熱可瀉火而狂定，虛熱豈可瀉火以定狂哉？然吾以爲可救者，正以其亡陽也。亡陽多是氣虛，雖實熱而氣仍虛也，故瀉實熱之火，不可不兼用人參，況產後原是虛證乎？大約亡陽之證，用藥一止汗，便有生機。吾今不去定狂，先去止汗，方用收陽湯，人參三兩，桑葉三十片，麥冬二兩，元參一兩，青蒿五錢，水煎服。一劑而汗止，再劑而狂定，不可用三劑也。二劑後，即單用人參、麥門冬、北五味、當歸、川芎調理，自然安也。此方止可救亡陽之急證，而不可據之爲治產之神方。蓋青蒿雖補，未免散多於補，不過借其散中有補，以袪胃中之火，一時權宜之計，倘多服又恐損產婦氣血矣。所以二劑後，必須改用他方。

產婦臨月，忽感少陰證者，急以人參、白朮大劑温之，不應則死。此仲景之文也。似乎舍人參、白朮，無可救之藥矣。吾以爲單用人參、白朮，尚非萬全。苟用人參、白朮不應，急加入附子、肉桂、乾薑，未必不應如響。吾今酌定一方，名全生救難湯，人參一兩，白朮一兩，附子一錢，甘草五分，水煎服可治。凡感少陰經之邪者，神效。

產婦三四日至六七日，忽然手足踡臥，息高氣喘，惡心腹痛者，不救。此證蓋感少陰之寒邪，而在內之真陽，逼越於上焦，上假熱而下真寒也。倘治之不得法，有死而已。急用平喘袪寒散：人參二兩，麥冬五錢，肉桂二錢，白朮三兩，吳茱萸五分，水煎服。一劑喘止，二劑痛止。此方亦補氣反逆之聖藥，袪寒定喘之神方。但服之不如法，往往僨事，必須將藥煎好，俟其微寒而頓服之。蓋藥性熱而病大寒，所謂宜順其性也。

產婦半月後，將至滿月，亦患前證，又不可用前方矣。當改用護產湯：人參五錢，茯苓五錢，附子一錢，白朮五錢，當歸一兩，熟地一兩，山茱萸五錢，麥冬五錢，牛膝一錢，水煎服。蓋産婦已産至半月以後，與將滿月，不比新産血氣之大虧也，故參可少用。而補陽之中，又可用補陰之劑，有附子以祛寒，何患陰滯而不行哉？

産婦産後手足青一身黑，不救。此陰寒之最重，而毒氣之最酷者也。原無方法可以回生，然見其未死而不救，毋寧備一方救之而不生。吾今酌定一方，名開青散黑湯：人參四兩，白朮四兩，附子一錢，當歸一兩，肉桂三錢，水煎服。此方服下，手足之青少退，身不黑，便有生機，否則仍死也。蓋毒深而不可解，寒結而不可開耳。

産婦足純青，心下痛，雖較上證少輕，而寒毒之攻心則一，故亦主死。以前方投之，往往多效，不比一身盡黑者之難救也。蓋此證由下而上，一散其下寒，而上寒即解，所以易於奏效。

産後少陰感邪，腎水上泛，嘔吐下利，真陽飛越者，亦死證也。蓋産婦腎水原枯，如何上泛而至嘔吐？不知腎水之泛濫，因腎火之衰微也。火爲寒所祛，水亦隨寒而趨。此證犯在平人，尚然難救，况産婦乎？而吾以爲可救者，有腎水之存耳。急用補陽之藥，入於補陰之中，引火歸原，水自然下行而不致上泛。方用補火引水湯，人參五錢，白朮一兩，熟地、山茱萸五錢，茯苓一兩，附子一錢，肉桂二錢，車前子一錢，水煎服，一劑而腎水不泛濫矣。此方大補命門之火，仍於水中補之，故水得火而有歸途，火得水而有生氣，兩相合而兩相成也。

産後四五日，忽感風邪發厥者，死證也。厥證多是熱，而産後發厥，豈有熱之理？是熱亦虚熱也。欲治厥而身虚不可散邪，欲清熱而身虚不可用涼，所以往往難治，謂是死證，而實非盡是死證也。我今定一方，名轉厥安産方，當歸、人參各一兩，附子一錢，水煎服，一劑即厥定而人生矣。蓋産後發厥，乃陽氣既虚，而陰血又耗，復感寒邪以成之者也。我用人參以回元氣於無何有之鄉，用當歸以生血於敗瘀未復之後，用附子以祛除外來之邪，故正回而邪散，血生而厥除也。

産後患厥陰證，嘔吐，兩脅脹滿者，必便血，不治之證也。蓋傷肝而血乃下行，本無血而又傷血，豈有不死之理？而吾必欲救之，將恃何法乎？正因其便血耳。倘肝受風邪而不下行，則邪留兩脅，反是腹心之病。今血盡趨大便而出，是肝中之邪散，吾清其大腸之火，似可奏功矣。但產婦宜溫補，不宜清理，用涼藥以消其火，非所以救產後之婦也。不知火之有餘，乃水之不足，大補其水，則火自消歸無有矣。方用平肝救血湯，當歸一兩，川芎五錢，麥冬一兩，三七根末一錢，水煎服，一劑而血止，兩脅之脹滿亦除矣，又何至上嘔食而下便血哉？

產後下利厥逆，躁不得卧，或厥不得止，俱是死證。蓋下利則亡陰，厥逆則亡陽，已是難救；況躁不得卧是血無以養心矣，而厥更不止則汗出又無已也，欲不死得乎？我欲於死中求生，舍人參、當歸無別藥也。方名參歸湯，人參、當歸各二兩，荆芥一錢，水煎服。用參、歸補氣血以生新，則舊血可止，舊血止而新血益生，自然有血以養心，厥可定而心可安，躁可釋也。

感中風邪皆作末治

產婦感中風邪，皆作末治者，產婦舊血盡去，新血未生，大虛軀殼，原易中邪，風寒襲之，一散邪必有厥逆寒證之變，死亡頃刻矣。方用當歸、人參各一兩，川芎五錢，荆芥、肉桂、益母草各一錢治之。此方妙在用參、歸各一兩，參以固氣，歸以生血，氣血既生，而風邪易去。大虛之人，略帶祛邪之藥，則邪原易出，乃腠理實疏關門不鎖故耳。方中荆芥一品最妙，不特易於祛邪，而且引舊血以歸經，佐新血以復正，故兩用之而成功也。益母草更是產科最利之品，安有他虞哉？此又固氣血爲先，散邪爲末，又一法也。

中暑

產後忽感中暑，霍亂吐瀉，法在不救，然而亦有用藥救之而能生者，總不可用香薷也。方用消暑活產丹，人參一兩，當歸二兩，川芎一兩，肉桂二錢，青蒿一錢，水煎服，一劑即愈。蓋產婦止補氣血，氣血既回，暑氣自散，況方中又有祛寒解暑之味乎？所以奏功獨神。或疑感暑是熱，胡爲反用肉桂？不知產婦氣血大虛，遍身是寒，一感暑氣，便覺相拂，非有大熱之氣，深入腹中也，不過略聞暑氣，與本身之寒，兩相攻擊，以致霍亂，今仍用肉桂以温其虚寒，以青蒿而解其微暑，用之於大劑補氣補血之中，是以駕御而不敢有變亂之形，此立方之妙，而建功之神也，又何必疑焉！

水腫

産婦感水腫，以致面浮手足浮心脹者，不治之證也。然而此浮非水氣也，乃虚氣作浮耳。若作水濕治之必死矣。吾今不治水濕，單去健脾，反有生意。方用助氣分水湯，白朮二兩，人參三兩，茯苓五錢，薏仁一兩，陳皮五分，蘿蔔子三分，水煎服。此方茯苓、薏苡、人參、白朮，皆健脾之聖藥，陳皮、蘿蔔子些微以消其脹，脾氣健而水濕自行，水濕行而脹自去，脹去而浮亦漸消矣。但此方須多食見效，不可一劑而即責其近功也。

痢疾

産後痢疾而加之嘔逆者，必死之證也。蓋痢疾亡陰，平人尚非所宜，何况産婦氣血之大虚乎？今又加嘔逆，則胃中有火，遏抑拂亂，而氣血更虚，必至胃氣之絶，不死何待乎？然而胃氣有一綫未絶，即可救援，吾有一方，不必服藥，止須將田螺一個搗碎，入麝香一釐，吴茱萸一分爲細末，掩在臍上，即不嘔吐，便慶再生。蓋田螺最利水去火，痢疾本是熱證而又加濕也，産婦痢疾因氣血之虚，不可竟用祛熱散火之藥，以虚其虚，今用田螺外治，法至巧也。嘔逆一回，速以當歸一兩，白芍三錢，甘草一錢，枳殼三分，檳榔三分，水煎服。三劑而痢自除，後用獨參湯調理可也。

發黄

産婦一身發黄者，濕熱壅滯而不散，欲治黄而血氣更消，欲補虚而濕黄更甚，此方法之窮，而醫人束手，亦聽其死亡而已矣。雖然，濕熱之成，原本於虚，補虚以治黄病，未爲不可，但宜兼治之爲得法耳。吾有一方，治因虚而發黄者神效，不獨治産婦也。方名補虚散黄湯，白朮一兩，薏仁二兩，車前子五錢，茯苓五錢，荆芥一錢，茵陳五分，水煎服。常人非産婦者，茵陳用三錢。此方之妙，健脾以利水而不耗氣，既補虚，又去濕，濕去而黄不退者，未之有也。

受濕陰腫小便不通

産婦濕氣感中胞絡，下陰腫脹，小水點滴不出，死證也。蓋水入腹中，必趨膀胱而出之，小便今不由膀胱，而盡入於胞胎之絡，是相反不相順也，如何不死乎？然則余將何法以救之？亦仍利膀胱而已。夫膀胱之能化水者，得腎以化之也。産婦氣血大虚，則腎氣亦虚，腎氣虚則膀胱之氣亦虚，膀胱氣虚，故不化水而水乃入於胞胎而不散，故初急而後腫，腫極而水點滴不出也。吾今不獨治膀胱而先治腎，腎氣足而膀胱之氣自行，水道自順也。方用通水散，白朮、薏仁、人参、熟地各一兩，茯苓、車前子各三錢，山茱萸五錢，肉桂五分，水煎服。此方補腎而兼補心，蓋胞胎上連心，下連腎，吾補其心腎，則胞胎之氣通，自不受水而轉輸於膀胱矣。况膀胱又因腎氣之通，自能化水，而分消於大小腸，下趨於便門而出，此實有妙用，非泛然以立方也。

喘促

産婦水氣凌肺，作喘不已者，亦是死證。然治之得法，正不死也。産婦因虚以受水氣，原不可全治夫水也。雖作喘不已，似爲水氣所犯，然徒治其水，則喘且益甚，而治之之法，將若何？亦助其脾氣之旺，使之無畏乎水，則水自不能凌脾，脾不受凌，喘將何生乎？方用補土寧喘丹，人参一兩，白朮二兩，麥冬一兩，茯苓三錢，蘇子一錢，水煎服。此方人参補氣以健脾，白朮利腰以健脾，麥冬養肺以健脾；茯苓、蘇子，不過借其佐使，以行水止喘而已。然而治喘實有神功也。脾健則土旺，土旺則水不敢泛濫，何至有脹喘之生哉？

大汗煩渴

産婦産半月，忽然大汗如雨，口渴舌乾，發熱而躁，有似傷寒證者，死證也。若作傷寒治之，無不死矣。此乃内水乾枯，無血以養心，陽氣無陰不化，乃發汗亡陽而身熱耳。故口雖渴而不欲飲水，舌雖乾而胎又滑，甚則心躁而不至發狂，此所以異於傷寒也。此時急用人參、當歸、黄芪各二兩，桑葉三十片，北五味一錢，麥冬五錢，水煎服。方名收汗丹，參、歸、黄芪大補其氣血，麥冬、五味清中有濇，佐桑葉止汗，實有神功。蓋此等虚汗，非補不止，而非濇亦不收也。故一劑而汗止，二劑而汗收，起死回生，非此方之謂乎？

吐蚘

産後吐蛔蟲者，不治之證也，以胃氣將絶，蟲不能安身耳。蛔蟲在人之胃中，大寒不居，大熱亦不居。今産後吐蛔，必在發厥之後。其吐蛔也，必然盡情吐出，非偶然吐一條也。更有成團逐塊而吐出者，真是惡證。吾欲生之，何也？正因其吐蛔而尚可生也。蓋人臟既絶，蟲亦寂然，今紛然上吐，是胃中尚有氣以逼迫之，吾安其胃氣，則蟲自定而人可生。方用安蛔救産湯，人參、白朮、榧子仁各一兩，白薇三錢，肉桂一錢，神麯五分，水煎服，一劑而蛔定矣。此方參、朮以生胃氣，榧子、白薇、肉桂以殺蟲，所以奏功獨神耳。

吐膿血發斑

産後口吐膿血，又復發斑，此千人中偶一有之，本是不救。然治之得法，亦有不死者。此證蓋因夏月感受暑熱之氣，未及發出，一至生産而火毒大彰，又因身虚而火勢猶不能一時盡發，故口吐膿血以妄行，而身生斑點以拂亂也。論理産後不宜用涼藥化斑，然此等證，又不得不用涼藥爲權宜之計。吾今酌定一方，名爲化火救産湯，當歸、元參各一兩，川芎、人參、麥冬五錢，荆芥三錢，升麻一錢，水煎服。一劑而膿血止，再劑而斑吾方稀，三劑而斑化矣，不可用四劑也。三劑後，當改用佛手散，大劑多飲，自無後患，否則恐有變寒之患。吾方原不大寒，即變寒而可救，倘從前一見斑，即用黄連解毒之藥，以救一時之急，及至熱退寒生，往往有寒戰而死者，涼藥可輕用乎？故寧可服吾方，以漸退斑而緩降血，不可用霸藥以取快於一時也。

古今圖書集成醫部全録卷三百九十二

婦人産後門

方

四物湯　治婦人胎産諸疾，多用此湯加減。

熟地　川芎　芍藥　當歸分量加減法詳後

右㕮咀，水煎服。産後悶亂，四物湯加茯神、遠志各半兩。産後敗血築心，四物湯加地骨皮、芍藥。産後潮熱，四物湯加白朮、北柴胡、甘草、牡丹皮、地骨皮。有熱加黄芩，汗多加浮麥。産後腹痛，血塊攻腸，四物湯加大艾、没藥、好酒。産後病眼，四物湯加北細辛、羌活、荆芥、菊花、甘草、木賊、石决明、草决明。産後浮腫，氣急腹大，喉中水鷄聲，四物湯加牡丹皮、荆芥、白朮、桑白皮、赤小豆、大腹皮、杏仁、半夏、馬兜鈴、生薑、葱白、薄荷。産後不語失音，四物湯加訶子、人參、沙蜜、百藥煎。産後欲推陳致新，補血海，治諸疾，四物湯加生薑煎服。産後血塊不散，或亡血過多，惡露不止，四物湯加茱萸煎服。陽臟人少使茱萸，陰臟人多使茱萸。婦人産後，四物湯每日可一二服。産後痫風，四物湯加乳香、龍骨、茱萸、木香、肉桂、蒼朮、牡丹皮、白薇、人參、甘草、澤蘭、大椒、藁香。産後被驚氣滯，種種積滯敗血，一月内惡物微少，敗血作病，或脹或疼，胷膈脹悶，或發寒熱四肢疼痛，四物湯加延胡索、没藥、香白芷等分爲細末，淡酢湯或童子小便酒調下。産後血風乘虚發作，或産後傷風頭痛發熱，百骨節痛，四物料共一兩，中加荆芥穗、天麻、香附子、石膏、藿香各一分，每服三錢，水一盞，煎五七分服。産後發熱頭疼，四物湯加石膏一兩、甘草半兩。産後虚憊，發熱煩悶，四物湯加生地黄。産後腹脹，四物湯加枳殼、肉桂各三錢。産後惡露，腹痛不止，四物湯加桃仁、蘇木、牛膝。産後寒熱往來，四物湯加柴胡、麥門冬各半兩。

黑神散 一名烏金散。治婦人産後惡露不盡，胞衣不下，攻衝心胷痞滿，或臍腹堅脹撮痛，及血運神昏，眼黑口噤，産後瘀血諸疾，幷皆治之。

按烏金散注云：此方治産後十八證：一曰：因熱病胎死腹中。二曰：産難。三曰：胞衣不下。四曰：血運。五曰：口乾心悶。六曰：乍寒乍熱。七曰：虛腫。八曰：乍見鬼神。九曰：月内不語。十曰：腹痛泄瀉，兼服止瀉調氣藥。十一曰：遍身疼痛。十二曰：血崩。十三曰：血氣不通，欬嗽。十四曰：寒熱心痛，月候不來。十五曰：腹脹滿，嘔逆不定，次服朱砂丸，三二日炒生薑酢湯下七丸。十六曰：口鼻黑氣及鼻衄，此證不可治。十七曰：喉中氣喘急，死不治。十八曰：中風。

熟乾地黄 炒蒲黄 當歸 乾薑灰 桂心 芍藥 甘草各四兩 黑豆炒去皮，半升

右爲細末，每服二錢，酒童便各半盞，同煎服。此方寒多者用之佳。

大承氣湯 治産後惡露不盡，不大便，煩躁發熱，脈微實，日晡益甚，不食，食則讝語，至夜即愈。亦治胃實。

大黄酒洗，四兩 厚朴炙，半斤 枳實炙，五枚 芒硝三合

右以水一斗，先煮厚朴、枳實，取五升，去滓；内大黄，煮取二升，去滓；内芒硝，更上火，微一二沸，分温服，得下止服。

小柴胡湯 治産後鬱冒，便難，嘔不能食，汗多，病痓，及草蓐露風，四肢煩熱，頭痛等證。

黄芩 人參 甘草 生薑各三兩 柴胡半斤 半夏半升 大棗十二枚

右以水一斗二升，煮取六升，去滓，再煎取三升，温服一升，日三服。

竹葉湯《活人書》 一名竹葉防風湯。治産後中風，發熱頭疼，喘而面赤。

竹葉一把 葛根三兩 防風 桔梗 桂枝 人參 甘草各一兩 大棗十五枚 生薑五兩

右㕮咀，以水一斗，煮取二升半，分温三服，温覆使汗出。若頸項强者，用附子一枚破之如豆大，煎藥，

湯去沫。若嘔者，加半夏半升。一方用桂心，不用桂枝。

白頭翁加甘草阿膠湯　治産後下痢虚極。

白頭翁　甘草　阿膠各二兩　秦皮　黄連　蘗皮各二兩

右六味，以水七升，煮取二升半，内膠令消盡，分温三服。

大黄甘遂湯　治産後水與血結在血室。

大黄四兩　甘遂　阿膠各二兩

右三味，以水三升，煮取一升，頓服之，其血當下。

陽旦湯《活人書》　治産婦傷風，發熱惡寒，汗出乾嘔，心下堅，頭微疼，十數日不解。

桂心　芍藥各三兩　甘草　黄芩各二兩

右剉如麻豆大，每服五錢，水一盞半，棗子一枚，生薑三片，煎至一盞，取八分，清汁温服。如自汗甚者，去桂心，加炮附子一枚。如渴者，去桂心，加栝蔞三兩。如自利者，去芍藥、桂心，加干薑三兩。如心下悸者，去芍藥加茯苓四兩。如虚勞裏急者，正陽旦湯主之，煎時入膠飴爲佳。若脈浮緊無汗發熱者，不可與也。

羊肉湯《千金方》，下同　治産後虚羸，喘乏自汗出，腹中絞痛。

肥羊肉去脂，三斤　當歸　桂心　甘草各二兩　芎藭三兩　芍藥　生薑各四兩　乾地黄五兩

右㕮咀，以水一斗半，先煮肉，取七升去肉，内餘藥，煮取三升，去滓，分三服，不瘥，重作。一方有葱白一斤。一方胷中微熱加黄芩、麥門冬各一兩。大便不和，加大黄一兩。小便難，加葵子一兩。上氣欬逆，加五味子一兩。一方不用當歸，用葱白。一方不用芍藥，用葱白。一方不用芎藭，用豉一升。

羊肉黄芪湯　治産後虚乏。

羊肉二斤　黄芪三兩　大棗三十枚　乾地黄　甘草　當歸　桂心　麥冬　茯苓　芍藥各二兩

右㕮咀，以水二斗，煮羊肉取一斗，去肉，内諸藥，煎取二升，去滓，分三服，一日三次服盡。

鹿肉湯 治産後虚羸勞損。

鹿肉四斤 乾地黄 甘草 芎藭 黄芪 芍藥 麥冬 茯苓各二兩 人參 當歸 生薑各一兩 半夏一升 大棗二十枚

右以水二斗五升，煮肉取一斗三升，去肉，内藥煎取五升，去滓，分四服，日三夜一。一方去麥冬，加獨活、秦艽、黄芩、桂心、阿膠，治産後風虚頭痛壯熱，言語邪僻。

麞骨膏 治産後虚乏，五勞七傷，虚損不足，臓腑冷熱不調。

麞骨一具 遠志 黄芪 芍藥 乾薑 防風 茯苓 厚朴各三兩 當歸 橘皮 甘草 獨活 川芎各二兩 桂心 生薑各四兩

右以水三斗，煮麞骨取二斗，去骨内藥，煎取五升，去滓，分五服。

當歸芍藥湯 治産後虚損，逆害飲食。

當歸一兩半 芍藥 人參 桂心 生薑 乾地黄 甘草各一兩 大棗二十枚

右㕮咀，以水七升，煮取三升，去滓，分三服，一日三次服盡。

杏仁湯 治産後虚氣。

杏仁 橘皮 白前 人參各二兩 生薑十兩 蘇葉 半夏各一升 麥冬二兩 桂心四兩

右以水一斗二升，煮取二升半，去滓，分五服。

乳蜜湯 治産後七傷虚損，少氣不足，并腎勞寒冷。

牛乳七升，惡則用羊乳 白蜜一升半 當歸 人參 獨活各三兩 大棗二十枚 甘草 桂心各二兩

右㕮咀諸藥，投乳蜜中，煮取三升，去滓，分四服。

五石湯 治産後虚冷七傷，時寒熱，體痛乏力，補腎，治百病。

紫石英 鍾乳 白石英 赤石脂 石膏 茯苓 白朮 桂心 川芎 甘草各二兩 薤白六兩 人參 當歸各一兩

生薑八兩　大棗二十枚

右五石，幷爲末，諸藥各㕮咀，以水一斗二升，煮取三升六合，去滓分六服。若中風，加葛根、獨活各二兩。若下痢，加龍骨一兩。

三石湯　治證同前。

紫石英　生薑　當歸　人參　甘草各二兩　白石英　鍾乳各二兩半　茯苓　乾地黄　桂心各二兩　半夏五兩　大棗十五枚

右三石爲末，諸藥，以水一斗五升，煮取三升，去滓，分四服。若中風，加葛根四兩。

竹葉湯　治産後心中煩悶不解。

生淡竹葉　麥門冬各一升　甘草二兩　生薑　茯苓各三兩　大棗十四枚　小麥三合

右以水一斗，先煮竹葉、小麥，取八升，内諸藥，煮取三升，去滓，分三服。若心中虛悸者，加人參二兩。若其人食少無穀氣者，加粳米五合。若氣逆者，加半夏二兩。

淡竹茹湯　治産後虛煩，頭痛短氣欲絶，心中悶亂不解。

淡竹茹一升　麥冬　小麥各五合　甘草一兩　生薑三兩　大棗十四枚

右以水一斗，煮竹茹、小麥取八升，去滓，乃内諸藥，煮取二升，去滓，分二服，羸人分作三服。若有人參入二兩，無人參内茯苓一兩半，亦佳。人參、茯苓皆治心煩悶，及心虛驚悸，安定精神，有則爲良，無自依方，服一劑不瘥，更作。若氣逆者，加半夏二兩。一方不用生薑用乾葛。一方不用大棗用石膏三兩。

蜀漆湯　治産後虛熱往來，心胷煩滿，骨節疼痛，及頭痛壯熱，晡時輒甚，又如微瘧。

蜀漆葉　桂心　甘草　黄芩各一兩　知母　芍藥各二兩　黄芪五兩　生地黄一斤

右以水一斗，煮取三升，分三服。

芍藥湯　治産後虛熱頭痛，及腹中拘急。

白芍藥　乾地黄　牡蠣各五兩　桂心三兩

右以水一斗，煮取二升半，去滓，分三服，一日三次服盡。若通身發熱，加黄芩二兩。

甘草湯　治在蓐中風，背强不得轉動，名曰風痙。

甘草　乾地黄　麥門冬　麻黄各十兩　川芎　栝蔞根　黄芩各三兩　杏仁五十枚　葛根半斤

右九味㕮咀，以水一斗五升，酒五升，合煮葛根，取八升，去滓，内諸藥，煮取三升，去滓，分再服。一方有前胡三兩。

獨活湯　治産後中風，口噤不能言。

獨活　生薑各五兩　防風　秦艽　桂心　白朮　甘草　當歸　附子　葛根各二兩　防己一兩

右以水一斗二升，煮取三升，去滓，分三服。

獨活酒　治産後中風。

獨活一斤　桂心三兩　秦艽五兩

右以酒一斗半，漬三日，飲五合，稍加至一升；不能多飲，隨性服。

小獨活湯　治産後百日中風痙，口噤不開；幷治血氣痛，勞傷腎虚。

獨活半斤　葛根　生薑各六兩　甘草二兩

右以水九升，煮取三升，去滓，分四服，微汗佳。

五石湯　治産後卒中風，發疾口噤，倒悶吐沫，瘈瘲，眩冒不知人；及濕痹緩弱，身體痙，妊娠百病。

鍾乳　赤石脂　石膏　白石英　牡蠣　人參　黄芩　白朮　甘草　栝蔞根　川芎　桂心　防己　當歸　乾薑各二兩　葛根四兩　獨活　紫石英各三兩

右末五石，㕮咀諸藥，以水一斗四升，煮取二升半，分五服，日三服，夜二服。一方有滑石、寒水石各二兩，棗二十枚。

四石湯　治産後卒中風，發疾口噤，瘈瘲，悶滿不知人；并緩急諸風，毒痹，身體痓强；及挾胎中風，婦人百病。

紫石英　白石英　石膏　赤石脂各三兩　獨活　生薑各六兩　葛根四兩　桂心　川芎　甘草　芍藥　黄芩各二兩

右㕮咀，以水一斗二升，煮取三升半，去滓，分五服。

三物黄芩湯　治婦人在蓐得風，四肢煩熱，頭不痛。

黄芩　苦參各二兩　乾地黄四兩

右以水八升，煮取二升，去滓，適寒温服一升，日二服，多吐下蟲。

防風酒　治産後中風。

防風　獨活各一斤　石斛五兩　女萎　桂心　茵芋各一兩

右以酒三斗，漬三宿，初服一合，稍加三四合，日二服。

茯神湯　治産後忽苦心中衝悸，或志意不定，恍恍惚惚，言語錯謬，心虚所致。

茯神四兩　人參　茯苓　芍藥　甘草　當歸　桂心各三兩　生薑八兩　大棗三十枚

右以水一斗，煮取三升，去滓，分三服，日二服，夜一服。

遠志湯　治産後忽苦心中衝悸不定，志意不安，言語錯誤，惚惚憒憒，情不自覺。

芍藥一兩　遠志　麥冬　人參　甘草　當歸　桂各二兩　茯苓五兩　生薑六兩　大棗三十枚

右以水一斗，煮取三升，去滓，分三服，一日三次服盡，羸者作四服。産後得此，正是心虚所致。無當歸，用芎藭。若其人心胷逆氣，用半夏三兩。

茯苓湯　治産後暴苦心悸不定，言語錯謬，恍恍惚惚，心中憒憒，此皆心虚所致。

茯苓五兩　甘草　芍藥　桂心　當歸各二兩　生薑六兩　麥門冬一升　大棗三十枚

右以水一斗，煮取三升，去滓，分三服，一日三次服盡。若無當歸，可用芎藭。若苦心志不定，加人參二兩、遠志二兩。若苦煩悶短氣，加生竹葉一升，以水一斗三升，煮竹叶取一斗，内藥。若有微風，加獨活三兩，麻黄、桂心各二兩，用水一斗五升。若頸項苦急，背髆强者，加獨活、葛根各三兩，麻黄、桂心各二兩，生薑八兩，用水一斗半。

安心湯 治産後心衝悸不定，恍恍惚惚，不自知覺，言語錯誤，虚煩短氣，志意不定，心虚所致。

遠志 甘草各二兩 人參 茯神 當歸 芍藥各三兩 麥門冬一升 大棗三十枚

右以水一斗，煮取三升，去滓，分三服，一日三次服盡。若苦虚煩短氣者，加淡竹葉二升，水一斗二升，煮竹葉取一斗，内藥。若胷中少氣者，益甘草爲三兩。

甘草圓 治産後心虚不足，虚悸，心神不安，呼吸乏氣，或若恍恍惚惚，不自知覺者。

甘草 遠志 菖蒲各三兩 人參 麥門冬 乾薑 茯苓各二兩 澤瀉 桂心各一兩 大棗五十枚

右爲細末，蜜和丸如豆大，酒服二十丸，日四五服，夜再服，不知稍加。若無澤瀉，以白朮代之。若胷中冷，增乾薑。

人參圓 治産後大虚，心悸，志意不安，不自覺，恍惚恐畏，夜不得眠，虚煩少氣。

人參 甘草 茯苓各三兩 麥冬 菖蒲 澤瀉 薯蕷 乾薑各二兩 大棗五十枚 桂心一兩

右爲細末，以蜜棗膏和丸如梧子大，食前酒服二十丸，日三服，夜一服，不知稍增。若有遠志，内二兩爲善。若風氣，内當歸、獨活各三兩。

大遠志圓 治産後心虚不足，心下驚悸，志意不安，恍恍惚惚，腹中拘急痛，夜臥不安，胷中吸吸少氣，内補傷損，益氣安定心神；亦治虚損。

乾薑四兩 遠志 甘草 桂心 茯苓 麥冬 人參 當歸 白朮 澤瀉 獨活 乾地黄 菖蒲各三兩 薯蕷 阿膠各二兩

右爲末，蜜和丸如豆大，未食，温酒服三十丸，日三服，不知稍增。若大虚身體冷，少津液，加鍾乳三兩。

乾地黄湯　治産後兩脅滿痛，兼除百病。

乾地黄　芍藥各三兩　當歸　蒲黄各二兩　生薑五兩　桂心六兩　甘草一兩　大棗二十枚

右以水一斗，煮取一升半去滓，分作三服，一日三次服盡。

芍藥湯　治産後苦腹痛。

芍藥六兩　桂心　生薑各三兩　甘草二兩　膠飴八兩　大棗十二枚

右以水七升，煮取四升，去滓，内膠飴令烊，分三服，一日三次服盡。

當歸湯　治産後大虛，心腹絞痛厥逆。

當歸　芍藥各二兩　生薑五兩　羊肉一斤

右以水八升，煮羊肉熟，取汁煎藥得三升，適寒温，服七合，日三次服。一方有甘草。一方不用芍藥，名小羊肉湯。

羊肉湯　治産後及傷寒大虛，上氣腹痛，兼微風。

肥羊肉二斤　茯苓　黄芪　乾薑各三兩　甘草　獨活　桂心　人參各二兩　麥冬七合　生地黄五兩　大棗十二枚

右㕮咀，以水二斗，煮肉取一斗，去肉煮藥取二升半，作四服，日三服，夜一服。一方無羊肉，可用麞鹿肉。一方無乾薑。

羊肉當歸湯　治産後腹中，心下切痛，不能食，往來寒熱若中風，乏氣力。

羊肉三斤　當歸　黄芩　川芎　防風　甘草　芍藥各三兩　生薑四兩

右以水一斗二升，先煮肉熟減半，内餘藥取三升，去滓，分三服，一日三次服盡。一方以黄芪代黄芩，白朮代芍藥，名大羊肉湯。一方以桂心代防風，加大棗十七枚。一方以黄芪代黄芩，人參代防風。

羊肉杜仲湯　治産後腰痛欬喘。

羊肉四斤　杜仲炒　紫菀茸　當歸　白朮　桂心各三兩　生薑八兩　細辛　款冬花　人參　厚朴　川芎　五味

附子　萆薢　甘草　黄芪各二兩　大棗三十枚

右以水一斗半，煮肉取汁一斗，去肉，内藥煎取三升半，去滓，分五服，日三服，夜二服。

羊肉生地湯　治産後三日腹痛，補中益臟，强氣力，消瘀血。

羊肉三斤　生地黄切，二升　當歸　甘草　川芎　人參　桂心各二兩　芍藥三兩

右以水二斗，煮肉取一斗，去肉，内藥煎取三升，分四服，日三服，夜一服。

内補芎藭湯　治婦人産後虚羸。

川芎　乾地黄各四兩　芍藥五兩　桂心二兩　甘草　乾薑各三兩　大棗四十枚

右以水一斗二升，煮取三升，去滓，分三服，一日三次，服盡。若服至三劑，有寒，苦微下，加附子三兩。

大補當歸湯　治産後虚損不足，腹中拘急，或溺血少腹苦痛，或從高墮下犯内。

當歸　續斷　桂　芎藭　乾薑　麥冬各三兩　甘草　白芷各二兩　芍藥四兩　吴茱萸一升　乾地黄六兩　大棗四十枚

右以酒一斗，漬藥一宿，明旦，以水一斗，合煮取五升，去滓，分五服，日三服，夜二服。

吴茱萸湯　治婦人先有寒冷，胷滿痛，或心腹刺痛，或嘔吐食少，或腫或寒，或下痢，氣息綿惙欲絶，産後益劇。

吴茱萸三兩　防風　桔梗　乾薑　甘草　細辛　當歸各十二銖　乾地黄十八兩

右以水四升，煮取一升半，去滓，分再服。

蒲黄湯　治産後餘疾，胷中少氣，腹痛頭疼，餘血未盡，腹中脹滿。

蒲黄　地黄　生薑各五兩　芒硝二兩　芎藭　桂心各一兩　桃仁二十枚　大棗十五枚

右以水九升，煮取二升半，去滓，内芒硝，分三服，一日三次服盡。

敗醬湯　治産後腹痛引腰，腹中如錐刀所刺。

敗醬三兩　桂心　川芎各一兩半　當歸一兩

黄一升

右以清酒二升，水四升，微火煮取二升，去滓，適寒温七合，日三，食前服之。

芎藭湯　治産後腹痛。

芎藭　甘草各二兩　蒲黄　女萎各一兩半　芍藥　大黄各三銖　當歸十八兩　桂心　桃仁　黄芪　前胡各一兩　生地

右以水一斗，酒二升，合煮取三升，去滓，分四服，日三服，夜一服。一方用黄芩不用黄芪。

乾地黄湯　治産後惡露不盡，除諸疾，補不足。

乾地黄　川芎　桂心　黄芪　當歸各二兩　人參　防風　茯苓　細辛　芍藥　甘草各一兩

右以水一斗，煮取三升，去滓，分三服，日再服，夜一服。

桃仁湯　治産後往來寒熱，惡露不盡。

桃仁五兩　黄芪　當歸　芍藥各二兩　生薑　醍醐百鍊酥　柴胡各八兩　吳茱萸二升

右以酒一斗，水二升，合煮取三升，去滓，適寒温，先食，服一升，日三服。

澤蘭湯　治産後惡露不盡，腹痛不除，小腹急痛，痛引腰背少氣。

澤蘭　當歸　地黄　生薑各三兩　芍藥一兩　甘草一兩半　大棗十枚

右以水九升，煮取三升，去滓，分三服，一日三次服盡。

甘草湯　治産後餘血不盡，逆搶心胷，手足逆冷，胎乾，腹脹短氣。

甘草　芍藥　桂心　阿膠各三兩　大黄四兩

右以東流水一斗，煮取三升，去滓，内阿膠令烊，分三服，一服入腹中，面即有顏色，一日一夜盡此三升，即下腹中惡血一二升，立瘥。當養之如新産者。

大黄湯　治産後惡露不盡。

吳茱萸一升　大黄　當歸　甘草　生薑　丹皮　芍藥各三兩

右以水一斗，煮四升，去滓，分四服，一日令盡。一方加人参二兩，名人参大黄湯。

柴胡湯 治産後往來寒熱，惡露不盡。

柴胡 生薑各八兩 桃仁五十枚 當歸 黄芪 芍藥各三兩 吴茱萸二升

右以水一斗三升，煮取三升，去滓，先食服一升，日三服。

蒲黄湯 治産後餘疾，有積血不去，腹大短氣，不得飲食，上衝心脇，時時煩憒逆滿，手足悁疼，胃中結熱。

蒲黄十兩 大黄 芒硝 甘草 黄芩各一兩 大棗三十枚

右以水五升，煮取一升，清朝服至日中下。若不止，進冷粥半盞即止。不下，與少熱飲自下。人羸者半之。

銅鏡鼻湯 治産後餘疾，積血不去作病，血氣結搏，心腹疼痛。

銅鏡鼻十八銖，燒末 芍藥 芎藭 生地黄 乾漆 芒硝各二兩 大黄二兩半 亂髮鷄子大，燒存性 大棗三十枚

右以水七升，煮取一升二合，去滓，内髮灰鏡鼻末，分三服。

小銅鏡鼻湯 治如前狀。

銅鏡鼻十銖，燒末 大黄 甘草 黄芩 芒硝 乾地黄各二兩 桃仁五十枚

右以酒六升，煮取三升，去滓，内鏡鼻末，分三服。

梔子湯 治産後兒生處空，流血不盡，小腹絞痛。

梔子三十枚 當歸 芍藥各二兩 蜜五合 生薑五兩 羊脂一兩

右以水一斗，煮梔子取六升，内當歸、芍藥、生薑、蜜、羊脂於梔子汁中，煎取二升，一日，作三次服盡。

生地黄湯 治産後三日至七日，腹中餘血未盡，絞痛强滿，氣息不通。

生地黄五兩 生薑三兩 大黄 芍藥 茯苓 細辛 桂心 當歸 甘草 黄芩各一兩半 大棗二十枚

右以水八升，煮取二升半，去滓，分三服，一日三次服盡。

大黄乾漆湯 治新産後有血，腹中切痛。

大黄　乾漆　乾地黄　桂心　乾薑各二兩

右以水三升，清酒五升，煮取三升，去滓，温服一升，血當下。不瘥，明旦服一升。滿三服，病無不瘥。

膠蠟湯　治産後三日内，下諸雜五色痢。

阿膠　黄蘗各一兩　當歸一兩半　黄連二兩　陳廩米一升　蠟如棋子，三個

右以水八升，煮米蟹目沸，去米内藥，煮取二升，去滓内膠、蠟令烊，分四服，一日令盡。

澤蘭湯　治産後餘疾，寒下涷膿，裏急胷脅寒熱，小便赤黄，大便不利。

澤蘭　石膏各二十四銖　遠志二十銖　當歸　甘草　厚朴各十八銖　藁本　芎藭各十五銖　乾薑　人參　桔梗　乾地黄各十二銖　桑皮　麻子仁各半斤　白朮　蜀椒　白芷　柏子仁　防風　山茱萸　細辛各八銖

右以水一斗五升，先内桑白皮煮取七升半，去之，内諸藥，煮取三升五合，去滓，分三服。

栝蔞湯　治産後小便數兼渴。

栝蔞根　麥門冬　甘草　黄連各二兩　人參　生薑各二兩　大棗十五枚　桑螵蛸二十枚

右以水七升，煮取二升半，分三服。

鷄胜胵湯　治産後小便難。

鷄胜胵二三具　鷄腸三具，洗　厚朴　當歸　甘草　乾地黄　人參各二兩　生薑五兩　麻黄四兩　大棗二十枚

右以水一斗，煮胜胵及腸、大棗，取七升，去滓，内諸藥，煎取三升，分三服。

石韋湯　治産後卒淋，氣淋血淋石淋。

葵子二升　石韋　黄芩　通草　甘草　白朮　生薑各二兩　榆皮五兩　大棗三十枚

右以水八升，煮取一升半，分三服。一方用芍藥不用白朮。一方無甘草、生薑。一方不用薑、棗。

葵根湯　治産後淋瀝。

葵根二兩　車前子一升　亂髮燒灰　大黄　桂心　滑石各一兩　通草三兩　生薑六兩　冬瓜練，七合

右以水七升，煮取二升半，分三服。一方不用冬瓜練。

茅根湯 治産後淋。

白茅根一斤　瞿麥　茯苓各四兩　地麥　人參各二兩　生薑三兩　桃膠　甘草各一兩　鯉魚齒一百枚

右以水一斗，煮取二升半，分三服。

滑石散 治産後淋。

滑石五兩　通草　車前子　葵子各四錢

右四味，治下篩，酢漿水服方寸匕，稍加至二匕。

五加酒 治産後癖瘦，玉門冷。

五加皮一斤　蛇牀子　杜仲各一兩　枸杞子　乾地黄　丹參各二兩　乾薑三兩　乳牀半斤　天門冬四兩

右以絹袋子盛，酒三升，漬三宿，一服五合，日再服，稍加至十合。

當歸湯 治産後臟中風，陰腫痛。

當歸　獨活　白芷　地榆各三兩　敗醬　礬石各二兩

右以水一斗半，煮取五升，適冷煖，稍稍洗陰，日三次。

增損澤蘭圓 治産後百病，理血氣，補虚勞。

澤蘭　甘草　當歸　川芎各四十二銖　厚朴　藁本　蕪荑各半兩　附子　乾薑　白朮　白芷　桂心　細辛　麥冬各一兩　防風　人參　牛膝各三十銖　柏子仁　乾地黄　石斛各三十六銖

右爲末，蜜和丸如梧子大，空腹，酒下十五至二十丸。

大補益當歸圓 治産後虚羸不足，胷中少氣，腹中拘急疼痛，或引腰背痛，或所下過多，血不止，虚竭乏氣，晝夜不得眠。

桂　芍藥各二兩　當歸　芎藭　續斷　乾薑　阿膠　甘草各四兩　白朮　吳茱萸　附子　白芷各三兩　乾地黄十兩

右爲末，蜜和丸如梧子大，酒服二十丸，日三服，夜一服，不知加至五十丸。一方加真蒲黄一升，絶妙。

澤蘭散　治産後風虛。

澤蘭九分　乾地黄　石膏　赤石脂　肉蓯蓉　鹿茸　白芷　芎藭各八分　藁本　蜀椒　柏子仁　白朮各五分　桂心　甘草　當歸　乾薑各七分　蕪荑　細辛　厚朴各四分　人參三分　禹餘糧　防風各十分

右二十二味，治下篩，酒服方寸匕，日三服，以意增之。

小澤蘭圓　治産後虛羸勞冷，身體尫瘦。

澤蘭二兩六銖　當歸　甘草各一兩十八銖　川芎　柏子仁　防風　茯苓各一兩　白芷　蜀椒　藁本　細辛　白朮　桂心　蕪荑　人參　食茱萸　厚朴各十八銖　石膏二兩

右爲細末，蜜和丸如梧子大，酒服二十丸，日三服，稍加至四十丸。一方無茯苓、石膏，有芍藥、乾薑。

牡丹圓　婦人新産後，瘀血不消，服諸湯利血後，餘疾未平，宜服此方。

牡丹皮三兩　芍藥　元參　桃仁研　當歸　桂心各二兩　䗪蟲　水蛭各五十枚　蠐螬　瞿麥　川芎　海藻各一兩

右爲末，蜜丸如梧子大，酒下十五丸，加至二十丸。若血盛者，作散服方寸匕，腹中當轉如沸，血自化成水去。若小便赤少，除桂心，用地膚子一兩。

禹餘糧圓　治婦人産後，積冷堅癖。

禹餘糧　鰞鰂骨　吳茱萸　桂心　䗪蟲一兩　蜀椒各二兩半　當歸　白朮　細辛　乾地黄　人參　芍藥　川芎　前胡各一兩六銖　白薇　紫菀　黄芩各十八銖　乾薑三兩　礬石六銖

右爲末，蜜和丸如梧子大，空心酒服二十丸，或飲下，日二服，不知則加之。

牡蒙圓　一名紫藍丸。治婦人産後十二癥病，帶下無子，皆風冷，或産後未滿百日，胞絡惡血未盡，便利於懸圊上，及久坐，濕寒入胞裏，結在小腹牢痛，爲之積聚，小如鷄子，大者如拳，按之跳，或如蟲嚙，或如針刺，氣時搶心，兩脅支滿，不能食，飲食不消化，上下通流，或守胃管，痛連玉門背髆，嘔逆短氣，汗出，小腹苦寒，胞中創，欬引陰痛，小便自出，子門不正，令人無子，腰胯疼痛，四肢沉重淫濼，一身盡腫，乍來乍去，大便不利，小便淋瀝，或月經不通，或下如腐肉，青黄赤白黑等如豆汁，夢想不祥。

牡蒙　厚朴　硝石　乾薑　䗪蟲　牡丹皮　蜀椒　黄芩　前胡　桔梗　白茯苓　細辛　芎藭　人參　吴茱萸　葶藶　桂心各十八銖　大黄二兩半　附子一兩六銖　當歸十兩

右爲細末，蜜和丸如梧子大，空心酒服三丸，日三服，不知則加之，至五六丸，下青白黄赤物如魚子者，病根出矣。

桂枝附子湯　治産後風虚，汗出不止，小便難，四肢微急，難以屈伸。

桂枝　芍藥　生薑各三兩　甘草一兩半　附子一枚　大棗三十枚

右以水七升，煮取三升，分爲三服。

阿膠圓　治産後虚冷，洞下，心腹絞痛，兼泄瀉不止。

阿膠四兩　人參　甘草　龍骨　桂心　白朮　乾地黄　黄連　當歸　附子各二兩

右爲末，蜜丸如梧子大，温酒服二十丸，日三服。

桂心牡蠣湯《活人書》　治婦人産後，頭疼身熱，兼治腹内拘急疼痛。

桂心三兩　牡蠣煅　白芍藥　乾地黄各五兩　黄芩二兩

右剉如豆大，每服五錢，以水一盞半，煎至一盞，去滓，温服。

生地黄湯　治姙娠胎氣損動，氣血不調，或顛蹼閃墜，以致胎墮，墮後惡滯不盡，腹中疼痛。

生乾地黄焙，一兩　大黄暴煨　芍藥　白茯苓　當歸切炒　細辛　甘草炙　黄芩　桂心各半兩

右㕮咀，每服五錢匕，水一盞半，入生薑、大棗拍碎，同煎至一盞，去滓，不拘時温服。

人參湯　治半産後，血下過多，心驚體顫，頭目運轉，或寒或熱，臍腹虚脹疼痛。

人參　麥門冬焙　生乾地黄焙　芍藥　黄芪　當歸洗焙　白茯苓　甘草炙，各一兩

右㕮咀，每服三錢，水一盞，煎至七分，去滓，食前温服。

人參黃芪湯　治小産氣虚，血下不止。

人參　黃芪炒　當歸　白朮炒　白芍藥炒　艾葉各一錢　阿膠炒，二錢

右作一劑，水煎服。

當歸酒　治妊娠墮胎后，血下不出。

當歸炙令香　芍藥炒，各二兩

右㕮咀，每服三錢匕。無灰酒一盞，入生地黃汁一合，銀器内慢火煎至七分，去滓温服，以惡血下爲度。

烏金散　治妊娠墮胎後，惡血不下，兼治諸疾血病。

好墨折二寸挺子，燒通赤，用好酢蘸七遍，又燒通赤，放冷别研，二兩　没藥研　麒麟竭各二錢半　麝香一錢

右爲細末，每服温酒調下一錢匕；如血迷心，用童便加酒調下二錢匕。

紅藍花散　治墮胎後血不出奔，心悶絶，不識人。

紅藍微熬過　男子髮燒存性　京墨燒紅　血竭研　蒲黃隔紙炒，各等分

右爲細末，以童便小半盞調二錢服之，立效。

白蜜湯　治墮胎後惡血不出。

白蜜二兩　生地黃取汁一盞　酒半盞

右汁與酒，共入銅器中煎五七沸，入蜜攪勻，分兩服，服三劑，百病可愈。

猪膏飲　治墮胎血不出，上搶心，疼痛煩憒。

猪膏七合　白蜜三合　生地黃切，二兩

右先將猪膏地黃相和，煎令赤色，去地黃納蜜攪，分温二服，相次再服。

當歸湯　治妊娠墮胎，胞衣不出。

當歸切炒　牛膝酒浸切焙，各一兩半　木通剉　滑石研，各二兩　冬葵子炒，二合　瞿麥穗一兩

右㕮咀，每服三錢，水一盞半，煎至七分，去滓温服，未下，再服，以下爲度。

地黄湯　治同上。

蒲黄炒　生薑切炒，各二錢半　地黄半兩，切炒

右以無灰酒三盞，於銀器内同煎至二盞，去滓，分三服，未下，再作服。

蒲黄酒　治同上。

蒲黄炒，一合　槐子十四枚，爲末

右以酒三盞，煎至二盞，去滓，分温二服，未下，更作服。

當歸川芎湯《準繩》，下同　治小産後瘀血，心腹痛，或發熱惡寒。

當歸　川芎　熟地黄自製　白芍藥炒　紅花　延胡索　香附　青皮炒　澤蘭　牡丹皮　桃仁各等分

右水煎，入童便酒各小半盞服。若以手按腹愈痛，此瘀血爲患，宜此藥或失笑散消之。若按之不痛，此是血虚，宜四物、參、苓、白朮。若痛而作嘔，此是胃虚，宜六君子湯。若痛而作瀉，此是脾虚，宜六君子送二神丸。

芎藭湯　治墮胎心腹疼痛。

芎藭　芍藥　白朮　阿膠炒燥　甘草炙，各一兩

右㕮咀，每服三錢，水一盞，入艾葉、糯米、生薑同煎至六分，食前服。一方無白朮，有人參。

聖愈湯　治血虚心煩，睡臥不寧，或五心煩熱。

熟地黄酒拌蒸半日　生地黄酒拌　川芎　人參各七錢五分　當歸酒拌　黄芪炒，各五錢

右，水煎服。

當歸補血湯　治肌熱燥熱，目赤面紅，煩渴引飲，晝夜不息，脈洪大而虚，重按全無，此脈虚血虚也。若誤服白虎湯必死。

當歸三錢　黄芪一兩

右，水煎服。

四物二連湯　治血虚發熱，或口舌生瘡，或晝安夜熱。

當歸身　川芎　熟地黄　芍藥　胡黄連　宣黄連各一錢

右作一劑，水煎服。

全生活血湯　治産後血暴下，又能補血養血，生血益陽，并治自汗盜汗，四肢無力，口乾頭運發熱。

紅花三分　蔓荆子　細辛各五分　熟地黄　生地黄各一錢，夏月加之　藁本　川芎各一錢半　防風　羌活　獨活　甘草炙　當歸身酒洗　柴胡　葛根各二錢　白芍　升麻各三錢

右㕮咀，每服五錢，水二盞，煎至一盞，去滓，食前，稍温服。

古今圖書集成醫部全録卷三百九十三

婦人産後門

方

清魂散《準繩》，下同　治産後血運。

澤蘭　人參各二錢半　川芎半兩　荆芥一兩

右爲末，用温酒熱湯各半盞，調一錢，急灌之，下咽眼即開，氣定即醒。一方有甘草二錢。

來甦散　治臨産用力太過，氣血運悶，不省人事。

木香不見火　神麯炒　橘紅　黄芪　白芍藥　阿膠蛤粉炒　麥蘖炒　生薑炒黑，各一錢　糯米一撮　苧根洗淨，一錢半　甘草炙，五分

右作一服，水二鍾，煎至一鍾，斡開口灌下，連進爲愈。

獨行散　治産後血運，昏迷不省，衝心悶絶。

五靈脂二兩，半生半炒

右爲細末，每服二錢，温酒調下。口噤者，拗開口灌之，入喉即愈。一方加荆芥爲末，童便調服。如血崩不止，加當歸，酒童便煎，不拘時服。

奪命散　一名血竭散。治産後血運，血入心經，語言顛倒，健忘失志，及産後百病。

没藥　血竭各等分

右研細爲末，纔産下，便用童便細酒各半盞，煎一二沸，調下二錢，良久再服。其惡血自循下行，更不衝

上，免生百疾。

紅花散　治産後血昏血運血崩，及月事不調，遠年乾血氣。

乾荷葉　丹皮　當歸　紅花　蒲黄炒，各等分

右細末，每半兩，酒煎和滓温服。如胎衣不下，榆白皮湯調下。

花蕊石散　治胞衣不下，上衝至死，但心頭熱，及産後氣欲絶，惡血奔心欲死者。

花蕊石一斤　上色硫黄四兩，各研細

右二味拌匀，用紙和膠泥固瓦罐，泥乾，入藥在内，密泥封口，焙令透熱，安在四方磚上，磚上書八卦五行字，用炭周匝，自巳午時從下生火，令漸漸上徹，有墜下火，仍夾火上，直至經宿，炭消火冷，冷定取出細研，羅過，磁器内盛，依法用之。

荷葉散　療産後惡露不下，腹中疼痛，心神煩悶。

乾荷葉二兩　鬼箭羽　桃仁研　劉寄奴　蒲黄各一兩

右爲粗末，每服三錢，以童便一大盞，薑二片，生地黄一分，搥碎同煎至六分，去滓，無時熱服。

没藥丸　治産後惡露方行，而忽然斷絶，驟作寒熱，臍腹百脈皆痛如錐刺，此由冷熱不調，或思慮動作，氣所壅遏，血畜經絡。

桂心　芍藥各半兩　桃仁去皮尖炒研如泥　没藥研，各二錢半　當歸一兩　䗪蟲去足翅炒　水蛭炒焦，各三十枚

右爲末，酢糊丸如豌豆大，酢湯下三錢。

獨聖湯　治産後亡血過多，心腹徹痛然後下血，久而不止。亦治赤白帶下，年深諸藥不能效者，良驗。

貫衆一個，全用，只揉去毛花蔓用之不剉斷

右用好酢蘸濕，慢火炙令香熟，候冷爲細末，用米飲調下二錢，空心食前服。

牡蠣散 治産後惡露淋漓不絶，心悶短氣，四肢乏弱，頭目昏重，煩熱，不思飲食，面黄體瘦。

牡蠣煅 川芎 熟地 白茯苓 龍骨各一錢 續斷 當歸 艾葉酒炒 人參 五味子 地榆各半兩 甘草三錢半

右爲末，每服二錢，水一中盞，生薑三片，棗一枚，煎至六分，去渣，食前服。

七氣手拈散 治産後心氣攻痛。

延胡 小蘹香 芍藥 乾漆炒 枳殼各二錢 黄連 石菖蒲 香附 蘇葉各一錢半 没藥 乳香各一兩 甘草六分

右剉散，分作二服，每服用水一盞半，生薑三片，煎至七分，空心服。

大巖蜜湯 治同上。

生乾地黄 當歸 獨活 吳茱萸 芍藥 乾薑 甘草 桂心 小草各一兩 細辛半兩

右爲散，每服半兩，水三盞，煎至一盞，去滓，稍熱服。評曰：産後心痛，未必便是血痛，設是巖蜜湯，豈可用熟地黄？熟地黄泥血，安能去痛？此方本出《千金》，用生乾地黄、吳茱萸一升，合準五兩，乾薑三兩，細辛治停寒在下焦，方本一兩，却減半兩，制奇制耦，量病淺深，自有品數，不可妄意加減。然以巖蜜湯治血病，不若失笑散更捷。

失笑散 治産後兒枕餘血衝心，煩悶，心腹痛欲死，百藥不效，服此頓愈。

五靈脂 蒲黄各等分

右爲末，先用釅酢調二錢，熬膏，入水一盞，煎至七分，食前熱服，良驗。

經水録蜀椒湯 療産後心痛大寒所爲。

蜀椒二合 芍藥三兩 半夏 當歸 桂心 人參 甘草 茯苓各二兩 生薑汁五合 蜜一升

右切，以水九升，煮椒令沸，下諸藥，煮取三升半，去滓，下薑汁及蜜，更煎取三升，服五合至六合。

黑神散 治産後血塊痛，經脈行後腹疼，幷經脈不調。

熟地黄一斤 陳生薑半斤

右二味，同和炒乾爲末，每服二錢，用烏梅調下，常服酒調。經脈不通，烏梅荆芥酒調下。

黑白散　治産後兒枕大痛。

烏金石酢煆七次，另研　寒水石煆存性爲末

右各收之，痛時，各抄一錢半，米飲調下，痛止勿服，未止再服。

定志丸　治産後怔忡。

人參　茯苓各一兩五錢　菖蒲　遠志各一兩

右爲末，蜜丸如梧子大，每服六七十丸，白湯下。

寧志膏　一名寧神膏。治産後失血過多，心神不安，昏悶語澀，不得臥。

辰砂研　棗仁炒　人參　茯神去木　琥珀研　滴乳香研，各一錢

右爲末和停，每服一錢，濃煎燈心棗湯空心調下。一方，無茯神琥珀，蜜丸如彈子大，薄荷湯化下一丸。

一方，有赤茯苓，無茯神。

犀角地黄湯　治産後鼻衄。

芍藥七錢半　生地黄半斤　犀角屑一兩　牡丹皮淨一兩

右㕮咀，每服五錢，水煎服。如無犀角屑，以升麻代。若有熱如狂者，加黄芩二兩。

五味子丸　治産後遺尿。

人參　白朮炒　五味子炒　破故紙炒，各三兩　山藥炒　白茯苓炒，各兩半　吳茱萸湯泡炒　巴戟去心炒　肉果麵煨，各一兩　龍骨少許

右爲末，酒糊丸桐子大，每服百餘丸，食前白湯或米湯任下。

固脬飲　治産婦脬損，小便淋瀝不斷。

黄絲絹三尺，自然黄者，染黄者不用，以炭灰淋汁煮至極爛，清水洗去灰令淨　黄蠟半兩　蜜一兩　茅根　馬勃末各二錢

右水二升，再煎一盞，空心頓服。服時勿作聲，作聲即不效。

補脬飲 治同上。

生絲絹黃色者，一尺 牡丹皮 白芨末各一錢 右，水二盞，煮至絹爛如餳服之，不宜作聲。

地黃散 治産後惡血不盡，腹中疼痛。

生地黃炒 當歸各二錢 生薑半兩，切焙焦黑

右爲細末，每服二錢，空心薑酒調下。

當歸血竭丸 治婦人産後惡露不下，結聚成塊，心胷痞悶，及臍下堅痛。

當歸 血竭另研 芍藥 蓬朮炮，各二兩 五靈脂四兩

右爲細末，酢糊和丸如梧桐子大，每服五十丸，食前温酒送下。

卷荷散 治産後血上衝心，血刺血運，血氣腹痛，惡露不快。

卷荷初出水者 紅花 當歸各一兩 牡丹皮 蒲黃隔紙炒，各半兩

右爲細末，每服二錢，空心鹽酒調下一匕，内童子小便調服。

枳實芍藥散 治産後腹痛煩滿，不得臥。

枳實燒令黑勿太過 芍藥各等分

右二味，杵爲散，服方寸匕，日三服，幷主癰膿，以麥粥下之。

當歸黃芪湯 治産後腰痛不可轉側，自汗壯熱，身體强，氣短。

黃芪 芍藥各二兩 當歸三兩

右剉，每服四錢，薑四片，水煎温服。

川芎散 治産後頭痛。

真天台烏藥皮 大川芎等分

右爲細末，每服三錢，燒紅秤錘淬酒調服。

芎附散　治産後敗血作梗，頭痛諸藥不效者。

大附子一枚，釅酢一碗，用火四畔炙透，蘸酢令盡去皮臍　川芎一兩

右并爲末，每服一錢，茶清調下。

獨活寄生湯　治肝腎虚弱，或久履濕冷之地，或洗足當風，濕毒内攻，兩脛緩縱攣痛痹弱，或皮肉紫破，足膝攣重，又專治産後脚氣。

獨活三兩　桑寄生如無以續斷代　杜仲炒　白茯苓　牛膝酒浸　官桂不見火　細辛　防風　川芎　當歸　人參　熟地酒洗　芍藥　秦艽各二兩　甘草炙，一兩

右㕮咀，每服四錢，薑五片，水煎温服。

加減四物湯《保命集》　治産後頭痛，血虚痰癖寒厥，皆令頭痛。

蒼朮一兩六錢　羌活　川芎　防風　香附炒　白芷　當歸　甘草各一兩　石膏二兩半　細辛一兩半

右爲粗末，每用一兩，水煎，不拘時熱服。如有汗者，知血虚頭痛也，方中加芍藥三兩，桂一兩半，生薑煎。如痰癖頭痛，加半夏三兩，茯苓一兩，生薑煎。如熱厥頭痛，加白芷三兩，石膏二兩，知母一兩。如寒厥頭痛，加天麻三兩，附子一兩半，生薑三片，煎服。

趁痛方《準繩》，下同　治産後氣弱血滯，遍身疼痛，及身熱頭疼。

牛膝　當歸　桂心　白朮　黄芪　獨活　生薑各半兩　甘草　薤白各二錢半

右㕮咀，每服半兩，水三盞，煎至一盞半去滓，食前服。

防風湯　治産後中風，項背强急，胷滿短氣。

防風　獨活　葛根各五兩　當歸　人參　白芍藥　甘草炙，各二兩

右爲㕮咀，每服八錢，水一盞半，棗子二枚擘破，同煎至一盞，去滓温服，不拘時。一方有乾薑。

川芎散 治産後中風，身背拘急，有如繩束。

川芎 羌活 棗仁 羚羊角屑 芍藥各四兩 桑白皮一兩半 防風一兩二錢

右㕮咀，每服一兩，水三大盞，煎至一盞半，去滓，不拘時服，日進三服。

經效茯苓湯 治産後風虛頭痛，語言謇澁。

茯苓 防風 乾葛各八錢 麥冬一兩 芍藥 黄芩各六錢 犀角屑四錢 甘草炙二兩

右㕮咀，每服一兩，水一大盞半，煎至一盞，去渣温服，不拘時。

華佗愈風散 治婦人産後中風，口噤，手足瘛瘲如角弓，或産後血運，不省人事，四肢强直，或心腹倒築，吐瀉欲死。

荆芥穗微焙

右爲末，每服三錢，豆淋酒調服，或童便服之，口噤則挑齒灌之，斷噤則灌入鼻中，其效如神。大抵産後大眩，則汗出而腠理疎，故易於中風也。時珍曰：此方諸書盛稱其妙，姚僧坦《集驗方》，以酒服，名如聖散，云藥下可立待應效。陳氏方名舉鄉古拜散。蕭存敬方用古老錢煎湯服，名一捻金。王貺《指迷方》加當歸等分，水煎服。許叔微《本事方》云：此藥委有奇效神聖之功。一産婦睡久，及醒則昏昏如醉，不省人事，醫用此藥，及交加散，云服後當睡，必以左手搔頭。用之果然。昝殷《産寶》方云：此病多因怒氣傷肝，或憂氣内鬱，或坐草受風而成，急宜服此藥也。戴氏《證治要訣》名獨行散，賈似道悦之，隨抄，呼爲再生丹。

濟危上丹 治産後虛極生風。

乳香 五靈脂 硫黄 元精石同研極細 阿膠炒珠 卷柏生 桑寄生 陳皮去白，各等分

右將上四味，同研，停於金石器内微炒，勿令焦，再研極細，復入餘藥爲末，拌勻，生地黄汁和丸如梧子大，每服二十丸，温酒或當歸酒送下，食前服。

葛根湯 治産後中風，口噤仆地，頭目眩運，痰盛氣急，及治産後諸疾。

葛根　生薑各六兩　獨活四兩　當歸三兩　甘草炙　桂心　白茯苓　石膏　人參　白朮　防風　川芎各二兩

右爲㕮咀，每服五錢，水二盞，煎至一盞半，去滓温服，無時，日進二服。

乾葛湯　療産後中風，口噤不能言。

獨活二兩　乾葛一兩半　生薑一兩二錢半　甘草半兩炙

右爲㕮咀，每服一兩，水二大盞，煎至一大盞，去滓，温服無時。

天麻散　治産後中風口噤。

天麻七錢半　白附子炮　天南星炮　乾蠍炒　半夏湯洗七遍薑製，各半兩

右爲細末，每服一錢，生薑薄荷酒調匀，斡開口灌之，不拘時。

當歸散　一名交加散。治婦人産後中風，牙關緊急，不省人事，口吐涎沫，手足瘈瘲。

當歸去蘆　荆芥穗各等分

右爲細末，每服二錢，水一盞，酒半盞，煎至一盞，去滓灌之，牙關緊急，斡開微微灌之，但下咽即生，屢用救人，大有神功。

伏龍肝散　治産後中風，口噤不能語言，腰背疼痛。

伏龍肝一兩半　乾薑半兩炮

右爲細末，每服二錢，温酒調下，不拘時，日進二服。

交加散《入門》　治産前後百病，婦人榮衛不通，經脈不調，腹中撮痛，氣多血少，結聚爲瘕，産後痓及中風脅痛等證，并宜服之。

生地黄一升，取自然汁　生薑十二兩，取自然汁

右先將地黄汁炒生薑滓，生薑汁炒地黄滓，各稍乾焙爲細末，每服三錢，温酒調下。尋常腹痛亦宜服。産後尤不可離。

羚羊角散《準繩》下同　治産後中風，身體反張。

羚羊角屑　當歸各七錢半　獨活　防風　麻黄去節各一兩　人參　赤芍藥　細辛　桂心各半兩

右爲㕮咀，每服八錢，水一大盞半，生薑五片，煎至一大盞，去滓温服，不拘時。

一物獨活湯　療産後中風，虚人不可服他藥者。

川獨活三兩，細切

右水三升，煮取一升，分服，飲酒者，亦可酒水煮。

一物白蘚湯　治同上。

白蘚皮三兩，細切

右煎服，同獨活法。

千金鷄矢醴　療産後百疾，及産後中風口噤，拘攣，腰背强直，時時反折。

烏鷄矢三升　大豆二升

右先炒豆，令聲絶，次炒鷄矢令黄，以酒一升，先淋鷄矢，取汁淋大豆，每服一升，重者凡四五服極妙。

大豆紫湯　治中風頭眩，惡風自汗，吐冷水，及産後百病，或中風痱痓，背强口噤，直視煩熱，脈緊大者不治。《小品方》云：主産後中風困篤，背强口噤，或但煩躁，或頭身皆重，或身重癢，發嘔吐，直視，幷宜服之。

獨活去蘆，一兩半　大豆半升　酒三升

右先用酒浸獨活，煎一、二沸，别炒大豆極焦煙出，急投酒中，密封候冷，去豆，每服一二合許，得少汗則愈。日進十服。此藥能去風消血結，如姙娠折傷，胎死腹中，服此得痊。

大豆湯　治産後中風，發則仆地，不省人事，及姙娠挾風，兼治蓐草之間諸般病證。

大豆五升，炒黄　獨活　葛根各八兩　防己六兩

右㕮咀，每服五錢，酒二盞，煎至一盞半，去滓温服，不拘時，日三服。

羚羊角飲子　治産後氣實，腹中堅硬，兩脅脹滿，心中煩熱，渴欲飲水，欲成剛痓中風之疾。

羚羊角鎊，半兩　防風　羌活　桔梗　敗醬各八錢　桂心　柴胡　大黄浸過煨，各一兩二錢

右爲㕮咀，每服五錢，水一大盞半，同煎至一盞，去滓温服，不拘時候。更服地黄酒，用地黄切一升，炒令黑，瓷瓶中下熱酒三升，密封口，煮令減半，任意服之。

防風當歸散　治産後痓。

防風　當歸　川芎　地黄各一兩

右剉，每服一兩，水三盞，煎至二盞，温服。

防風湯　治風虚發熱，項背拘急，肢節不隨，恍惚狂言，來去無時，不自覺悟。亦治脚氣緩弱，甚效。此藥温和不虚人。

秦艽　獨活　麻黄去節　半夏湯洗七次切片　防風各二兩　升麻　防己　白朮　石膏煅　白芍　黄芩　甘草　當歸　遠志　人參各一兩

右爲粗末，入半夏片令匀，每服四錢，水二中盞，生薑七八片，煎至一盞，去滓，取清汁六分，入麝香末少許，食後臨臥帶熱服。

增損柴胡湯　治産後感異證，手足牽搐，涎潮昏悶。

柴胡三錢　黄芩一錢二分　人參　甘草炙　半夏湯泡，各一錢半　知母一錢　石膏二錢　黄芪二錢半

右㕮咀，分二服，水二盞，薑三片，棗二枚，煎八分，不拘時服。

秦艽湯　前病已去，次服此藥，去其風邪。

秦艽　白芍藥　柴胡各一錢七分　黄芩　防風各一錢二分　甘草炙，一錢三分　人參　半夏各一錢

右爲㕮咀，分二貼，每貼水二盞，薑三片，煎八分，食遠服。

芎藭散　治産後中風，四肢筋脈攣急疼痛，背項强急。

防風　牛蒡子各一兩　芎藭　酸棗仁炒　羌活　當歸　羚羊角屑，各七錢半　桂心　赤芍藥各半兩

右爲㕮咀，每服八錢，水一大盞半，煎至一大盞，去滓，不拘時温服。

防己膏　治産後中風，四肢筋脈攣急，身體麻痹，并宜用之。

漢防己去皮，半斤　茵芋五兩

右㕮咀，用酒五升，浸藥一宿，取猪肪脂一斤，文武火熬，三上三下，成膏，攤在紙花上，貼病人患處，以熱手不住摩膏上。

七珍散　治産後不語。

人參　石菖蒲　生地黄　川芎各一兩　防風　辰砂别研，各半兩　細辛一錢

右爲極細末，每服一錢，薄荷湯調下，無時。加甘草一錢，名八珍散。

胡氏孤鳳散　治産後閉目不語。

生白礬一錢

右爲末，用熱水調下。一方，是白芷。

又方　治産後不語。

人參　石蓮肉不去心　石菖蒲各等分

右，每服五錢，水煎。

逐血補心湯　治産後失音不語。

紅花　赤芍藥　生地黄　桔梗　蘇葉　前胡　茯苓　防風　牛膽南星　黄連　粉葛各二錢　當歸三錢　薄荷　人參　升麻各一錢五分　半夏二錢五分　甘草一錢

右剉爲散，分作二服，每服水一鍾半，薑三片，煎至七分，空心服，滓再煎服。

大聖澤蘭散　治婦人血海虚冷，久無子息；及産後敗血衝心，中風口噤，子死腹中，擘開口灌藥，須臾生下

便得無恙。又治墮胎，腹中攻刺，疼痛，横生逆産，胎衣不下，血運血癖，血滯血崩，血入四肢，一應血臟有患；及諸種風氣，或傷寒吐逆欬嗽，寒熱往來，遍身生瘡，頭痛惡心，經脈不調，赤白帶下，乳生惡氣，胎臟虚冷，數曾墮胎，崩中不定，因此成疾；室女經脈不通，幷宜服之。常服煖子宫，和血氣，悦顔色，退風冷，消除萬病。

澤蘭葉　石膏研，各二兩　卷柏去根　白茯苓　防風　厚朴去粗皮薑炙　細辛　柏子仁微炒　桔梗　吳茱萸湯洗七次焙，各一兩　五味子　人參　藁本　白芷　川椒去目閉口微炒出汗　白朮　黄芪　乾薑炮　川烏頭炮去皮臍　丹參各七錢半　蕪荑微炒赤　甘草炙　川芎　芍藥　當歸各一兩七錢半　肉桂一兩二錢半　白薇　阿膠碎炒燥，各半兩　生乾地黄一兩半

右爲細末，每服二錢，空心熱酒調下，臨臥服；若急疾，不拘時，日三服。

産後發狂方　治産後敗血衝心，發熱狂言奔走，脈虚大者。

乾荷葉　生乾地黄　牡丹皮等分

右三味，濃煎湯，調生蒲黄末二錢七，一服即定。

妙香散　治産後心神顛倒，語言錯亂，如見鬼神。

生乾地黄　當歸各等分

右二味，煎湯調服，立效。

烏金散　治産後三五日，或半月之間，忽狂言亂語，目見神鬼等證。

當歸　遠志肉　川芎　棗仁　白朮　赤芍藥　香附子　辰砂另研　熟地黄　羌活　防風　牛膝　天麻各一錢　陳皮　白芷各一錢五分　茯神二錢　半夏三錢　全蠍　麥冬　人參　甘草各九分

右剉散，作二服，水一鍾半，薑三片，葱三枝，入金銀，同煎一碗，不拘時温服。

四物補心湯　治産後言語恍惚，顛倒錯亂。

當歸五錢　川芎　生地　白芍　茯神　半夏　桔梗　白朮各四錢　陳皮三錢　甘草一錢

右剉爲散，分爲六服，每服水一鍾，薑三片，煎至七分，空心温服，滓再煎服。如有熱，加酒炒黄連二錢，無熱不用。

調經散 一名小調經散。治産後浮腫。

没藥 琥珀并細研 桂心各一錢 芍藥 當歸各二錢半 麝香研 細辛各五分

右爲末，每服五分，生薑汁温酒各少許調服。一方有甘草二錢。

茯神散 治産後血邪，心神恍惚，言語失度，睡臥不安。

茯神一兩，去皮木 人參 龍齒研 琥珀研 赤芍藥 黄芪 牛膝各七錢半 生地一兩半 桂心半兩

右爲末，每服三錢，水一盞，煎至七分，不拘時，去滓温服。

柏子仁散 治産後狂言亂語，皆因内虚敗血，挾邪氣攻心。

柏子仁 遠志去心 人參 桑寄生 防風 琥珀別研 當歸焙 生地黄焙 甘草各等分

右爲粗末，先用白羊心一個切片，以水一大盞半，先煮至九分，去羊心，入藥末五錢，煎至六分，去滓，無時服。

白茯苓散 治産後心中驚悸，言語失常，神氣昏憒。

白茯苓 熟地黄 人參各一兩半 遠志 白芍藥 黄芪 桂心 當歸炒 甘草炙 麥門冬各一兩 石菖蒲 桑寄生各七錢半

右爲㕮咀，每服八錢，水一大盞半，生薑五片，棗三枚，竹葉五七片，煎至一大盞，去滓，温服，無時。

熟乾地黄散 治産後心虚驚悸，神思不安。

熟乾地黄二兩 黄芪 白薇 龍齒研，各一兩 人參 茯神去木 羌活 遠志肉各七錢半 桂心 防風 甘草炙，各半兩

右㕮咀，每五錢，水一大盞半，生薑五片，棗三枚，煎至一大盞，去滓温服，不拘時。一方無黄芪，有荆芥。

産乳七寶散 初産後服之，調和血氣，補虚，安心神，鎮驚悸。

朱砂飛　桂心　當歸　川芎　人參　白茯苓　羚羊角燒存性，各二錢　乾薑一錢

右爲細末，每服一錢，用羌活豆淋酒調下二錢，將護産婦用之。不飲酒者，用清米飲調下。如覺心煩熱悶，以麥門冬去心煎湯調下。若覺心下煩悶而痛，用童便調下。若覺心胷煩熱，減薑、桂。若覺心胷寒，加薑、桂。若覺腹痛，加當歸。若覺心悶，加羚羊角。若覺心氣虛怯，加桂心。若不思飲食或惡心，加人參。若虛煩加茯苓。以意斟酌，日三夜一服之。

海藏大效牡丹散　治血臟虛風，頭目不利，不思飲食，手足煩熱，肢節拘急疼痛，胷膈不利，大腸不調，陰陽相干，心驚怯悸，或時旋運。

丹皮　川芎　枳殼麩炒，各一兩　陳皮　延胡　甘草　羌活　半夏湯洗，各半兩　芍藥　木香　訶子肉各七錢半　當歸一兩半　三稜炒　乾薑炮　桂心各五錢　白朮炒三錢

右爲細末，每服二錢，水一盞半，煎五七沸，食前温服。益血海，退血風，消寒痰，實脾胃，理血氣攻刺，及氣虛惡寒潮熱證，至妙。

遠志丸　治産後臟虛不足，心神驚悸，志意不安，腹中急痛，或時怕怖，夜臥不安。

遠志　麥門冬　黄芪　當歸炒　人參　白朮　獨活　白茯苓　柏子仁　石菖蒲　熟乾地黄　山茱萸　桂心　鍾乳粉　阿膠碎炒，各一兩

右爲細末，煉蜜和搗五七百下，丸如梧桐子大，每服三十丸，温酒送下，不拘時候，日進二服。

白茯苓丸　治産後心虛驚悸，神志不安。

白茯苓　熟地黄各一兩　人參　桂心　遠志　石菖蒲　柏子仁　琥珀各半兩，另研細

右爲細末，煉蜜和搗三二百下，丸如梧子大，每服三十丸，不拘時粥飲送下。右數方，俱用桂，中無熱而脈遲且微者宜之。

人參散　治産後臟腑虛，心怔驚悸，言語錯亂。

人參　麥門冬各八錢　牛黄研　白薇各二錢　茯神　獨活　防風　甘草炙　遠志　生地黄　朱砂飛　天竺黄研　龍齒研，各四錢　龍腦研　麝香細研，各一錢

右爲細末，每服二錢，薄荷酒調下，不拘時。

琥珀地黄散　治血虚多驚，及産後敗血諸疾。

辰砂　琥珀　没藥并細研　當歸各等分

右爲細末，每服二錢，空心白湯調下，日三服。

茯苓散　療産後狂語，志意不定，精神昏亂，心氣虚，風邪所致。

白茯苓茯神亦可　生地黄各三兩　遠志　白薇　龍齒各二兩五錢　防風　人參　獨活各二兩

右共爲末，以銀一大斤，水一斗五升，煮取七升，下諸藥，煮取三升，温分三服。忌菘菜猪肉生冷。一方治産後風邪所干，心神恍惚，志意不定，加荆芥二兩，甘草一兩二錢半。

又方　産後虚羸，若大汗利，皆至於死，重虚故也。若中風語謬，昏悶不知人者，宜服此。

人參　茯苓　羌活　大棗　遠志各二兩　竹瀝一升

右用水六升，煮取三升，下竹瀝，更煎取二升半，分三服。

抱膽丸　治産後血虚驚氣入心，及癲癇風狂，或室女經脈通行，驚邪蘊結。

水銀二兩　黑鉛一兩半　朱砂一兩，另細研　乳香一兩，另細研

右將黑鉛入銚子内熔化，下水銀，結成砂子，次下朱砂，滴乳末，乘熱用柳木搥研勻，丸如芡實大，每服一丸，空心金銀薄荷湯化下，得睡切莫驚動，覺來即安。

琥珀散　治産後中風，恍惚語澁，心神煩悶，四肢不隨。

琥珀研　茯神各一兩　遠志　石菖蒲　黄芪　防風　獨活　人參　麥門冬　芎藭　桑寄生　赤芍藥　羚羊角屑，各半兩　甘草炙，二錢半

右爲㕮咀，每服五錢，水一中盞半，煎至一大盞，去滓温服，不拘時。

遠志散　治産後中風，心神恍惚，言語錯亂，煩悶，睡臥不安。

遠志　防風各一兩　麥門冬　桂心　棗仁炒　桑寄生　當歸炒　茯神去木　羚羊角屑　獨活各七錢半　甘草炙，半兩

右爲㕮咀，每服五錢煎，服法同前。

天麻丸　療産後中風，恍惚語澀，四肢不隨。

天麻　朱砂飛　防風　羌活各一兩　乾蠍炒　白附子炮　五靈脂炒，各半兩　殭蠶炒，七錢半　雄雀糞炒　牛黄另研，各二錢半

右爲細末，糯米飯爲丸如梧子大，每二三十丸，薄荷酒送下，日二服。

辰砂遠志丸　主産後中風，消風化痰，安神鎮心。

石菖蒲　遠志肉甘草煮　人參　茯神去木　辰砂各五錢　川芎　山藥　鐵粉　麥門冬　細辛　天麻　半夏湯泡　南星　白附子各一兩

右爲末，薑汁煮，糊丸如菉豆大，別以朱砂爲衣，每服三十丸，夜臥，生薑湯呑下。

心煩腹痛方　療産後餘血不盡，奔衝心，煩悶腹痛。

川芎　生乾地黄　枳殼　芍藥各等分

右爲末，酒服方寸匕，日二服。

經效方　治産後氣虚，冷搏於血，血氣結滯，上衝心腹脹滿。

芍藥二兩　當歸　桂心　川芎　吴茰　橘皮　生薑各一兩

右㕮咀，以水三升，煮取一升，去滓空心服。

金黄散　治産後惡血衝心，時發煩躁。

延胡索　蒲黄各半兩　桂心二錢半

右爲細末，烏梅煎湯冷調下二錢。

没藥丸　治産後心胷煩躁，惡血不快。

没藥研　蠻薑　延胡索　乾漆炒　當歸　桂心　牛膝　牡丹皮　乾薑各等分

右爲細末，酢煮麵糊丸如梧桐子大，煎麯湯下十丸至十五丸。

竹葉湯　治産後氣短欲絶，心中煩悶。

竹葉細切　麥門冬　小麥各一升　甘草一兩　生薑二兩　大棗十二枚

右切，以水一斗，煮竹葉小麥至八升，去滓，納餘藥煮取三升，去滓温服。若虚悸，加人參二兩。若少氣力，加糯米五合。

甘竹茹湯　治産後内虚煩熱短氣。

甘竹茹一升　人參　茯苓　甘草各一兩　黄芩三兩

右㕮咀，以水六升，煮取二升，去滓，分三服，日三。

薤白湯　治産後胷中煩熱逆氣。

薤白　半夏　甘草　人參各一兩　麥冬半斤　栝蔞根二兩

右㕮咀，以水一斗三升，煮取四升，去滓，分五服，日三夜二。若熱甚加知母一兩。一方熱甚加知母、石膏各一兩。

芍藥梔豉湯　治産後虚煩，不得臥。

芍藥　當歸　梔子各五錢　香豉半合

右如梔子豉湯修服。産後傷寒，便同下後變證。此方雖雲岐法，不若仲景酸棗仁湯穩當。

熟地黄湯　治産後虚渴不止，少氣脚弱眼眩，飲食無味。

熟地黄酒洗淨蒸焙，一錢半　人參　麥門冬　栝蔞根各二錢　甘草炙，半錢右作一服，水二鍾，糯米一撮，生薑三片，紅棗一枚，同煎至一鍾不拘時服。

又方　療産後大渴不止。

麥冬四兩　蘆根切一升　栝蔞　人參　甘草　茯苓各三兩　大棗二十枚

右以水八升，煮取三升，分三服，頓服，四劑即瘥。忌菘菜。

楊氏黄芩散　治産後血渴飲水不止。

黄芩　麥門冬各等分

右㕮咀，每服三錢，水一盞半，煎至八分，去滓温服，無時。

集驗栝蔞根湯　療産後血渴。

栝蔞根四兩　麥門冬　土瓜根　人參各三兩　生地黄　甘草各二兩　大棗二十枚

右㕮咀，以水八升，煮取二升半，分三服。《産寶》無地黄、麥門冬，有牡蠣粉等分。

延胡索散　治産後失血，渴不止。

郁金　乾葛　桂心　青皮　枳殼　延胡索

右各等分，以好酢浸一宿焙乾末之，每服二錢，陳皮湯調下，日三夜一。

麻黄根散　治産後虚汗不止。

當歸　黄芪　麻黄根　牡蠣煅爲粉　人參　粉草各等分

右㕮咀，每服四錢，水一盞，煎至七分，去滓温服。

經效方　療産後汗出不止。

黄芪一錢二分　白朮　牡蠣煅　茯苓　防風　麥門冬去心　生地黄各八分　大棗七枚

右㕮咀，水二升，煮取七合，去滓，空心，分温兩服。

止汗散　治産後盜汗不止，一應汗多不止者，皆可服。

牡蠣煅研粉　小麥麸炒令黄色，碾爲粉，各等分

右和匀，煮生猪肉汁，調下二錢，無時。

人參湯　治産後諸虚不足，發熱盗汗。

人參　當歸各等分

右爲末，以猪腰子一個去脂膜，切小片子，以水三升，糯米半合，葱白兩條，煮米熟，取清汁一盞，入藥二錢，煎至八分，温服，不拘時。

當歸六黄湯　治氣血虚熱，盗汗不止。

當歸　熟地黄自製　黄芪炒，各二錢　生地黄　黄蘖炒黑　黄芩炒黑　黄連炒黑，各一錢

右，水煎服。若不應，加人參、白朮。若心血不足，加酸棗仁。

參附湯　治陽氣虚寒，自汗惡寒，或手足逆冷，大便自利，或臍腹疼痛，呃逆不食，或汗多發痓等證。

人參一兩　附子炮，五錢

右作一服，薑棗水煎，徐徐服。

芪附湯　治陽氣虚脱，惡寒自汗，或口噤痰涌，四肢逆冷，或吐瀉腹痛，飲食不入，及一切虚寒等證。

黄芪一兩　附子炮，五錢

右作一劑，薑棗水煎服。如不應，倍加附子，方得全濟。

黄疸方　治婦人四月内産發黄，四肢倦怠，食少，經事不來，時發熱，脈弦。

白朮一兩　人參　秦艽　牡丹皮　生地黄　木通　柴胡　芍藥各半兩　川芎　黄芩　乾葛各一錢　甘草五分

右分十二貼，水煎，食前熱服。

羅氏犀角飲子　治産後亡津液虚損，時自汗出，發熱困倦，脣口乾燥。

犀角　麥冬　白朮各半兩　柴胡一兩　人參　枳殼麸炒　地骨皮　生地黄　甘草炒　當歸　茯苓　黄芩　黄芪各七錢

右㕮咀，每服四錢，薑三片，浮麥七十粒，水煎服。

三之一湯　治産後虚勞發熱，日久不安。

柴胡　黄芩　人參　半夏　川芎　當歸　芍藥　熟地黄　甘草各一錢半

右作一服，水二鍾，薑三片，紅棗一枚，煎一鍾，不拘時服。

三分散　治産後日久虚勞發熱。

川芎　當歸　芍藥　熟地黄　白朮　白茯苓　黄芪各一錢　柴胡　人參各一錢半　黄芩　半夏　甘草各五分

右作一服，水二鍾，生薑三片，紅棗一枚，煎至一鍾，食前服。

加味逍遥散　治産後發熱，口乾作渴，脣裂生瘡。

當歸　白芍藥　乾葛各二錢　生地黄　川芎　黄芩各錢半　柴胡一錢　人參　麥冬各九分　烏梅二個　甘草六分

右剉散，分作二服，水二鍾，煎至七分，空心服。

人參當歸湯　一名人參當歸散。治産後去血過多，血虚則陰虚，陰虚則内熱，心胷煩滿，呼吸短氣，頭痛悶亂，晡時轉甚，與大病後虚煩相類。

熟地　人參　當歸　肉桂　麥冬各二錢　白芍藥炒，一錢

右水二鍾，粳米一合，竹葉十片，煎一鍾，食遠服。如血熱甚者，加生地黄二錢。如煩悶不安者，加豉。

一方用桂心不用肉桂。

柴胡四物湯　一名三元湯。治産後日久虚勞發熱，或微有寒熱，脈沉而數，及熱入血室等證。

川芎　當歸　赤芍藥　熟地黄各一錢半　柴胡八分　人參　黄芩　甘草　半夏各三錢

右爲末，水煎服。一方用生地，入薑三片，水煎服。

小柴胡加生地黄湯　治産後往來寒熱，脈弦。

柴胡二兩　黄芩五錢　人參三錢　半夏一兩　大棗三枚　生地黄　梔子　枳殼麸炒，各五錢

右，如前煎服。

大調經散《良方》 治産後血虚，惡露未消，氣爲敗濁壅滞，榮衛不調，陰陽相乘，憎寒發熱，或自汗，或腫滿喘急尿濇。

大黑豆炒去殼　茯神各一兩　真琥珀三錢

右爲細末，濃煎烏豆紫蘇湯，調下二錢。一方黑豆一兩，茯神五錢，琥珀一錢。

加減烏金散《準繩》，下同　治産後寒熱似瘧。

厚朴　柴胡　黄芩　麻黄各二錢半　陳皮　當歸　川芎　桔梗　茯苓各一錢五分　半夏　蒼朮　白芷　桂枝　羌活　草果　枳殼　甘草各九分　白芍藥　熟地黄各一錢五分

右剉爲散，分作二服，每服用水一鍾半，生薑三片，葱三莖，煎至一鍾，不拘時服。如有汗，多當歸、川芎、白芍藥、熟地黄。如有脹，多厚朴、陳皮。如有熱，多柴胡、黄芩。如有寒，多蒼朮、草果、桂枝。如有痰，多半夏、桔梗、茯苓。如有頭痛，多川芎、白芷、羌活。如有瀉，去枳殼、甘草不用。如有餘血塊在腹作潮熱疼痛，加三稜、莪朮，多用延胡索、八角茴香。如遍身痛，加羌活、獨活。如寒熱往來，加黄芩、柴胡。

産寶方　療産後惡寒壯熱，一夜三五度，發惡語，口中生瘡，時時乾嘔，困乏悶絶。

人參　獨活　白蘚皮　葛根　防風　青竹茹　遠志各一兩半　茯神二兩　白薇二兩半　元參三兩　竹瀝二升半

右取銀一斤，水一斗五升，煮取七升，下諸藥，重煮取三升，分温三服。忌魚酒濕麪等。

知母湯　治産後乍寒乍熱，心胷煩悶。

知母三兩　白芍藥　黄芩各二兩　桂心　甘草各一兩

右㕮咀，水五升，煮取二升半，分三服。一方不用桂心，用生地黄。

草果飲子　治婦人産後瘧疾，寒熱相半者，或多熱者，宜此。

半夏湯泡　赤茯苓　甘草炙　草果炮去皮　川芎　陳皮　白芷各二錢　青皮去白　良薑　紫蘇各二錢半　乾葛四錢

右㕮咀，每服三錢，水一大盞，生薑三片，棗二枚，同煎至七分，去滓，當發日侵早，連進三服，無有不安。

生熟飲子　治産後瘧疾多寒者。

肉豆蔻　草果仁　厚朴生去粗皮　半夏　陳皮　甘草　大棗去核　生薑各等分

右八味細剉和匀，一半生，一半用濕綿紙裹煨令香熟，去紙，與一半生者和匀，每服秤五錢，水二盞，煎至七分，食前一服，食後一服。

石子湯　療産後虚羸喘乏，乍寒乍熱如瘧，四肢疼痛，面色痿黄，名曰蓐勞。

葱白切　粳米　當歸　香豉　芍藥各二兩　猪腰子一雙，去脂膜四破

右㕮咀，分兩劑，用水三升，煮取一小碗，去滓分三服。《廣濟》無芍藥，有人參。一方無香豉，有知母。

猪腰子粥《本草》　治蓐勞發熱，骨節痛頭痛。

猪腰子一枚　粳米一合

右，猪腰子去白膜，切作柳葉片，以鹽酒拌，先用粳米入葱椒煮粥，鹽酢和，將腰子鋪碗底，以熱粥蓋之，如作盦生狀，空心服。

人參鼈甲散《得效方》　治蓐勞皆由在産内未滿百日，體中虚損，血氣尚弱，失於將理，或勞動作傷，致成蓐勞，其狀虚羸，乍起乍臥，飲食不消，時有欬嗽，頭目昏痛，發歇無常，夜有盜汗，寒熱如瘧，背膊拘急，沉困在牀，服此大效。

人參　桂心　當歸　桑寄生　白茯苓　麥冬　白芍藥　桃仁　熟地黄　甘草各半兩　鼈甲　黄芪各一兩　續斷二錢半　牛膝七錢半

右爲細末，每服先以猪腎一對，去筋膜，以水兩大盞，生薑半分，棗三枚，煎至一盞，去猪腎薑棗，然後入藥末二錢，葱白三寸，烏梅一個，荆芥五穗，煎至七分，去滓，空心，晚食前温服。此藥神效。一方無猪腎、薑、棗、葱白、烏梅、荆芥，空心，水煎服。

古今圖書集成醫部全録卷三百九十四

婦人産後門

方

許仁則方《準繩》，下同　療産後日淺久坐，視聽言語多，或運用氣力，遂覺項髆肢節皮肉痛，乍寒乍熱，此爲蓐勞。

桂心　葱白切，各一兩　猪腎一雙，去脂膜四破　當歸　芍藥　生薑各二兩

右，水八升，煮腎取六升，下藥煮至二升，分温二服。

白茯苓散　治蓐勞，緣生産日淺，久坐多語，運動用力，致頭目四肢疼痛，寒熱如瘧狀，宜此。

白茯苓一兩　當歸　川芎　桂心　白芍藥　黄芪　人參各半兩　乾熟地黄一兩

右㕮咀，先以水二鐘，入猪腎一雙，去脂膜切，薑三片，棗三枚，煎至一盞，去三物，入藥半兩，煎七分，去滓，食前，分温三服。

胡氏牡丹散　治産後虚羸，發熱自汗，欲變蓐勞，或血氣所搏，經候不調，或寒熱羸瘦。

白芍　當歸　五加皮　地骨皮　人參各半兩　没藥　桂心各二錢　牡丹皮三錢

右爲細末，每服二錢，水酒各半盞。不飲酒者，只用水一盞，開元錢一枚，麻油蘸之，同煎七分，去滓，通口服。煎，不得攪；喫，不得吹。

黄芪煮散　治産後蓐勞，肌膚黄瘦，面無顔色，或憎寒狀熱，四肢痠疼，心煩頭痛。

鼈甲酢炙　黄芪各一兩　桂心　當歸炒　桑寄生　白茯苓　白芍藥　人參　熟地黄　麥門冬去心　甘草炙，各半兩

牛膝七錢半

右爲細末，每服用猪腰子一對，去脂膜切破，先以水一盞，入薑半分，棗三枚，煎至七分，去腰子、薑、棗，却下藥五錢，煎至四分，去滓，空心晚食前温服。二渣併煎。

黄芪建中湯　治産後諸虚不足，發熱或惡寒，腹痛。

黄芪炒　桂各一兩　白芍炒，二兩　甘草炒，七錢

每服五錢，薑棗水煎服，日二三服。如虚甚者加附子。

虚羸方　産後補虚。

人參　白朮各一錢　黄芩　歸身尾各五分　川芎半兩　陳皮三分

右，水煎服。如有寒，加乾薑三分，茯苓一錢。

三合散　治産後日久虚勞，針灸不效者。

白朮　當歸　白芍藥　黄芪　白茯苓　川芎　熟地黄各一兩　柴胡　人參各一兩半　黄芩　半夏　甘草各六錢

右爲粗末，每服一兩，水一鍾半，煎服，日三。

當歸羊肉湯《良方》　治産後虚弱，兼心腹痛。

肥羊肉一斤，去脂水一斗，煮取八升　當歸五兩　黄芪四兩　生薑六兩

右以肉汁煮三味，取二升五合，分爲四服。《入門》以猪腎一雙，代羊肉。一方有人參七錢。若覺惡露不盡，加桂心三兩。如惡露下，多加川芎三兩。如有氣，加細辛二兩。如有熱，加生地黄汁二合。

十全大補湯《準繩》，下同　一名十全散。治産後諸臟虧損，氣血俱虚，惡寒發熱，自汗盜汗，便血吐血，或大便不實，飲食少思，或胷腹作痛，口舌生瘡，或耳目不明，牙齒不固。

人參　白朮　白茯苓　黄芪　當歸　白芍炒　熟地黄酒洗蒸焙　川芎各一錢　肉桂去皮　甘草炙，各五分

右，薑棗水煎服。

補益方 療産後大虛，血氣上搶，心腹急痛，氣息短乏。

黃芪　白朮　當歸　人參　甘草各二兩　薑四兩

右先以白羊肉三斤去膜，水一斗九升，煮肉取汁五升，下諸藥，煮三升，分三服。

産寶方 療産後風虛羸瘦勞弱，不生肌肉。

黃芪　當歸　芍藥　人參各三分　桂心　甘草　川芎　生薑各四分　大棗十二枚

右九味，水七升，煮三升，分温三服。

又方 療産後虛勞，骨節疼痛，頭痛，汗不出。

當歸　人參　生薑各二兩　黃芪三兩　粳米　薤白　淡豉三合　猪腎二枚

右水一斗五升，先煮猪腎取六升，下諸藥煮至二升，分爲三服。

白朮湯 治心腹堅大如盤，邊如旋盤，水飲所作，名曰氣分。

枳實一兩半　白朮三兩

右㕮咀，每服四錢，水一盞半，煎至七分，去滓温服，腹中軟即當散也。

奪魂散 治産後虛腫喘促，利小便則愈。

生薑取汁　白麪各三兩　大半夏七枚

右以生薑汁搜麵裹半夏爲七餅子，煨焦熟爲末，水調一餅，小便利爲效。

漢防己散 此藥逐水行氣，虛人戒服。

漢防己　猪苓　枳殼　桑白皮各一兩　商陸　甘草各七錢半

右爲粗末，每服四錢，水一盞半，薑三片，煎至七分，去滓，空心温服。

加味八物湯 治産後遍身浮腫，氣急潮熱。

人參　白茯苓　熟地黃　小茴香各三錢　白朮　川芎各四錢　當歸　白芍藥　香附子各五錢　甘草　黃芩　柴胡

各一錢

右剉散，分作六七服，每服水鍾半，薑三片，煎至七分，空心熱服。盡此藥，方服調經丸。若肚痛，加延胡索、乾漆、枳殼各三錢。若嘔吐惡心，加良薑、砂仁各二錢。若手足麻痺，加肉桂一錢半。若欬嗽，加五味子、款冬花、杏仁。

起枕散《醫鑑》　治兒枕痛。

當歸　白芍藥各二錢　川芎一錢半　白芷　桂心　蒲黄　牡丹皮　延胡索　五靈脂　没藥各七分

右剉，作一貼，水煎，入好酢，空心服。

四味湯〔一〕丹溪　治産後血運。

當歸　延胡索　血竭　没藥各一錢

右粗末，童便煎服。《入門》作細末，每二錢，童便調下，名曰四味散。

補氣養血湯《回春》　治小産後下血不止。

人參　黄芪　當歸　白朮　白芍藥酒炒　艾葉　阿膠　川芎　青皮　香附炒　砂仁研　甘草炙，各一錢

右剉，作一貼，水煎服。

二母散《聖惠》　治産後惡露流入肺經，欬嗽。

知母　貝母　白茯苓　人參各一錢　桃仁　杏仁各二錢

右剉，作一貼，水煎服。

小參蘇飲雲岐方　治産後敗血入肺，面黑發喘欲死者。

蘇木　人參

右蘇木二兩，水二碗，煎至一碗，調人參細末二錢服之。

註〔一〕湯　原作「物」，據《婦人大全良方》産後門改。

旋覆花湯《三因方》 治産後感冒風寒，欬喘痰盛。

旋覆花　赤芍藥　荊芥穗　半夏麯　五味子　麻黄　赤茯苓　杏仁　前胡　甘草各一錢

右剉，作一貼，入薑三片，棗二枚，水煎服。

柴胡破瘀湯《入門》，下同　治産後因傷寒熱病，熱入血室，或惡露不下者。

柴胡　黄芩　半夏　甘草　赤芍藥　當歸　生地黄各一錢　桃仁　五靈脂各五分

右剉，作一貼，水煎服。

柴胡防歸湯　治産後發熱，風寒表證。

當歸三錢　川芎一錢半　柴胡　人參各一錢　半夏　陳皮　防風各八分　甘草五分

右剉，作一貼，入薑三片，棗二枚，水煎服。

竹葉防風湯　治産後傷寒，頭痛發熱。

青竹葉二十四片　防風　人參　桂枝　桔梗　前胡　陳皮　赤茯苓各一錢

右剉，作一貼，入薑三片，棗二枚，水煎服。

當歸黄芪飲丹溪　治産後陰脱。

黄芪酒炒，三錢　人參　當歸　升麻各二錢　甘草一錢

右剉，作一貼，水煎服，日三。

硫黄湯《正傳》　治産後玉門不斂。

硫黄四兩　吴茰　菟絲各一兩半　蛇牀子一兩

右研，每五錢，水一碗煎湯，乘温頻熏洗患處，自斂。

血風湯丹溪　治産後諸風攣急或痿弱。

川芎　當歸　熟地黄　白朮　白茯苓各一兩　白芍藥　秦艽　羌活　白芷各七錢　防風五錢

右以一半爲細末，温酒調下二錢；以一半爲末，蜜丸梧子大，温酒吞下五七十丸。

桃仁湯《良方》，下同　治産後惡露方行，忽然斷絶，腰腹重痛，或流注腿股作痛。

桃仁去皮尖研泥　蘇木　生地黄各五錢　䖟蟲去足翅　水蛭幷炒，各三十枚

右爲粗末，每三錢水一盞，煎至六分，去滓温服，惡血下即止。如有大痛處，必作癰疽，宜取五香連翹湯去大黄，水煎，入竹瀝服之。

五香連翹湯　治惡露作癰疽。

木香　沉香　丁香　乳香　升麻　獨活　麝香　連翹　木通　桑寄生各二兩

右㕮咀，水二盞，煮取一盞，去滓，入竹瀝許，温服。一方有大黄一兩。

桃桂當歸丸　治産後惡露方行，忽然斷絶，驟作寒熱，臍腹百脈皆痛，狀如錐刺。

桂心　赤芍藥各五錢　當歸　桃仁去皮尖　没藥各二錢半　䖟蟲　水蛭幷炒，各三十枚

右爲細末，酢麪糊和丸豌豆大，酢湯下二十丸。

養血佐肝丸《醫鑑》，下同　治産後左脅脹悶，有一塊痛，臥不著席。

香附酢炒，一兩　當歸　川芎　白芍藥酒炒　陳皮　半夏油炒　白朮土炒　丹皮　神麯炒　蘿蔔子炒　青皮油炒　紅花　茯苓各一兩　柴胡酒炒　桃仁炒，各八錢　草龍膽酒洗，六錢　三稜　蓬朮幷酢炒，各五錢

右爲末，酒糊和丸梧子大，空心白湯下百丸。

推氣養血丸　治産後右脅膨脹，有塊如竪弦一條，著冷便疼。

便製香附二兩　當歸　川芎　白芍藥酒炒　白朮土炒　青皮油炒　陳皮　枳實　烏藥　厚朴　神麯　干薑炒黑　白芥子炒，各一兩　三稜酢炒　蓬莪朮酢炒，各八錢　麥芽炒　肉桂各六錢　木香三錢

右爲末，酢糊和丸梧子大，空心，以米飲吞下百丸。

香靈丸《本事方》　治産後嘔不止。

丁香　辰砂另研，各六分　五靈脂一錢

右研極細，用狗膽或猪膽和丸芡實大，以生薑陳皮煎湯，磨化一丸服之。

參术膏丹溪　治産後脬損成淋。

人參二錢半　白朮二錢　黄芪一錢半　陳皮　葵子　人參各一兩　蒲黄　桃膠　滑石　桃仁　白茯苓各一錢　甘草五分

右剉，作一貼，水煎猪羊脬，后入藥再煎，去滓，空心温服。

茅根湯《三因方》　治産後淋。

白茅根四兩　石首魚頭中石十六個　瞿麥　甘草各五錢　白茯苓二兩　紫貝五個

右爲末，每二錢木通湯調下，或爲粗末，三錢，燈心同煎服，亦可。

桑螵蛸散雲岐　治産後淋及遺尿。

桑螵蛸十五個，炒　鹿茸酥炙　黄芪各一兩半　牡蠣粉　人參　赤石脂　厚朴各一兩

右爲末，空心，以米飲調下二錢。

黄芪芍藥湯《三因方》　治産後遺尿不禁。

黄芪　當歸尾　白芍藥各一錢半　白朮一錢　人參　陳皮各五分　甘草炙，三分

右剉，作一貼，水煎，空心服。

的奇散《得效方》　治産後泄瀉，惡露不行。此餘血滲入大腸爲瀉，下青黑色物是驗。

大荆芥穗於盞内然火燒存性，不得犯油火　麝香少許

右研爲末，每取一錢，沸湯一二呷調服，神效。

滋腸五仁丸《正傳》　治産後陰血虚耗，大便閉濇。

橘紅四兩　杏仁　桃仁各一兩　柏子仁五錢　松子仁二錢半　郁李仁一錢

右各另研爲膏，橘紅爲末，蜜和丸梧子大，米飲下五六十丸。

五味白朮散丹溪　治産後腫，宜補中導水行氣。

白朮三錢　陳皮去白一錢半　木通　川芎　赤茯苓各一錢

右剉，作一貼，水煎呑下，與點丸二十五丸。

補虚湯《入門》　胎前産後虚熱，用此加減。

人參　白朮各一錢半　當歸　川芎　黄芪　陳皮各一錢　甘草七分

右剉，作一貼，入薑三片，水煎服。如熱輕，倍加茯苓。如熱重，加酒芩。如熱甚，加乾薑炒黑，引諸藥入肝經生血。

保安丸《局方》　治産前産後諸疾。

生乾地黄另爲末　蠶退紙炙，各一兩　赤茯苓　丹皮　白芍藥各七錢半　川芎　細辛　人參　肉桂　當歸　牛膝　寒水石煅　白芷　木香　附子炮　藁本　麻黄　澤蘭　甘草炙　防風　桔梗　蟬蜕各五錢　吳茱萸　沉香各二錢半

右爲末，蜜丸彈子大，酒下一丸。

當歸鬚散《入門》，下同　治産後瘀血，心腹作痛，兼有寒熱。

紅花　桃仁各八分　甘草五分　桂六分　赤芍　烏藥　香附　蘇木各一錢

水酒煎服。

熟料五積散　治産後食滯寒熱，心腹作痛。

枳殼五分　白芷　川芎　甘草　茯苓　芍藥　當歸　桂各三分　陳皮六分　烏藥一錢，酢炒　厚朴　乾薑各四分　桔梗一分半　半夏二分　蒼朮七分半

右除白芷、桂二味外，餘十二味用慢火炒令色變，攤冷，入桂、芷、烏藥和匀煎服。

理中湯　治産後感寒心痛。

人參　白朮　乾薑各二錢　甘草一錢半

水煎温服。

木檳湯 治産後七情感傷，血與氣併，心痛。

木香 檳榔 延胡索 金鈴子 三稜 莪朮 厚朴 桔梗 川芎 當歸 白芍藥 黄芩 甘草各等分

水煎服。

桂心湯 治素有宿寒，因産大虚，寒搏於血，血凝不散，上衝心之絡脈，故作心痛。

桂心 小草 吴茱萸 乾薑 獨活 熟地 當歸 白芍各一錢 甘草 細辛各三分

水煎服。

四君子湯 産後挾寒，腸鳴腹痛，用此加減。

人參 茯苓 甘草 白朮

薑棗煎服。

三白湯《醫鑑》，下同 治産後脾脈弦腹脹。

白砂糖一兩 鷄子清一個 燒酒一鍾半

煎八分，温服。

生脈散 治産後氣虚煩渴。

人參 五味子 麥門冬各味分兩隨宜

右爲末。

黄雌鷄湯《景岳全書》，下同 治産後虚羸腹痛。

當歸 白朮炒 熟地 黄芪炒 桂心各半兩 小黄雌鷄一隻，去頭足腸翅細切

右，先用水七碗，煮鷄至三碗，每用汁一碗，藥四錢，煎，日三服。

九寶煎 治産後陽氣虚寒，或陰邪入臟，心腹疼痛，嘔吐不食，四肢厥冷。

當歸 熟地各三錢 芍藥酒炒 茯苓各錢半 炙甘草 乾薑炒黑 肉桂 北細辛各一錢 吴茱萸製五分

水二鍾，煎服。

胃關煎　治産後腎氣虚寒，瀉痢腹痛。

熟地三五錢或一兩　炙甘草一二錢　山藥炒　白扁豆炒，各二錢　焦乾薑一二錢或三錢　吴茱萸製，五七分　白朮炒，一二三錢

水二鍾，煎七分，食遠温服。

排氣飲　治産後氣逆食滯脹痛等證。

陳皮　藿香　枳殻各一錢五分　厚朴一錢　澤瀉　烏藥　香附各二錢　木香七分或一錢

水一鍾半，煎七分，熱服。

大和中飲　治同上。

陳皮一二錢　山梔　麥芽各二錢　枳實一錢　砂仁五分　厚朴　澤瀉各一錢五分

水一鍾半，煎七分，食遠温服。

三柴胡飲　治産後感邪，氣不甚虚者。

柴胡二三錢　芍藥一錢半　生薑三五片　炙甘草　陳皮各一錢　當歸二錢，溏泄代以生地

水一鍾半，煎七分温服。

四柴胡飲　治産後氣虚脾弱而感邪者。

柴胡一二錢　當歸二三錢，瀉者少用　炙甘草一錢　人參二三錢或五七錢　生薑三五七片

水二鍾，煎七分，温服。

五柴胡飲　治産後氣虚脾弱而感寒者。

柴胡一二三錢　當歸　白朮炒，各二三錢　熟地三五錢　芍藥錢半，炒　炙甘草一錢　陳皮酌用或不用

水一鍾半，煎七分，食遠熱服。

正柴胡飲　治産婦强壯氣實而感寒者。

柴胡一二錢　防風　甘草各一錢　芍藥二錢　陳皮一錢半　生薑三五片

水一鍾半，煎七分，熱服。

補陰益氣煎　治産後三陰不足而感寒者。

人參一二三錢　當歸　山藥酒炒，各二三錢　陳皮　炙甘草各一錢　熟地三五錢或一二兩　升麻三五分，火浮於上者去之　柴胡一二錢

水二鍾，加生薑三五七片，煎八分，食遠温服。如無外邪者，不必用柴胡。

徙薪飲　治産婦體實火甚，便實尿赤，無表證而發熱者；亦治妊娠火盛，迫血妄行。

陳皮八分　黄芩二錢　麥冬　芍藥　黄蘗　茯苓　牡丹皮各一錢半

水一鍾半，煎七分，食遠温服。

抽薪飲　治同上。

黄芩　石斛　木通　梔子炒　黄蘗各一二錢　枳殼　澤瀉各一錢半　細甘草三分

水一鍾半，煎七分，食遠温服。

一陰煎　治同上。

生地　芍藥　麥冬　丹參各二錢　甘草一錢　熟地三五錢　牛膝一錢半

水二鍾，煎七分，食遠温服。

加減一陰煎　治陰虚兼火甚而大熱者。

生地　芍藥　麥冬各二錢　熟地三五錢　知母　地骨皮各一錢　炙甘草五七分

水二鍾，煎服。

三陰煎　治産後陰虚發熱，怔忡恍惚。

當歸二三錢　熟地三五錢　炙甘草一錢　芍藥酒炒　棗仁各二錢　人參隨宜

水二鍾，煎七分，食遠服。

大營煎　治産後虚火不歸源而發熱者。

當歸二三錢或五錢　炙甘草　肉桂各一二錢　枸杞　杜仲各二錢　牛膝一錢半　熟地隨宜

水二鍾，煎七分，食遠温服。

猪腰湯　治産後蓐勞，寒熱如瘧，自汗無力，欬嗽頭痛。

猪腰一對　當歸　白芍藥酒炒，各一兩

右以藥二味，用水三碗，煎至二碗，去滓，將猪腰切如骰子塊，同晚米一合，香豉一錢，加葱椒鹽煮稀粥，空心，日服一次，神效。或加人參更妙。

白茯苓散　治産後蓐勞，頭目肢體疼痛，寒熱如瘧。

白茯苓一兩　人參　當歸　黄芪　川芎　白芍藥　熟地　桂心各半兩　猪腰一對

水三盞，入猪腰，幷薑棗各三事，煎二盞，去渣，入前藥半兩，煎一盞服。

母鷄湯　治産後蓐勞，虚汗不止。

人參　黄芪炙　白朮炒　白茯苓　麻黄根　牡蠣煅，各三錢

右用母鷄一隻，去毛雜，淨水六七碗，同藥煮至三碗，任意服之。

貞元飲　治産後虚喘。

熟地黄七八錢，甚者一二兩　當歸二三錢　炙甘草一二三錢

水二鍾，煎八分，温服。

大補元煎　治産後發痙，及氣虚兼寒，或氣血俱虚，淡血津津不已。

人參少則一二錢，多則一二兩　炙甘草一二錢　熟地少則二三錢，多則二三兩　山茱萸一錢　山藥炒　杜仲各二錢　當歸　枸杞各二三錢

水二鍾，煎七分，食遠温服。

金水六君煎　治産後外感作喘。

當歸　茯苓　半夏各二錢　熟地三五錢　陳皮一錢半　炙甘草一錢

水二鍾，生薑三五七片，煎七分，食遠温服。

六安煎　治産後寒邪入脈，氣實氣壅而本無虚者。

陳皮一錢半　杏仁去皮尖切　甘草各一錢　半夏二三錢　白芥子五七分，老弱不用　茯苓二錢

水一鍾半，加生薑三五七片，煎七分，食遠服。

通瘀煎　治産後瘀血實痛。

歸尾三五錢　山梔　香附　紅花炒黄，各二錢　烏藥一二錢　澤瀉　青皮各錢半　木香七分

水二鍾，煎七分，加酒一二小鍾，食前服。

迴生丹　治婦人産後諸疾，污穢未淨，及一切實邪疼痛，死胎瘀血，衝逆等證。

人參　白术　青皮　木瓜各三錢　延胡索　當歸　川芎　蒼术　香附童便炒　赤茯苓　蒲黄　桃仁泥　熟地各一兩　牛膝　山茱萸　三稜　五靈脂　地榆　甘草　羌活　陳皮　白芍各五錢　良薑四錢　烏藥二兩半　木香　乳香　没藥各一錢

右爲末，用大黄膏爲丸彈子大，金箔爲衣，不拘時，隨證擇用湯引送下一丸。

大黄膏法

蘇木三兩，河水五碗煎，去滓　紅花三兩，炒黄色，用好酒一大壺，煮十餘滚，去滓　黑豆三升，煮熟，存汁三碗，去豆皮曬乾爲末　大黄一斤爲末，用好酢八碗，熬成膏，次下紅花酒、蘇木湯、黑豆汁攪勻，又熬成膏，盆内收盛候用，將鍋焦焙乾爲末，同豆皮末俱入之。

斷産方　神效不傷人。

四物湯五錢　蕓薹子二錢

右於經行後，空心温服。

單方

産後血運風痓，身强直，口目喎斜，不知人：鷄子三個取清，調荆芥末二錢，日二服，或一枚亦可。

産後惡血冲心，或胎衣不下，腹中成塊：大黄一兩爲末，酢半升，同熬成膏，丸如梧子大，以温酢化五丸服之，良久，血下即愈。

産後血運：用松煙墨二錢，燒通紅，窨滅爲末，酢湯或温酒調服半匕。《準繩》，下同

産後血運，全不省人事，極危殆者：用韭菜入有嘴磁瓶内煎熱，酢沃之，便密紥瓶口，以瓶嘴向産婦鼻孔，令酢氣透入，妙。

又方：用半夏爲末，丸如大豆，内鼻中即甦。亦療五絶。

又方：惡血服少許良。

惡露不下：用好墨酢淬末，以童便酒下，妙。

産後泄血不止，及腹痛胷膈悶：以薑黄爲末，酒服方寸匕，日三四服。

産後血塊痛：用山楂濃煎汁，入沙糖少許，再煎熱服。

兒枕痛：用真蒲黄研細，酒調服二錢；如燥渴者新汲水調下。

又方：用隔年蟹殼燒灰酒調下。

産後惡露不盡，腹脹痛：用亂髪如鷄子大，灰水洗垢淨，燒存性，末之，酒調服二錢。

又方：用鐵秤錘燒赤，投五升酒中，用此酒煮當歸三兩，取二升，去滓，分温再服。

産後腸中癢不可忍：以針綫袋安所臥褥下，勿令人知。

又方：取箭幹及鏃，安所臥席下，勿令産婦知。

産後餘血衝心，煩悶腹痛：用蒲黄不拘多少，隔紙炒，每服一錢，東流水煎湯調下。

又方：用陳白梅搥碎煎湯飲。

產後中風煩渴：用蓮心生爲細末，米飲調下二錢效。

又方：產後血氣暴虚汗出：淡竹葉煎湯服之，一服三合，須臾再服。

又方：用馬齒莧研取汁三大合，煮一沸，投蜜匙許，停冷頓服。無新者用乾，煮汁入蜜服。

產後發熱煩渴：生藕汁一升，合生地汁妙。《本草》

又方：竹瀝飲一杯，甚妙。丹溪

又方：婦人月經水飲之甚妙。俗方

婦人產後腹痛：取户限下土，熱酒服一錢。《本草》

產後忽昏悶不省人事者，暴虚故也：生鷄卵三枚吞之。若未醒，童便一升飲之。又不醒，竹瀝五合，日三五次即甦。因以半夏末或皂角末吹鼻中令嚏。《良方》

產後衄血血崩：取木耳一斤或半斤，燒灰存性爲末，入麝香末一錢，煨枳殼末二錢和勻，每取一錢，以烏梅煎湯調下即止。丹溪

又方：急取緋綫一條，幷產母頂心髪兩條，緊繫產母手中指節即止。《良方》

產腸不收：以大紙撚蘸香油點燈吹滅，以煙熏產母鼻中，腸即上矣。

又方：腸出，盛以潔淨漆器，濃煎黄芪湯浸之，腸即上。

產腸不收：用油五斤煉熟盆盛，令婦坐盆中，約一食時，先用皂角炙去皮研末，吹少許入鼻，作嚏立上。《斗門方》

又方：五靈脂燒煙熏之，先以鹽湯洗淨。危氏方

產後血衝，心胷滿喘，命在須臾：用血竭、没藥各一錢，研細末，童便和，酒調服。《集要》

產後腸出不收：枳殼煎湯浸之，良久即入也。《袖珍方》

産腸脱出：羌活二兩煎，酒服。《子母秘録》

又方：樗枝取皮焙乾一握，水五升，連根葱五莖，漢椒一撮，同煎至三升，去滓，傾盆内，乘熱熏洗，冷則再熱。一服可作五次用。洗後睡少時。忌鹽酢醬麵發風毒物，及用心勞力等事。年深者亦治之。《婦人良方》

又方：用石蒜即酸頭草一把，以水三碗，煎一碗半，去滓熏洗，神效。《得效方》

又方：用皂角樹皮半斤，皂角核一合，川楝樹皮半斤，石蓮子炒去心一合爲粗末，以水煎湯乘熱，以物圍之，坐熏洗之，挹乾，便喫補氣丸藥一服，仰睡。《本草》

又方：五倍子末摻之，或以五倍子、白礬煎湯熏洗。《婦人良方》

又方：全蠍炒研末，口噙水鼻中嗃之，立效。《衛生寶鑑》

子宫脱下：蓖麻子仁、枯礬等分爲末，安紙上托入；仍以蓖麻子仁十四枚研膏，塗頂心即入。盤腸生産方同。《摘元方》

子宫不收，名瘣疾，痛不可忍：用慈石酒浸煅研末米糊丸梧子大，每臥時，滑石湯下四十丸；次早用慈石散，米湯服二錢。散用慈石酒浸半兩，鐵粉二錢半，當歸五錢爲末。《機要》

産後瘀血不盡：麻子仁五升，酒一升，浸一夜，明旦去滓，温服一升，不瘥，再服一升，不吐不下。不得與男子通。一月，將養如初。《千金》

墮胎下血不止：榆白皮、當歸焙各半兩，入生薑，水煎服之。《普濟方》

又方：炙桑白皮煮水飲之。《肘後方》，下同

血露不絶：鋸截桑根取屑五指撮，以醇酒服之，日三服。

産後血運悶絶：紅花一兩，酒二盞，煎至一盞，分二服。如口噤，斡開灌之，立效。《十三方》

又方：用紅花新者三兩，無灰酒童便各半升，煮取一盞服。

産後血運，及惡血衝心，或兒枕痛欲絶：用延胡索爲末，酒服一錢，立止。《得效方》

墮胎下血不止：當歸焙一兩，葱白一握，每服五錢，酒一盞半，煎八分，温服。《總録》
下胎或産後，血氣上衝，心痛欲死：郁金燒存性爲末二錢，米酢一呷，調灌即甦。
産後血運，狂言失志：用紫緋一兩爲末，酒服二錢匕。《家傳方》
墮胎下血不止：代赭石末一錢，生地黄汁半盞，調服，日三五次，以瘥爲度。《本草》
産後血運，及惡露不下，痛悶欲死：蘇木一兩剉，酒水煎服。
一方：如無蘇木，取緋衣煮汁飲之，亦得。
産後血瘕痛：取鯉魚鱗燒灰研，酒服一錢，能破滯血。
小産下血過多而心痛者：取鰞鰂魚腹内墨炒爲末，酢湯調下。《婦人良方》
産後血結腹痛，或因産瘦瘠，血氣積聚，可煮淡菜，久食之。
産後血悶攻心欲死，産難胞衣不出：擣慈姑汁服一升。又下石淋。
産後血不下：鍋底墨煙，熱酒服之。《生生編》
産後尿血：川牛膝水煎，頓服。《補遺》
産後下血：紫菀末，水服五錢。《聖惠》
産後崩中下血不止：菖蒲一兩半，酒二盞，煎取一盞，去滓，分三服，食前温服之。
墮胎腹痛，血出不止：羚羊角燒灰三錢，豆淋酒下。《普濟》
又方：鹿角燒研，豉汁服方寸匕，日二服。《子母秘録》
又方：烏鷄子三枚，酢半升，酒二升和攪，煮取一升，分四服。《拾遺》
産後瀉血不止：乾艾葉半兩，炙熟，老生薑半兩，濃煎湯，一服立效。《本草》
産後下血不止，羸瘦迨死，幷血風等證：蒲黄二兩，水二升，煎八合，頓服。《産寳方》
産後血崩：蓮蓬殼五個，香附二兩，各燒存性爲末，每服二錢，米飲下，日二服。《婦人良方》

墮胎下血不止：桑木中蠹蟲燒末，酒服方寸匕，日二服。蟲屎亦可。《普濟》

又方：地黄擣末，每食前熱酒服一錢，連進三服。《瑞竹堂方》

落胎下血：丹參十二兩，酒五升，煮取三升，温酒一升，一日三服，亦可水煮之。《千金》

産後血多：山漆研末，米湯下。《集簡方》

産後血運，心悶氣絶：以丈夫小便研濃墨一升，服。《子母秘録》

産後狂言血運，煩渴不止：生薑、香附子去毛爲末，每服二錢，薑棗水煎服。《集驗方》

産後血運，心氣欲絶，益母草研汁，服一盞絶妙。《子母秘録》

産後血閉不下者：益母草汁一小盞，入酒一合，煎服。《聖惠》，下同

又方：攪勻温服。

産後崩中，血運，卒下血：酢磨松煙古墨服之。《本草》

墮胎血溢不止：墨三兩，火燒酢淬三次，出火毒，没藥一兩爲末，每服二錢，酢湯下。《普濟》

産後血運：鰾膠燒存性，酒和童子小便調服三五錢，良。事林。

又方：案紙三十張，燒灰，清酒半升，和服頓定，冬月用煖酒服，立效。《傳信方》

又方：取釅酢和産婦血如棗大服之。《聖惠》

産後血運不知人及狂語：用麒麟竭一兩，研末，每服二錢，温酒調下。《聖惠》

又方：人參一兩，紫蘇半兩，以童尿酒水三合煎服。《摘要》

又方：用荷葉、紅花、薑黄等分炒，研末，童子小便調服二錢。龐安常《傷寒論》

産後血運築心眼倒，風縮欲死者：取乾荆芥穗擣篩末，每用二錢匕，童子小便一盞調勻熱服，立效。口噤者，挑齒灌。口閉者，灌鼻中，皆效。《本草》

産後鼻衄：荆芥穗研末，童子小便，服二錢，海上方也。《婦人良方》

產後血病：菴藺子一兩，水一升，童子小便二盞，煎飲。《集簡方》

產後血運，心悶煩熱：用接骨草即蒴藋如算子一握，水一升，煎半升，分二服。或小便出血者，服之亦瘥。《易簡方》

產後惡露不除：續骨木二十兩，剉，水一斗，煮三升，分三服即下。即蒴藋也。

又方：以升麻三兩，清酒五升，煮取二升，分半再服，當吐下惡物，極良。《千金翼方》

產後穢污不盡，腹滿心頭硬，或寒熱不禁，或心悶手足煩熱，氣力欲絶諸病：并用延胡索炒研，酒服二錢，甚效。《聖惠》，下同

產後血運：蕓薹子、生地黄等分爲末，每服三錢，薑七片，酒水各半盞，童便半盞，煎七分，温服即甦。

又方：鹿角一段燒存性，出火毒爲末，酒調灌下，即甦。《摘要》

產後血運不知人及狂語：用血竭一兩研末，每服二錢，温酒調下。《本草》

血氣逆煩：羚羊角燒爲末，水服方寸匕。《肘後方》

產後血亂奔入四肢厥逆：以狗頭骨鍛灰，酒服二錢，甚效。《經驗方》

產後虛羸腹痛，冷氣不調，及腦中風，汗自出：白羊肉一斤切，治如常，調和食之。《心鏡》

產後血運：神麯炒爲末，水服方寸匕。《千金》

產後諸疾，血運心悶煩熱，厭厭氣欲絶，心頭硬，乍寒乍熱：續斷皮一握，水三升，煎二升，分三服，如人行三里再服，無所忌。此藥救產後垂死。《子母秘録》

產後心腹痛悶，或單心痛，惡血不盡也：荷葉炒香爲末，每服方寸匕，沸湯或童子小便調下，或燒灰或煎汁皆可。《救急方》

產後心痛，惡血攻心，氣悶欲絶：桂心爲末，狗膽汁丸芡子大，每熱酒服一丸。《聖惠》

產後瘕痛：桂末服方寸匕，取效。《肘後方》

産後腹痛如絞：當歸末五錢，白蜜一合，水一盞，煎一盞，分爲二服，未效再服。

産後血痛：白鷄冠花酒煎服之。《李樓奇方》

産後腹痛欲死，因感寒起者：陳蘄艾二斤焙乾，搗鋪臍上，以絹覆住，熨斗熨之，待口中艾氣出，則痛自止矣。《經驗方》

又方：羌活二兩，煎酒服。《必效方》

産後心痛：鷄子煮酒食之。《備急方》

産後腹痛如錐刺者：敗醬草五兩，水四升，煮二升，每服二合，日三服良。

兒枕痛百藥不效者：用螃蟹一個，燒存性，研爲末，空心，温酒一盞調服，立止。生男用尖臍蟹，生女用團臍蟹。《本草》，下同

又方：用螃蟹搗爛和酒服。

産後煩渴，血氣上衝也：紫葛三兩，水二升，煎一升，去滓呷之。

産後腹痛，兒枕痛也：天仙藤五兩，炒焦爲末，每服生薑汁、童子小便和細酒服。《經驗方》

産後兒枕血瘕，腹痛，喉痺熱塞：鐵秤錘或鐵斧鐵杵燒赤，淬酒飲之。

産後欬逆嘔吐，心忡目運：石蓮子一兩半，白茯苓一兩，丁香五錢爲末，每米飲服二錢。《補遺》

産後悶亂，血氣上衝，口乾腹痛：用生藕汁三升飲之。

又方：用藕汁、生地黄汁、童子小便等分煎服。

婦人産後，血氣攻心痛，惡物不下：用竈中心土研末，酒服二錢，瀉出惡物，立效。《急救方》

産後浮腫：用柑皮酒煎服之。雷公云：産後肌浮，柑皮酒服是也。《本草》，下同

産後風虚：獨活、白蘚皮各三兩，水三升，煮一升，分三服。耐酒者，入酒同煮。

産後血滲入大小腸：車前草汁一升，入蜜一合，和煎一沸，分二服。《崔氏方》

產後瀉痢：小龍牙根一握，濃煎服之，甚效。即蛇含草是也。《斗門方》

墮胎血瘀不下，狂悶寒熱：用鹿角屑一兩爲末，豉湯服一錢，日三，須臾血下。《聖惠》

又方：蒲黄三兩，水三升，煎一升，頓服。《梅師方》，下同

兒枕血瘕：蒲黄三錢，米飲服或白湯下。

產後陰脱：慎火草一斤，陰乾，酒五升煮汁一升，分四服。《子母秘録》

產後諸痢：蒼耳葉搗絞汁，温服半酒盞，日三四服。《聖惠》

產後血脹：搗芭蕉根絞汁，温服二三合。《本草》

產後搐搦强直者，不可便作中風治，乃風入子臟，與破傷風同。用鰾膠一兩以螺粉炒焦，去粉爲末，分三服，煎蟬蜕湯下。《產寶》

產後目閉心悶：赤小豆生研，東流水服方寸匕，不瘥更服。《肘後方》

產後悶滿不能食：用赤小豆二七枚，燒研，冷水頓服，佳。《本草》

墮胎，血下煩悶：用豉一升，水三升，煮三沸，調鹿角末方寸匕。《子母秘録》

產後中風，血熱煩渴：以紅藍子五合熬搗，旦日取半大匙，以水一升，煎取七合，去滓，細細嚥之。《廣利方》

墮胎下血：小薊根葉、益母草五兩，水三大碗，煮取一碗，再煎至一盞，分二服，一日服盡。《總録》

婦人產後百病，及腹中積聚：用桃仁一千二百枚，去皮尖雙仁，熬搗細末，以清酒一斗半，研如麥粥，入磁缸中，密封口，湯煮一復時，取出，温酒和服一匙，日再。名曰桃仁煎。《正傳》，下同

產後諸虚，發熱自汗：人參、當歸等分爲末，用猪腰子一個去膜，切小片，以水三升，糯米半合，葱白二莖，煮米熟，取汁一盞，入藥煎至八分，食前温服即愈。《永類方》

產後秘塞出血多：以人參、麻子仁、枳殼麩炒爲末，煉蜜丸梧子大，每服五十丸，米飲下。《濟生方》

產後口乾舌縮：用鷄子一枚打破，水一盞攪服。《經驗方》

産後煩懣不食者：白犬骨燒研，水服方寸匕。《千金翼》

産後腹脹不通，轉氣急，坐臥不安：以麥蘗一合爲末，和酒服，良久通轉，神驗。

産後青腫疼痛，及血氣水疾：乾漆、大麥蘗等分爲末，新瓦中鋪漆一層，蘗一層，重重令滿，鹽泥固濟，煅赤研末，熱酒調服二錢。産後諸疾幷宜。《經驗方》

産後秘塞五七日不通，不宜妄服藥丸，宜用大麥芽炒黄爲末，每服三錢，沸湯調下，與粥間服。《婦人良方》

産後諸痢：多煮薤白食，仍以羊腎脂同炒食之。《范汪方》

産後虚汗：猪膏、薑汁、白蜜各一升，酒五合，煎五上五下，每服方寸匕。《千金翼》

産後煩悶汗出，不識人：《千金》用羚羊角燒末，東流水服方寸匕，未愈再服。

又方：加芍藥、枳實等分，炒研末，湯服。

産後呃逆：白豆蔻、丁香各半兩研細，桃仁湯服一錢，少頃再服。《乾坤生意》

産後陰脱：鐵爐中紫煙、羊脂二味和勻，布裹炙熱熨，推内之。《胎産方》

産後下痢日五六十行：用桑木裹蠹蟲糞炒黄，急以水沃之，稀稠得所服之，以瘥爲度。此獨孤訥祭酒方也。《必效方》

産後煩悶，乃血氣上衝：生地黄汁、清酒各一升相和煎沸，分二服。《集驗方》

産後百病：地黄汁漬麯二升，淨秫米二斗，令發，如常醸之至熟，封七日，取清常食，令相接。忌生冷鮓蒜鷄猪肉一切毒物。未産，先一月醸成，夏月不可造。《千金翼》

産後陰脱：以温水洗軟，用雄鼠糞燒煙熏之，即入。熊氏

産後遺尿：鷄窠草燒末，酒服一錢。《聖惠》

産後秘塞：以葱涎調臘茶末，丸百丸，茶服，自通。不可用大黄利藥，用之必死。《本草》

産後壯熱，頭痛頰赤，口乾唇焦，煩渴昏悶：用松花、蒲黄、川芎當歸、石膏等分爲末，每服二錢，水二

合，紅花二捻，同煎七分，細呷。《衍義》

産後寒熱，心悶腹脹百病：羚羊角燒末，酒服方寸匕。《子母秘録》

産後口渴：用煉過蜜不計多少，熟水調服，即止。《産書》

産後盜汗，嗇嗇惡寒：茱萸一鷄子大，酒三升，漬半日，煮服。《千金翼》

産後遺尿：猪脬、猪肚各一個，糯米半升，入脬內，更以脬入肚內，同五味煮食。《集要》

産後虚羸，令人肥白健壯：羊脂二斤，生地黄汁一斗，薑汁五升，白蜜三升，煎如飴，温酒服一杯，日三。《小品方》

産後血攻，或下血不止，心悶面青，身冷欲絶者：新羊血一盞飲之，三兩服妙。《梅師方》

産後遺溺不禁：鷄屎燒灰，酒服方寸匕。《産寶》

産婦面䵟，或面如雀卵色：以羊膽、猪胰、細辛等分，煎三沸，夜塗，旦以漿水洗之。《録驗方》

産後虚羸，瘦弱無力：羊腎一雙，炮熟細切，和五味作羹，或作粥食良。《本草》

産後諸疾，及胎臟不安：杜仲去皮，瓦上焙乾，木臼搗末，煮棗肉和丸彈子大，每服一丸，糯米飲下，日二服。《勝金方》

産後虚汗：淡竹瀝三合，煖服，須臾再服。《産寶》

産後陰脱：燒車釭頭脂，納酒中服。《子母秘録》，下同

産後下痢：没石子一個，燒存性研末，酒服，熱即用飲下，日二。

産後風邪，心虚驚悸：用猪心一枚，豆豉汁煮食之。《心鏡》

産後陰脱：鼈頭五枚燒研，井華水服方寸匕，日三。《千金》

又方：加葛根二兩，酒服。《録驗方》

産婦尿閉：鼠婦七枚熬研末，酒服。《千金》

産後虚汗發熱，肢體疼痛，亦名蓐癆：用猪腎、葱豉和成作臛食之。《本草》

産後中風，口噤身直，面青手足反張：竹瀝飲一二升，即甦。《梅師方》

産後氣喘：胡桃肉、人參各二錢，水一盞，煎七分，頓服。《本草》

産後虚羸：黄母鷄一隻去毛，背上開破，入生百合三枚，白粳米半升，縫合，入五味汁中，煮熟開腹，取百合并飯和汁作羹食之，并食肉。《聖惠》

産後氣逆：青橘皮爲末，葱白、童子小便煎二錢，服。《經驗後方》

産後尿閉不通者：陳皮一兩，去白爲末，每空心温酒服二錢，一服即通。《本草》

産後身熱如火，皮如粟粒者：桃仁研泥同臘猪脂敷之，日一易之。《千金》

産後血閉：桃仁二十枚，去皮尖，藕一塊，水煎服之，良。《經驗方》

産後下痢赤白，裏急後重：用桃膠焙乾，沉香、蒲黄炒各等分爲末，每服二錢，食前米飲下。《婦人良方》

産後血滯衝心不下：生薑五兩，水八升，煮取三升，分三服。

産後垂出肉綫，長三四尺，觸之痛引心腹欲絶：老薑連皮三斤，擣爛，入麻油二斤，拌匀炒乾，先以熟絹五尺，折作方結，令人輕輕盛起肉綫，使之屈曲作三團，納入産户，乃以絹袋盛薑，就近熏之。冷則更换。經一日夜，縮入大半，二日盡入。但不可使綫斷，斷則不可治矣。

産後下痢赤白者：用紫莧菜一握，切煮汁，入粳米三合，煮粥食之，瘥。《本草》

産後虚汗：馬齒莧研汁三合服。如無，以乾者煮汁。

産後痢渴久病，津液枯竭，四肢浮腫，口舌乾燥：用冬瓜一枚，外以黄土泥厚五寸，煨熟絞汁飲。亦治傷寒痢渴。《録驗》

産後血疼欲死者：槐耳半兩爲末，酒濃煎飲之，立愈。《婦人良方》，下同

産後敗血邪氣入心，如見祟物，顛狂：用大辰砂一、二錢研細飛過，用飲兒乳汁三四茶匙調濕，以紫項地龍

一條，入藥滾三滾，刮淨，去地龍不用，入無灰酒一盞，分作三四次服。何氏方

婦人斷産：白玉簪花、白鳳仙子各一錢半，紫葳二錢半，辰砂一錢，搗末，蜜和丸梧子大，産内三十丸，日以酒半盞服之。不可著牙齒，能損牙齒也。《摘元方》，下同

産後嘔水：因怒哭傷肝，嘔青綠水，用韭葉一斤取汁，入薑汁少許和飲即愈。

治腹中及産後瘀血：紅麯浸酒煮服。《本草》

治産後百病，或血熱覺有餘血水氣，或中風困篤，或背强口噤，或但煩熱瘈瘲，五緩六急口渴，或身頭皆腫，或身癢嘔逆直視，或手足頑痺，頭旋眼眩，此皆虚熱中風也：用大豆三升熬熟至微煙出，入瓶中，以酒五升沃口，經一日以上，服酒一升，温覆，令少汗出，身潤即愈。口噤者，加獨活半斤，微微搥破同沃之。産後宜常服以防風氣。又消結血。蓋此酒治污血，又能發表也。

又方：以豆五升，酒一斗焠之。

産後中寒，遍身冷直，口噤不識人：白朮一兩，澤瀉一兩，生薑五錢，水一升，煎服。

産後嘔逆，别無他疾者：白朮一兩二錢，生薑一兩五錢，酒水各二升，煎一升，分三服。《本草》

産後煩躁：禹餘糧一枚，狀如酸棗者，入地埋一半，緊築，用炭一斤煅之，濕土罨一宿，打破去外面石，取裹面細者研，水淘五七度，日乾，再研萬遍，用甘草湯服二錢，一服立效。《經驗方》

産後舌出不收：丹砂敷之，暗擲盆碎墮地作聲驚之，自收。《集簡方》

産後中風，身如角弓反張，口噤不語：川烏頭五兩，剉塊，黑大豆半升同炒半黑，以酒三升傾鍋内急攪，以絹濾取酒，微温服一小盞取汗。若口不開，拗開灌之。未效，加烏鷄糞一合炒，納酒中服，以瘥爲度。《小品方》，下同

産後陰腫痛：用桃仁細研塗之。

又方：五倍子、枯白礬爲末，研桃仁爲膏塗之。

産後陰脱：人屎炒赤爲末，酒服方寸匕，日二服。《千金》

婦人斷産：零陵香爲末，酒服二錢，每服至一兩，即一年絶孕，蓋血聞香即散也。《集要》

産後陰翻，産後燥熱，遂成翻花：澤蘭四兩，煎湯熏洗二三次，再入枯礬煎洗之即安。《集簡方》

婦人斷産：蠶子故紙方圓一尺燒爲末，酒服，終身不産。《千金》

又方：剪印紙有印處燒灰，水服一錢匕，效。藏器

又方：用白麵麯一升，無灰酒五升，打作糊，煮二升半，用絹帛濾去滓，作三服，候月經將來前日晚下喫一服，次日五更喫一服，天明喫一服，月經即行，終身絶子。

又方：用油煎水銀一日方息，空心服棗核大一丸，永斷孕，不損人。

産後遺尿或尿數：桑螵蛸炙半兩，龍骨一兩爲末，每米飲服二錢。《胎産方》

婦人胎前産後遺尿：白薇、芍藥各一兩爲末，酒服方寸匕，日三服。《千金》

産後腹痛：用五靈脂末，神麯糊丸，白朮陳皮湯下。丹溪方

兒枕作痛：五靈脂慢炒研末，酒服二錢。《産寶方》

針灸

《甲乙經》曰：婦人産後餘疾，食飲不下，胸脅搘滿，目眩足寒，心切痛，善噫，聞酸臭，脹痺腹滿，少腹尤大，期門主之。

《千金方》曰：墮胎後，漏下五色，疼痛，灸胞門，穴在關門左邊二寸是也。右邊二寸，名子户。

斷産，灸右踝上一寸三壯即斷。

朱震亨《心法》曰：婦人四旬，因小産成病，百節痛無常處，臥牀不起，刺八髎五分，環跳四寸半，五樞三寸半，曲池、液門各寸半，絶骨二寸半。如脊背痛者，刺人中、大椎節下各五分，委中七分見血，立效。

婦人五旬經斷後再行，或多或少，或瘀或紅幷下，腹中氣滿如胎孕，刺天樞、中脘、氣海三穴各五分，立愈。婦人得子，多變成水，淋漓而下，經久身面虚腫，刺陰谷二寸半，絶骨二寸半。如喘滿，刺魚際透大淵，左右共四十九呼，治肺經水氣極妙。

產後血塊痛，三陰交、氣海，宜灸之。

婦人產後，忽小腹脹如蠱，大小便不通，氣海、三里、關元、三陰交、陰谷各主之。

《醫學綱目》曰：產後手足逆冷，刺肩井立愈。

產後血運不省人事，取三里、支溝、三陰交、心術無此一穴。

又法：取神門、内關；不應，取關元灸之。

胞衣不下，取三陰交、中極，各瀉之。

產後噫呃服藥無效，灸期門必愈。

《醫學入門》曰：神門，治產後腹脹，小便不通。

《醫學準繩六要》曰：產後呃逆，急灸期門，乳頭向下盡處是穴。乳小者，以一指爲率。

產後欬逆，灸期門極效，男左女右。乳下黑盡處一韭葉，灸三壯，甚者二七壯。

《證治準繩》曰：產後小便不通，腹脹如鼓，悶亂不醒，緣未產之前，内積冷氣，遂致產時尿胞運動不順，用鹽於產臍中填可與臍平，却用葱白剥去粗皮十餘根作一縛，切作一指厚，安鹽上，用大艾炷滿葱餅子灸之，覺熱氣直入腹内，即時便通，神驗不可具述。

陰脱產門不閉，灸臍下横紋五七壯。

產後血運不省人事，灸陽别。

醫案

《瘡瘍全書》曰：一少婦產兒後，忽玉户垂尺許，狀如腸，少不知事，私以手摘斷，至晚，腹痛號泣而絶，此腸即生腸，又曰胞户子宫，切不可損，損則傷生。蓋氣血衰敗，未能收入，宜多進活血之劑，三二日間，自然收入，不足憂恐也。予治三四人，皆以此藥得力。

朱震亨《心法》曰：一婦人産子後，陰户中下一物，如合鉢狀，有二岐，其夫來求治。予思之，此子宫也，必氣血弱而下墜，遂用升麻、當歸、黄芪大料二貼與之。半日後，其夫復來，日服二次後，覺響一聲，視之，已收入陰户。但因經宿乾著席上，破一片如掌心大，落在席，其妻在家哭泣，恐腸破不可復生。予思之，此非腸胃，乃糟粕也。肌肉破尚可復完，若氣血充盛，必可生滿，遂用四物湯加人參與一百貼，三年後有子。

一婦人面白，素多慾，産後血運，不知人事，急於氣海灼艾五十五壯，遂蘇；連進人參、黄芪、當歸等補藥，二月安。

一婦人三十餘歲，生女二日後，産户一物如手帕，下有帕尖，約重一斤。予思之，此因胎前勞乏傷氣成肝痿所致，却喜血不甚虚，其時歲暮天寒，恐冷乾壞了，急與炙黄芪半錢，人參一錢，白朮五分，當歸一錢半，升麻五分，三貼連服之，即收上，得汗通身乃安。但下面沾席處，乾者落一片，約五六兩重，蓋脂膜也。食進得眠，診其脈皆濇左略弦，視其形却實，與白朮、芍藥各錢半，陳皮一錢，生薑一片，煎二三貼以養之。

《醫學綱目》曰：一婦人産當寒月，寒氣入産門，臍下脹滿，手不得犯，此寒疝也。醫將治之以抵當湯，謂其有瘀血也。予教之曰：非其治也。可服張仲景羊肉湯，少減作二服，遂愈。

浦江吴輝妻孕時足腫，産後二日洗浴即氣喘，但坐不得臥者五個月，惡風得煖稍寬，兩關脈動，尺寸皆虚，百藥不效，用牡丹皮、桃仁、桂枝、茯苓、乾薑、枳實、厚朴、桑白皮、紫蘇、五味、栝蔞仁煎湯服之即寬，二三服得臥，其痰如失。蓋作污血感寒治之也。

郭茂恂嫂金華君，産七日不食，始言頭痛，頭痛已，又心痛作，既而目睛痛如割如刺，更作更止，相去無瞬息間。每頭痛甚，欲取大石壓，良久漸定；心痛作，則以十指抓壁，血流滿掌；痛定，目復痛，又以兩手自剜取之。如是十日不已，衆醫無計。進黑龍丹半粒，疾少間，中夜再服，服後瞑目寢如平昔，至平旦下一行，約三升許，如蝗蟲子，其痰減半；已刻又行如前，則頓愈矣。

《薛己醫案》曰：一妊婦墮胎，昏憒，不時吐痰，自用養血化痰之劑，昏憒不省，自汗發搐，痰涎涌出，彼以爲中風，欲用祛風化痰。予曰：此屬脾氣虚寒所致，用十全大補湯加炮薑二十餘劑，尋愈。

一産婦陰門不閉，發熱惡寒，用十全大補湯，加五味子數劑而寒熱退；又用補中益氣，加五味子數劑而陰户斂。若初産腫脹，或焮痛而不閉者，用加味逍遥散。若腫既消而不閉者，用補中益氣湯。切忌寒凉之劑。

一妊婦因産飲酒，惡露甚多，患血運，口出酒氣，此血得酒熱而妄行，虚而作運也。以佛手散加煨乾葛二錢，一劑而痊。酒性慓悍，入月及産後不宜飲，恐致前證。産室人衆，氣熱喧嚷，亦致此證。

一婦人産後顛狂，或用大澤蘭湯而愈；後又怔忡妄言，其痰甚多，用茯苓散補其心虚頓愈；又用八珍散加遠志、茯神，養其氣血而瘥。

一産婦亦患此證，用化痰安神等藥，病益甚，神思消沮，余以爲心脾血虚不足，用大劑參、朮、芎、歸、茯神、酸棗仁四斤餘而安，乃以歸脾湯五十餘劑而愈。

一産婦形體甚倦，時發讝語，用柏子仁散稍愈，又用加味歸脾湯而愈。又因怒仍狂言，脅痛，小便下血，用加味逍遥散以清肝火，養肝血，頓瘥；又佐以加味歸脾湯而安。

一産婦不語，用七珍散而愈。後復不語，内熱晡熱，肢體倦怠，飲食不進，用加味歸脾湯爲主，佐以七珍散而愈。後因怒不語，口噤，腰背反張，手足發搐，或小便見血，面赤或青或黄，或時兼赤。余曰：面青，肝之本色也。黄者，脾氣虚也。赤者，心血虚也。用八珍湯加鈎藤鉤、茯苓、遠志漸愈，又用加味歸脾湯而痊。

一産婦産後乍見鬼神，或用調經散愈而復作，仍服前散益甚，痰涎上涌，朝寒暮熱，余朝用八珍散，夕用加味歸脾湯，各五十餘劑而愈。

一婦人産後心神驚悸，初度服琥珀地黄丸、局方妙香散，隨效。再患服之，其證益甚而脈浮大，按之如無，發熱惡寒，此血氣俱空虚，余用十全大補、加味歸脾二湯各百餘劑而愈。後遇驚恐，勞怒復作，仍服前藥而安。

一婦人産後中風，心驚不省人事，言語妄甚，惡風寒，喜熱飲，形氣倦怠，脈虚浮無力。余謂血氣虚寒，用十全大補湯二十餘劑，不應；又二十餘劑，稍緩；乃漸加附子至一錢，服數劑，諸證減一二。又二十餘劑，十退三四；乃去附子五分，數劑，諸證頓退而安。後又發，仍服前藥，加附子三五分而愈。

一婦人産後中風，恍惚盜汗自汗，發熱晡熱，面色黄白，四肢畏冷，此氣血俱虚，用八珍湯不應，更用十全大補、加味歸脾二湯始應。後因勞怒，發厥昏憒，左目牽緊，兩脣抽動，小便自遺，余以爲肝火熾盛，用十全大補加釣藤、山梔而安，再用十全大補湯、辰砂遠志丸而愈。

一婦人産後虚極生風，或用諸補劑，四肢逆冷自汗，泄瀉腸鳴腹痛，余以陽氣虚寒，用六君子，薑、附各加至五錢，不應；以參、附各一兩，始應。良久不服，仍腸鳴腹痛，後灸關元穴百餘壯，及服十全大補湯方效。

一産婦略聞音響，其汗如水而昏憒，諸藥到口即嘔，余以爲脾氣虚散，用參附末爲細丸，時銜三五粒，隨液嚥下，乃漸加之至錢許，却服參附湯而痊。

一産婦盜汗不止，遂致廢痳，神思疲甚，口乾引飲，余謂血虚有熱，用當歸補血湯以代茶，又以當歸六黄湯，黄芩、連、蘗炒黑，倍加人參、五味子，二劑而愈。

一産婦牙關緊急，腰背反張，四肢抽搐，兩目連劄，此去血過多，元氣虧損，陰火熾盛，用十全大補加炮薑一劑而甦，數劑而安。

余在吳江史萬湖第時，將入，更聞喧嚷，詢云：家人婦産後出直廚，忽仆而死，余意其勞傷氣血而發痓也。急用十全大補加附子煎滚，令人正其面，開其口灌之，久不能下；令側其面而出之，换以熱藥，如此五次，方得下嚥，遂甦。

一産婦勤於女工，忽仆地，牙關緊急，痰喘氣粗，四肢不遂，此氣血虚而發痓，朝用補中益氣湯加茯苓、半夏，夕用八珍湯加半夏各三十餘劑，不應；此氣血之未復，藥之未及也，仍用前二湯，又五十餘劑而痊。

一産婦筋攣臂軟，肌肉掣動，此氣血俱虚而自熱也，用十全大補湯而安。

一産婦兩手麻木，服愈風丹天麻丸，遍身皆麻，神思倦怠，晡熱作渴，自汗盜汗。余謂氣血俱虛，用十全大補湯數劑，諸證悉退，又數劑而全愈。但内熱，用加味逍遥散而痊。

一産婦因勞而臂不能屈，服蘇合香丸，肢體痿軟，汗出如水。余謂前藥辛香，耗散真氣，腠理虛而津液妄泄也。先用十全大補湯加五味子，補實腠理，收斂真氣，汗頓止；又佐以四君子調補元氣漸愈，用逍遥散大補湯調理而痊。

一産婦先胷脅乳内脹痛，後因怒，口噤吐痰，臂不能伸，小便自遺，左三部脈弦，余謂此肝經血虛而風火所致，不能養筋，先用加味逍遥散治之，臂能屈伸；又以補肝散六味丸，諸證悉愈。

一婦人發痓，遺尿自汗，面赤或時面青，飲食如故，肝脈弦緊。余曰：此肝經血燥風熱，名痓也。肝主小便，其色青，入心則赤。法當滋陰血，清肝火，遂用加味逍遥散，不數劑諸證悉退而安。

一産婦患脚氣，或用獨活寄生湯而痊；後復作服之，其汗如水，更加口噤吐痰。余用十全大補湯，培養血氣漸愈。後飲食日少，肌體日瘦，吐痰如涌，此命門火衰，脾土虛寒，用八味丸及加味歸脾湯，諸證漸退，肌肉漸生。

一産婦身腹作痛，發熱不食，煩躁不寐，盜汗脅痛，服解散祛血之藥，不時昏憒，六脈洪大如無，用補中益氣加炮薑、半夏一劑，頓退二三；又用劑，寢食甘美，但背强而痛，用八珍散、大補湯調理而安。

一産婦遍身頭項作痛，惡寒拘急，脈浮緊，此風寒之證也，用五積散一劑，汗出而愈。但倦怠發熱，此邪氣去而真氣虛也，用八珍湯調補而痊。

一産婦腰痛腹脹善噫，諸藥皆嘔，余以爲脾虛血弱，用白朮一味炒黄，每劑一兩，米泔煎，時飲匙許，四劑後漸安，百餘劑而愈。

一産婦惡露淋瀝，體倦面黄，食少惡寒，晝夜不寐，驚悸汗出，此脾經虛熱，用加味歸脾湯而痊。後因怒脅脹，作嘔少食，用六君子加柴胡治之而痊。

一産婦惡露不下，服峻厲之劑，惡露隨下，久而昏憒，以手護其腹。余曰：此脾氣復傷作痛，故用手護也。以人參理中湯加肉桂二劑，補之而愈。

一産婦惡露上攻，心痛昏憒口噤，冷汗不止，手足厥逆，用六君子加附子一錢以迴其陽，二劑頓甦；又以十全大補湯養其血氣而安。

一産婦患前證，手不敢近腹，用失笑散一服，下瘀血而愈。次日復痛，亦用前藥而安。

一産婦患前證，用大黄等藥，其血雖下，復患頭痛，發熱惡寒，次日昏憒，自以兩手堅護其腹，不得診脈，視其面色青白，知爲脾氣虛寒而痛也，用六君子湯加薑、桂而痛止，又用八珍湯加薑、桂調理而安。

一婦産後，小腹痛甚，牙關緊急，此瘀血内停，灌以失笑散下血而甦，又用四物加炮薑、白朮、陳皮而愈。

一婦人經水來，比常度過多不止，遂服澀藥止之，致腹作痛，此乃氣血凝滯也，用失笑散二服而愈。

一産婦兒枕腹痛，或用驅逐之劑，昏憒口噤，手足發搐，此血氣虛極之變證也，用八珍湯加炮薑二錢四劑，未應；又以十全大補湯，加炮薑一錢，二劑而甦。

一産婦小腹疼痛，小便不利，用薏苡仁湯二劑痛止，更以四物加紅花、桃仁下瘀血而愈。大抵此證皆因榮衛不調，或瘀血停滯所致。若脈洪數，已有膿脈。但數微有膿，脈遲緊乃瘀血，下之即愈。若腹脹大，轉側作水聲，或膿從臍出，或從大便出，宜用蠟礬丸、太乙膏及托裏藥。

一産婦惡露停滯，小腹患痛，服瓜子仁湯，下瘀血而痊。凡瘀血停滯，宜急治之，緩則腐化爲膿，最難治療。若流注關節則患骨疽，失治多爲敗證。

一産婦惡露停滯，小腹作痛有塊，脈芤而澀，以四物加延胡、紅花、桃仁、牛膝、木香治之而愈。

王時亨室産後腰間腫痛，兩腿尤甚，此由瘀血滯於經絡而然也。不早治，必作骨疽。遂與桃仁湯二劑稍愈，更以没藥丸數服而痊。

汪中翰側室，産後小腹作痛，諸藥不應，其脈洪滑且數，此瘀血内潰爲膿也，以瓜子仁湯痛止，更以太乙膏下膿而愈。今人産後多有此病，縱非癰患，用之更效。有人臍出膿水，久而不愈，亦以前膏及蠟礬丸治之，亦愈。

一産婦腹中似有一塊，或時作痛而轉動，按之不痛，面色痿黄，痛則皎白，脈浮而濇，余謂此肝氣虚而血弱也。不信，乃用破血行氣之藥，痛益甚，轉動無常。又認以爲血鼈，專用破血袪逐之藥，痛攻兩脅，肚腹尤甚。益信爲鼈確，服下蟲等藥，去血甚多，形氣愈虚，肢節間各結小核，隱於肉裏，以爲鼈子畏藥而走於外。余云：肝藏血而養諸筋，此因肝血復損，筋涸而攣結耳。蓋肢節胷項，皆屬肝膽部分，養其肝木，補金水以滋肝血，則筋自舒。遂用八珍湯、逍遥散、歸脾湯加減，調治而愈。

一婦人寒月中産後腹大痛，覺有塊，百方不治。一人教以羊肉四兩，熟地黄二兩，生薑一兩，水煎服之，二三次愈。

一産婦小腹作痛，小便不利，内熱晡熱，形體倦怠，余用加味逍遥散以清肝火、生肝血，用補中益氣湯補脾胃，升陽氣而痊。

一産婦小腹痛，或作嘔，或昏憒，此脾氣虚寒，用人參理中湯漸愈，又以補中益氣湯加茯苓、半夏痊愈。後復作痛而兼喘，仍用補中益氣湯培補脾肺而瘥。

一産婦患腹脹，或用抵當湯，敗血已下，前證益甚，小腹重墜，似欲去後。余謂此脾氣虚而下陷，用補中益氣湯加炮薑温補脾氣，重墜如失，又用六君子湯而安。

一産婦因怒，兩脅脹痛，吐血甚多，發熱惡寒，胷腹脹痛，余以爲氣血俱虚，用八珍加柴胡、丹皮、炮薑而血頓止，又用十全大補湯而寒熱漸退。此證苟非用薑、桂辛温，助脾肺以行藥勢，不惟無以施其功，而反助其脹耳。

一産婦惡寒發熱，余以爲血氣虚寒，用十全大補加炮薑而寒熱愈，但飲食不甘，肢體倦怠，用補中益氣而肢體安。又食後犯怒，惡寒發熱，抽搐咬牙，面色青中隱黄，欲按其腹，以手護之，此肝木侮脾土，飲食停滯，用六君子加木香一劑而安。

一産婦惡寒發熱，余以爲氣血俱虚，欲用八珍加炮薑治之。其家知醫，以爲風寒，用小柴胡湯，致汗出讝語，煩熱作渴，肢體抽搐。余曰：寒熱不時，乃氣血虚。用十全大補二劑，益甚，脈洪大，重按如無，此藥力不能及，乃加附子，四劑稍緩，數劑而安。

一産婦朝寒暮熱，或不時寒熱，久不愈，用六君子補中益氣，兼服百餘劑而尋愈。

大尹余君之内，産後發熱晡熱，吐血便血兼盗汗，小便頻數，胷脅脹痛，肚腹痞悶。余曰：此諸臟虚損也，證當固本爲善。自恃知醫，用降火之劑，更加瀉利腸鳴，嘔吐不食，腹痛足冷，始信余言。診其脈，或浮洪，或沉細，或如無，其面或青黄，或赤白，此虚寒假熱之狀，時雖仲夏，當舍時從證，先用六君子加炮薑、肉桂數劑，胃氣漸復，諸證漸退，更佐以十全大補湯半載而痊愈。

儒者楊敬之内人所患同前，但吐痰涎，或用温補化痰之劑不應，面色黧黑，兩尺浮大，按之微細，此因命門火虚，不能生脾土，脾土不能生諸臟而爲患也，用八味丸補土之母而痊。

一産婦食角黍，煩渴痞悶，腹痛，大便欲去不去，服消導等藥不應，飲食日減，肌體日瘦半月矣。余謂此食積爲患，用大酒麯炒爲末，温酒調服二錢，俄間腹鳴良久，仍下粽而愈。

一産婦食魚鮓，腹痛患痢，諸藥不應，用陳皮、白术等分爲末，陳皮湯送下，數服而愈。

一産婦患血渴，朝寒暮熱，肚腹作痛，以手按之不痛，余以爲血氣俱虚，用八珍之類治之。彼反行逐血，更加發熱煩躁，余用當歸補血湯，熱躁漸止；用八珍、麥門、五味，氣血漸復。

一婦人每産後，齒齦皆動，踰日乃止，此氣血虚而火動也。後復懷妊，臨月付十全大補湯二劑，令産後煎服，其齒不動如故。

一婦人産後喉痛，服清熱等劑，痛益甚，此膀胱經血虚也，蓋膀胱之經脈上行至喉而還。用八珍湯加牡丹皮、柴胡、酒炒黑黄蘗二劑而愈。

一婦人性善怒，産後脣腫内熱，或用清熱敗毒散，脣口腫脹，日晡熱甚，月水不調；再用降火化痰，遂令食少作嘔，大便不實，脣出血水；又用理氣消導，胷膈痞滿，頭目不清，脣腫經閉；又用清胃行血，肢體倦怠，發熱煩躁，涎水涌出；又欲用通經之劑。余曰：病本七情，肝經虧損，又數行攻伐，故元氣益虚也，法當補陰益陽，遂以濟生歸脾湯、加味逍遥散、補中益氣湯調治，元氣漸復，諸證悉愈。後因怒，寒熱耳痛，胷膈脹悶，脣焮腫甚，此是怒動肝火所傷，遂用四物合小柴胡加山梔頓愈。後又怒，脅乳作脹，肚腹作内，嘔吐酸涎，飲食不入，小水不利，此是怒動肝木尅脾土，乃用補脾氣養脾血而愈。又因勞役怒氣，飲食失時，發熱喘渴，體倦不食，去血如崩，脣腫熾甚，此是肝經有火，脾經氣虚，遂用補中益氣加炒黑山梔、芍藥、丹皮而愈。此證每見，但治其瘡，不固其本，而死者多矣。

一膏粱之婦，産後月經不調，脣裂焮腫，内熱殊甚，服寒涼之劑，後不時出水，余用加味清胃散而愈。後值春令，兼怒，脣口腫脹，寒熱作嘔，痰甚少，用小柴胡加山梔、茯苓、桔梗，諸證頓愈；但内熱仍作，乃以加味逍遥散調理而安。

一産婦朝吐痰，夜發熱，晝夜無寐，或用清痰降火，肌體日瘦，飲食日少，前證愈甚。余曰：早間吐痰，脾氣虚也。夜間發熱，肝血虚也。晝夜無寐，脾血耗也。遂用六君子湯、加味逍遥散、加味歸脾湯，以次調補而痊。

一産婦停食霍亂，用藿香正氣散之類已愈，胷腹膨脹，飲食稍過，即嘔吐或作泄瀉，余謂此脾胃俱虚，用六君子湯加木香治之，漸愈。後因飲食失調，兼恚怒，患霍亂，胷腹大痛，手足逆冷，用附子散，又用八味丸，以補土母而康。設泥痛無補法，而用辛散或用平補之劑，必致不起。

一産婦吐瀉嚥酸，面目浮腫，此脾氣虚寒，先用六君子加炮薑爲主，佐以越鞠丸而嚥酸愈；又用補中益氣加茯苓、半夏而脾胃康。

一産婦患頭痛，日用補中益氣湯不缺，已三年矣，稍勞則惡寒内熱，爲陽氣虚，以前湯加附子一錢，數劑不發。

一婦人産後頭痛面青二年矣，日服四物等藥，余謂腎水不能生肝木而血虚，用六味丸加五味子，兩月而痊。

一産婦欬嗽聲重，鼻塞流涕，此風寒所感，余用參蘇飲一鍾頓愈，與補中益氣加桔梗、茯苓、半夏一劑而痊，又與六君子、黄芪以實腠理，痊愈。

一産婦欬嗽痰盛，面赤口乾，内熱晡熱，徹作無時，此陰火上炎，余用補中益氣湯、六味地黄丸而愈。

一産婦欬而腹滿不食，涕唾面腫氣逆，此病在胃而關於肺，用異功散而愈。

一産婦泄瀉，四肢面目浮腫，喘促惡寒，余謂脾肺虚寒，用六君子加薑桂而泄瀉愈，又用補中益氣而脾胃健。

一産婦腹痛，發熱惡食，氣口脈大，余以爲飲食傷脾，彼反服破血之劑，加寒熱頭痛，嘔吐涎沫，用化痰降火理氣，四肢逆冷，泄瀉下墜。余曰：此脾胃虚之變證也，法當温補，用六君子加炮薑、肉桂、木香，再用補中益氣湯而愈。

一産婦飲食少思，服消導之劑，四肢浮腫，余謂此乃中氣不足所致，朝用補中益氣湯，夕用六君子湯而愈。後因怒，致腹脹，誤服沉香化氣丸，吐瀉不止，飲食不進，小便不利，肚腹四肢浮腫，用金匱加減腎氣丸而愈。

一婦産後痢，未至月滿，因食冷物及酒，冷熱與血攻擊，滯下純血，纏墜極痛，其脈大無力，口乾，用黄芩芍藥湯三服而安。

一産婦泄痢腹痛年餘，形體骨立，内熱晡熱，自汗盗汗，口舌糜爛，日吐痰三碗許，脈洪大，重按全無，此命門火衰而假熱，脾土虚寒，不能攝痰歸源，用八味丸補火以生土，用補中益氣湯兼補肺金而痊。

一産婦食鷄子，腹中作痛，面色青黄，服平胃、二陳；更下痢腹脹，用流氣飲子；又小腹一塊，不時上攻，飲食愈少，此脾胃虚寒，肝木尅侮所致，用補中益氣加木香、吴茱萸漸愈；又用八珍大補，兼服調理，尋愈。

一産婦瀉痢發熱，作渴吐痰，肌體消瘦，飲食少思，或胷膈痞滿，或小腹脹墜，年餘矣，余以爲脾腎之瀉，朝用二神丸，夕用六君子，三月餘而痊。

一産婦腹痛後重，去痢無度，形體倦怠，飲食不进，與死爲鄰，此脾胃俱虚也，用四神丸十全大補湯而愈；但飲食難化，肢體倦怠，用補中益氣湯調理而康。

一産婦患瘧，久不愈，百病蜂起，其脈或洪大，或微細，或弦緊，或沉伏，難以名狀，用六君子加炮薑二十餘劑，脈證稍得；又用參朮煎膏佐以歸脾湯，百餘劑而瘥。

陳氏婦張，素怯弱，生女自乳，因病疥年餘，遂致羸困，復因執喪禮勞頓，數欲眩仆。一日感氣，忽患心脾高腫作疼，手不可按，嘔吐不止，六脈微細之極。陳翁自以脈雖虚而病形則實，誤以諸痛不可補氣，乃用青皮、香附、吴萸等藥而愈。繼復患瘧，且墮胎，又自投理氣行血之藥，病去元氣轉脱，再投參、芪補劑不應矣。六脈如絲欲絶，思非附子不能起，因亟請余診之。余知此由理氣損真之誤也，連投參、芪、歸、朮、附子、薑、桂六劑，間用八味丸，五日眠食漸甘，六脈全復。余諭之云：向使心脾疼時，即服此藥，瘧亦不作矣。

一産婦大便七日不通，飲食如常，腹中如故，此腹未滿也。用八珍加桃杏二仁，至二十一日腹滿欲去，用猪膽汁潤去而安。

一産婦大便八日不通，或用通利之藥，中脘脹痛，飲食甚少；又用蜜導之，大便不禁，呃逆不食。余以爲脾腎復傷，用六君子加茱萸、肉果、補骨脂、五味數劑，喜其年壯而愈。不然，多致不起。

一産婦大便秘結，小腹脹痛，用大黄等藥，致吐瀉不食，腹痛胷痞，余用六君子加木香、炮薑治之而愈。

一産婦大小便不通，諸藥不應，將危矣。令飲牛乳，一日稍通，三日而痊。人乳尤善。

一産婦大便不實，飲食少思，五更或侵晨遺屎，此中氣虚寒，脾腎不足，用補中益氣送四神丸而痊。

一産婦小便出糞，名大小腸交，乃氣血俱虚，失行常道，先用六君子湯二劑，又用五苓散二劑而痊。尋常腸交亦可用。

一産婦小水淋瀝，或時自出，用分利降火之劑，二年不愈。余以爲肺腎之氣虚，用補中益氣湯、六味地黄丸而痊。

一産婦小便頻數，時忽寒戰，乃屬脾肺虚弱，用補中益氣加山茱、山藥爲主，佐以桑螵蛸散而愈。後患發熱晡熱，盗汗自汗，月水不調，用加味逍遥散而安。

一産婦患前證，吐痰發熱，日晡作渴，此膀胱陰虚，用補中益氣湯，佐以六味丸而愈。又患痢後小便頻數，手足俱冷，屬陽氣虚寒，用前湯及八味丸而瘳。

一産婦小便不禁，三年不愈，面色或青赤，或黄白，此肝脾氣血虚熱，用加味逍遥散爲主漸愈，佐以六味丸而痊。後因怒，小便自遺，大便不實，左目頓緊，面色頓赤，仍用前散，佐以六君子湯，以清肝火，生肝血，培脾土而瘳。

一産婦尿血面黄，脅脹少食，此肝乘脾也，用加味逍遥、補中益氣兼服而愈。後爲懷抱不樂，食少體倦，驚悸無寐，血仍作，用加味歸脾湯二十餘劑，將愈，惑於衆論，服犀角地黄湯，諸證復作，仍服前湯而愈。

一産婦糞後下血，食少體倦，此脾氣虚熱，用補中益氣加吳茱萸、炒黄連五分，四劑頓愈；但怔忡少寐，盗汗未止，用歸脾湯而痊。

一婦人久下血，在糞前，屬脾胃虚寒，元氣下陷，用補中益氣加黄連、炒吳茱萸一錢，數劑稍緩；乃加生吳茱萸五分數劑而愈。

一産婦大便後血，口乾飲湯，胷脅膨滿，小腹悶墜，内熱晡熱，食少體倦，面色痿黄，日晡則赤，洒淅惡寒，此脾肺氣虚，先用六君子加乾薑、木香漸愈，用補中益氣將愈，用歸脾湯痊愈。後飲食失節，勞役兼怒，發熱血崩，夜間譫語，此熱入血室，用加味小柴胡二劑而熱退，用補中益氣一劑而血止，用逍遥散、歸脾湯調理而安。

一婦人脾胃素弱，兼用肝火，産後玉門腫痛，寒熱作渴，嘔吐不食，外敷大黄等藥，内用驅利之劑，腫及於臂，諸證蜂起，此真氣虚而邪氣盛也，先用六君子以固腸胃，次用補中益氣以升陽氣，不數劑而痊愈。

一産婦患此失治，腫潰不已，形體消瘦，飲食少思，朝寒暮熱，自汗盗汗，半年矣。用補中益氣加茯苓、半夏，膿水漸少，飲食漸進；用歸脾湯，共五十餘劑而愈。

一産婦玉門不閉，小便淋瀝，腹内一塊，攻走脅下，或脹或痛，用加味逍遥散加車前子而愈。

一婦人子宫腫大，二日方入，損落一片，殊類猪肝，面黄體倦，飲食無味，内熱晡熱，自汗盜汗，用十全大補湯二十余劑，諸證悉愈，仍復生育。

《古今醫統》曰：一婦産後因子死經斷，不行半年。一日，小腹忽痛，陰户内有物如石硬塞之，而痛不禁，羣醫不識。青林曰：石瘕也。用四物湯加桃仁、大黄、三稜、檳榔、延胡索、附子、澤瀉、血竭爲湯，三劑而愈。

《證治準繩》曰：一婦年近四旬，禀氣素弱，自去其胎，五月内漸漸腹脹如鼓，至心前上，吐不能食，只叫脹死，用補藥不效。程仁甫診之曰：六脈微弱，乃損傷脾氣而作脹。然急則治其標，若泥丹溪法，恐緩不及事矣。用桃仁承氣加枳實、厚朴倍硝黄煎服，四分吐去其一；次早仍不通，事急，又服琥珀丸三錢，至申時大通，脹減；但體倦，四肢無力，口不知味，發熱，再用參、芪、歸、芍、楂、朮、陳皮，八劑而安。

吴承妻孕而驚，遂病悸，醫以爲病在中，神越焉，無可爲。沈宗常以爲膽傷耳，俾服抱膽丸而愈。

汪鎬妻三十五歲，厭産，誤服打胎藥，下血如崩，旬餘，腹痛一陣即行，或時鼻衄，諸藥不效。江應宿診之，六脈數而微弦，乃厥陽之火泛逆，投四物换生地黄加阿膠、炒黑山梔、蒲黄，一劑愈。

一婦産後血逆上行，鼻衄口乾，心躁舌黑，蓋因瘀血上升。汪石山遂用益母丸二丸，童便化下，鼻衄漸止，下血而瘀漸通。

新昌徐氏婦病産後暴死，但胷膈微熱。陸嚴診之曰：此血閉也。用紅花數十斤，以大鍋煮之，候湯沸，以木桶盛之，將病者寢其上熏之，湯氣微，復加之。有頃，婦人指動，半日遂甦。此與許引宗治王太後之意同。

《彝堅志》云：郝質子婦産四日，瘈瘲戴眼，角弓反張。杜壬以爲痓病，與大豆紫湯、獨活湯而愈。政和間，余妻方分娩，猶在蓐中，忽作此證，頭足反接，相去幾二尺。家人驚駭，以數婢强拗之不直。適記所云藥草有獨活，乃急爲之。召醫未至，連進三劑，遂能直，醫至即愈矣，更不須用大豆紫湯。古人處方神驗屢矣。

一婦六月産後多汗，人倦，不敢袒被，故汗出被裏，冷則浸漬，得風濕疼痛，遂以羌活續斷湯數服而愈。

一婦産後三日起早，血氣未定，遂感身熱目暗如風狀，即以清魂散二服，得微汗而愈。

一産婦惡露不行，臍腹痛，頭疼寒熱，衆皆以爲感寒，温以薑附，益大熱，手足搐搦，譫語目竄。滑伯仁診其脈弦而洪數，面赤目閉，語喃喃不可辨，舌黑如炲，燥無津潤，胷腹按之不勝手，蓋燥劑搏其血，内熱而生風，血畜而爲痛也。曰：此産後熱入血室，因而生風，即先爲清熱降火，治風涼血，兩服頗爽；繼以琥珀、牛黄等，稍解人事；後以張從政三和散，行血破瘀，三四服惡露大下如初，時産已十日矣，於是諸證悉平。

一婦盛暑月中産，三日發熱，其脈虚疾而大，惡露不行，敗惡攻心，狂言叫呼奔走，拏捉不住，以乾荷葉、生地黄、牡丹皮濃煎湯，調下生蒲黄二錢，一服即定，惡露旋下而安。

一婦産後時發昏瞀，身熱汗多，眩運口渴，或時頭痛惡心，醫用四物涼血之劑，病不減；又用小柴胡，病益甚。汪石山至，診其脈，得浮洪搏指，曰：産後而得是診，又且汗多而脈不爲汗衰，法在不治，所幸者，不喘不泄耳。其脈如是，蓋涼藥所激也。用人參三錢，甘草、當歸各七分，白朮、門冬各一錢，黄芪二錢，乾薑、陳皮、黄芩各五分，煎服五劑，脈斂而病漸安。

王僉憲宜人，産後因沐浴發熱嘔惡，渴欲引冷水瓜果，譫語若狂，飲食不進，體素豐厚，不受補，醫用清涼熱增劇，診得六脈浮大洪數。汪曰：産後暴損血氣，孤陽外浮，内真寒而外假熱，宜大補氣血。與八珍湯加炮薑八分，熱減大半。病人自以素不宜參、芪，不肯再服。過一日，復大熱如故。復與前劑，潛加參、芪、炮薑，連進二三服，熱退身涼而愈。

一婦人産後去血過多，食後著惱，頭疼身痛，寒熱如瘧，吴茭山診之，左手弦大，微有寒邪，右手弦滑不匀，食飲痰火也。二者因虚而得，宜養正祛邪。遂以茯苓補心湯去地黄加羌活、青皮、葱、棗，三服汗出身涼，其患漸差。後以八物湯調理，半月後痊愈。

一婦産後，惡露未盡，瘀血入絡，又感寒邪，身熱如瘧，即以生料五積散五貼，惡露自下而寒熱除。

一婦産後，惡露未盡，因起抹身，寒氣客於經絡，乍寒乍熱，脈緊而怯，以葱白散二貼安。

一少婦初産四日，冷物傷脾胃，但覺身分不快，嘔逆，飲食少思，心腹滿悶，時或腹脅刺痛，晨惡寒，晚潮熱，夜則恍惚讝語，晝則抽搐，頗類風狀，變異多端。諸醫莫測，或作虚風，或云血凝實熱，用甘温以行瘀血，用寒涼以治實熱，如此半月不效。汪至，見醫滿座，亦跼縮。診其脈弦而緊，遂令按之，小腹急痛，知瘀血未盡也。思患者大勢惡露已下，未必還有餘血，偶因寒涼所傷，瘀血停滯下焦日久，客於經絡，所以變生諸證，須得大調經散倍入琥珀，化諸惡血成水，其患方愈。遂合前藥服之，五日後，行惡水斗許，臭不可近，患人覺倦，病勢漸減；然後以人參養榮湯數十貼，月餘如初。

張宣徽侍寵産後半月，忽患浮腫，急召産科醫治，經半月不瘥，病勢轉劇，召杜欽治之。杜至曰：諸醫作何病？張曰：皆云水氣浮腫。杜曰：非也。且水氣發欬嗽小便澀是也，今愛寵小便不澀，不作欬嗽，手足寒，乃血臟虚，氣塞不通流，而生浮腫。遂用益血和氣藥治之，旬日病去七八，半月痊愈。所用之藥，乃《靈苑方》牡丹散也。其方云：治血臟風虚冷。今産科家多用此藥，治産後諸病如神，更名損金湯者是也。

一婦産後四肢浮腫，寒熱往來，蓋因敗血流入經絡，滲入四肢，氣喘欬嗽，胷膈不利，口吐酸水，兩脅疼痛，遂用旋覆花湯微汗，漸解，頻服小調經，用澤蘭梗煎湯調下，腫氣漸消。

一婦産未滿月，因怒氣，血流如水，三日方止，隨又勞苦，四肢無力，睡而出汗，日晡潮熱口乾，五心如炙，諸醫皆用柴、芩、薄荷之類，其勢愈熾。汪機診其脈，弦大無力，曰：此蓐勞也，以四物湯一兩，入胡黄連、秦艽、青蒿各五分，數服熱退身涼。後以黄連八珍丸一料而安。

一婦産後滑泄，勺水粒米弗容，時即泄下，如此半月餘，衆皆危之。或用五苓散、平胃散，病益甚。汪石山診之，脈皆濡緩而弱，曰：此産中勞力，以致傷胃，若用藥愈滋胃濕，非所宜也。令以參苓白朮散除砂仁加陳皮、肉豆蔻，煎薑棗調服，旬餘而安。

一親戚婦人産後胞衣不下，血脹迷悶，不省人事，告之曰：死矣！余曰：此血脹也，可用花蕊石散救之。因以一錢童便調，灌下即甦；其胎衣與惡水，旋即下而無恙。

古今圖書集成醫部全録卷三百九十五

婦人崩漏門

黄帝素問

陰陽別論

陰虚陽搏謂之崩。

註　陰虚陽盛，則迫血妄行。

六元正紀大論

少陽司天之政，初之氣，風勝乃摇，候乃大温，其病血崩。

金匱要略　漢·張機

漏下

寸口脈弦而大，弦則爲減，大則爲芤，減則爲寒，芤則爲虚，寒虚相搏，此名曰革，婦人則半産漏下，旋覆花湯主之。師曰：婦人有漏下者，有半産後因續下血都不絶者，有妊娠下血者。假令妊娠腹中痛，爲胞漏一云阻，膠艾湯主之。婦人宿有癥病，經斷未及三月而得漏下不止，胎動在臍上者，爲癥痼害。妊娠六月動者，前三月經水利時，胎也。下血者，後斷三月衃也。所以血不止者，其癥不去故也。當下其癥，宜桂枝茯苓圓。

脈經 晉·王叔和

崩漏脈法

問曰：五崩何等類？師曰：白崩者形如涕，赤崩者形如絳津，黄崩者形如爛瓜，青崩者形如藍色，黑崩者形如衃血也。

診婦人漏血，下赤白，日下血數升，脈急疾者死，遲者生。

婦人帶下，脈浮惡寒，漏下者，不治。

婦人良方 宋·陳自明

暴崩下血

婦人衝任二脈爲經脈之海，外循經絡，内榮臟腑。若陰陽和平，經下依時；若勞傷不能約制，則忽然暴下，甚則昏悶。若寸脈微遲，爲寒在上焦，則吐血衄血；尺脈微遲，爲寒在下焦，則崩血便血。大抵數小爲順，洪大爲逆。大法當調補脾胃爲主。

註 按經云：陰虚陽搏謂之崩。又云：陽絡傷則血外溢，陰絡傷則血内溢。又云：脾統血，肝藏血。治法：前證因脾胃虧損不能攝血歸源，用六君加芎、歸、柴胡。若肝經之火而血下行，用奇效四物湯，或四物加柴、梔、芩、朮。若肝經風熱而血妄行，用加味逍遥散，或小柴胡、梔、芍、丹皮。若怒動肝火而血沸騰，亦用前藥。若脾經鬱結而血不歸經，用歸脾加柴、梔、丹皮。若悲傷胞絡而血下崩，用四君加柴、梔、升麻。故東垣云：凡下血證，須用四君子以收功，厥有旨哉！若大吐血，毋以脈論，當急用獨參湯救之。若潮熱欬嗽脈數，乃元氣虚弱，假熱之脈，尤當用人參温補。此等證候，無不由脾胃先損，故脈洪大。察其有胃氣能受補則可救。苟用寒涼止血之藥，復傷脾胃，反不能攝血歸源，是速其危也。

婦人崩中漏下之證，按其寸口脈弦而大，弦則爲緊，大則爲芤，緊則爲寒，芤則爲虚，虚寒相搏，其名爲革，婦人半産，漏下赤白不止，脈小虚滑者生，脈大緊實數者死。又脈急疾者死，遲者生。又云：尺寸脈虚者漏血，脈浮者俱不治。

註　前證闡《内經》微旨，濟無窮夭札，須固胃爲善。蓋胃爲五臟之本源，人身之根蒂也。

婦人血崩而心痛甚，名曰殺血心痛，由心脾血虚也。若小産去血過多而心痛甚者亦然。用鴿鰂魚骨炒爲末，酢湯調下。失笑散亦效。

註　前證若陰血耗散，用鴿鰂丸收斂之。若瘀血不散，用失笑散行散之。若心血虚弱，用芎歸湯補養之。若鬱結傷血，用歸脾湯調補之。

濟生方　宋·嚴用和

總論證治

崩漏之疾，本乎一證，輕者謂之漏下，甚者謂之崩中。且平居婦人，經脈調適，衝任二脈互相滋養，陰陽二氣不相偏勝，則月事以時下。儻若將理失宜，喜怒不節，疲極過度，大傷於肝。蓋肝爲血之府庫，喜怒勞役，一或傷之，肝不能藏血於宫，宫不能傳血於海，所以崩中漏下。漏下者，淋瀝不斷是也。崩中者，忽然暴下，乃漏證之甚者也。其狀或如豬肝，或成五色，與血俱下；又或如泔如涕，如爛瓜汁；又或如豆羹汁，如藍靛色；至有黑如乾血相雜，亦有純下瘀血者。此皆衝任虚損，喜怒勞役之過，致傷於肝而然也。又久不止，面黄肌瘦，虚煩口乾，臍腹冷痛，吐逆不食，四肢虚困，甚則爲脹爲腫；診其脈，寸口脈弦而大，弦則爲減，大則爲芤，減則爲寒，芤則爲虛，寒虛相搏，其名爲革，婦人則主半産漏下。又尺寸脈虛者漏血，漏血脈浮者不可治。治之之法，調養衝任，鎮注血海，血海温和，歸於有用，内養百脈，外爲月事，自無崩中漏下之患矣。

儒門事親 元·張從政

血崩

婦人年及四十以上，或悲哀太甚，《内經》曰：悲哀太甚則心系急，心系急則肺布葉舉，而上焦不通，熱氣在中，故經血崩下。心系者，血山也。如久不愈則面黄肌瘦，慎不可與燥熱之藥治之，豈不聞血得熱而流散？先以黄連解毒湯，次以涼膈散、四物湯等藥，治之而愈。四物湯是涼血者，乃婦人之仙藥也。量虛實加減，以意消息用之。

東垣十書 元·李杲

經漏不止有三

陰陽别論云：陰虛陽搏謂之崩。婦人脾胃虛損，致命門脈沉細而數疾，或沉弦而洪大有力，寸關脈亦然。皆由脾胃有虧，下陷於腎，與相火相合，濕熱下迫，經漏不止，其色紫黑，如夏月腐肉之臭，中有白帶者，脈必弦細；寒作於中，中有赤帶者，其脈洪數疾，其熱明矣。必腰痛或臍下痛，臨經欲行，先見寒熱往來，兩脅急縮，兼脾胃證出見，或四肢困熱心煩，不得眠卧，心下急，宜大補脾胃而升舉血氣，可一服而愈。或人故貴脱勢，人事疎少，或先富後貧，心氣不足，其火大熾旺於血脈之中，又致脾胃飲食失節，火乘其中，形質肌肉容顔，似不病者，此心病者不形於診，故脾胃飲食不調，其證顯矣，而經水不時而下，或適來適斷，暴下不止。

治當先勸諭，令心不動，而以大補氣血之藥，舉養脾胃，微加鎮墜心火之藥治其心，補陰瀉陽，經自止矣。痿論云：悲哀太甚則胞絡絶，陽氣内動，發則心下崩，數溲血也。故本病篇曰：大經空虛，發則肌痹，傳爲脈痿。此之謂也。

治法

女子漏下惡血，月事不調，或暴崩不止，多下水漿之物，皆由飲食不節，或勞傷形體，或素有心氣不足。因飲食勞倦，致令心火乘脾，其人必怠惰嗜臥，四肢不收，困倦乏力，無氣以動，氣短上氣，逆急上衝，其脈緩而弦急，按之洪大，皆中之下得之，脾土受邪也。脾主滋榮周身者也。心主血，血主脈。二者受邪，病皆在脈。脈者血之府也，脈者人之神也。心不主令，包絡代之，故曰心之脈主屬心系。心系者，包絡命門之脈也，主月事。因脾胃虛而心包乘之，故漏下月事不調。況脾胃爲血氣陰陽之根蒂，當除濕去熱，益風氣上伸以勝其濕，用升陽除濕湯，即《内經》火鬱則發之之義也。然此藥乃從權之法，用風勝濕，爲胃下陷而氣迫於下，以救其血之暴崩也。若血惡住後，必須黄芪、人參、炙甘草、當歸之類數服以補之，於補氣升陽湯中，加以和血便是。若經血惡物下之不絶，尤宜究其根源，治其本經。只益脾胃，退心火之亢，乃治其根蒂。若遇夏月白帶下，脱漏不止，宜用此湯，一服立止。

婦人血崩，是腎水陰虛，不能鎮守包絡相火，故血走而崩也，涼血地黄湯主之。

崩漏太多，昏冒不省人事，瞑目無所知覺，蓋因血暴亡也。血去則精神無所養，暴損氣血，豈能久活？今當補而升舉之，以助其陽，則目張神不昏迷矣。今立一方，補血養血生血益陽，以補手足厥陰之不足，曰全生補血湯。

丹溪心法 元·朱震亨

總論證治

血崩東垣有治法，但不言熱，其主在寒，學者宜尋思之。急則治其標，用白芷湯調百草霜末，甚者用棕櫚灰，後用四物湯加炒乾薑調理。因勞者用參、芪帶升補藥。因寒者用乾薑，因熱者用黄芩。崩過多者，先用五靈脂末一服，當分寒熱，蓋五靈脂能行能止。紫色成塊者熱也，以四物湯加黄連之類。婦人血崩，用香附白芷丸服。氣虚血虚者，皆以四物湯加參、芪。若漏下乃熱而虚，四物加黄連。

夫婦人崩中者，由臟腑傷損衝任二脈，血氣俱虚故也。二脈爲經脈之海，血氣之行，外循經絡，内榮臟腑，若氣血調適，經下依時；若勞動過極，臟腑俱傷，衝任之氣虚，不能約制其經血，故忽然而下，謂之崩中暴下。治宜當大補氣血之藥舉養脾胃，微加鎮墜心火之藥治其心，補陰瀉陽，經自止矣。東垣之言，洵不容易。

證治要訣 明·戴思恭

血崩證治

崩有血熱而成者，有氣虚而成者。血大至曰崩中，或清或濁，或純下瘀血或腐，勢不可止，證狀非一，所感亦異；甚則頭目昏運，四肢厥冷，并宜膠艾湯嚥震靈丹，佐以三灰散；或以童子小便煎理中湯；或以沉香降氣湯加入百草霜，米飲調下。血崩甚而腹痛，人多疑惡血未盡，又見血色瘀黑，愈信惡血之説，不敢止截。大凡血之爲患，欲出未出之際，停在腹内，即成瘀色，難盡以瘀爲惡，又焉知瘀之不爲虚冷乎？若必待見瘀血爲虚冷而後截之，恐併與人無之矣。此腹痛更有説：血積而腹痛，血通而痛止；崩而腹痛，血住則止。止宜芎歸湯加乾薑、熟附一錢，止其血而痛自定；仍以毛蟹殼燒存性，米飲下；亦有以早黄麻根燒灰爲末，米飲下。

醫學入門 明·李梴

總論證治

凡非時血行，淋瀝不已，謂之漏下；忽然暴下，若山崩然，謂之崩中，有五色以應五臟。二者之由，虚與熱而已。蓋血虛則滯，血熱則流故也。治法多端，隨證制宜，詳列於左：

經行犯房，勞役過度，損傷衝任，氣血俱虛，不能制約經血，忽然暴下者，宜大補氣血，大温經湯。氣虛者，四物湯加參、芪。血虛者，四物湯加膠、艾、炒乾薑。久不止者，百子附歸丸、墨附丸。虛寒臍腹冷痛者，伏龍肝散。一切虛證，内灸散。虛火，涼血地黄湯、生地芩連湯、補陰丸。久者，當歸部骨丸、大小烏鷄丸。

膏粱厚味，以致脾濕下流於腎，與相火合爲濕熱，迫經下漏，其色紫黑腐臭，宜解毒四物湯、涼血地黄湯、膠艾四物湯加黄芩，或單芩心丸、四物坎離丸、固經丸。

飲食失節，火乘脾胃下陷，容顔似無病者，外見脾氣困倦，煩熱不臥等證，經水不時暴至，或適來適斷，只宜舉養脾胃，加以鎮墜心火之藥，補陰瀉陽，自止，升陽調經湯、升陽舉經湯。

子宫爲四氣相搏，則血亦難停。大概風冷搏動者，五積散去麻黄，入酢煎服；或不换金正氣散加川芎、官桂；或四物湯加荆芥。寒冷所乘及年老久崩者，伏龍肝散加附子、鹿茸、阿膠、蒲黄，糯米糊丸服。暑月，單芩心丸，或益元散加百草霜。濕者升陽除濕湯。

悲哀甚則包絡絶，包絡絶則陽氣内陷，發則心下崩數溲血也，宜備金散、四製香附丸、烏藥湯、古橘歸丸。憂鬱因先富後貧，先順後逆，心事不足，鬱火旺於血脈之中，宜四物湯加香附、白朮各一錢，地榆、黄芪、人參各五分，升麻二分，甚者加椶櫚灰，酒調服。

經曰：陰虛陽搏謂之崩。言屬熱者多也。崩乃經血錯亂，不循故道，淖溢妄行，遽止便有積瘀凝成窠臼不止。又恐昏運，必先服五靈脂末一錢，其性能行能止；然後分虛熱用調和氣血之藥，一二貼後，再服單五靈脂散，去故生新。如更不止，烏紗帽散、十灰散、古黑神散、單夏枯草膏。有火者固經丸，虛者女金丹。

血崩止後，宜四物湯加炒乾薑調之。氣弱加參、芪，有鬱加香附，挾火加芩、連少許；更服二宜丸四物湯以還舊血，免致孤陽，防其再發。如脾胃氣弱者，補中益氣湯。心神不安者，寧神膏、滋陰寧神湯。此疾有心血不足者，有心火亢甚者，若不早治，變爲白濁白淫，血枯發熱，不可治矣。

日夜流津，如清米泔或如膠者，謂之白崩，與白淫大同，多憂思過度所致，誠難治療，宜平補鎮心丹。

凡崩中，或用升提，如升陽調經湯；或用收濇，如伏龍肝散、白芷散。然暫止而終不止者，蓋衛司開闔而爲榮血之主，脾胃爲血海水液之會，衛氣與胃氣俱虛，則血液無所約制，是以古方有用桂枝湯加附子以固衛氣者，有用四君子湯加草果、丁香、木香以燥水健脾者，或用理中湯加陳皮、半夏，或單半夏丸用芎、歸煎湯下，或補中益氣湯、平胃散，皆補衛厚脾，使氣血自循故道，而不專於收濇以刼奪之也。

脈法

脈微弱爲少氣，女子主崩中漏下，致面色焦枯。

心脈獨沉，主氣鬱下流，崩漏去紅。

腎脈浮芤，腎虛也，女人則經漏。

後部彈，手陰蹻脈也，主裏急陰疝崩漏。

薛氏醫案 明·薛己

血崩治法

崩之爲患，或因脾胃虛損，不能攝血歸源；或因肝經有火，血得熱而下行；或因肝經有風，血得風而妄行；或因怒動肝火，血熱而沸騰；或因脾經鬱結，血傷而不歸經；或因悲哀太過，胞絡傷而下崩。治療之法，脾胃虛陷者，補中益氣湯。

古今醫統　明・徐春甫

崩漏證治

婦人崩漏，最爲大病。年少之人，火熾血熱，房事過多，經行時而有交感，俱致斯疾。大都涼血固濇，升氣益榮而可愈也。中年已上人，及高年嫠婦，多是憂慮過度，氣血俱虚，此爲難治，必須大補氣血，養脾升胃固血，庶保十之二三。斯疾若不早治，則如頹圮之廈，斜倒傾攲，勢難支撐而使之正；又如苗槁而後灌漑，何可使之秀耶？

一血崩證有因虚，有因熱，虚則下陷，熱則流通，視其緩急，分標本而治之。緩用四物湯加條芩、附子，急以立效散、神效丸之屬。

一血臓虚冷，崩中下血，宜四物湯加阿膠、黄芩、參、芪。東垣謂崩帶下久，有屬於寒，不可一途而論。

證治準繩　明・王肯堂

經驗簡要治崩中法

冷者，脈緊細，手足寒，紅而淡黑，或五色，當歸建中加白龍骨、血竭、附子，下紫石英丸、震靈丹，灸火。

熱者，脈洪，四肢温，心煩口苦燥，血沸而成，用黄芩湯、荆芥散，或清心蓮子飲加竹瀝、生地黄汁；甚者生地黄汁磨京墨、百草霜，冷服。

虚者，膠艾湯加麥門冬、鹿茸、龍骨、酸棗仁，或養榮湯加龍骨、血竭送震靈丹。

實者，腹中痛，煮附丸、四物湯加香附子。心虚者，恍惚多夢，健忘舌强，小便多，面紅盗汗，柏子仁湯、酸棗仁湯加龍骨、京墨、百草霜，吞靈砂丹；又靈砂、當歸、蓮肉、龍骨，棗肉丸，參湯送下。崩中作麝香、當歸香者，心氣已散，急服靈砂、龍骨等。

産寶分陰陽

受熱而赤，謂之陽崩；受冷而白，謂之陰崩。

黑藥通腎

凡治崩中，多用燒灰黑藥。經云：北方黑色，入通於腎。皆通腎經之藥也。夫血者，心之色也。血見黑即止者，由腎水制心火故也。

論益胃升陽湯

血脱益氣，古人之法也。先補胃氣以助生長，故曰陽生陰長，諸甘藥爲之先務。舉世皆以爲補氣，殊不知甘能生血，此陽生陰長之理也。

治用升舉

凡血崩脈沉弦而洪，或沉細而數，或崩而又兼久瀉者，皆胃氣下陷也，故舉之升之，其病自愈。

治用黄芩

崩中藥，多是用止血藥及補血藥，惟黄芩爲末，用霹靂酒下一法，乃是治陽乘陰，所謂治天暑地熱經水沸溢者。

婦人秘科 明·萬全

崩漏論

女子未及二七天癸之期而男子强與之合，或於月事適來未斷之時而男子縱慾不已，衝任内傷，血海不固，由斯二者，爲崩爲漏。

婦人崩中之病，皆因中氣虚不能收斂其血，加以積熱在裏，迫血妄行，故令經血暴下而成崩，崩久不止，遂成下漏。

治有三法

初止血，次清熱，後補其虚，未有不愈者也。

凡婦人女子，初得崩中暴下之病者，宜用止血之劑，乃急則治其標也。四物湯調十灰散治之，以血止爲度。血止即服清熱之劑，用凉血地黄湯主之。如血未盡，再呑十灰丸。血已盡止，裏熱已除，宜用補中之劑，加味補中益氣湯主之。更宜早服地黄丸，夕服參朮大補丸，以平爲期。

景岳全書 明·張介賓

論證

崩漏不止，經亂之甚者也。蓋亂則或前或後，漏則不時妄行，由漏而淋，由淋而崩，總因血病，而但以其微甚耳。陰陽别論曰：陰虚陽搏謂之崩。百病始生篇曰：陽絡傷則血外溢，陰絡傷則血内溢。故凡陽搏必屬陰虚，絡傷必致血溢。知斯二者，而崩淋之義及治療之法，思過半矣。惟是陰虚之説，則但傷營氣，無非陰虚，而五臟之陰，皆能受病。故神傷則血無所主，病在心也；氣傷則血無所從，病在肺也；意傷則不能統血攝血，病在脾也；魂傷則不能畜血藏血，病在肝也；志傷則不能固閉真陰，病在腎也。所以五臟皆有陰虚，五臟皆有陽搏。故病陰虚者，單以臟氣受傷，血因之而失守也；病陽搏者，兼以火居陰分，血得熱而妄行也。凡治此之法，宜審臟氣，宜察陰陽，無火者，求其臟而培之補之；有火者，察其經而清之養之。此不易之良法也。然有火者，不得不清，但元氣既虚，極多假熱，設或不明真假，而誤用寒凉，必復傷脾胃，生氣日見殆矣。先賢有云：凡下血證須用四君子輩以收功。又云：若大吐血後，毋以脈診，當急用獨參湯救之，厥旨深矣。故凡見血脱等證，必當用甘藥先補脾胃，以益發生之氣。蓋甘能生血，甘能養營，但使脾胃氣强，則陽生陰長，而血自歸經矣。故曰脾統血。

論治

治崩淋經漏之法：若陰虚血熱妄行者，宜保陰煎，加減一陰煎。若火盛迫血妄行而無虚證者，宜徙薪飲、黄芩散加續斷、丹參。若血熱兼滑者，宜保陰煎、槐榆散、生地黄湯。若肝經怒火動血者，加味四物湯。若肝經怒火動血逆氣未散者，化肝煎或保陰煎加減主之。若血有滯逆而妄行者，四物湯、丹參散。若營氣不足，血不能調而妄行者，五福飲、四物湯、四君子湯、八珍湯，擇宜用之。若脾氣虚陷，不能收攝而脱血者，壽脾煎、歸脾湯、四君子加芎、歸；再甚者舉元煎。若脾腎虚寒兼嘔兼溏泄而畏寒者，理陰煎、五君子煎、理中湯。若陽氣大虚脱陷者，四維散。若脾腎陰氣不固者，固陰煎、五陰煎、秘元煎。若肝膽氣虚不能藏血者，必多驚恐畏怯，宜五福飲、七福飲、八珍湯；兼陽虚者，仍加薑、桂。若去血過多，血脱氣竭者，當速用獨參湯提握其氣以防脱絶，或用當歸補血湯。若崩淋既久，血滑不禁，宜濇宜固者，龍骨散、如聖散、七灰散之類，同人參兼用之。

凡血淋治法大約如前，但其穢臭脈滑者多火，宜從清涼。若腥臭清寒脈細者多寒，必須温補。其或久病則精去無窮，尾閭易竭，非大加培補不可，惟固陰煎及十全大補湯之類爲宜。

崩淋之病，有暴崩者，有久崩者，其來驟，其治亦易；久崩者其患深，其治亦難。且凡血因崩去，勢必漸少，少而不止，病則爲淋。此等證候，未有不由憂思鬱怒，先損脾胃，次及衝任而然者。崩淋既久，真陰日虧，多致寒熱欬嗽，脈見弦數或豁大等證，此乃元氣虧損，陰虚假熱之脈，尤當用參、地、歸、朮甘温之屬，以峻培本源，庶可望生。但得胃氣未敗，受補可救。若不能受補，而日事清涼以苟延目前，則終非吉兆也。

崩淋病治有五臟之分，然有可分者，有不可分者。可分者，如心肺居於膈上，二陽臟也；肝脾腎居於膈下，三陰臟也。治陽者宜治其氣，治陰者宜治其精。此可分之謂也。然五臟相移，精氣相錯，此又其不可分者也。即如病本於心，君火受傷，必移困於脾土，故治脾即所以治心也；病本於肺，治節失職，必殘及於腎水，故治腎即所以治肺也；脾爲中州之官，水穀所司，餉道不資，必五路俱病，不究其母，則必非治脾良策；肝爲將軍之官，鬱怒是病，勝則伐脾，敗則自困，不知强弱，則攻補不無倒施。不獨此也，且五臟五氣無不相涉，故五臟中皆有神氣、皆有肺氣、皆有胃氣、皆有肝氣、皆有腎氣，而其中之或此或彼，爲利爲害，各有互相倚伏之妙，故必悟臟氣之大本，其强弱何在？死生之大權，其緩急何在？精氣之大要，其消長何在？攻補之大法，其先後何在？斯足稱慧然之明哲。若謂心以棗仁、遠志，肺以桔梗、麥冬，脾以白朮、甘草，肝以青皮、芍藥，腎以獨活、元參之類，是不過膚毛之見，又安知性命之道也。諸證皆然，不止崩淋者若此。

婦人於四旬外，經期先斷之年，多有漸見阻隔，經期不至者，當此之際，最宜防察。若果氣血和平，素無他疾，此固漸止而然，無足慮也。若素多憂鬱不調之患，而見此過期阻隔，便有崩決之兆。若隔之淺者，其崩尚輕；隔之久者，其崩必甚，此因隔而崩者也。當預服四物、八珍之類以調之，否則恐其鬱久而決，則爲患滋大也。

若其既崩之後，則當辨其有火無火。有火者，因火逼血，宜保陰煎主之。無火者，因隔而決，或其有滯，當去其故而養其新，宜調經飲先以理之，然後各因其宜，可養則養，用小營煎；可固則固，用固陰煎之類主之。

石室秘籙 清·陳士鐸

血崩治法

血崩之後，口舌燥裂，不能飲食者死。蓋亡血自然無血以生精，精涸則津亦涸，必然之勢也。欲使口舌之乾者重潤，必須使精血之竭者重生。補精之方，六味丸最妙。然而六味丸單補腎中之精，而不能上補口舌之津也。雖補腎於下亦能通津於上，然終覺緩不濟急。今定一方，上下兼補，名上下相資湯。熟地、麥冬各一兩，山茱萸、牛膝、沙參、當歸、葳蕤各五錢，人參、元參各三錢，北五味二錢，車前子一錢，水煎服。此方補腎爲君，而兼用補肺之藥，子母相資，上下兼潤，精生而液亦生，血生而津亦生矣。安在垂死之證，不可慶再生耶？

血崩不止，一時昏運，或有不知人而死者，此病多起於貪慾，若治之不得法，日用止濇之藥，未有不輕變重而重變死者，方用安崩湯治之。人參、黄芪、白朮各一兩，三七根末三錢，水煎調三七根末服之，一劑即止崩，可返危爲安也。蓋崩血之後，惟氣獨存，不補氣而單補血，緩不濟事。今亟固其欲絶之氣，佐之三七以濇其血，氣固而血自不脱也。

方

小牛角鰓散《千金方》，下同　治帶下五崩：一曰熱病下血，二曰寒熱下血，三曰經脈未斷爲房事則血漏，四曰經來舉重傷任脈下血，五曰産後臟開經利，五賁之病，外實内虚。

牛角䚡一枚，燒令赤　鹿茸　禹餘糧　當歸　乾薑　續斷各二兩　阿膠三兩　赤小豆二升　鰞鰂骨　龍骨各一兩

右十味，治下篩，空腹以酒服方寸匕，日三。一方無鹿茸、鰞鰂骨。

雲母芎藭散　治五崩身瘦，欬逆煩滿，少氣心下痛，面生瘡，腰痛不可俛仰，陰中腫如有瘡狀，毛中癢時痛，與子臟相通，小便不利，常拘急，頭眩頸項急痛，手足熱，氣逆衝急，心煩不得臥，腹中急痛，食不下，吞酸噫苦，上下腸鳴，漏下赤白青黄黑汁，大臭如膠污衣狀，皆是内傷所致。中寒即下白，中熱即下赤，多飲即下黑，多食即下黄，多藥即下青。或喜或怒，心中常恐，或憂勞便發動，大惡風寒。

雲母　芎藭　代赭　東門邊木燒，各一兩　白殭蠶　鰞鰂骨　白堊　蝟皮各六銖　鼈甲　桂心　伏龍肝　生鯉魚頭各十八銖

右十二味，治下篩，酒服方寸匕，日三夜一。一方有龍骨、乾薑。一方有龜甲無鼈甲。

禹餘糧圓　治崩中赤白不絶困篤。

禹餘糧五兩　白馬蹄十兩　龍骨三兩　鹿茸二兩　鰞鰂魚骨一兩

右五味爲末，蜜丸梧子大，以酒服二十丸，日再，以知爲度。

慎火草散　治崩中漏下赤白青黑，腐臭不可近，令人面黑無顔色，皮骨相連，月經失度，往來無常，小腹弦急，或苦絞痛上至心，兩脅腫脹，食不生肌膚，令人偏枯，氣息乏少，腰脊痛連脅，不能久立，每嗜臥困懶。

慎火草　白石脂　禹餘糧　鼈甲　乾薑　細辛　當歸　川芎藭　金釵石斛　白芍藥　牡蠣煅，各二兩　熟艾　桂心各一兩　黄連　薔薇根皮　熟地各四兩

右十六味，治下篩，空腹酒服方寸匕，日三，稍加至二匕。若寒多者，加附子、椒各一兩。若熱多者，加知母、黄芩各一兩。若白多者，加乾薑、白石脂各二兩。若赤多者，加桂心、代赭各二兩。

增損禹餘糧圓　治女人勞損，困成崩中，狀如月經，來去多不可禁止，積日不斷，五臟空虚，失色黄瘦，崩竭暫止，少日復發，不耐動摇，小勞輒劇。治法且宜與湯，未宜與此圓也。發時服湯，減退即與此圓。若是疾久，

可以長與此圓。

禹餘糧　龍骨　人參　桂心　紫石英　烏頭　桑寄生　杜仲　五味子　遠志各二兩　澤瀉　當歸　石斛　蓯蓉　乾薑各三兩　牡蠣煅　甘草　蜀椒各一兩

右爲末，蜜丸梧子大，空心酒下十丸，漸加至二十丸，日三服。

又方　治女人白崩及痔漏。

槐耳　白蘞　艾葉　蒲黃　白芷各二兩　黃芪　人參　續斷　當歸　禹餘糧　乾地黃　橘皮　茯苓　蝟皮各三兩　牛角䚡四兩　猪後懸蹄二十個　白馬蹄四兩，酒浸一宿熬

右十七味爲末，蜜丸，每日空心酒下二十丸，日二加之。

又方　治女人忽暴崩中，去血不斷，或如鵝鴨肝。

小薊根六兩　當歸　阿膠　續斷　青竹茹　芎藭各三兩　生地黃八兩　釜月下土絹囊裹　地榆各四兩　馬通一升

右十味㕮咀，以水八升，和馬通汁煮取三升，分三服；不止頻服三四劑；未全止，續服後丸。如赤帶用赤馬通。如白帶用白馬通。

丸方　服前藥未全止，即服此丸。

乾地黃一兩半　續斷　甘草　地榆　鹿茸　小薊根　丹參各三十銖　芎藭　阿膠炒珠　當歸　赤石脂各一兩半　柏子仁一兩　龜甲　秦牛角䚡各三兩，剉熬令黑

右爲末，蜜丸梧子大，空心以酒服十丸，日再服，稍加至三十丸。

又方　治女人崩中去赤白。

白馬蹄五兩　蒲黃　鹿茸　禹餘糧　小薊根　白馬鬐毛　白芷　續斷各四兩　人參　黃芪　地黃　柏子仁　鰞鰂骨　茯苓　當歸各三兩　艾葉　蓯蓉　伏龍肝各一兩

右十八味爲末，蜜丸如梧子大，空心飲服二十丸，日再，加至四十丸。

當歸湯　治崩中去血虚羸。

當歸　芎藭　黄芩　芍藥　甘草各二兩　生竹茹二升

右㕮咀，以水一斗，煮竹茹取六升，去滓内諸藥，煎取三升半，分三服。忌勞動嗔怒，禁百日房事。

又方　治崩中下血極多，或月經來過多，及過期不來。

吳茱萸　當歸各三兩　芎藭　人參　芍藥　牡丹　桂心　阿膠　生薑　甘草各一兩　半夏八兩　麥門冬一升

右㕮咀，以水一斗，煮取三升，分爲三服。

又方　治女人白崩。

芎藭　桂心　阿膠　赤石脂　小薊根各二兩　乾地黄四兩　伏龍肝如鷄子大七枚

右㕮咀，以酒六升，水四升，合煮取三升，去滓，内膠令烊盡，分三服，日三。一方無伏龍肝。

伏龍肝散　治崩中去赤白，或如豆汁。

伏龍肝如彈子七枚　生薑五兩　生地四升　甘草　艾葉　赤石脂　桂心各二兩

右七味㕮咀，以水一斗，煮取三升，分四服，日三夜一。一方生地黄五兩。

大牛角中仁散　治積冷崩中，去血不止，腰背痛，四肢沉重，虚極。

牛角仁一枚，燒　續斷　乾地黄　桑耳　白朮　赤石脂　礬石　乾薑　附子炮去皮臍　龍骨　當歸各三兩　蒲黄　防風　禹餘糧各二兩　人參一兩

右十五味，治下篩，以温酒未食服方寸匕，日三，不知稍加。

又方　治崩中去血積時不止，大有起死之力。

肥羊肉二斤　乾薑　當歸各三兩　生地二升

右㕮咀，以水二斗，煮羊肉取一斗三升，下地黄汁及諸藥，煮取三升，分四服即斷，尤宜羸瘦人服之。

生地黄湯　治崩中漏下，日去數升。

生地黃一斤　細辛三兩

右二味㕮咀，以水一斗，煮取六升，服七合，久服佳。

又方　治崩中下血，羸瘦少氣，調中補虚止血。

澤蘭　蜀椒各二兩六銖　藁本　柏子仁　山茱萸　厚朴各十八銖　蕪荑半兩　乾地黃　牡蠣各一兩半　代赭　桂心　防風　細辛　乾薑各一兩　甘草　當歸　芎藭各一兩十八銖

右十七味，治下篩，空心温酒服方寸匕，日三。一方加白芷、龍骨各十八銖，人參一兩十八銖爲二十味。

丹參酒　治崩中去血及産餘疾。

丹參　艾葉　地黃　忍冬　地榆各五斤

右剉熟舂，以水漬三宿出滓，煮取汁，以黍米一斛，炊飯釀酒，酒熟榨之，初服四合，後稍稍添之。

牡丹皮湯　治崩中血盛。

牡丹皮　乾地黃　斛脈各三兩　禹餘糧　艾葉　柏葉　龍骨　厚朴　白芷　伏龍肝　青竹茹　芎藭　地榆各二兩　阿膠一兩　芍藥四兩

右㕮咀，以水一斗五升，煮取五升，分五服，相去如人行十里久，再服。

白堊圓　治女人三十六疾，胞中病，漏下不絶。

邯鄲白堊　禹餘糧　白芷　白石脂　乾薑　龍骨　桂心　瞿麥　大黃　石葦　白蘞　細辛　芍藥　甘草　黃連　附子　當歸　茯苓　鍾乳　蜀椒　黃芩各半兩　牡蠣　烏鰂骨各十八銖

右爲末，蜜丸梧子大，空心酒服五丸，日再服，不知加至十丸。

又方　治女人漏下或瘥或劇，常漏不止，身體瘦，飲食減少，或赤或白或黃，使人無子。

牡蠣　伏龍肝　赤石脂　白龍骨　桂心　烏鰂骨　禹餘糧各等分

右治下篩，空心酒服方寸匕，日二服。一方無白龍骨，以粥飲服。如白帶者，加牡蠣、龍骨、烏鰂骨。如赤多者，加赤石脂、禹餘糧。如黄多者，加伏龍肝、桂心。

又方　治婦人漏下不止。

鹿茸　阿膠各三兩　鰞鰂骨　當歸各二兩　蒲黄一兩

右治下篩，空心酒服方寸匕，日三夜再。

芎藭湯　治帶下漏血不止。

川芎　乾地黄　黄芪炙　白芍藥　吳茱萸　甘草各二兩　當歸　乾薑各三兩

右㕮咀，以水一斗，煮取三升，分三服。若月經後因有赤白不止者，除地黄、吳茱萸，加杜仲、人參各二兩。

又方　治漏下去黑。

乾漆　麻黄　細辛　桂心各一兩　甘草半兩

右治下篩，以指撮，著米飲中服之。

又方　治漏下去黄。

黄連　大黄　桂心各半兩　黄芩　乾地黄　䗪蟲各六銖

右治下篩，空心酒服方寸匕，日三。

又方　治漏下去赤。

白朮二兩　白薇半兩　黄蘗二兩半

右治下篩，空心酒服方寸匕，日三。

又方　治漏下去青。

大黄　黄芩　白薇各半兩　桂心　牡蠣各六銖

右治下篩，空心酒服方寸匕，日三。

又方 治漏下去白。

鹿茸一兩 白蘞十八銖 狗脊半兩

右爲末，空心米飲服方寸匕，日三。

馬通湯 治漏下血，積月不止。

赤馬通汁一升，取新馬屎絞取，乾者水浸絞取 生艾葉 阿膠各二兩 當歸 乾薑各二兩 好墨半兩

右㕮咀，以水八升，酒二升，煮取三升，去滓，内馬通汁及膠，微火煎取二升，分再服，相去如人行十里久。

馬蹄屑湯 治白漏不絶。

白馬蹄 赤石脂各五兩 禹餘糧 鰞鰂骨 龍骨 牡蠣各四兩 白殭蠶一兩 附子 乾地黄 當歸各三錢 甘草二兩

右㕮咀，以水二斗，煮取九升，分六服，日三。

馬蹄圓 治白漏不絶。

白馬蹄 禹餘糧各四兩 龍骨三兩 鰞鰂骨 白殭蠶 赤石脂各二兩

右爲末，蜜丸梧子大，酒服十丸，不知，加至三十丸。

愼火草散 治女人漏下。

愼火草十兩，熬黄 當歸 鹿茸 阿膠各四兩 龍骨半兩

右爲末，先食用酒服方寸匕，日三。

蒲黄散 治漏下不止。

蒲黄半升 鹿茸 當歸各二兩

右治下篩，酒服五分匕，日三。不知，稍加至方寸匕。

獨聖散《婦人良方》，下同 治肝經有風，血崩。

防風去蘆

右爲末，每服二錢，空心食前，酒煮白麵清飲調下，更以麵作糊酒投之，極驗。

四君子湯　氣血俱虚之證，用此加減。

人參　白朮　茯苓各二錢　甘草炙，一錢

右，薑棗水煎服。

六君子湯　治同上。

人參　白朮　茯苓各二錢　甘草炙，八分　陳皮　半夏各一錢

右，薑棗水煎服。

八珍湯　治氣血俱虚。

人參　白朮　茯苓各一錢　甘草炙　芍藥炒　川芎　當歸酒拌，各一錢　熟地三錢，自製

右，水煎服。

加味逍遥散　治婦人肝脾虚血崩，用此加減。

甘草炙　當歸炒　白芍藥酒炒　白朮土炒　茯苓各一錢　柴胡　丹皮　山梔炒，各五分

右，水煎服。

歸脾湯　治脾經失血少寐，發熱盜汗，或思慮傷脾，不能攝血，以致妄行，或憂思傷脾，血虚發熱，或肢體作痛，大便不調，或經候不準，晡熱内熱。

人參　白朮炒　黄芪炒　白茯苓　酸棗仁炒　龍眼肉　當歸身　遠志各一錢　甘草炙　木香各五分

右，薑棗水煎服。

小柴胡湯　治肝膽經證，寒熱往來，潮熱晡熱，身熱，默默不欲飲食，或怒火，口苦耳聾，欬嗽發熱，脅下作痛，甚者轉側不便，兩脅痞悶，或瀉痢欬嗽，或吐酸食苦水，皆用此藥主之。

柴胡二錢　黄芩炒，一錢　人參　半夏各七分　甘草炙，五分
右，薑水煎服。
附子理中湯　治陽氣大虚血崩諸證。
人參　白朮土炒　乾薑炮　甘草炙，各等分　附子炮，隨宜
右，每服五七錢或一兩，水煎服。
補中益氣湯　治元氣虚損，或因剋伐，惡寒發熱，倦怠少食，或不能消散生肌，或兼飲食勞倦，煩熱作渴。
黄芪炒　人參　白朮炒　炙草　當歸各一錢　陳皮五分　柴胡　升麻各三分
右，薑棗水煎，空心午前服。
十全大補湯　治氣血大虚。
人參　白朮　茯苓各二錢　甘草炙　芍藥炒　川芎　當歸各一錢　熟地三錢　黄芪炙　肉桂各隨宜
右，煎服。
八味丸　治命門火衰，不能生土，致成崩中。
熟地黄自製，八兩　山茱萸肉　山藥各四兩　茯苓　牡丹皮　澤瀉各三兩　大附子童便製　肉桂用三分厚者
右爲末，蜜丸梧子大，每服七八十丸，滾湯下。
獨參湯　治元氣虚弱，惡寒發熱等證。
人參二兩或三四兩　炮薑五錢
右作一劑，水煎徐徐服。蓋人參性滯，故薑佐之。如不應，急加炮附子。
黄芪當歸人參湯東垣，下同　治經水暴崩不止，掌中寒，脈沉細而緩，間而沉數，九竅有不利，四肢無力，上喘氣短促，口鼻氣皆不調，皆由平日心氣不足，飲食不節得之。
黄連一分　生地黄三分　炒神麯　橘皮　桂枝各五分　草豆蔻仁六分　麻黄不去節　黄芪炒　人參各一錢　杏仁五個，另研如泥　當歸身一錢五分

右㕮咀，作二服，水二大盞半，煎麻黄令沸，去沫，煎至二盞，入諸藥同煎至一盞，於巳午之間，食消盡服之，一服立止。

龍腦鷄蘇丸　治血帶五淋血崩等疾。

薄荷一斤　麥門冬去心，一兩　甘草一兩半　生乾地黄六兩　黄芪　新蒲黄　阿膠炒　黄連　人參　木通各一兩　柴胡二兩，同木通沸湯，浸一日夜，絞取汁

右爲細末，好蜜二斤，先煉一二沸，然後下生地黄末，不住手攪，時加木通、柴胡汁浸熬成膏，勿令火緊焦了，然後將衆藥末和丸如豌豆大，每服二十丸，白湯下。一方以車前子湯下更妙。

黄芪膏子煎丸　治同上。

人參　白朮各一兩半　柴胡　黄芩各一兩　白芷　知母　甘草炙，各半兩　鼈甲一個，半手大者酥炙

右爲細末，用黄芪膏子丸桐子大，每服三五十丸，百沸湯下，空心服。

黄芪膏熬法

黄芪半斤

右爲粗末，水二斗，熬一斗，去滓再熬，令不住攪成膏，至半斤，入白蜜一兩，觴一兩再熬，令蜜餳熟，得膏十兩，放冷丸藥。

易簡芎歸湯　一名古芎歸湯。治崩中去血。

芎藭　當歸各等分

右㕮咀，水煎熱服。若崩中漏下，失血不止，加香附子炒，每兩入甘草一錢，沸湯點服。若有白帶者，加芍藥半兩，乾薑等分，米飲調下。

涼膈散　治血熱暴崩。

連翹四兩　大黄　甘草　黄芩　薄荷　朴硝　山梔各一兩

右粗末，每服三五錢，水一盞，入蜜竹葉，煎三五沸，去滓，温服無時。

黄連解毒湯 治同上。

黄連 黄蘗 黄芩 大梔子各等分

右剉爲麻豆大，每服五錢，水二盞，煎至八分，去滓温服。

酢附丸 治崩漏帶下，積聚癥瘕，臍腹疞痛。

香附子不拘多少，擦去毛，用好酢煮，出焙乾

右酢煮糊爲丸如桐子大，每服三十丸，米飲送下。一方用香附子、白芷爲丸。

芎歸膠艾湯 一名膠艾四物湯。治婦人陷經漏下。

川芎 阿膠 甘草各二兩 芍藥四兩 艾葉 當歸各三兩 熟地隨宜

右七味，以水五升，清酒三升合煮，取三升，去滓内膠令消盡，温服一升，日三服，不瘥更作。一方加乾薑一兩。

百子附歸丸《入門》，下同 養血順氣，調經安胎，崩漏日久不止，胎前産後，及月事參差有餘不足諸證，悉治。

四製香附十二兩 阿膠 艾葉 四物湯各二兩

右爲末，用石榴陳久者一枚，連皮搗碎煎水打糊，丸梧子大，每百丸，空心淡酢湯下。

四製香附丸 治悲哀成崩。

香附一斤分四分，用酒、酢、鹽水、童便各浸七日焙乾

右爲末，酢糊丸梧子大，每七十丸，空心温酒下。

墨附丸 治血虚崩久不止。

四製香附一斤 白茯苓 當歸 人參 川芎 熟地 徽墨火煅紅酢焠，各一兩 木香五錢 淨綿艾四兩，用酢一碗，煮香附與艾二味至乾，石臼搗爛，捏成餅子，新瓦焙乾

右爲末，酢糊丸梧子大，每七八十丸酒下。

内灸散　治血崩虚憊，腹脅疼痛，氣逆嘔吐，冷氣凝積，塊硬刺痛等證。

藿香葉　丁香皮　茴香　肉桂　熟地各兩半　甘草　當歸　白朮　山藥　白芷各八兩　陳皮四兩　藁本　乾薑　川芎　黄芪　白芍　木香各一兩

右爲末，温酒調服三錢，或薑艾煎服亦可。

補陰丸　治虚火血崩。

熟地五兩　黄蘗　知母　龜板各三兩　瑣陽　天門冬　枸杞子　白芍各二兩　五味子一兩　炒黑乾薑三錢，寒月加五錢

右爲末，猪脊髓和蜜丸梧子大，每七八十丸，空心鹽湯下。寒月温酒下。一方以肉桂易黑薑引諸藥入腎，爲從治法也。

大烏鷄丸　治血崩久虚，不能成胎。

四製香附一兩　熟地四兩　生地　當歸　白芍　人參各三兩　川芎　鼈甲各三兩半　白朮　黄芪　牛膝　柴胡　牡丹皮　知母　貝母各二兩　茯苓二兩半　秦艽一兩半　川黄連　地骨皮　乾薑　延胡索各一兩　白毛烏骨雄鷄一隻，悶死，去毛腸淨，用艾葉青蒿各四兩，裝一半在鷄腹内，將鷄幷餘艾蒿同入罎内，以童便和水浸過鷄二寸許，煮爛取出，去骨焙乾

右爲末和勻，鷄汁打糊丸梧子大，每五六十丸，温酒或米飲下。忌煎炒莧菜。如有筋骨疼痛，去肉用骨。如月水先期，加黄芩、黄連、地骨皮。如月水後期，加參、朮、黄芪。如白帶加二朮、香附、升麻、白芷、柴胡。其鷄如得白絲毛烏骨崇冠者尤妙，須另於一處，以黄芪炒末爲丸喂之，不可近雌鷄。

小烏鷄丸　治同上。

吳萸　良薑　白薑　當歸　芍藥　延胡索　破故紙　川椒　陳皮　青皮　劉寄奴　生地　莪朮　川芎各一兩　荷葉灰，四兩　北艾二兩　烏鷄肉

右爲末，用烏鷄肉煮爛爲丸梧子大，豆淋酒調綿灰下五十丸。如腹痛血黑色者，加炒黄連。如有痰濕，加

南星、蒼朮、香附。如赤帶，茶清下。如腸風，陳米飲調百草霜下。如心痛，菖蒲酒下。如漏胎下血，烏梅酒下。如耳聾，臘茶清下。如腰脚痛，當歸酒下。如頭風，薄荷煎湯下。如血風眼黑，甘草煎湯下。如生瘡，生地黄煎湯下。如身體疼痛，黄芪末調酒下。如氣塊血塊作痛，與葱白湯間服。如胎前産後白痢，乾薑煎湯下；赤痢，甘草煎湯下。一切百病，酢湯下。

芩心丸 治脾濕下流於腎，與相火合爲濕熱，迫經下漏，紫黑腐臭。

條芩二兩，用酢浸七日，炙乾，又浸又炙，如此者七次

右爲末，酢糊丸梧子大，每七十丸，温酒下。

四物坎離丸 治同上。

生地一兩半 熟地同酒浸搗膏 當歸各二兩 芍藥一兩半，酒炒 知母 黄蘗各一兩，酒浸炒 側柏葉 槐子各一兩，同炒 連翹六錢

右爲末，蜜丸梧子大，用磁盤盛之，以綿紙糊口，涼地下放七日去火毒，曬乾收之。每三四十丸至五六十丸，白湯或酒下。

固經丸 治同上。

黄芩 白芍 龜板各二兩 椿根皮七錢 黄蘗三錢 香附二錢半

右爲末，酒糊丸梧子大，每五十丸酒下。

升陽調經湯 治飲食勞倦，暴崩不止，或下水漿，怠惰嗜臥，四肢困倦，及夏月帶下脱漏等證。

獨活五分 蔓荆子七分 當歸 防風 甘草 升麻 藁本各一錢 柴胡 羌活 蒼朮 黄芪各錢半

右，空心水煎服，以飯壓之。

升陽舉經湯 治同上。

肉桂 白芍 紅花各五分 細辛六分 人參 乾熟地黄 川芎各一錢 獨活 黑附子 甘草各錢半 羌活 藁本

防風各二錢　白朮　當歸　黄芪　柴胡各三錢　桃仁十枚

右分作四貼，空心水煎服。如夏月，不用肉桂。

五積散　風冷血崩，加減用之。

白芷　川芎　芍藥　甘草　茯苓　當歸　肉桂各三分　陳皮　麻黄各六分　厚朴　乾薑各四分　桔梗一分半　枳殼炒，五分　半夏二分　蒼朮七分半

右，煎服。

不換金正氣散　治風冷血崩。

厚朴　陳皮　藿香　半夏　蒼朮各一錢　甘草五分

右，薑三片，棗二枚，水煎温服。

升陽除濕湯　治濕盛血崩。

蒼朮一分　升麻　柴胡　防風　神麯　澤瀉　猪苓各五分　陳皮　甘草　麥芽各三分

右，薑棗煎服。

橘歸丸　治血崩不止。

橘皮四兩　當歸三兩

右爲末，蜜丸梧子大，每五十丸温酒下。一方加延胡索。

黑神散　治婦人崩漏。

百草霜　白芷各等分

右爲末，每二錢，水煎，入童便米酢少許調服。

女金丹　治崩中淋瀝，及赤白帶下。

白芍　當歸　川芎　人參　白朮　茯苓　藁本　白芷　白薇　桂心　延胡索　牡丹皮　赤石脂各一兩，俱用酒浸

三日夜，晒乾　没藥　甘草各五錢　香附一斤，酢浸

右爲末，蜜丸梧子大，每五十丸温酒下。

二宜丸　血崩後調養，用此加減。

當歸　生地黄各等分，用酒蒸七次

右，和煉蜜擣丸梧子大，每七十丸，空心酒下。

補中益氣湯　治崩漏後脾胃虚弱。

羌活一錢　防風　藁本各七分　甘草五分　黄連　黄芩各三分　人參五分　黄芪七分

右，煎服。

平補鎮心丹　治婦人白崩。

茯苓　茯神去木　五味子　車前子　肉桂　麥門冬各一兩二錢半　遠志　山藥　天門冬　熟地各一兩半　酸棗仁二錢半　龍齒二兩半　人參　朱砂各五錢

右爲末，蜜丸梧子大，每三十丸，米飲下。

白芷散　治崩中帶下。

白芷一兩　海螵蛸煅，二個　胎髮燒灰，一個

右爲末，每二錢酒調服。一方用白芷六兩，以石灰半斤，淹三宿，洗去灰，將白芷炒焦，入椒目四兩，或加茜根少許爲末，粥丸服，治崩中白帶。

寧神膏　治血崩後心神不安。

乳香　辰砂水飛，各五錢　酸棗仁　人參　茯苓各一兩　琥珀七錢半

右爲末，燈心棗子煎湯調服一錢；或蜜丸彈子大，薄荷煎湯化服一丸。

滋陰寧神湯　治同前。

當歸　川芎　白芍　熟地　人參　茯神　白术　遠志各一錢　酸棗仁　甘草各五分　黄連酒炒，四分

右，煎服。如有痰，加南星一錢。

大温經湯　治崩中去血過多，及月事不調。

阿膠　芍藥　川芎　當歸　人參　牡丹皮　肉桂　吳萸　甘草各二分　半夏二分半　麥門冬五分

右，薑煎服。

烏藥湯　治陽氣内動，發則心下崩，數溲血。

烏藥一錢半　香附二錢　當歸一錢　木香　甘草各五分

右，空心水煎服。

桂枝湯　古方治血崩，間用此加減以固衛氣。

桂枝三錢　甘草一錢　白芍三錢

右，薑棗煎服。

理中湯　古方治血崩，間用此加減以燥水健脾。

甘草一錢半　人參　白术　乾薑各二錢

右，薑棗煎服。

益母膏　治漏血。

益母草端午日採紫花方莖者，連根洗淨

右於石臼内搗爛，以布濾取濃汁入砂鍋内，文武火熬成膏，如砂糖色爲度，磁罐收貯，每服一匙，棗湯調下。

一方用益母草陰乾，忌鐵爲末，蜜丸彈子大，每服一丸棗湯下。

二聖湯《醫鑑》，下同　治血崩如神。

何首烏切，五錢　甘草三錢

右用黄酒一碗，煎至八分取出，入刺刺芽汁一盞同服，立效。

黑龍丸 專治血崩，及經水過多不止者，尤效。

黑驢糞燒存性

右爲末，用麵糊爲丸，每服七十丸，空心黄酒送下。

古今圖書集成醫部全録卷三百九十六

婦人崩漏門

方

斷源散《醫鑑》，下同　治血崩如泉流不止。

棉花子銅器炒盡煙

右爲末，每服二錢，空心黄酒調下。

荆芥四物湯　治崩漏初起，不問虚實，服之立止。

荆芥　條芩　當歸　川芎　白芍　生地　香附

右剉，水煎温服。如不止，加防風、升麻、蒲黄炒、白朮。一方加地榆良驗。一方加艾葉炒、阿膠炒，去香附、荆芥。

子芩丸　治婦人四十九歲已後，天癸當住，每月却行，或過多不止，漸成崩漏。

條芩四兩，酢浸紙裹煨七次　當歸二兩，酒洗

右爲末，酢糊爲丸，如梧桐子大，每服五七十丸，空心霹靂酒下，日進三服。一方加香附酢製二兩尤妙。

當歸龍骨丸　治月事失常，經水過多不止，及帶下淋漓，無問新久，赤白諸證，幷産後惡物不止。

龍骨　黄蘗各一兩　當歸　白芍　白茯苓　槐子　艾葉炒　黄連各五錢　木香二錢半

右爲末，水丸梧子大，每七八十丸，米湯送下。一方加黄芩、白朮各五錢，累效。

獨行散　一名五靈脂散，一名抽刀散。治腹痛經漏不止。

五靈脂半生半炒

右爲末，童便下二錢。

白礬丸 治久崩不止，用此濇之。

白礬 黄狗頭骨燒灰，各四兩 香附二兩

右爲末，粥丸桐子大，每服三十丸，空心白湯下。

又方 治暴崩下血。

蠶沙炒 阿膠各一兩 伏龍肝半兩

右爲末，温酒調下，空心二三錢，以止爲度。

震靈丹 一名紫金丹。治婦人氣血不足，崩漏虚損，帶下虚冷，胎臟無子。

朱砂飛，一兩 滴乳香另研 五靈脂去沙石 没藥去沙石，各二兩 紫石英 禹餘糧火煅酢淬，不計遍數，手捻得碎爲度 代赭石炮製同上 赤石脂

以上四味，各四兩幷作小塊，小鍋内鹽泥固濟候乾，用炭十斤煅通紅，火盡爲度，入地埋出火毒二宿。

右共爲細末，以糯米粉煮糊爲丸如鷄頭實大，晒乾出火，每一丸空心酢湯下。如有孕不可服。

三灰散 治血崩。

乾側柏略焙，五錢 桐子炭再燒作灰，二錢 椶櫚燒存性，勿令化作白灰，三錢

右爲末，分作二服，空心糯米飲調下。

全生活血湯東垣 治血崩太多，昏冒瞑目，無所知覺。

白芍藥 升麻各一錢 防風 羌活 獨活 柴胡 歸身 葛根 甘草各七分 蔓荆子 細辛各三分 紅花一分 藁本 川芎各五分 生地黄 熟地黄各四分

右剉，作一貼，水煎服。

七灰散《新書》　治血崩不止。

蓮蓬殼　益母草　旱蓮草　罌粟殼　醃蟹　椶毛葉　藕節各等分，燒存性

右爲末，酢點湯調下三錢。

加減十全大補湯　治血崩氣血虚者。

十全大補去桂　炮黑乾薑　阿膠珠分兩隨宜

右，煎服。

五灰散《回春》　治一切失血及血崩。

蓮蓬殼　黄絹　亂髮　百草霜　椶櫚皮各燒存性，等分　梔子炒黑　蒲黄炒　松煙墨　血竭

右共爲細末，每三錢，以生藕汁、生蘿卜汁調服之；或蜜丸，米飲下五十丸亦可。

解毒四物湯《入門》　一名温清飲。治崩漏面黄腹痛。

黄芩　黄連　黄蘗　梔子　生乾地黄　當歸　白芍藥　川芎各一錢

右剉，作一貼，水煎服。此方乃黄連解毒湯與四物湯合劑也。

楊氏家藏黑金散　治婦人血氣虚損，經候不調，崩中漏下。

鯉魚皮一兩　黄牛角鰓　椶櫚皮　破故紙　亂髮各一兩　鰞鰂魚骨　乾薑炮　熟地黄　當歸洗焙　木賊各半兩

右剉拌，入磁瓶内，鹽泥固濟候乾，炭火五斤煅通赤，煙盡埋土内令冷，取研細，每三錢，入麝香少許，米飲空心調下。

萬靈膏藥《醫貫》　治元氣虚弱，女人赤白帶下，子宫虚冷，血山崩等證，貼丹田，熨一百二十手。

香油四斤　白芷　赤芍　大黄　黄連　白芍　兩頭尖　草烏　元參　川芎　生地　川椒　胎髮頭生男者　穿山甲　熟地　杏仁　槐角　黄蘗去粗皮，各一兩　木鼈子五十個，去殼　歸尾二兩　黄香十二兩，化開傾米泔内九次　黄丹二斤，飛過焙乾　蓖麻子一百二十粒，去殼　巴豆一百二十個，去殼

右各咀片，入油内浸，春五日、夏三日、秋七日、冬十日，取傾鍋内，熬枯黑色，濾去滓，將淨油入鍋，文武火熬，滴水成珠，方細退火，徐徐下黄丹，以槐柳桃杏楮各二枝，不住手攪，再下黄香，去火少冷，又下細藥攪匀，將好瓶貯之，放水内浸一七出火氣。用時放滾水内，頓化攤開。細藥列後：珍珠五錢　阿魏　丁香　沉香各一兩　麝香　血竭　兒茶　乳香　没藥各三兩　琥珀三錢

右各爲末，入前膏内。

藺黄散　治婦人血崩。

藺黄　蠶蜕紙并燒存性　晚蠶沙　白殭蠶并炒，各等分　麝香少許

右爲末，每服二錢，用米飲送下，日三服，甚效。

固經丸《準繩》　治陰崩不止。

艾葉醋炒　鹿角霜　伏龍肝　乾薑各等分

右爲末，鎔鹿角膠和藥，乘熱丸，食後淡醋湯下五十丸。

旋覆花湯仲景　治半産漏下，脈弦而大。

旋覆花三兩　葱十四莖　新絳少許

右三味，以水三升，煮取一升，頓服之。

半夏丸《直指方》　治下血吐血，崩中帶下，痰喘急滿虚腫，亦消宿瘀百病。

圓白半夏刮淨搥匾，薑汁調飛，白麵作餅包，炙黄色，去麪取半夏

右作末，米糊爲丸菉豆大，每服十丸，温熱水下。又云：芎歸湯、沉香降氣湯各半煎送下，止血之要藥。

備金散《準繩》，下同　治婦人血崩不止。

香附四兩，炒　當歸尾一兩二錢　五靈脂一兩，炒

右爲細末，每服五錢，醋湯調，空心服，立效。

縮砂散　治血崩。

縮砂仁不拘多少，於新瓦上炒香

右爲細末，米飲調下三錢。

涼血地黄湯　治婦人血崩不止，腎水陰虚，不能鎮守包絡相火，故血走而崩也。

生地黄　當歸尾各五分　黄連　黄蘗　知母　藁本　川芎　升麻各二分　紅花少許　柴胡　防風　羌活　黄芩　細辛　荆芥穗　蔓荆子　甘草炙，各一分

右㕮咀作一服，水三盞，煎至一盞，去滓，空心稍熱服。

當歸芍藥湯　婦人經脈漏下不止，其色鮮紅，值七月處暑之間，先因勞役，脾胃虚弱，氣短逆，自汗不止，身熱悶亂，惡見飲食，亦不思食，沉困嬾倦，四肢無力，大便時瀉，後復因心氣不足其經脈再下不止，惟覺氣下脱，其元氣逆上全無，惟覺心腹中氣不行，氣短則不能言，是無力以言，非嬾語也。此藥主之。

黄芪一兩半　白朮　蒼朮泔浸去皮　歸身　白芍各五錢　甘草炙　生地各三分　熟地　陳皮去白，各五分　柴胡二分

右十味爲粗末，作二服，水煎，去滓熱服，空心一服之，後漸減。次日諸證悉去，頓喜飲食。所以者何？蓋氣通而聞飲食之香故也。

柏子仁湯　治婦人憂思過度，勞傷心經，不能藏血，遂至崩中下血不止。

柏子仁炒　香附炒去毛　鹿茸燎去毛酒蒸焙　芎藭　茯神去木　當歸各一錢半　阿膠炒珠　小草各一錢　續斷二錢　甘草炙，半錢

右作一服，水二鍾，生薑五片，煎至一鍾，空心服。

益胃升陽湯　治血崩，用此生血納穀。

黄芪　黄芩各二錢　人參　神麯炒，各錢半　升麻　柴胡各五分　白朮三錢　當歸身酒浸　甘草炙　陳皮各一錢

右爲粗末，每服三錢或五錢，食添再加之，食減三錢内更減之，不可多服，每服二錢，水煎去滓，熱服，不拘

時候。如腹痛，每服加白芍藥二分，中原本缺三字。如渴口乾，加乾葛二分。如嗽，去人參。一方用生地。如服此不止，却服後方柴胡調經湯，大舉大升之。

柴胡調經湯 治經水不止，鮮血，項筋急，腦痛脊骨强痛，不思飲食。

羌活 獨活 藁本 升麻各五分 蒼朮一錢 柴胡根七分 葛根 當歸身 甘草炙，各三分 紅花少許

右㕮咀，作一服，水煎去滓，稍熱，空心服，微汗立止。

調經升陽除濕湯 一名升陽除濕湯。治女子漏下惡血，月事不調，或暴崩不止，多下水漿之物，怠惰嗜臥，四肢不收，困倦乏力，氣短上氣，逆急上衝，其脈緩而弦急，按之洪大，皆中指下得之。從權服此藥，愈後宜補氣和血。

柴胡 防風 甘草炙 藁本 升麻各一錢 羌活 蒼朮 黄芪各一錢半 蔓荆子七分 獨活 當歸酒浸，各五分

右㕮咀，水五大盞，煎至一大盞，去滓稍熱服，空心服藥畢，待少時以早膳壓之，可一服而已。

加減四物湯 治室女二七天癸至，亦有當時未至而後至者，亦有卒然暴下淋瀝不止，有若崩漏者，失血過多，變生諸證，悉宜服之。

川芎 熟地黄 當歸酒焙 白芍藥各一兩 香附子炒，一兩半

右㕮咀，每服四錢，水一盞半，生薑五片，煎至七分，去滓，食前温服。如血色鮮而不止者，去熟地黄加生地黄，煎服。

地黄丸 治足三陰虧損，經行數日不止，或兼帶下無子。

熟地黄 山茱萸肉 蕪荑仁 白芍藥微炒 代赭石各一兩 乾薑炮 白殭蠶炒 厚朴薑製，各三錢

右爲末，蜜丸桐子大，每服五十丸，空心温酒下，日三服。

小薊湯 治崩漏不止，色明如水，得温則煩悶者，此陽傷於陰，令人下血，當補其陰。脈數疾小者順，大者逆。

小薊莖葉研取汁　生地黄研取汁，各一盞　白朮半兩，剉

右三件，入水一盞，煎減一半，去滓温服。

芎藭酒　治崩中晝夜不止，醫者不能治。

芎藭一兩　生地黄汁一盞

右用酒五盞，煮芎藭一盞去滓，下地黄汁，再煎二三沸，分爲三服。

奇效四物湯　治有熱久患血崩。

全當歸　白芍藥　川芎　熟地黄洗焙　艾葉　阿膠蛤粉炒珠　黄芩去黑者，各半兩

右剉碎，每服四錢，水一盞半，生薑五片，煎七分，空心温服。

金華散　治血室有熱，崩下不止，服温藥不效者。

延胡索　瞿麥穗　當歸　乾薑　丹皮各一兩　石膏二兩　桂心　威靈仙各七錢半　蒲黄半兩

右爲細末，每服三錢，水一盞半，空心温服，日二。

又方　治崩中下血不止，小腹痛。

芍藥一兩，炒黄　柏葉六兩，微炒

右用水一升，煮取六合，入酒五合，煎取七合，空心，分爲二服。一方爲細末酒調二錢。一方有鹿角膠等分，酒調，治白帶臍腹痛。

立效散東垣　治血崩。

當歸　蓮花蕊　白綿子　紅花各一兩

右剉，紙包鹽泥固濟，火煅存性爲末，入麝香少許，每二錢，温酒調下空心。

牡蠣散《準繩》，下同　治月水不止，衆藥不愈者。

牡蠣火煅研細，用酢調成丸，再煅過通紅，候冷研細，出火毒

右用酢調艾末，熬成膏，和丸如梧子大，每服五十丸，酢艾湯下。

柏黄散 療經血不止。

黄芩一兩二錢半 側柏葉 蒲黄各一兩 伏龍肝二兩

右㕮咀，水二升，煮取八合，分爲二服。

丁香膠艾湯 治崩漏不止。蓋心氣不足，勞役及飲食不節所得，經脈少時，其脈兩尺俱弦緊而洪，按之無力，其證自覺臍下如冰，求厚衣被以御其寒，白帶白滑之物雖多，間下如屋漏水下，時有鮮血不多，右尺脈時微洪，屋漏水多暴下者是急弦脈爲寒多，而洪脈時見乃熱少。合而言之，急弦者北方寒水多也，洪脈時出者命門包絡之火也。黑物多，赤物少，合成屋漏水之狀也。

川芎 丁香各四分 熟地黄 白芍藥各三分 阿膠炒，六分 當歸身一錢二分 生艾葉一錢

右爲細末，作一服，水二盞，煎至五沸，去滓入膠艾，再上火煎至一大盞，空心宿食消盡，帶熱服，三服效。

又方 治血崩。

熟艾如鷄子大 阿膠半兩 乾薑一錢

右爲粗末，用水五盞，先煎艾葉薑至二盞半，入膠消，温分三服，空心服。

芎藭湯 一名芎藭温中湯。治帶下漏血不止，及風虚冷熱，勞損衝任，月水不調，崩中暴下，腰重裹急，淋瀝不斷；及産後失血過多，虚羸腹痛；或姙娠胎動不安，下血連日，小便頻數，肢體煩倦，頭運目暗，不欲飲食。

芎藭 黄芪炙 白芍藥 乾地黄 吴茱萸 甘草各二兩 當歸 乾薑各一兩

右㕮咀，以水一斗，煮取三升，分三服。若月經後，因有赤白不止者，除地黄、茱萸，加杜仲、人參各二兩。

斷下湯 治衝任氣虚，崩中漏下，經脈不調，每遇月候將來，臍腹腰脚先痛，漸減飲食，四肢乏力，及帶下

三十六疾，悉能療之。

人參去蘆　熟地黄洗焙　艾葉酢炒，各一兩　鰞鰂骨燒灰　當歸酒洗，各二兩　乾薑炮，半兩　川芎七錢　阿膠蛤粉炒成珠，七錢半

右㕮咀，每服五錢，水一盞半，煎至七分，去滓，食前温服。

又方　治崩漏。

四物湯一兩　人參二錢　吴茱萸一錢

右剉碎，每服半兩，薑棗煎服，食前。五六服，寒熱腹痛皆退。崩漏未止，續服後熟附丸。

熟附丸　治崩漏。

熟附子　木賊　龍骨煅　赤石脂煅，各半兩　川芎　當歸各一兩

右爲細末，酢糊爲丸如梧子大，每服五六十丸，食前米飲下。

神應散　治血崩不止。

桂心不拘多少，炒極焦存性

右爲末，每服一二錢，米飲調下。

鹿茸丸　治經後過多，其色瘀黑，甚者崩下，吸吸少氣，臍腹冷極，則汗出如雨，尺脈微小，由衝任虚衰，爲風冷客乘，胞中氣不能固，更宜灸關元穴。

鹿茸去毛酥炙　赤石脂製　禹餘糧製，各一兩　艾葉　柏葉　附子炮，各半兩　熟地黄　當歸　續斷各二兩

右爲細末，酒糊和丸梧子大，每服三十丸，空心温酒下。一方煉蜜丸亦可。一方無艾葉。

赤龍丹　治崩中不止。

禹餘糧炒　鰞鰂骨　鹿茸　龍骨　石燕煅　阿膠　當歸　乾薑各等分

右爲末，酒酢糊和丸，每服五十丸，温酒下。

紫金散 治月水過多，崩漏帶下，淋瀝不斷，腰腹重痛，一切五色帶疾。

禹餘糧煅赤酢淬七次，細研水飛挹乾，秤三兩 白芍藥 川芎 熟地 附子 當歸 赤石脂 龍骨并煅，各一兩，別研 乾薑炮 肉桂各半兩

右爲細末，每服二錢，入麝香少許，米飲空心調下。

白芷煖宫丸 煖血海實衝任，治子宫虚弱，風寒客滯，斷緒不成孕育，及數墮胎，或帶下赤白，漏下五色，虚羸少氣，胷腹滿痛，心下煩悸，自汗，下血過多。

禹餘糧製，一兩 乾薑炮 芍藥 川椒製 白芷 阿膠蛤粉炒 艾葉製 川芎各七錢半

右爲細末，蜜和丸梧子大，每服四十丸，米飲，温酒，酢湯任下。

琥珀散 一名烏紗帽散。治暴崩不止。

烏紗帽即漆紗頭巾 赤芍藥 香附子 枯荷葉 男子髮皂莢水洗 當歸 棕櫚燒焦存性，各等分

右除棕櫚外，其餘并用粗片新瓦上煅成黑灰存性，共爲細末，每服五錢，空心童便調下，如人行十里再一服，七八服即止。若産後血去多，加米酢、京墨、麝香少許。

荆芥散 治婦人崩中不止。

荆芥好麻油點燈，多著燈心，就上燒焦色

右爲細末，每服三錢，童便調下。

開鬱四物湯《正傳》 治崩漏多因心氣所使而下，故貴奪勢，先富後貧皆是也。

香附米炒 當歸身 白芍藥酒炒 熟地黄 白朮各一錢 川芎 黄芪 蒲黄炒 地榆 人參各五錢 升麻三分

右剉，作一貼，煎服。

烏金散《準繩》 治血崩不止。

棕櫚燒存性，一兩 龍骨煅過，二錢

右爲細末，研勻，每三錢，空心好酒調服，二服立止。

又方　治患崩中不止，結作血片如鷄肝色碎爛。

芎藭十二分　阿膠　青竹茹各八分　續斷　地榆　小薊根各三分　當歸六分　生地黄　伏龍肝各十一分

右用水九盞，煮取三盞，去滓，分三服。

無比散　治婦人血崩。

蠶砂一兩，炒　伏龍肝半兩

右同爲末，温酒調，空心服二三錢，以止爲度。一方有阿膠一兩。

伏龍肝散　治氣血勞傷，衝任脈虚。經云：非時忽然崩下，或如豆汁，或成血片，或五色相雜，或赤白相兼，臍腹冷痛，經久未止，令人黄瘦口乾，飲食減少，四肢無力，虚煩驚悸。

伏龍肝　赤石脂各一兩　芎藭三兩　甘草　肉桂各半兩　熟地　艾葉微炒，各二兩　當歸　乾薑各七錢半　麥門冬去心，一兩半

右爲粗末，每服四錢，棗一枚，水煎服。

地榆散　治婦人崩中漏下不止。

地榆剉　蒲黄　白芍藥　白茯苓　柏葉微炒　蟹爪微炒　熟地黄　鹿角膠搗碎炒令黄燥　漏蘆各一兩　芎藭　當歸剉炒，各七錢半　伏龍肝一兩半　乾薑炮　桂心　甘草剉炙赤，各半兩

右剉碎，每服三錢，水一中盞，入竹茹一分，煎至七分，去滓，食前温服。以上四方，俱用伏龍肝，蓋燥可去濕也。但前二方去濕熱，後二方去寒濕。按龍肝爲去濕止血之聖藥。先賢治崩用旋覆花、半夏，治膈間濕痰而崩止者，亦此意。

鹿茸散　治崩中漏下不止，虚損羸瘦。

鹿茸二兩，去毛塗酥炙微黄　白龍骨　熟地黄　鼈甲酥炙令黄去裙　鰞鰂魚骨炙黄　白芍藥　白石脂　續斷各一兩　肉蓯蓉一兩半，酒浸一宿，刮去皺皮炙乾

右爲細末，每服二錢，食前粥飲調下。

柏葉散 治婦人崩中漏下，不問年月遠近，漸至黄瘦，四肢無力，腹内疼痛，不思飲食。

柏葉 續斷 川芎 生地黄 當歸 龜甲 鼈甲各一兩半 禹餘糧二兩半 阿膠 牡蠣 地榆 赤石脂 艾葉 鹿茸各一兩

右爲細末，每服二錢，食前粥飲調下。一方有丹參，加鹿茸，煉蜜和丸如梧子大，每服三四十丸，空心用温酒送下，或酢湯亦可。

補宫丸 治婦人諸虚不足，久不姙娠，骨熱形瘦，崩中帶下。

白薇 牡蠣 白芍藥 鹿角霜 山藥 茯苓 白朮 烏鰂魚骨 白芷各等分

右爲細末，麵糊和丸如梧子大，每服五十丸，空心用米飲送下。

鎮宫丸 治婦人崩漏不止，或下五色，或赤白不定，或如豆汁，或狀如豚肝，或下瘀血，臍腹脹痛，頭運眼花，久而不止，令人黄瘦口乾，胷煩不食。

代赭石火煆酢淬 紫石英 禹餘糧製并同上 香附酢煮，各二兩 陽起石火煆細研 蒲黄炒 鹿茸燎去毛酢蒸焙 阿膠剉碎蛤粉炒成珠 茯神 當歸酒浸 芎藭各一兩 血竭半兩，研

右爲細末，用艾煎酢汁，煮糯米粉糊丸如梧子大，每服七十丸，空心米飲下。

梅飲子 治婦人血崩。

鹽白梅燒灰存性

右爲末，空心米飲調下。

又方 治崩不定，淋淫經年者。

白礬鎔汁，一兩 没藥一錢 硇砂 黄丹各五分

右件將白礬鎔開成汁，下餘藥細末，一處攪匀就成，丸如彈子大，每用一丸新綿裹，内陰中，立效。

十灰丸　治崩中下血不止。

錦　黄絹　馬尾　艾葉　藕節　蓮房　油髮　赤松皮　椶櫚　蒲黄并煅成灰存性，各等分

右研勻，用酢煮糯米糊，和丸如梧子大，每服七十丸，加至一百丸，空心米飲送下。

十灰散　治下血不止。

錦片　木賊　椶櫚　柏葉　鯉魚鱗　鯽魚鱗　艾葉　乾漆　血餘　當歸并火煅存性，各等分　麝香少許

右研勻，每服二錢，空心温酒調服。

又方　治血崩屢效。

當歸　白芍藥　乾薑　椶櫚各等分

右各煅存性，研爲細末，酢調，以有節朱箸，左攪四十九轉，食前服。

香礬散　治血崩。

香附子不拘多少，極酸，酢浸一宿，炒焦爲灰存性

右每一兩，入白礬末二錢，米飲調服，空心，神效。一方用荷葉湯尤妙。

如聖散　治血山崩。

椶櫚　烏梅肉各一兩　乾薑一兩五錢，并燒存性

右爲細末，每服三錢，烏梅酒調下，空心食前服。久患，不過三服愈。

單方

崩中漏下青黄赤白，使人無子：好墨一錢，水服，日二服。《肘後方》

又方：治崩中卒下血，好墨磨酢服之。《本草》

又方：百草霜二錢，狗膽汁攪勻，分作二服，當歸酒下。《經驗方》

又方：青礬二兩，輕粉一錢爲末，水丸梧子大，每服三四十丸，食後薑湯下。《本草》，下同

赤白漏下：礬石火煉服之，良。

婦人血崩：代赭石火煅酢淬七次爲末，白湯服。《普濟方》

又方：用貫衆半兩，煎酒服之，立止。《集簡方》

婦人漏下赤白不止，令人黄瘦：地榆三兩，米酢一升，煮十餘沸，去滓，食前稍熱服一合。《聖惠》

婦人血崩：三七研末，同淡白酒調一二錢，服三服可愈，加五分，入四物湯亦可。《集簡方》

又方：黄芩爲細末，每服一錢，霹靂酒下，以秤錘燒赤淬酒中。許學士云：崩中多用止血及補血藥，此方乃治陽乘於陰，所謂天暑地熱，經水沸溢者也。《本事方》

又方：金絲草、海桐皮、砂仁、花椒、蠶退紙、舊錦灰等分爲末，煮酒，空心服。《本草》

婦人漏下絶子：當歸煮汁飲之。《本經》

崩中下血，晝夜不止：芎藭一兩爲末，清酒一大盞，煎取五分，徐徐進之。《千金》

又方：香附子、赤芍藥等分爲末，每服二錢，鹽一捻，水一盞，煎七分，温服，日二服，十服見效。《良方》

又方：益智子炒碾細，米飲入鹽，服一錢。《産寶方》

下血血崩，或五色漏帶：香附子去毛炒焦爲末，極熱酒服二錢立愈；昏迷甚者三錢，米飲下。亦可加椶灰。《本事方》

漏血欲死：鷄蘇煮汁一升服之。《梅師方》

血崩不止：夏枯草爲末，每服方寸匕，米飲調下。《聖惠》

又方：大小薊根一升，酒一斗，漬五宿，任飲；亦可酒煎服，或生搗汁温服。《本草》

又方：大薊根絞汁服半升，立瘥。

又方：木莓根四兩，酒一碗，煎七分，空心温服。《乾坤生意》

崩中及痢下，日夜數十起，欲死者：懸鉤根、薔薇根、柿根、菝葜各一斛，剉入釜中，水淹上四五寸，煮減三之一，去滓取汁，煎至可丸，丸梧子大，每温酒下十丸，日三服。《千金翼》

崩中漏下：用石葦爲末，每服三錢，温酒服甚效。

婦人血崩：草血竭嫩者蒸熟，以油鹽薑淹食之，飲酒一二杯送下；或陰乾爲末，薑酒調服一二錢，一服即止。生於磚縫井砌間，少在地上也。《得效方》

又方：石花細茶焙爲末，舊漆碟燒存性各一匙，以碗盛酒放鍋内煮一滚，乃入藥末露一宿，侵晨連藥再煮一滚，温服。

崩中不止者：麻根水煮服之良。《本草》，下同

崩中赤白帶下：用墓頭回草一把，酒水各半盞，童便半碗，新紅花一捻，煎七分，臥時温服，日近者一服，久則三服愈，其效如神。

血崩不止：白藊豆花焙乾爲末，每服二錢，空心炒米煮飲，入鹽少許調下，即效。《良方》

又方：陳年蒸餅燒存性，米飲服三錢。《本草》，下同

又方：以鐵器燒赤浸酒飲之，即霹靂酒也。

又方：用湖鷄腿根一兩搗碎，酒二盞，煎一盞服。《集簡方》

傷中崩赤：醍醐菜杵汁，拌酒煎沸，空心服一盞。《千金》

崩中漏下：木耳半斤，炒見煙爲末，每服二錢一分，頭髮三分，共二錢四分，以应二十四氣，好酒調服出汗。《集效方》

又方：桑耳炒黑爲末，酒服方寸匕，日三服取效。《千金方》

血崩不止：老絲瓜燒灰、椶櫚燒灰等分，鹽酒或鹽湯下。《良方》

崩中下血，不問年月遠近：用槐米燒存性爲末，每服方寸匕，温酒下。《産寶方》

崩中不止，諸藥不效：用憨杏仁上黄皮燒存性爲末，每服三錢，空心熱酒服。《保壽堂方》

血崩不止：烏梅肉七枚燒存性，研末，米飲服之，日三。《本草》

崩中漏下不止者：核桃燒存性研細，酒服方寸匕，日三。《千金》

又方：核桃肉十五枚，燈上燒存性，研作一服，空心温酒調下，神效。《本草》

崩中帶下：椒目炒研細，每温酒服一錢。《鉤元》

血崩不止，不拘冷熱：用蓮蓬殼、荆芥穗各燒灰存性，等分爲末，每服二錢，米飲下。

又方：荷葉燒研半兩，蒲黄、黄芩各一兩爲末，每空心酒服三錢。《本草》

又方：荸薺一歲一個燒存性研末，酒服之。李氏方

婦人漏血不止：槐花燒存性研，每服二三錢，食前温酒下。《聖惠》

血崩不止：槐花三兩，黄芩二兩爲末，每服半兩，酒一盞，銅秤錘一枚，桑柴火燒紅，淬入酒内調服，忌口。《乾坤秘韞》

下血血崩：槐花一兩，椶灰五錢，鹽一錢，煎減半服。《摘元方》

婦人崩中，晝夜不止：丁香二兩，酒二升，煎一升，分服。《梅師方》

崩中赤白，不問遠近：取槐枝燒灰，食前，酒下方寸匕，日三服。《本草》，下同

崩中帶下：訶黎勒和蠟，燒煙熏之，及煎湯熏洗。

婦人血崩：唐棣皮即扶移也半斤，牡丹皮四兩，升麻、牡蠣煅各一兩，每用一兩，酒二鍾，煎一鍾，食前服。《集簡方》

又方：蠶沙爲末，酒服三五錢。《事親》

崩中漏下：常炙猪腎食之。張文仲方

女人漏血：亂髮洗淨燒研，空心温酒服一錢。《婦人良方》

赤白崩中：魚鰾膠三尺焙黄研末，同鷄子煎餅，好酒食。《本草》

又方：舊敗蒲席燒灰，酒服二錢。《勝金方》

血崩不止：漆器灰、椶灰各一錢，柏葉煎湯下。《本草》，下同

婦人漏下：甄權曰鼈甲酢炙研末，清酒服方寸匕，日二。

又方：用乾薑、鼈甲、訶黎勒皮等分爲末，糊丸，空心下三十丸，日再。

又方：好綿及婦人頭髮共燒存性、百草霜等分爲末，每服三錢，温酒下；或加椶灰。

又方：用舊綿絮去灰土一斤，新蠶絲一斤，陳蓮房十個，舊炊箄一枚，各燒存性，各取一錢，空心熱酒下，日三服，不過五日愈。《乾坤秘韞》

又方：老母猪屎燒灰，酒服二錢。《李樓方》

崩中漏下赤白不止，氣虚竭：用龜甲、牡蠣各三兩爲末，酒服方寸匕，日三。《千金》，下同

又方：桑耳一兩半，鹿茸十八銖，酢五升，浸炙燥，再浸，酢盡爲度，治下篩服方寸匕，日三。

又方：地榆、知母等分，各指大長一寸者，㕮咀，以酢一升，東向竈中治極濃，去滓服之。

婦人血崩不止：凌霄花爲末，每酒服二錢，後服四物湯。丹溪

又方：椶櫚皮燒存性，空心淡酒服三錢。

又方：椶櫚皮燒存性、白礬煅各等分，淡酒服三錢。

又方：水煮麻子根服之效。

崩中漏下五色，使人無子：露蜂房末，三指撮，温酒服之，神效。張文仲方

崩中下血不止：用白殭蠶、衣中白魚等分爲末，井華水服之，日二。《千金》

婦人血崩：蠶繭煮汁飲。

崩中不止：蠶故紙一張煎炒焦、槐子炒黄各等分爲末，酒服立愈。

又方：用蠶沙四兩，砂鍋炒半黄色，入無灰酒一壺，煮沸澄去沙，每温服一盞即愈。《本草》

漏血不止：水蛭炒爲末，酒服一錢，日二服，惡血消即愈。《千金》

赤白崩中：舊壺盧瓢炒存性、蓮房煅存性等分研末，每服二錢，熱水調服，三服，有汗爲度即止。甚者五服止。最妙忌房事發物生冷。《海上方》

針灸

《甲乙經》曰：崩中腹上下痛，郄中主之。

婦人漏下，若血閉不通，逆氣脹，血海主之。

女子漏血，太衝主之。

婦人漏血，腹脹滿不得息，小便黄，陰谷主之。

《千金方》曰：漏血小腹脹滿如阻，體寒熱，腹偏腫，刺陰谷入四分，灸三壯。穴在膝内輔骨後大筋之下，小筋之上，屈膝乃得之。

漏下若血閉不通，逆氣脹，刺血海入五分，灸五壯。穴在膝臏上内廉白肉際二寸中。

女子不字，陰暴出，經漏，刺然谷入三分，灸三壯。穴在足内踝前起大骨下陷中。

女子不字，陰暴出，淋漏，月水不來，而多悶，心下痛，水原、照海二穴主之。

女人胞後下血不可禁止，灸關元兩旁相去三寸。

女人漏下赤白，月經不調，灸交信三十壯，穴在内踝上五寸。

女人漏下赤白及血，灸足太陰五十壯，穴在足太陰經内踝上三寸，名三陰交。

女人漏下赤白，灸營池四穴三十壯。穴在内踝前後兩邊池中脈上，一名陰陽。

女人漏下赤白，四肢酸削，灸漏陰三十壯，穴在内踝下五分，微動脚脈上。

女人漏下赤白，泄注，灸陰陽隨年壯三報。穴在足拇趾下，屈裏表頭白肉際。

女人疝及小腹腫，溏泄癃遺尿，陰痛面塵黑，目下眥痛，漏血，刺太衝入三分，灸三壯，穴在足大趾本節後二寸中動脈。

《李杲十書》曰：胞門不閉，漏下惡血不禁，刺氣門，入五分，穴在關元旁三寸。

《醫學綱目》曰：婦人經脈妄行崩血，取中極，三分，補之；又取三陰交，五分。

《證治準繩》曰：經血過多不止併崩中，取三陰交、行間二穴，各針訖灸之；又取通理，刺二分，灸二七壯，穴在足小指上二寸。

又法：血崩併漏下，刺中極補之，取子宮二寸半。

又法：敗血不止，取三陰交、百勞、風門、中極、腎俞、膏肓、曲池、絶骨。

女子漏下惡血，月事不調，或暴崩不止，多下水漿之物，灸足太陰脾經中血海穴二七壯或三七壯，立已。

經水過多，其色瘀黑，甚者崩下，吸吸少氣，臍腹冷極，則汗出如雨，尺脈微小，灸關元百壯，穴在臍下正中三寸。

醫案

《儒門事親》曰：孟官人母年五十餘歲，血崩一載，僉曰澤蘭丸、黑神散、保安丸、白薇散補之不效。戴人見之曰：天癸已盡，本不當下血，蓋血得熱而流散，非寒也。夫女子血崩，多因大悲哭，悲甚則肺葉布，心系爲之急，血不禁而下崩。《内經》曰：陰虚陽搏謂之崩。陰脈不足，陽脈有餘，數則内崩，血乃下流，舉世以虚損治之，莫有知其非者，可服大劑。大劑者黄連解毒湯是也。次以香附子二兩炒，白芍藥二兩焙，當歸一兩焙，三味同爲細末，水調下；又服檳榔丸，不數日而安。

西園公治一婦人年六十二歲，血崩不止，投黄連解毒湯四貼後，服涼膈散合四物六貼即愈。此婦因悲哀太過則心系急，肺布葉舉，而上焦不通，熱氣在中，血走而崩，故效。

《李杲十書》曰：丁未仲冬郭大方來，説其妻經水暴崩不止，先曾損身失血，自後一次縮一二日而始來，今次則不止。其人心窄，性急多驚，以余料之，必因心氣不足，飲食不節得之。大方曰：無也。乃到彼，診得掌中寒，脈沉細而緩，間而沉數，九竅微有不利，四肢無力，上喘氣短促，口鼻氣皆不調，果有心氣不足，脾胃虛弱之證，胃脘當心而痛，左脅下縮急有積，當臍有動氣，腹中鳴，下氣，大便難，虛證極多，不能盡録，宜先治其本，餘證可以皆去。安心定志，鎮墜其經，調和脾胃，大益元氣，補其血脈，令養其神，以大熱之劑，去其冬寒凝在皮膚内，少加去命門相火之藥，不令四肢痿弱。黄連一分，生地三分，炒神麯、橘皮、桂枝各五分，草豆蔻仁六分，黄芪、人參、麻黄不去節各一錢，當歸身一錢五分，杏仁五個另研如泥，共㕮咀，作二服，水二大盞半，煎麻黄令沸去沫，煎至二盞，入諸藥，同煎至一大盞，於巳午之間，食消盡服之，一服立止。其胃脘痛，乃胃上有客寒，與大熱藥，草豆蔻丸一十五丸，白湯送下，其痛立止。再與肝之積藥，除其積之根源而愈。

一婦人經候凝結，黑血成塊，左厢有血瘕，水泄不止，穀有時不化，後血塊暴下，并水俱作，是前後二陰有形血脱竭於下既久，經候猶不調，水泄日見三兩行，食罷煩心，飲食減少，甚至瘦弱。東垣老人曰：夫聖人治病，必本四時升降浮沉之理，權變之宜，必先歲氣，無伐天和，無勝無虛，遺人夭殃，無致邪，無失正，絶人長命。故仲景云：陽盛陰虛，下之則愈，汗之則死；陰盛陽虛，汗之即愈，下之則死。大抵聖人立法，且如升陽或發散之劑，是助春夏之陽氣令其上升，乃瀉秋冬收藏殞殺寒凉之氣，此病是也，當用此法治之，升降浮沉之至理也。天地之氣以升降浮沉乃從四時，如始病不可逆之。故經云：順天則昌，逆天則亡。可不畏哉！夫人之身，亦有四時，天地之氣，不可止認在外，人體亦同天地也。今經漏不止，是前陰之氣血已脱下矣。水泄又數年，是後陰之氣血下陷以脱矣。後陰者，主有形之物也。前陰者，精氣之户。下竭，是病人周身之氣血常行秋冬之令，陰主殺，此等收藏之病是也。陽生陰長，春夏是也。在人之身，令氣升浮者，穀氣上行是也。

既病人周身血氣皆不生長，穀氣又不勝，其肌肉消少，是兩儀之氣俱將絶矣。既下元二陰俱脱，氣血將竭，假令當時熱證，今下焦久脱，化爲寒矣。此病久沉久降，寒濕大勝，當急救之。瀉寒以熱，除濕以燥，大升大舉，以助生長，補養氣血，不致偏竭。聖人立治之法，既濕氣大勝以所勝治之，助甲風木上升是也。故經云風勝濕，是以所勝平之也。當先調和胃氣，次用白朮之類以燥其濕而滋元氣；如其不止，後用風藥以勝濕。此便是大升大舉，以助春夏二濕之久陷下之至治也。

宣德侯經歷家人病崩漏，醫莫能效。切脈之後，且以紙疎其證，至四十餘種，爲製調經升陽除濕湯療之，明日而十減其八，前後五六日良愈。

《醫學正傳》曰：一老婦人年五十三歲，血崩久不止，諸藥不效。余以橡斗、蒼耳草根二物燒存性，用四物湯加白芷、茅花、乾薑煎湯調服。

《薛氏醫案》曰：大尹王天成之内，久患崩，自服四物涼血之劑，或作或輟；因怒發熱，其血不止，服前藥不應；乃主降火，更加脅腹大痛，手足俱冷。余曰：此脾胃虚寒所致。先用附子理中湯，體熱痛止；又用濟生歸脾、補中益氣二湯，血崩頓愈。若泥痛無補法則誤矣。

錦衣楊永興之内患崩證，過服寒涼之劑，其證益甚，更加肚腹痞悶，飲食不入，發熱煩躁，脈洪大而虚。余曰：此脾經氣血虚而發躁也。當急用八珍湯加炮薑以補温之，緩則不救。不信，乃服止血降火之劑，虚證蜂起，始信余言，緩不及治矣。

一婦人面黄或赤，覺腰間或臍下作痛，四肢困倦，煩熱不安，經行先發寒熱，兩肋如束，血涌如崩，此脾胃虧損，元氣下陷，與相火濕熱所致，用補中益氣加防風、芍藥、炒黑黄蘗，間以歸脾湯調補而血始歸經。

一婦人因怒崩血久不已，面青黄而或赤，此肝木制脾土而血虚，用小柴胡合四物，清肝火，生肝血；又用歸脾補中二湯，益脾氣，生肝血而瘥。此證若因肝經風熱而血不寧者，防風爲丸，以兼證之藥煎送。或肝經火動而血不寧者，炒條芩爲丸，以兼證之藥煎送。若瘀血爲患，用五靈脂爲末，燒鐵器焠酒調服，無不效者。

一婦人飲食後，因怒忽患血崩，四肢逆冷，抽搐口噤，如發痙然，吐痰如涌，灌以二陳、柴胡、山梔、枳殼，吐出酸味，神思稍醒。藥止，次日進薄粥少許，但乳脅脹痛，寒熱欲嘔，四肢倦怠。余以爲悉屬肝火熾盛，致脾氣不能運化，先用六君、柴胡、山梔、鈎藤鈎，諸證頓退。惟四肢不遂，血崩如初，或又以爲肝火未息，欲投清肝涼血之劑。余以爲肝脾氣血俱弱，先用補中益氣湯培其脾土而血氣歸經，又用四物、參、朮、柴胡養肝和筋而四肢便利。

一婦人久患血崩，肢體消瘦，飲食到口則聞腥臊，口出清液，每食少許，腹中作脹，此血枯之證，肺肝脾胃虧損之患，用八珍湯、鰞鰂骨丸兼服，兩月而經行，百餘劑而安。

一婦人血崩兼心痛三年矣，諸藥不應，每痛甚，虚證悉具，面色痿黄。余曰：心主血，蓋因去血過多，心無所養，以致作痛，宜用十全大補湯，參、朮倍之。三十餘劑稍愈，百餘劑痊愈。

一婦人年六十有四，久鬱怒，頭痛寒熱，春間乳内時痛，服流氣飲之類益甚，不時有血如經行；又因大驚恐，飲食不進，夜寐不寧，此因高年去血過多，至春無以生發，肝木血虚火燥，所以至晚陰旺則發。經云：肝藏魂，魂無附，故不能寐。先以逍遥散加酒炒黑龍膽草一錢，山梔一錢五分，二劑腫痛頓退，又二劑而全消；再用歸脾湯加炒梔、貝母，諸證悉愈。

表弟方健甫内五十歲，辛丑患血崩，諸藥罔效。壬寅八月，身熱體痛，頭運涕出，吐痰少食，衆作火治，展轉發熱，絶粒數日。余診之曰：脾胃久虚，過服寒藥，中病未已，寒病復起。遂用八味丸料一服，翌早隨索粥數匙；再服食倍，熱減痛止；乃服八味丸而愈。癸卯秋，因勞役憂怒，甲辰夏，病復作，胷飽發熱，脊痛腰疼，神氣怫鬱，或作内傷，或作中暑，崩血便血，煩渴引飲，粒米不進，昏憒時作，脈洪大，按之微弱，此無根之火，内虚寒而外假熱也，以十全大補加附子一劑，隨食粥三四匙，崩血漸減；日服八味丸，始得全愈。

一婦人性急，每怒，非太陽耳項喉齒胷乳作痛，則胷滿吞酸，吐瀉少食，經漏不止，此皆肝火之證。肝自病則外證見，土受剋則内證作。若自病見，用四物加白朮、茯苓、柴胡、炒梔、炒龍膽；若内證作，用四君子加柴胡、芍藥、神麯、吴茱萸炒過黄連。諸證漸愈，惟月經漏下不止，是血分有熱，脾氣尚虚，以逍遥散倍用白朮、茯苓、陳皮，又以補中益氣加酒炒芍藥兼服而調。

《證治準繩》曰：一婦人年踰四十，形色蒼紫，忽病血崩，醫用涼血或用止濇，俱罔效。汪石山診之，六脈皆沉濡而緩，按之無力，曰：此氣病，非血病也。當用甘温之劑健脾理胃，使胃氣上騰，血循經絡，則無復崩矣。遂用補中益氣湯多加參、芪，兼服參苓白朮散，果愈。

一老婦人血崩不止，流濟不絶，滿牀皆血，起牀不得者三月矣，腹滿如孕。余作虚挾痰積污血治之，用四物四兩，參、朮各一兩，甘草半兩以治虚；香附三兩，半夏一兩半，茯苓、陳皮、枳實、縮砂、延胡各一兩以破痰積污血。分二十貼，每貼煎加乾荷葉、側柏葉湯，再煎服之，服盡良愈，今再不發，神效。

一婦人年五十以上，經斷七年，忽然經行，遂成崩漏，發熱腹痛，兩月不瘥。余診其脈虚細疾數，余曰：此乃陰虚所致，宜服熟附丸，後果愈。

王御醫直夜，有一宫女血如山崩，其時暑月，藥笥中只有大順散兩貼，以冷水調服，旋即奏效。以此知醫者要在權變也。

古今圖書集成醫部全録卷三百九十七

婦人帶下門

黄帝素問

骨空論

任脈爲病，女子帶下瘕聚。

注　任脈循於腹，故其病在腹。

金匱要略　漢·張機

帶下病脈證

婦人之病，因虚積冷結氣，爲諸經水斷絶，至有歷年，血寒積結胞門。寒傷經絡，凝堅在上，嘔吐涎唾，久成肺癰，形體損分；在中盤結，繞臍寒疝，或兩脅疼痛，與臟相連，或結熱中，痛在關元，脈數無瘡，肌若魚鱗，時著男子，非止女身；在下未多，經候不勻，令陰掣痛，少腹惡寒，或引腰脊，下根氣街，氣衝急痛，膝脛疼煩，奄忽眩冒，狀如厥癲，或有憂慘，悲傷多嗔，此皆帶下，非有鬼神。久則羸瘦，脈虚多寒，三十六病，千變萬端。審脈陰陽，虚實緊弦，行其針藥，治危得安。其雖同病，脈各異源，子當辨記，勿謂不然。

問曰：婦人年五十所，病下利數十日不止，暮即發熱，少腹裏急，腹滿手掌煩熱，脣口乾燥，何也？師曰：

此病屬帶下。何以故？曾經半産，瘀血在少腹不去。何以知之？其證脣口乾燥，故知之。當以温經湯主之。

帶下經水不利，少腹滿痛，經一月再見者，土瓜根散主之。

脈經　晉・王叔和

脈證

大風邪入少陰，女子漏白下赤。

師曰：婦人帶下六極之病，脈浮則爲腸鳴腹滿，緊則爲腹中痛，數則爲陰中癢，洪則生瘡，弦則陰疼掣痛。

師曰：帶下有三門：一曰胞門，二曰龍門，三曰玉門。已産屬胞門，未産屬龍門，未嫁女屬玉門。

問曰：未出門，女有三病，何謂也？師曰：一病者，經水初下，陰中熱，或有當風，或有扇者；二病者，或有以寒水洗之；三病者，或見丹下，驚怖得病，屬帶下。

師曰：婦人帶下，九實中事。假令得鼠乳之病，劇易。當劇有期，當庚辛爲期。餘皆倣此。

問曰：有一婦人年五十所，病但苦背痛，時時腹中痛，少食多厭，喜䐜脹，其脈陽微，關尺小緊，、形脈不相應，願知所説。師曰：當問病者飲食何如。假令病者言我不欲飲食，聞穀氣臭者，病爲在上焦。假令病者言我少多爲欲食，不食亦可，病爲在中焦。假令病者言我自飲食如故，病爲在下焦，爲病屬帶下，當以帶下治之。

問曰：婦人病如癲疾鬱冒，一日二十餘發，師脈之，反言帶下，皆如師言，其脈何類？何以別之？師曰：寸口脈濡而緊，濡則陽氣微，緊則榮中寒，陽微衛氣虚，血竭凝寒，陰陽不和，邪氣舍於榮衛，疾（一作候）起年少時經水來，以合房室，移時過度，精感命門開，經下血虚，百脈皆張，中極感陽動，微風激成寒，因虚舍榮衛，冷積於丹田，發動上衝，奔在胷膈，津液掩口入，涎唾涌溢出，眩冒狀如厥，氣衝髀裏熱，粗醫名爲癲，灸之因大劇。

診婦人漏血下赤白，日下血數升，脈急疾者死，遲者生。

診婦人漏下赤白不止，脈小虚滑者生，大緊實數者死。

婦人帶下，脈浮惡寒漏下者不治。

千金方 唐·孫思邈

赤白帶下崩中漏下

諸方説三十六疾者，十二癥、九痛、七害、五傷、三痼不通是也。何謂十二癥？是所下之物，一曰狀如膏；二曰如黑血；三曰如紫汁；四曰如赤肉；五曰如膿痂；六曰如豆汁；七曰如葵羹；八曰如凝血；九曰如清血，血似水；十曰如米泔；十一曰如月浣，乍前乍却；十二曰經度不應期也。何謂九痛？一曰陰中傷痛；二曰陰中淋瀝痛；三曰小便即痛；四曰寒冷痛；五曰經來即腹中痛；六曰氣滿痛；七曰汁出〔一〕陰中如有蟲嚙痛；八曰脅下分痛；九曰腰胯痛。何謂七害？一曰竅孔痛不利；二曰中寒熱痛；三曰小腹急堅痛；四曰臟不仁；五曰子門不端引背痛；六曰月浣乍多乍少；七曰害吐。何謂五傷？一曰兩脅支滿痛；二曰心痛引脅；三曰氣結不通；四曰邪思泄利；五曰前後痼寒。何謂三痼？一曰羸瘦不生肌膚；二曰絶産乳；三曰經水閉塞。病有異同，方亦不一。

按《産寶方》云：帶下三十六疾者，是十二癥、九痛、七害、五傷、三固，謂之三十六疾也。十二癥者，是所下之物，一者如膏，二者如青血，三如紫汁，四如赤皮，五如膿痂，六如豆汁，七如葵羹，八如凝血，九如清血，十如米泔，十一如月浣，十二如經度不應期也。九痛者，一陰中痛，二陰中淋痛，三小便痛，四寒冷痛，五月來時腹痛，六氣滿來時足痛，七汗出陰中如蟲齧痛，八脅下皮痛，九腰痛。七害者，一害食，二害氣，三害冷，四害勞，五害房，六害姙，七害睡。五傷者，一竅孔痛，二寒冷痛，三小腹痛，四臟不仁，五子門不正引背痛。三固者，月水閉塞不通，其餘二者文缺不載，而《千金》所説三十六種疾，皆由子臟冷熱勞損，而下

註〔一〕汁出 原作「汗出」，據《千金》卷四赤白帶下崩中漏下改。

起於陰内也。

婦人良方 宋·陳自明

帶下有五

婦人帶下，其名有五，因經行産後，風邪入胞門，傳於臟腑而致之。若傷足厥陰肝經，色如青泥；傷手少陰心經，色如紅津；傷手太陰肺經，形如鼻涕；傷足太陰脾經，黄如爛瓜；傷足少陰腎經，黑如衃血。人有帶脈横於腰間，如束帶之狀，病生於此，故名爲帶。

註　按徐用誠先生云：前證白屬氣而赤屬血。東垣先生云：血崩久則亡陽。故白滑之物下流，未必全拘於帶脈，亦有濕痰流注下焦，或腎肝陰淫之濕勝，或因驚恐而木乘土位，濁液下流，或思慕爲筋痿。戴人以六脈滑大有力，用宣導之法，此瀉其實也。東垣以脈微細沉緊，或洪大而虚，用補陽調經，乃兼責其虚也。丹溪用海石、南星、椿根皮之類，乃治其濕痰也。竊謂前證皆當壯脾胃，升陽氣爲主，佐以各經見證之藥。色青者屬肝，用小柴胡加山梔、防風；濕熱壅滯，小便赤澀，用龍膽瀉肝湯；肝血不足，或燥熱風熱用六味丸。色赤者屬心，用小柴胡加黄連、山梔、當歸；思慮過傷，用妙香散等藥。色白者屬肺，用補中益氣加山梔。色黄者屬脾，用六君子加山梔、柴胡；不應，用歸脾湯。色黑者屬腎，用六味丸。氣血俱虚，八珍湯。陽氣下陷，補中益氣湯。濕痰下注，前湯加茯苓、半夏、蒼朮、黄蘗。氣虚痰飲下注，四七湯送六味丸。不可拘肥人多痰，瘦人多火，而以燥濕瀉火之藥輕治之也。

濟生方 宋·嚴用和

論治

《巢氏病源》論：婦人有三十六疾。所論三十六疾者，七癥八瘕十二帶下是也。然所謂十二帶下者，亦不顯其證狀。今人所患，惟赤白二帶而已。推其所自，勞傷過度，衝任虛損，風冷據於胞絡，此病所由生也。且婦人平居之時，血欲常多，氣欲常少，方謂主氣有原，百疾不生。儻或氣倍於血，氣倍生寒，血不化赤，遂成白帶；氣平血少，血少生熱，血不化紅，遂成赤帶；寒熱交併，則赤白俱下。有室女或室後虛損而有此疾者，皆令孕育不成，以致絶嗣。凡有是證，速宜治之。久而不治，令人面鼾黯色，肌肉瘦瘠，腹脅脹滿，攻刺疼痛；甚至足脛枯細，多苦逆冷，尫羸不能食矣。診其脈，右手尺脈浮，浮爲陽，陽絶者無子，苦足冷帶下也。

河間六書 金·劉完素

論證

赤者熱入小腸，白者熱入大腸，原其本皆濕熱結於脈，故津液涌溢，是爲赤白帶下。本不痛結，緣五經脈虛，結熱屈滯於帶，故女子臍下痛而綿綿陰器中時下也。故經曰：任脈爲病，男子内結七疝，女子帶下瘕聚。王注曰：任脈自胞上過帶脈，貫於臍上，故男子内結七疝，女子帶下。帶脈起於季脅章門，如束帶狀，今濕熱冤結不散，故爲病也。經曰：脾傳之腎，病名曰瘕疝，小腹冤熱而痛出白，一名曰蠱，所以爲帶下冤結也。冤，屈也，屈滯而病熱不散。先以十棗湯下之，後服苦楝丸大延胡散調下之，熱去濕除，病自愈也。

儒門事親 元·張從政

赤白錯分寒熱解

精選《聖惠方》二十三卷，論婦人赤白帶下云：婦人帶下者，由勞神過度，損動經血，致令身虛受於風冷，風冷入於脬絡，傳其血之所成也。巢氏《内篇》四十四卷，論任脈爲經之海，其任之爲病，女子則爲帶下。手太陽爲小腸之經也，手少陰爲心之經也。心爲臟主於裏，小腸爲腑主於表。二經之血在於婦人，上爲乳汁，下爲月水，衝任之所統也。衝任之脈，既起於胞内，陰陽過度則傷脬絡，故風邪乘虚而入於脬中，損衝任之經，傷太陽少陽之血，致令脬絡之間，穢與血相兼帶而下，冷則多白，熱則多赤。二家之説皆非也。夫治病當先識經絡，《靈樞》十二經中，有是動之病，有所生之病。大經有十二，奇經有八脈。言十二經之外，復有此八道經脈也。十二經與八道經脈，通身往來經絡共二十道，上下流走相貫，周環晝夜不息，與天同度。自手太陰肺經起，行陽二十五度，行陰亦二十五度，復會於手太陰肺經也。然此二十道經絡，上下周流者，止一十九道耳。惟帶脈起少腹側季脅之端，乃章門穴是也。環身一周，無上下之源，絡脬而過，如束帶之於身。《難經》曰：帶之爲病，溶溶如坐水中。衝任者，是經脈之海也，循腹脅，夾臍旁，傳流於氣衝，屬於帶脈，絡於督脈。督脈者，起於關元穴。任脈者，女子主養胎孕之所。督脈乃是督領婦人經脈之海也。衝任督三脈，同起而異行，一源而三岐，皆絡帶脈。衝任督三脈，皆統於篡户，巡陰器，行廷孔溺孔之端。衝任督三脈，以帶脈束之，因餘經上下往來，遺熱於帶脈之間。熱者血也，血積多日不流，火則從金之化，金曰從革而爲白，乘少腹間寃熱，白物滑溢，隨溲而下，綿綿不絶，多不痛也。或有痛者則壅礙，因壅而成痛也。《内經》曰：少腹寃熱，溲出白液。寃者屈滯也。病非本經，爲他經寃抑而成此疾也。寃一作客，客猶寄也。遺客熱於少腹久不去，從金化而爲白。設若赤白痢，赤者新積也，從心火；白者舊積也，從肺金。故赤白痢不可曲分寒熱，止可分新舊而治之。假如癰瘍始赤血，次潰白膿，又豈爲寒者哉？而病者未爲信也。此金之劉河間常言之矣。皆云寒多則白，以乾薑、赤石脂、桃花丸治痢，雖愈後必生血疾。如白帶下病，徑以白芍藥、乾薑，白帶雖愈，則小溲必不利。治瀉痢與治帶下，皆不可驟用峻熱之藥燥之，燥之則内水涸，内水涸則必煩渴，煩渴則小便不利，小便不利則足腫面浮，漸至不治。《内經》曰：思想無窮，所願不得，意淫於外，入房太甚，發爲筋痿，淫衍白物如精之狀。男子因溲而下，女子綿綿而下。《左傳》曰：少男惑長女，風落山之象，是爲惑蠱之疾。其文三蟲同皿曰蠱，乃是思慕色慾，内生侵蝕。蝕甚不可便用燥熱之藥攻之，漸至形削羸瘦脈大者，必死而不救。且赤白痢者，是邪熱傳於大腸下廣腸，出赤白也。帶下者，傳於小腸入脬經，下赤白也。據此二證，皆可同治濕法治之。先以導水丸、禹功散瀉訖，次以淡劑降心火，益腎水，下小溲，分水道，則自愈矣。頃頓丘一婦人病帶下，連綿不絶，白物或來，已三載矣。命予脈之，診其兩手，脈俱滑大而有力，得六七至，常上熱口乾眩運，時嘔酸水，余知其實有寒痰在胷中，以瓜蒂散吐訖冷痰二三升，皆酸水也，間如黄涎，狀如爛膠；次以漿粥養其胃氣；又次用導水、禹功二方以瀉其下；然後以淡劑滲泄之藥，利其水道，不數日而愈。余嘗悟《内經》中所云：上有病，下取之；下有病，上取之。又上者下之，下者上之。然有此法，亦不可偏執，更宜詳其虛實而用之。故知精選《聖惠方》帶下風寒之言，與巢氏論中赤熱白寒之説，正與《難》、《素》相違。予非敢妄論先賢，恐後學不明，未免從之而行也。如其寡學之人，不察病人脈息，不究病人經脈，妄斷寒熱，信用羣方暴熱之藥，一旦有失，雖悔何追！嗚呼！人命一失，其復能生乎？赤白痢與赤白帶下皆不死人，《内經》惟腸澼便血，血温身熱者死。赤白帶下白液白物蠱病腎消，皆不能死人，有死者藥之誤也。

夫婦人赤白帶下，或出白物如脂，可服導水丸、禹功散，或單用無憂散，量虛實加減，瀉訖；次用桂苓丸、五苓散、葶藶木香散，同治濕法治瀉法治之，或用獨聖散上涌亦可也。室女同。

東垣十書 元·李杲

酒煮當歸丸論

婦人白帶下注，癩疝脚氣，腰已下如在冰雪中，以火焙炕，重重厚綿衣蓋其上，猶寒冷不任，寒之極也。面白如枯魚之象，肌肉如刀割削瘦峻之速也。小便不止，與白帶長流而不禁固，自不知覺，面白目青藍如菜色，目䀮䀮無所見，身重如山，行步敧側，不能安地，腿膝枯細，大便難秘，口不能言，無力之極，食不下，心下痞煩懊憹，不任其苦，面停垢，背惡寒，小便遺而不知，此上中下三陽真氣俱虛欲竭。噦嘔不止，胃虛之極也。脈沉厥緊而濇，按之空虛。若脈洪大而濇，按之無力，猶爲中寒之證，況按之空虛者乎？按之不鼓，是爲陰寒，乃氣血俱虚之極也。宜酒煮當歸丸大補大温。

固真丸論

婦人白帶久下不止，臍腹冷痛，陰中亦然，目中溜火，視物䀮䀮然無所見，齒皆惡熱，飲且痛，須得黄連細末擦之乃止。惟喜乾食，大惡湯飲，此病皆寒濕乘其胞内，故喜乾而惡濕。肝經陰火上溢走於標，故上壅而目中溜火。腎水侵肝而上溢，致目䀮䀮而無所見。齒惡熱飲者，是陽明經中伏火也。治法當大瀉寒濕，以丸藥治之。故曰：寒在下焦治宜緩，大忌湯散。以酒製白石脂、白龍骨以枯其濕，炮乾薑大熱辛瀉寒水，以黄蘗之大寒爲因用，又爲向導。故云：古者雖有重罪，不絶人之後。又爲之伏其所主，先其所因之意。又瀉齒中，惡熱飲也。以柴胡爲本經之使，以芍藥五分導之；恐辛熱之藥太甚，損其肝經，故微瀉之；以當歸身之辛温，大和其血脈，名曰固真丸。用藥之法備矣。

補經固真湯論

婦人心胞尺脈微，其白帶下流不止者何？按叔和云：崩中日久，爲白帶漏下，多時骨髓枯。蓋血崩久，則血少復亡其陽，故白滑之物，下流不止。是本經血海將枯，津液復亡，枯乾不能滋養筋骨。以本部行經藥爲引用爲使；以大辛甘油膩之藥，潤其枯燥而滋益津液，以大辛熱之氣味藥，補其陽道，生其血脈；以苦寒之藥，泄其肺而救上熱傷氣；以人參補之，以微苦温之藥爲佐而益元氣，名曰補經固真湯。此證之要藥也。

丹溪心法 元・朱震亨

總論證治

帶下，赤屬血，白屬氣。

主治燥濕爲先。

漏與帶俱是胃中痰積流下，滲入膀胱，無人知此。只宜升提，甚者上必用葉以提其氣；不用二陳湯加蒼朮、白朮，仍用丸子一本作瓦礱子。

赤白帶下皆屬血，出於大腸小腸之分。

肥人多是濕痰，以海石、半夏、南星、炒蘗、蒼朮、芎藭、椿皮、青黛之類。

瘦人白帶少，如有者多熱，以炒黃蘗、滑石、椿皮、川芎、海石、青黛之類作丸子服。無海石，蛤粉亦可。

赤白帶下，或十棗湯、或神佑丸、或玉燭散皆可服。實者可行，虛者不可峻攻。此羅先生法也。

血虛者，加減四物湯。

氣虛者，參、朮、陳皮間與之。

濕勝者，用固腸丸。

相火動者，於諸藥中少加黃蘗。

滑者，加龍骨、赤石脂。

滯者，加葵花。白帶用白葵花，赤帶用赤葵花。

性躁者，加黃連。

痰氣帶下者，蒼朮、香附、滑石、蛤粉、半夏、茯苓丸服。寒月少加乾薑。臨機應變。必須斷厚味。

治結痰白帶心下悶，先以小胃丹，半飢半飽，津液下數丸。候鬱積開，却宜服補藥。

赤白帶者，皆因七情内傷，或下元虛憊，感非一端。叔和云：崩中日久爲白帶，漏下多時骨髓枯。蓋崩久血少亡陽，故白滑之物下流不止。東垣言之詳矣，不可不知。

帶下與夢遺，同法治之。

證治要訣　明·戴思恭

總論證治

赤白帶下，皆因七情内傷，或下元虚冷，感非一端。大率下白帶多，間有下赤者。并宜順氣散吞震靈丹，仍佐艾附圓，或米飲調沙參末。

帶下不止，成尩羸者，四物湯加煅牡蠣粉半錢，吞固真圓，多服取效。

有帶疾愈後一二月或再發，半年一發，先血而後下帶，來不可遏，停蓄未幾，又復傾瀉，此名漏帶，最難治者也。

下截之血，小腹主之。有因血虚而虚熱陷入小腸，致小便濇痛，色白如泔，或成沙粒，不可作淋治用冷劑，宜以四物湯、五苓散各半貼和煎。

醫學入門　明·李梴

總論證治

經曰：小腹冤熱，溲出白液。冤者，濕熱凝滯，結於五臟，自胞上而過帶脈，出於大小腸之分，淋瀝以下，故曰帶下。赤屬血，白屬氣。其證頭昏目眩，口苦舌乾，咽嗌腫燥，大便或閉或溏，小便濇，皆熱證也。如赤白痢濁一般，但不痛耳。間有痛者，濕熱拂鬱，甚則肚腹引痛。婦人服食燥熱，性行乖戾，以致肝旺脾虧而生濕熱，熱則流通。古人有用導水丸下之，繼以淡劑滲之，或苦楝丸、大元胡索散調之。如臍腹痛者，暫以辛温開導，如大温經湯、補經固真湯、龜蘗薑梔丸是也。

瘦人多熱，脈數，外證潮煩，乃陰虛火盛也，芩蘗樗皮丸。帶不止者，用地骨皮一兩，生地五兩，酒十盞，煎至三盞，分三次服；或白芷散、單益母丸。白帶兼痛風者，二陳湯加蒼、蘗、南星、牛膝、川芎；兼頭風鼻涕者，蒼蘗辛芎散；兼七情者，側蘗樗皮丸。

肥人多濕，身黃脈緩，陰户如冰或痛，白帶，升陽燥濕湯、四炒固真丹。

濕痰流下，滲入膀胱，宜二陳湯加二朮、升麻、柴胡，或蒼蘗樗皮丸。如結痰白帶，淋瀝不已者，先以小胃丹，半飢半飽，津液下數丸，候鬱積開，服芩朮芍葵丸。

通用五苓散合四物湯；或單樗白皮炒爲末，酒糊丸。血虛加四物湯，氣虛加參、朮、陳皮，火動加黄蘗，滑久加龍骨、赤石脂，性燥加黄連，腹痛加乾薑。

因月水淋瀝不已，或崩中暴下，或産後去血過多，以致陰虧陽竭，榮氣不升，經脈凝泣，衛氣下陷，精氣累滯於下焦，藴積而成。白滑如涕下流，腥臭者，黄芪建中湯去桂加當歸，水煎吞苦楝丸。久不止臍腹引陰冷痛者，東垣固真丸。虛中有火者，補經固真湯、大烏鷄丸常用。氣虛四君子湯，血虛四物湯，有火加黄蘗，有寒加桂、附。

始因亡血，復亡其陽，陽氣虛極，帶下腥臭，多悲不樂，附桂湯。腹痛陰冷者，四物湯加桂、附。常用酒煮當歸丸、小烏鷄丸、螽斯丸、琥珀調經丸。

風邪入於胞門，或中經脈，流傳臟腑，若傷肝經青如泥色，傷心經赤如紅津，傷肺經形如白涕，傷脾經黄如爛瓜，傷腎經黑如衃血，宜胃風湯或五積散去麻黄主之。通用單地榆散。

室女經水初下，一時驚悸，或浴以冷水，或當風取涼，故經水止而即患帶下，宜琥珀朱砂丸。

孕婦帶下，全是濕熱，宜芩朮樗皮丸。

平時陰陽過多，及産後亡血下虛，風邪乘虛入於胞絡，宜煖宮丸加薑、附、吴萸，或黄芪建中湯去桂加當歸，水煎吞苦楝丸。

凡帶下，或用升提，如升陽調經湯；或用收濇，如伏龍肝散、白芷散。然暫止而終不止者，蓋衛司開闔而爲榮血之主，脾胃爲血海水液之會，衛氣與胃氣俱虚，則血液無所約制，故古方有用桂枝湯加附子以固衛氣者，四君子湯加草果、丁香、木香以燥水健脾者；或用理中湯加陳皮、半夏，或單半夏丸用芎歸煎湯下，或補中益氣湯、平胃散，皆補衛厚脾，使氣血自循故轍，而不專於收濇以劫奪之也。

又有白淫一證，如白精之狀，不可誤作白帶，過服熱藥。

脈法

帶下崩中，脈多浮動，虚遲者生，實數者重。

腎脈浮遲，主患帶濁。

薛氏醫案　明·薛己

論證

婦人帶下，或因六淫七情，或因醉飽房勞，或因膏粱厚味，或服燥劑所致，脾胃虧損，陽氣下陷，或濕痰下注，藴積而成，故言帶也。凡此皆當壯脾胃，升陽氣爲主，佐以各經見證之藥。

證治準繩　明·王肯堂

論證

婦人有白帶者，乃是第一等病，令人不能産育，宜急治之。此扁鵲之過邯鄲，聞貴婦人所以專爲帶下醫也。

帶下之證有三：未嫁之女，月經初下，止而即浴之以冷水，或熱而扇或當風，此室女病帶下之由也。有家之婦，陰陽過多，即傷胞絡，風邪乘虛而入，胞經觸冷，遂使穢液與血水相連而下。産後帶下，由亡血失氣，傷動胞絡，門開而外風襲，肌體虛而冷風入，風與熱氣相連，故成液而下。冷則多白，熱則多赤，冷熱相交則赤白俱下。

論潔古治法

帶下少腹冤結而痛者，先以十棗湯下之，次服苦楝丸、大元胡散調之，是先攻後補之法也，不可不知。

結痰白帶，以小胃丹，半飢半飽，津液下數丸，候鬱積行，却服白朮一兩，蒼朮半兩，紅白葵花二錢半，白芍藥七錢半，蒸餅爲丸，空心煎四物湯下二十丸以補之。

燥濕法

有濕痰而弱不禁攻者燥之。熱濕宜涼燥，寒濕宜溫燥。

枯涸宜潤

帶下久而枯涸者濡之。凡大補氣血，皆所以濡之，如以四物湯爲末，煉蜜丸梧子大，空心米飲下三四十丸，以療年高婦人白帶，良驗，皆潤劑也。

補虛法

凡脈微食少及久病曾經攻下者，俱作虛治，有熱用涼補，無熱用溫補。

酸漿草辨

《千金》治赤白帶下用三葉酸漿草陰乾爲末，酒服。按此草葉細如萍，叢生，莖端有三葉，俗名布谷飯。布谷者，鳩也。蓋鳩常食之，故又名鳩漿草。《衍義》悞入苦耽條，其子大如金柑，味酸可食，故亦名酸漿，非三葉也。酸漿小草布地而生葉皆三瓣，惟開黄花，其莖葉皆酸者。

敗膿所致

帶下并腸有敗膿，淋露不已，腥穢殊甚，遂至臍腹更增冷痛，此蓋敗膿血所致，卒無已期，治須排膿爲先。白芷一兩，單葉紅蜀葵根二兩，白芍藥、白礬各半兩，礬燒枯另研，餘同爲末，以蠟爲丸如桐子大，空肚及飯前米飲下十丸，或十五丸，候膿盡仍别以補藥佐之。

醫方考　明·吳崑

用白芷黄荆實瓦壟子論

白帶者，胃中濕熱下注而成，猶之溺注於器，而生溺底垽耳。前古名醫有單用焦白芷而主者，有單用焦荆實而主者，有單用瓦壟粉而主者。蓋以白芷之性香而升舉，荆實之性辛而利氣，瓦壟之性燥而勝濕。炒而焦之則火可以生土，土可以防水；煉而粉之則燥可以勝濕，勝濕則無以下注而白帶止矣。此用三物之意也。

用葵花論

凡人腰臍之間有帶脉，奇經八脉之一也，迴身一週，如束帶焉。下焦虚損，督任有虧，則中焦氣血乘虚而襲之，陷於帶脈之下，氣病爲白，血病爲赤，名曰赤白帶下也。東垣曰：白葵花治白帶，紅葵花治赤帶。赤治血燥，白治氣燥，此何言哉？崑謂葵花者，朝陽之萼也，稟草木之陰，涵天地之陽，故能潤燥而升陽，使營衛上行，不復陷於帶脈之下而爲帶下也。或問帶下一疾耳，此言氣血陷於帶脈之下爲帶下，前言胃中濕熱下注爲帶下，何相悖也？余曰：婦人無病容，單下白者，責之濕熱下注。婦人久病，赤白并下，責之氣血下陷，多成瘵也。又曰：有言白者屬寒，赤者屬熱，其説何如？余曰：曾見寒者固有赤帶，熱者益多白帶，此白寒赤熱之言，不足徵矣。必若所言，則赤白并下者，是寒熱并有耶？見道之言不如此。

用千金白馬毛散論

氣陷於下焦則白帶，血陷於下焦則赤帶。以濇藥止之則未盡之帶留而不出，以利藥下之則既損其中又傷其下，皆非治也。白馬得乾之剛，毛得血之餘，血餘可以固血，乾剛可以利氣，固血則赤止，利氣則白愈，此用馬毛之意也。龜、鼈、牡蠣外剛而内柔，離之象也。去其柔而用其剛，故可以化癥，可以固氣。化癥則赤白之成帶者無復中留，固氣則營衛之行不復陷下。營不陷則無赤，衛不陷則無白矣。

廣嗣紀要 明·萬全

帶下皆身中之血

女子之血，謂之七損，上爲乳汁，下爲月經，交合浸淫之水，與夫漏濁崩中帶下之物，皆身之血也。

婦人秘科 明·萬全

論治

帶下之病，婦女多有之。赤者屬熱，兼虚兼火治之。白者屬濕，兼虚兼痰治之。年久不止者，以補脾胃爲主兼升提。大抵瘦人多火，肥人多痰。

必用之藥

赤帶用四物湯加芩、連，再加升麻、丹皮主之，兼服三補丸。

白帶用加味六君子湯主之，兼服蒼莎導痰丸。

帶久不止者，宜服十全大補湯去地黄加陳皮、半夏、炒乾薑，更服參朮大補丸以補脾胃之虚，及服補宫丸以固下元之脱。

白帶與白淫白濁不同

婦人白帶與白淫白濁之病，證既不同，治亦有别。蓋白帶時常流出，清冷稠粘，此下元虚損證也，用上帶久不止之法治之，非如白濁隨小解而來渾濁如泔者比也。

景岳全書　明·張介賓

論證

凡婦人淋帶雖分微甚，而實爲同類，蓋帶其微而淋其甚者也。總由命門不固，而不固之病，其因有六：蓋一以心旌之揺之也，心旌揺則命門應，命門應則失其所守，此由於不遂者也；一以多慾之滑之也，情慾無度，縱肆不節，則精道滑而命門不禁，此由于太遂者也；一以房室之逆之也，凡男女相臨，遲速有異，此際權由男子而婦人情興，多致中道而止，止則逆，逆則爲濁爲淋，此由於遂而不遂，乃女子之最多而最不肯言者也。以上三證，凡帶濁之由乎此者十居八九，而三者之治，必得各清其源，庶可取效。然源未必清，而且旋觸旋發，藥餌之功，必不能與情竇爭勝，此帶濁之所以不易治也。此三者之外，則尚有濕熱下流者，有虛寒不固者，有脾腎虧陷而不能收攝者，當各因其證而治之。

治法

一心旌搖，心火不靜而帶下者，先當清火，宜硃砂安神丸、清心蓮子飲、直指固精丸之類主之。

一無邪火而但見心虛帶下者，宜秘元煎、人參丸、心虛白濁飲、茯菟丸之類。

一慾事過度，滑泄不固而帶下者，宜秘元煎、壽脾煎、固陰煎、苓朮菟絲丸、濟生固精丸、鎖精丸、金鎖思仙丹之類主之。

一人事不暢，精道逆而爲濁爲帶者，初宜六味地黄湯或威喜丸之屬以利之；久不止者，宜固陰煎、苓朮菟絲丸之屬以固之。

一濕熱下流而爲帶濁，脈必滑數，色見紅赤，證有煩渴而多熱者，宜保陰煎、加味逍遥散，或經驗猪肚丸亦佳。若熱甚兼淋而赤者，宜龍膽瀉肝湯。

一元氣虛弱而帶下者，宜壽脾煎、固陰煎、菟絲煎、七福飲、十全大補湯、九龍丸之屬。

一陽氣虛寒，脈見微濇，色白清冷，腹痛多寒者，宜加薑、附或用家韭子丸。

一脾腎氣虛下陷而多帶者，宜用壽脾煎、固陰煎、歸脾湯、補中益氣湯之屬。

方

白石脂圓《千金方》，下同　治婦人胞中痛，漏下赤白。

白石脂　鰞鰂骨　禹餘糧　牡蠣各十八銖　赤石脂　乾地黄　乾薑　龍骨　桂心　石葦　白蘞　細辛　芍藥　黄連　附子　當歸　黄芩　蜀椒　鍾乳　白芷　芎藭　甘草各半兩

右爲末，蜜丸梧子大，每日空心酒下十五丸，日再服。一方有黄蘗半兩。

小牛角䚡散　治帶下五賁：一曰熱病下血；二曰寒熱下血；三曰經脈未斷爲房事則血漏；四曰經來舉重，傷任脈下血；五曰産後臟開經利。五賁之病，外實内虚。

牛角䚡一枚，燒令赤　鹿茸　禹餘糧　當歸　乾薑　續斷各二兩　阿膠三兩　烏鰂骨　龍骨各一兩　赤小豆二升

右治下篩，空腹，以酒服方寸匕，日三。一方無鹿茸、烏鰂骨。

龍骨散　治赤白帶下。

龍骨三兩　黄蘗　半夏　竈中黄土　桂心　乾薑各二兩　石葦　滑石各一兩　烏鰂骨　代赭各四兩　白殭蠶五枚

右治下篩，酒服方寸匕。如白多者，加烏鰂骨、殭蠶各二兩。如赤多者，加代赭五兩。

又方　治女人赤白帶下。

大黄蒸三斗米下　附子　茯苓　牡蒙　牡丹　桔梗　葶藶各三兩　厚朴　芎藭　人參　當歸　䗪蟲　蜀椒　吳茱萸　柴胡　乾薑　桂心各半兩　細辛二兩半

右十八味爲末，蜜和丸如梧子大，每日空心酒服二丸，不知加之，以腹中温爲度。一方有麻子三兩，澤蘭十兩，無蜀椒、葶藶。

又方　治帶下百病。

大黄破如豆粒，熬令黑色　柴胡　朴硝各一斤　川芎五兩　乾薑　蜀椒各一升　茯苓如鷄子大，一枚

右爲末，蜜丸梧子大，先食，米飲服七丸，不止加至十丸，以知爲度。

又方　治婦人及女子赤白帶下。

禹餘糧　當歸　川芎各一兩半　赤石脂　白石脂　阿膠　龍骨　石葦各一兩六銖　烏鰂骨　黄蘗　白蘞　黄芩　續斷　桑耳　牡蠣各一兩

右爲末，蜜丸梧子大，空心米飲下十五丸，日再，加至三十丸爲度。一本有黄連，無黄芩。

白馬蹄圓　治女人下焦寒冷，成帶下赤白濁。

白馬蹄　鼈甲　鯉魚甲　龜甲　蜀椒各一兩　磁石　甘草　杜仲　萆薢　當歸　續斷　川芎　禹餘糧　桑耳　附子各二兩

右十五味爲末，蜜丸梧子大，以酒服十丸，加至三十丸，日三服。一本無鼈甲。

白馬毦散　治婦人帶下。

白馬毦二兩　龜甲四兩　牡蠣一兩十八銖　鼈甲十八銖

右治下篩，空心酒下方寸匕，日三服，加至一匕半。如下白，取白馬者。如下赤，取赤馬者。

雲母芎藭散　治五崩，身瘦欬逆，煩滿少氣，心下痛，面生瘡，腰痛不可俛仰，陰中腫如有瘡狀，毛中癢時痛與子臟相通，小便不利，常拘急，頭眩頸項急痛，手足熱氣逆衝急，心煩不得臥，腹中急痛，食不下，吞酸噫苦，上下腸鳴，漏下赤白青黄黑汁，大臭如膠污衣狀，皆是内傷所致，中寒即下白，中熱即下赤，多飲即下黑，多食即下黄，多藥即下青，或喜或怒，心中常恐，或憂勞便發動，大惡風寒。

雲母　芎藭　代赭　東門邊木燒，各一兩　白殭蠶　鰞鰂骨　白惡　蝟皮各六銖　鼈甲　桂心　伏龍肝　生鯉魚頭各十八銖

右治下篩，酒服方寸匕，日三夜一。一方有龍骨、乾薑。一方用龜甲，不用鼈甲。

慎火草散　治崩中漏下赤白青黑，腐臭不可近，令人面黑無顔色，皮骨相連，月經失度，往來無常，小腹弦急，或苦絞痛，上至心，兩脅腫脹，食不生肌膚，令人偏枯，氣息乏少，腰背痛連脅，不能久立，每嗜臥困懶。

慎火草　白石脂　鼈甲　乾薑　細辛　當歸　芎藭　石斛　芍藥　禹餘糧　牡蠣各二錢　黄連　乾地黄　薔薇根皮各四兩　熟艾　桂心各一兩

右治下篩，空心酒服方寸匕，日三，稍加至二匕。若寒多者，加附子、椒各一兩。若熱多者，加知母、黄

芩各一兩。若白多者，加乾薑、白石脂各二兩。若赤多者，加桂心、代赭各二兩。

禹餘糧圓　治崩中赤白不絶，困篤。

禹餘糧五兩　白馬蹄十兩　鰞鰂魚骨一兩　龍骨三兩　鹿茸二兩

右爲末，蜜丸梧子大，以酒服二十丸，日再，以知爲度。

又方　治女人崩中，去赤白。

白馬蹄五兩　蒲黄　鹿茸　禹餘糧　白芷　白馬鬐毛　小薊根　續斷各五兩　人參　乾地黄　柏子仁　鰞鰂骨　黄芪　茯苓　當歸各三兩　艾葉　蓯蓉　伏龍肝各二兩

右爲末，蜜丸如梧子大，空心飲服二十丸，日再，加至四十丸。

伏龍肝湯　治崩中去赤白或如豆汁。

伏龍肝如彈子，七枚　生薑五兩　生地黄四升　甘草　艾葉　赤石脂　桂心各二兩

右㕮咀，以水一斗，煮取三升，分四服，日三夜一。

又方　治崩中漏下，赤白不止，氣虚竭。

龜甲　牡蠣各三兩

右二味，治下篩，酒服方寸匕，日三。

又方　治同上。

桑耳一兩半　鹿茸十八銖

右二味，以酢五斗漬，炙燥再漬，酢盡爲度，治下篩，服方寸匕，日三。

又方　治同上。

地榆　知母各等分

右二味，用各指大長一尺者㕮咀，以酢一升，東向竈中治極濃，去滓服之。

芎藭湯　治帶下漏血不止。

芎藭　乾地黄　黄芪炙　白芍藥　吴茱萸　甘草各二兩　當歸　乾薑各三兩

右㕮咀，以水一斗，煮取三升，分三服。若月經後因有赤白不止者，除地黄、吴茱萸，加杜仲、人參各二兩。

小柴胡湯　治肝膽經證，寒熱往來，晡熱潮熱，默默不欲飲食，或怒火口苦，耳聾欬嗽，發熱，脅下作痛，甚者轉側不便，兩脅痞悶，或瀉利欬嗽，或吐酸食苦水，皆用此藥主之。治帶下，亦間用此加減。

柴胡二錢　黄芩炒一錢　人參　半夏各七分　甘草炙，五分

右，薑水煎服。

補中益氣湯《醫案》，下同　治元氣虚損，或因剋伐，惡寒發熱，倦怠少食，或不能消散生肌，或兼飲食勞倦，煩熱作渴。亦用此加減治女人帶下。

黄芪炒　人參　白朮炒　甘草　當歸各一錢　陳皮五分　柴胡　升麻各三分

右，薑棗煎，空心午後服。

六君子湯　治氣虚有痰，補脾健胃；并治帶下虚者，用此加減。

人參　白朮　茯苓各二錢　甘草炙一錢　陳皮　半夏

右，薑棗水煎服。

歸脾湯　治脾經失血，少寐發熱，盜汗；或思慮傷脾，不能攝血，以致妄行；或憂思傷脾，血虚發熱；或肢體作痛，大便不調；或經候不準，帶下，晡熱内熱。

人參　白朮炒　黄芪炙　白茯苓　龍眼肉　當歸　遠志去心　酸棗仁炒，各一錢　木香　甘草炙，各五分

右，薑棗水煎服。

八珍湯　治氣血俱虚，及帶下虚者，用此加減。

人參　白朮　白茯苓各二錢　熟地黄三錢　甘草炙　當歸酒拌　芍藥炒　川芎各一錢

右，煎服。

龍膽瀉肝湯　治肝經濕熱，兩拗腫痛，或腹中疼痛，或小便澀滯等證。亦用此加減治帶下。

龍膽草酒拌炒黄　澤瀉各一錢　車前子炒　木通　生地黄酒拌　當歸酒拌　山梔仁炒　黄芩炒　甘草各五分

右，水煎服。

妙香散　治心氣不足，精神恍惚，虚煩少睡盜汗等證。亦用此加減治帶下。

人參　甘草炒　桔梗各五錢　遠志去心炒　山藥薑汁炙　茯苓　茯神　黄芪各一兩　辰砂研，三錢　麝香研，二錢　木香煨，二錢半

右爲末，每服二錢？溫酒調下。

四七湯　治七情鬱結成痰，或如梅核，梗於喉間，或中脘停痰氣痞，或痰壅氣喘，或痰飲中脘，嘔逆惡心。亦治帶下有痰者。

半夏薑製，一錢五分　紫蘇葉　厚朴薑製　茯苓各一錢

右，薑棗水煎服。

丁香膠艾湯東垣，下同　治崩漏不止，白帶白滑之物多，間如屋漏水下，時有鮮血，自覺臍下如冰，求衣被以御其寒，右尺脈時微洪。

熟地黄　白芍藥各三分　川芎　丁香各四分　阿膠六分　生艾葉一錢　當歸一錢二分

右川芎爲細末，當歸酒洗剉，熟地黄、丁香爲細末，艾亦剉，都作一服，水五大盞，先煎五味作一盞零二分，去滓入膠，再上火煎至一大盞，帶熱，空心服之。

延胡苦楝湯　治臍下冷撮痛，陰冷大寒，白帶下。

黄蘗一分　延胡索　苦楝子各二分　附子炮　肉桂各三分　炙甘草五分　熟地黄一錢

右，都作一服，水二大盞，煎至一盞，食前服。

神聖復氣湯 治復氣乘冬，足太陽寒氣、足少陰腎水之旺，能令母實，手太陰肺實，反來侮土，火木受邪，腰背胷膈，閉塞疼痛，善嚏，口中涎，目中泣，鼻中流濁涕不止；或如息肉不聞香臭，欬嗽痰沫，上熱如火，下寒如冰，頭作陣痛，目中流火，視物䀮䀮，耳鳴耳聾，頭并口鼻或惡風寒，喜日陽，夜臥不安，常覺痰塞，膈咽不通，口失味，兩脅縮急而痛，牙齒動摇，不能嚼物，陰汗，前陰冷，行步攲側，起居艱難，掌中寒，風痹麻木，小便數而晝多，夜頻而欠，氣短喘喝，少氣不足以息，卒遺失無度，婦人白帶，陰户中大痛，牽心而痛，黧黑失色，男子控睾牽心腹陰陰而痛，面如赭色，食少，大小便不調，心煩霍亂，逆氣裏急，而腹皮色白，後出餘氣，腹不能努，或腸鳴，膝下筋急，肩胛大痛，此皆寒水來復火土之讎也。

黑附子 乾薑炮，各三分 當歸身六分 防風 郁李仁湯浸去皮尖另研如泥 人參各五分 半夏湯泡七次 川升麻各七分

白葵花 橘皮各五分 甘草 藁本各八分 柴胡 羌活 草豆蔻仁麵裹煨熟去皮 黄芪各一錢 生地黄二分，酒洗 黄蘗酒浸

黄連酒浸 枳殼各三分，已上四味預一日另用新水浸 細辛二分 川芎細末 蔓荆子各三分。已上三味預一日用新水半大盞分作二處浸

右將白葵花已上十三味都作一服，水五盞，煎至二盞，入橘皮已上三味，再煎至一盞，又入生地已下七味，復上火煎至一大盞，去滓稍熱服，空心。忌肉湯，宜食肉，不助經絡中火邪也。

搐鼻香 治子宫久冷，赤白帶下。

牡蠣煅 紫梢花 韶腦 母丁香 蛇牀子 黄狗頭骨煅 破故紙 桂心各等分

右爲細末，煉蜜丸如鷄頭大，臨事用一粒。

又方 治婦人赤白帶下。

平胃散 黄芪炒，分兩各隨宜

右，調服。

衛生湯 治脾養血，亦用此加減治帶下。

當歸　白芍藥各三兩　黄芪二兩　甘草一兩

右爲粗末，每服半兩，水二盞，煎至一盞，去滓温服，空心。如虚者，加人參一兩。

十棗湯　治帶下熱滯不散。

芫花　大戟　甘遂各等分

右爲末，水一盞，棗十枚，劈開煮汁半盞，調藥末半錢匕，實者一錢匕。

瓜蔕散《事親》，下同　治赤白帶下，隨宜酌用。

瓜蔕　赤小豆各七十五個　人參　甘草各半兩

右爲細末，每服一錢或半錢，或二錢，量虚實加減用之，空心虀汁調服。一方甘草二錢五分。

獨聖散　治同上。

瓜蔕不拘多少

右爲細末，每服一錢或二錢，虀汁調服。如脅痛加全蠍。如頭痛加郁金。

導水丸　治同上。

大黄　黄芩各二兩　滑石　黑牽牛頭末各四兩

右爲細末，滴水丸梧子大，每服五十丸，或加至百丸，臨臥温水下。

禹功散　治同上。

黑牽牛頭末四兩　茴香一兩炒，或加木香一兩

右爲細末，以生薑自然汁調一二錢，臨臥服。

無憂散　治同上。

黄芪　木通　桑白皮　陳皮各一兩　胡椒　白朮　木香各半兩　牽牛頭末四兩

右爲細末，每服三五錢，以生薑自然汁調下，食後。

五苓散 治同上。

官桂　澤瀉　猪苓　茯苓　白朮各半兩

右爲細末，每服二錢，熱湯或新水調下。

葶藶木香散 治同上。

苦葶藶　茯苓　猪苓　官桂各一分　澤瀉　木通　甘草各半兩　滑石三錢　木香半錢

右爲細末，每服三錢，生薑湯調，食前服。

玉燭散丹溪，下同 治赤白帶下，隨宜酌用。

當歸　芍藥　川芎　熟地　芒硝　大黄　甘草

右㕮咀，生薑三片煎服。

三花神佑丸 治赤白帶下，隨證酌用。

輕粉一錢　大黄一兩　牽牛二兩　芫花醋炒　甘遂　大戟各半兩

右爲末，滴水丸小豆大，初服五丸，每服加五丸，温水下無時，日三。

小胃丹 治同上。

芫花醋拌勻，過一宿瓦器，不住手攪炒，令黑勿焦　甘遂麵裹，長流水浸半日，水洗曬乾，冬七、春秋五、夏一日　大戟長流水煮一時，水洗曬乾，各半兩　大黄濕紙裹煨勿焦，切焙乾酒潤炒乾，一兩半　黄蘗三兩，焙炒

右爲末，粥丸麻子大，每服二三十丸，臨卧津液吞下，或白湯一口送下，取其膈上之濕痰熱積，以意消息之。欲利則空心服。

五積散《入門》，下同

半夏二分　白芷　川芎　芍藥　甘草　茯苓　當歸　桂各三分　陳皮　麻黄各六分　厚朴　乾薑各四分　桔梗一分半　蒼朮七分半　枳殻五分

右，薑葱煎服。如調經入艾酢。如體薄有汗，去蒼朮、麻黃。

平胃散　婦人帶下，用此補衛厚脾。

蒼朮二錢　陳皮一錢四分　厚朴薑汁炙，一錢　甘草八分

右薑棗，入鹽少許温服。

二陳湯　治肥人痰濕流下，致成白帶。

半夏一錢　陳皮二錢　茯苓八分　甘草四分

右，生薑三片，水煎服。如血虛，合四物湯。如氣虛，合四君子湯。

黃芪建中湯　治白帶如涕沫，極腥臭。

黃芪　肉桂各七分　甘草一錢半　白芍三錢

右，薑棗煎，去滓，入飴糖少許再煎令熔，空心服。

大延胡索散　婦人濕熱帶下，用此調之。

延胡索　莪朮　當歸　三稜　官桂　厚朴　赤芍　川楝肉　木香　川芎各一分半　桔梗　黃芩　大黃各五分　甘草一錢　檳榔二分

右，水煎，日三次，熱服。

螽斯丸　治帶下腥臭，多悲不樂。

香附　白薇　半夏　茯苓　厚朴　杜仲　當歸　秦艽各三兩　肉桂　乾薑　牛膝　防風　沙參各二兩二錢　細辛　人參各四錢

右爲末，蜜丸梧子大，每服二十五丸，酒下。

芩蘗樗皮丸　治瘦人多熱，致成帶下。

黃芩　黃蘗　樗皮　滑石　川芎　海石　青黛　當歸　芍藥各等分

右，酢糊丸服。

芩朮樗皮丸 治孕婦白帶。

黄芩 白朮各三錢 黄藥錢半 樗皮 白芍 山茱萸各二錢半 白芷 黄連各二錢

右爲末，酒糊丸，温酒下。

蒼蘗辛芎散 治婦人上有頭風鼻涕，下有白帶。

蒼朮 黄蘗 辛荑 川芎 南星 滑石 半夏 牡蠣 黄芩酒炒

右，水煎温服。

龜蘗薑梔丸 治赤白帶下，或時腹痛。

龜板三兩 黄蘗一兩 山梔子炒，二錢半 乾薑炒，一錢

右爲末，酒糊丸，白湯下。

側柏樗皮丸 治七情所傷，脈數，白帶下。

樗皮二兩 側柏葉 黄蘗酒蒸 黄連各五錢 香附 白朮 白芍各一兩 白芷燒存性，三錢

右爲末，粥丸，米飲下。

蒼蘗樗皮丸 治肥人濕痰，致成白帶。

黄蘗 樗皮 海石 半夏 南星 川芎 香附 蒼朮 乾薑各等分

右爲末，酢糊丸梧子大，每五六十丸，白湯下。如暑月去薑加滑石。

古今圖書集成醫部全録卷三百九十八

婦人帶下門

方

小烏鷄丸　治帶下腥臭，腹痛陰冷。

吳茱萸　良薑　白薑　當歸　芍藥　延胡索　補骨脂　陳皮　川椒　青皮　劉寄奴　生地　莪朮　川芎各一兩　荷葉灰四兩　北艾二兩　烏鷄肉

右爲末，用烏鷄肉煮爛爲丸，每五十丸作一服。如單赤帶，茶清下。

苓朮芍葵丸　治結痰白帶。

白朮二兩　黄芩五錢　紅白葵花二錢半　白芍七錢半

右爲末，蒸餅丸，煎四物湯下。

琥珀朱砂丸　治室女帶下。

琥珀　木香　當歸　没藥各四錢　乳香一錢　麝香　硃砂各二分半

右爲末，水丸如龍眼核大，每用一丸，温酒磨服。

益母膏　治産後赤白帶。

益母草端午日採紫花方莖者，連根洗淨

右於石臼内搗爛，以布濾取濃汁，入砂鍋内，文武火熬成膏，如砂糖色爲度，磁罐收貯，每服一匙，膠艾湯調下。一方陰乾爲末，忌鐵，蜜丸彈子大，每服一丸，膠艾湯下。

四君子湯　婦人帶下，脾胃極弱者，用此加減。

人參一錢　白朮　茯苓各二錢　甘草六分　生薑三片　棗子一枚

右，水煎服，不拘時。如有汗，去生薑。

四物湯　治血虛帶下，用此加減。

白芍　熟地各二錢半　當歸　川芎各二錢

右，煎服。

桂枝湯　古方治帶下，間用此加減以固衛氣。

桂枝　白芍各三錢　甘草一錢

右，薑棗煎服。

理中湯　古方治帶下，間用此加減以燥水健脾。

甘草一錢半　人參　白朮　乾薑炮，各二錢

右，薑棗煎服。

升陽燥濕湯　治白帶下，陰户痛，控心急痛，身黄皮緩，身重如山，陰中如水。

柴胡一錢二分　防風　良薑　乾薑　郁李仁　甘草各一錢　陳皮　黄芩各五分　白葵花七朵

右，分作二貼，水煎服。

升陽調經湯　治夏月帶下脱漏，及飲食勞倦，暴崩不止等證。

獨活五分　蔓荆子七分　當歸　防風　甘草　升麻　藁本各一錢　柴胡　羌活　蒼朮　黄芪各一錢半

右，空心水煎服，以飯壓之。

半夏丸　古方治帶下，用此加減，以燥水健脾。

半夏香油炒

右爲末，粥丸梧子大，每服三五十丸，薑湯下。

胃風湯　治風邪傷腎，帶下黑如衄血。

茯苓　人參　當歸　川芎　白朮　芍藥　肉桂各七分　粟米百粒

右，水煎温服。

補經固真湯　一名補陽固真湯。治始病崩中日久，白帶下流不止。

柴胡　黄芩　郁李仁　甘草各一錢　人參　乾薑各二錢　橘皮五分　白葵花一朵

右，水煎温服。如赤帶用紅葵花。一方，用白葵花十六朵。

四炒固真丹　治婦人崩帶下血，子宫血海虚冷等證。

蒼朮一斤，分作四分：一分用茴香、青鹽各一兩炒；一分用川烏、川楝各一兩炒；一分用川椒、破故紙各一兩炒；一分用酒酢炒。俱以朮黄爲度，去各炒藥

右將各炒藥爲末，煮藥，酒酢打糊，丸梧子大，每服三十丸，淡酢湯下。

清白散《醫鑑》，下同　治白帶。

當歸　川芎　白芍炒　生地酒洗過薑汁炒　黄蘗鹽水炒　貝母　樗根白皮酒炒，各等分　乾薑炒黑　甘草各減半

右剉，一劑，生薑煎服。如肥人多濕痰，加白朮、半夏。如赤帶，加酒芩、荆芥。久下，加熟地、牡蠣。如氣虚，加人參、黄芪。如腰腿痛，加鹿角膠，或只以二陳湯加蒼朮、白朮。如血虚，加芎歸。如升膀胱之濕，二陳加升麻、柴胡、蒼朮、白朮。

解帶散　治婦人血氣不調，濕熱白帶，四肢倦怠，五心煩熱，痰鬱嘈雜。

歸身一錢半　白芍酒炒　白朮炒，各一錢二分　蒼朮米泔浸炒　茯苓　香附酢炒　丹皮酒洗　陳皮去白，各一錢　甘草炙，四分　延胡炒　川芎各八分

右剉，一劑，生薑煎，空心服。

八妙丸　治經脈不調，濕氣白帶，腹痛胃弱。

香附便製　丹皮　川芎酒炒　延胡炒，各二兩　當歸身酒洗　生地黃薑汁炒　白茯苓各二兩　赤芍藥酒炒，一兩半

右爲細末，酒糊爲丸如菉豆大，每服五十丸，空心滾水下。如腹痛，酒下七十丸。

固經丸　治赤白帶下屬濕熱者。

白朮七錢　香附炒　黃蘗各一兩，炒　龜甲炒　梔子炒，各二兩　貝母　乾薑炒，各二錢　苦參　山茱萸肉　樗根白皮酒炒，各五錢　白芍七錢半

右爲末，酒糊爲丸如梧桐子大，每服八十丸，空心滾水送下。

玉仙散　治赤白帶下屬寒者。

乾薑炒　香附炒　白芍炒，各一兩　甘草生五錢

右爲末，每服三錢，空心黃酒送下。

朝元散　治赤白帶下，腹臍冷痛，子宮虛寒。

白芷　陳皮　厚朴　枳殼　桔梗　川芎　白芍　當歸　茯苓　蒼朮　半夏　乾薑　官桂　香附　吴茱萸　小茴香　甘草

右剉一劑，生薑三片，棗一枚，水煎空心服。一方加乳香、没藥各二錢半，烏藥一兩，酒煎，入米糖一斤，早晚隨量飲酒，大效。

四神丸　治白帶。

香附米八兩，酒酢童便各浸二兩，浸三日炒　砂仁去殼炒　蒼朮米泔水浸透牡蠣粉炒　椿根白皮各二兩，蜜水炒

右爲末，黃米煮飯爲丸如梧子大，每服五六十丸，空心黃酒送下。

二氣丹　治赤白帶下。

舶硫黃熔化傾水中如此七次　朱砂　官桂　乾薑各一兩，炮　大附子麵包煨去皮，五錢　鹿茸二兩，酢炙　麝香一錢

右爲末，酢糊爲丸如梧子大，每服三十丸，空心鹽湯送下。如虛勞發熱，先以四物湯四錢，小柴胡湯六錢，

合和煎服；後用十全大補湯。

又方　治婦人赤白帶下，上熱下寒，口出惡氣，咽乾牙痛，耳鳴，上下流注疼痛，發熱憎寒，口吐酸水，嘈雜惡心，心腹氣痛，時下五色相雜，來而無度，面黄肌瘦，不思飲食。

當歸　川芎　赤芍　生地　陳皮　半夏薑炒　茯苓　蒼朮米泔浸炒　香附童便浸炒　柴胡　升麻　黄芩酒炒　丹皮　甘草

右剉，生薑煎服。一方加地榆尤良。

下熏藥《治法彙》　治臍下寒痛如冰。

三柰　川烏　大椒各五分　全蠍三個　柴胡　羌活各二錢　白礬枯，三分　升麻二分　大蒜　破故紙與蒜同焙，各一錢　麝少許

右爲末，煉蜜丸彈子大，綿裹，留系在陰外，內陰中。

導痰丸《元珠方》　帶下有痰者兼服此。

甘遂製　百藥煎各二兩　全蠍　殭蠶各一兩　大半夏六兩，分作三分：一分用白礬一兩爲末浸水；一分用肥皂角爲末浸水；一分用巴豆肉一百粒爲末浸水。餘藥在下半夏在上，浸至十日或半月，要常動水令二藥相透，次相合處揀去巴豆并皂角，將餘水以慢火煮令水乾，取出半夏切，搗碎晒乾，或陰乾亦佳

右爲細末，薄糊丸如梧子大，每服十丸或十五丸，亦量人虛實，白湯下。

萬靈膏藥《醫貫》　治元氣虛弱，女人赤白帶下，子宮虛冷，血山崩等證，貼丹田，熨一百二十手。

香油四斤　白芷　赤芍　大黄　黄連　白芍　兩頭尖　草烏　元參　川芎　生地　川椒　胎髮頭生男者　穿山甲　熟地　杏仁　槐角　黄蘗各一兩　歸尾二兩　木鼈子五十個，去殼　黄香十二兩，化開，傾米泔水九次　蓖麻子去殼　巴豆各一百二十粒，去殼

以上各咀片，入油內浸，春五日、夏三日、秋七日、冬十日，取傾鍋內，熬枯黑色，濾去滓，將淨油入鍋，文武火熬，滴水成珠，方細退火，黄丹二斤飛過焙乾，徐徐下，以槐柳桃杏楮各二枝，不住手攪，再下黄香，

去火少冷，又下後細藥攪匀，將好瓶貯之，放水内浸一七，出火氣，用時放滾水内，頓化攤開。細藥列後：阿魏　丁香　沉香各一兩　麝香二兩　血竭　孩兒茶　乳香　没藥各三兩　珍珠製，五錢　琥珀三錢

右各爲極細末，入前膏内。

七味白朮散《醫案》，下同　治帶下中氣虚，口乾或吐瀉等證，用此加減。

人參　白朮　木香　甘草　藿香　白茯苓　乾葛各一錢

右作一劑，水煎服。

人參黄芪湯　治帶下氣血虚，并血下不止等證，用此加減。

人參　黄芪炒　當歸　白朮炒　白芍炒　艾葉各一錢　阿膠炒，二錢

右作一劑，水煎服。

六味丸　一名地黄丸。治帶下，兼腎虚發熱，作渴唾痰，小便淋瀝，頭運眼花，咽燥脣裂，齒不堅固，腰腿酸等證，用此兼服。

熟地黄八兩　山萸　山藥各四兩　白茯苓　澤瀉　丹皮各三兩

右，煉蜜丸梧子大，食前服。

加味逍遥散　治帶下肝家有熱者，用此加減。

甘草炙　當歸炒　芍藥酒炒　茯苓　白朮炒　柴胡各一錢　丹皮　山梔炒，各五分

右，水煎服。

補宫丸萬氏，下同　治帶下下元虚脱者，用此固之。

鹿角霜　白茯　白朮　白芍　白芷　龍骨煅　牡蠣煅童便淬　山藥炒　赤石脂煅，各等分　乾薑炒，減半

右酢糊丸，空心米飲下。

三補丸　治赤帶兼服此丸。

黄芩　黄連　黄蘗各炒，等分

右，蜜丸，白湯下。

四物加芩連湯　帶下熱盛者用此。

四物湯　赤芍　黄芩炒　黄連炒，各一錢　甘草生五分

右，水煎服。

加味六君子湯　治白帶。

陳皮　半夏炮　蒼朮泔水浸　人參各一錢　白朮一錢五分　白茯一錢二分　炙草七分　升麻　柴胡各五分

右，薑水煎服。

震靈丹　一名紫金丹。治婦人血氣不足，崩漏虚損，帶下虚冷，胎臟無子。

滴乳香另研　五靈脂　没藥并去砂石，各二兩　朱砂飛一兩　禹餘糧火煅醋淬手撚得碎爲度　紫石英　代赭石如禹餘糧炮製　赤石脂以上四味，并作小塊，入鍋内鹽泥固濟候乾，用炭十斤，煅通紅，火盡爲度，入地埋，出火毒二宿

右爲細末，以糯米粉煮糊爲丸如鷄頭實大，晒乾出火，每一丸，空心醋湯下。如有孕，不可服。

和劑固陽丸《準繩》　治帶下不止，間用養血固血藥煎湯呑此。

黑附子炮，三兩　川烏頭炮，二兩　白龍骨一兩　補骨脂　舶上茴香　川楝子各一兩七錢

右爲末，酒糊丸如梧子大，每服五十丸，空心温酒送下。

人參順氣散《婦人良方》《證治要訣》　治赤白帶下用順氣散，恐即此。

人參　川芎　桔梗　白朮　白芷　麻黄去節　陳皮　枳殼　烏藥　白薑炮　甘草炙，各一錢

右，水二鍾，煎至一鍾，或爲細末，食前用甘草湯調服。

加減人參黄芪湯《醫統》　治帶下虚滑之證。

人參黄芪湯　芍藥醋炒　牡蠣粉　禹餘糧

右，分兩隨宜，水煎服。

樗皮丸《準繩》，下同　治赤白帶有濕熱者。
芍藥五錢　良薑三錢，燒灰　黄蘗二錢，炒成炭　椿根皮一兩半
右爲末，粥丸，每服三五十丸，空心米飲吞下。
又方　治赤白帶因濕熱勝而下者。
滑石炒　蒼朮鹽炒　白芍各一兩　椿根皮炒　乾薑煨，各二兩　地榆半兩　枳殼　甘草各三錢
右爲末，用粥和丸，米飲下。
又方　治帶下。
椿根皮二兩　神麯炒　蒼朮泔浸　青皮麵炒　黄蘗炒，各一兩　芍藥兩半　滑石　枳殼各半兩
右爲末，糊丸桐子大，每服五十丸，空心下。
固腸丸　治濕氣下利，大便血，白帶，去脾胃陳積之後，用此，以燥下濕。亦不曾單用，看病作湯使。
椿根皮
右爲末，粥糊爲丸服。按此藥，性涼而燥，須炒用。一方加滑石一半。
又方　治白帶因七情所傷脈數者。
黄連炒　側柏葉酒蒸　黄蘗炒，各半兩　白芍　香附子酢炒　白朮炒，各一兩　白芷燒存性　木香各三錢　椿根皮二兩，炒
右爲末，飯粥爲丸，米飲湯送下。已上五方，治帶俱用。椿皮，乃涼燥之劑，濕熱盛者宜之。後一方有黄連、香附、木香，故可治七情所傷。
乳香散　治赤白帶下。
草果一枚去皮，入乳香一小塊，用麵餅裹，火炮焦黄留性，取出和麵用之
右爲細末，每服二錢，陳皮飲調下，重者三錢。
伏龍肝散　治赤白帶下，久患不瘥，尫悴乏力，六脈微濡。
伏龍肝炒令煙盡　屋梁上懸塵炒令煙盡　椶櫚燒赤存性

右，并出火毒，等分研勻，入腦麝各少許，每服三錢，温酒或淡酢湯下。患十年者，半月可愈。

馬蹄丸　治白漏不絶。

白馬蹄　禹餘糧各四兩　龍骨三兩　白殭蠶　鰞鰂魚骨　赤石脂各二兩

右爲細末，煉蜜和丸如梧桐子大，每服十丸，空心酒送下；不止加三十丸。

白芷散　治赤白帶下。

白芷二兩　海螵蛸二個，煅　胎髮一個，煅

右爲細末，空心，温酒調下二錢。

牡蠣散　治帶下兼經水過多，或暴下血片，不限年月遠近。

牡蠣　龍骨　赤石脂并煅　肉蓯蓉酒浸切焙　石斛　鰞鰂骨去甲　黄芪各兩半　牛角鰓灰　阿膠炒　熟地黄焙　芍藥炒，各二兩　乾薑炮　人參　白朮　桑耳　當歸焙，各一兩二錢半　芎藭　附子炮去皮臍　桂心　艾葉炒，各一兩

右爲細末，每服三錢，平旦米飲調服，日再。

補宫丸丹溪　治白帶及白淫。

鹿角霜　白茯苓　白芷　白朮　鰞鰂魚骨　白芍藥　牡蠣粉　白薇　山藥各等分

右爲末，糊丸梧子大，米飲下五十丸。

白礬丸《準繩》下同　治婦人赤白帶下，久不瘥，肌瘦瘁黄，及經年崩漏不止，諸藥不效，脈濡微，與前伏龍肝散兼服即愈。

白礬四兩　附子二兩　黄狗頭骨四兩，燒灰

右爲末，粥丸桐子大，每服三十丸。

補真潤腸湯　一名助陽湯。治白帶下，陰户中痛，控心而急痛，面黄皮緩，身重如山，陰中如冰。

柴胡一錢二分　良薑二錢　白葵花七朶　防風　郁李仁　乾薑　甘草各一錢　陳皮　生黄芩各五分

右爲細末，只作一服，水二盞，煎至一盞，去滓，食前熱服。按葵花、郁李仁之滑以潤燥，蓋枯涸滯著者宜之。

又方丹溪，下同　治白帶。

龜板炙　枳子各二兩　黄蘗一兩，炒　香附子　山茱萸肉　苦參　樗根白皮　貝母各半兩　白芍藥七錢半　乾薑炒，二錢半

右爲末，以酒糊爲丸，空心米飲下。

又方　治赤白帶。

龜板塗酒炙，二兩　黄蘗炒，一兩　乾薑炒，一錢　枳子二錢半

右爲末，酒糊爲丸，日三服，每服七十丸。

又方　治帶下脈數者。

枸杞根一斤　生地黄五兩

右二味，以水一斗，煮取五升，分三服。已上三方治帶，用龜板、黄蘗、地黄，蓋腎水真陰虚者宜之。

白蘞丸《濟生方》　治室女衝任虚寒，帶下純白。

鹿茸酒蒸焙，二兩　白蘞　狗脊燎毛製，各一兩

右爲細末，艾煎酢汁，打糯米糊丸如梧子大，每服五十丸，空心温酒送下。

當歸煎《準繩》，下同　治赤白帶下，腹内疼痛，不欲飲食，日漸羸瘦。

當歸酒浸　赤芍藥　牡蠣火煅取粉　白芍藥　阿膠　熟地黄酒蒸焙　續斷酒浸，各一兩　地榆半兩

右爲末，酢糊丸如梧子大，每服五十丸，空心米飲下。

茯苓散　治婦人血傷兼帶下，積久不止，面黄體瘦，漸成虚勞，腰脚沉重，胎氣多損。

白茯苓　菖蒲　木香　熟地黄焙　訶黎勒皮　柏子仁研　杜仲炙　青橘皮去白焙　赤石脂　鯽魚骨去甲　五加皮剉　艾葉燒灰　秦艽　牛角鰓灰　兔絲子酒浸另擣　當歸焙，各一兩

右爲細末，每服二錢，温酒調下，糯米飲亦得。如有胎息，用鯉魚糯米粥下藥。

卷柏丸　治婦人室女腹臟冷熱相攻，心腹絞痛，腰腿疼，赤白帶下，面色痿黄，四肢羸乏。

卷柏醋炙　鹿茸醋炙　桑寄生　艾葉醋炒　白石脂　赤石脂　代赭石各火煅，醋淬七次　當歸酒浸炒　芎藭　鼈甲醋炙　地榆各一兩　木香不見火　龍骨各半兩　乾薑炮，七錢半　黄芪蜜炙　熟地黄洗，各一兩半

右爲細末，醋煮糯米糊和丸如梧子大，每服七十丸，空心米飲送下。

艾煎丸　治婦人一切虚寒，胎前産後，赤白帶下，或成血瘕，久服此藥，自然融化。

伏道艾葉去塵土枝梗，先用大棗肉十二兩煮爛，同艾葉搗爛如泥，捻作薄餅，猛火焙乾，急碾爲末　漢椒去目枝梗及合口者秤，各五兩，以阿膠二兩、米醋三升，同椒於砂瓶内煮極乾，取出焙乾燥爲末　當歸酒浸　川芎　白薇　附子大者炮去皮臍　白芍藥　卷柏取青葉　澤蘭葉去枝梗各焙乾　熟地黄淨洗漉去浮者，晒乾酒浸蒸晒，再入酒浸蒸五七次，如糖煎香美方可用。亦焙乾秤，各三兩

右同爲細末，與前艾末椒末拌匀，米醋煮糊和丸如梧桐子大，每服五七十丸至百丸二百丸，空心艾醋湯送下。

沉香牡丹丸　治婦人血海久虚，經候不利，赤白帶下，血氣衝心，多發刺痛，四肢煩困。

沉香七錢半　牡丹皮　赤芍藥　當歸　巴戟　吴茱萸湯泡去苦炒　桂心　黄芪蜜炙　川芎　人參　茯苓　山藥　橘紅　乾生薑　白龍骨　木香　白朮　牛膝酒洗　枳殼麩炒　肉豆蔻　厚朴製，各半兩

右爲細末，煉蜜和丸如梧桐子大，每服二十丸，空心温酒下。若心腹痛，白芷煎酒下。

紫桂丸　補益血海，治衝任氣虚，經脈不調，腰痛腹痛，冷帶崩漏。

禹餘糧火煅醋淬七次，三兩　龍骨　艾葉醋炒　赤石脂　牡蠣煅　地榆各二兩　厚朴　當歸　牡丹皮　阿膠蛤粉炒成珠子　吴茱萸湯洗　香白芷　肉桂去粗皮，各一兩　附子炮，半兩

右爲末，麵糊爲丸梧桐子大，每服三十丸，濃煎醋湯下。

固真丸　治白帶久下不止，臍腹冷痛，其寒捫之如冰，陰中亦然，目中溜火上壅，視物䀮䀮無所見，齒皆惡熱，飲即痛，須得黄連末擦之，其痛乃止。惟喜乾食，大惡湯飲。

白石脂燒赤水飛研細晒乾　柴胡各一錢　白龍骨酒煮水飛晒乾，二錢　當歸酒洗，三錢　乾薑炮，四錢　黄蘗酒洗　白芍各五分

右爲細末，水煮稀糊爲丸如鷄頭大，每服三十丸，空心宿食消盡，煎百沸湯放温送下。無令胃中停住，待少時，以早膳壓之，是不令熱藥犯胃。忌生冷硬物與酒濕麵。按石脂、龍骨之澁以去脱也，蓋濕多滑脱者宜之。

茅花散 治婦人血崩不止，赤白帶下。

茅花一握 棕櫚樹皮三寸 嫩荷葉三張 甘草節二寸

右爲細末，空心，酒調半匙服。

苦楝丸 治婦人赤白帶。

苦楝碎酒浸 茴香炒 當歸各等分

右爲末，酒糊丸，每服三五十丸，空心温酒下。如腰腿疼，四物湯四兩，加羌活、防風各一兩，煎湯送下。

地榆膏 治赤白帶下骨立者。

地榆一斤

右用水三升，煎至一半，去滓再煎如稠餳，絞淨，空心服三合，日二服。一方用地榆三兩，酢水煎服。按治帶用地榆，寒澁之劑也，亦濕熱盛而滑脱者宜之。又方書云：地榆本血分之藥，而其性寒，故凡血分有熱而妄行者，能止之，非澁劑也。

豆花散 治婦人白崩。

白扁豆花焙乾

右爲末，炒米煮飲，入燒鹽，空心服，數次即效。紫花勿用。

調經補真湯 冬後一月，微有地泥冰泮，其白帶再來，陰户中寒，一服立止，大進飲食。

麻黄五分，不去節 人參 白朮 當歸 黄芩 升麻根 甘草炙，各五分 杏仁三枚 澤瀉 良薑各一錢 黄芪七分 桂枝少許 乾薑炮 蒼朮各二分 柴胡 羌活各四分 防風 獨活 藁本各二分 白葵花七朵，去萼

右除黄芩、麻黄外，都爲粗末，先將水二盞，煎麻黄一味，令沸，掠去沫，入餘藥，同煎至二盞，再入生

黄芩煎至一盞，去滓稍熱服，空心宿食消盡，日高服之。一時許，可食早膳。

本事地黄丸《準繩》下同　治婦人月經不調，每行數日不止，兼有白帶，漸漸瘦悴，飲食少味，累年無子。

孰地黄二兩　山茱萸　白蕪荑　白芍藥微炒　乾薑　代赭石火煅酢淬，各一兩　厚朴薑炙　白殭蠶各半兩

右細末，煉蜜丸桐子大，每服四五十丸，空心酒下，日三服。此龐老方也。

桂附湯　治白帶腥臭，多悲不樂，大寒。

肉桂一錢　附子三錢　黄蘗　知母各五分

右爲粗末，作一服，水二盞，煎至一盞，食遠熱服。如少食常飽，有時似腹脹，加白芍藥五分。如不思飲食，加五味子二十個。如煩惱，面上麻木如蟲行，乃胃中元氣極虚，加黄芪一錢，人參七分，甘草二分，升麻五分。

香附六合湯　治赤白帶下。

四物湯　茴香　桂　香附

右，同煎服。

又方　治赤白帶下，年月深久不瘥。

白芍藥二兩　乾薑半兩

右，各炒黄色，同爲末，空心米飲調下二錢，日二服。

二豆散　治耳鳴心躁，腰脚疼重，腹内虚鳴，臍下虚冷，頻下白水，如泔渾濁。

白豆蔻　肉豆蔻　丁香　茯苓　巴戟　丁皮　蒼朮　黑附子煨　桂心各一兩　人參　白朮　山藥　桔梗　茴香　粉草各半兩

右剉碎，每服三錢，水一盞半，生薑三片，紫蘇葉三片，同煎至七分，去滓，空心温服。

鶴頂丸　治室女經水初下，或浴冷水，或熱而扇，或當風，及婦人陰陽過多，血水相連而下，并産後帶下。

當歸七錢半，酒浸　附子半兩，炮去皮　乾薑炮　龍骨鹽泥煅　吳茱萸湯泡　赤石脂火煅酢淬，各一兩半　牡蠣一兩三錢，鹽泥煅　艾葉一兩，酢煮

右爲細末研勻，酢糊和丸如梧子大，以赤石脂末爲衣，每服五十丸，空心，用艾葉鹽湯或烏梅煎湯下。

白堊丸《濟生方》　治婦人白帶，久而不止，腰膝冷痛，日漸羸困。

白堊煅　禹餘糧　鼈甲　鰞鰂骨各用酢淬炙　當歸酒浸　鵲巢灰　乾薑　附子炮　狗脊製　紫石英酢煅淬七次　川芎　鹿茸酢炙，各一兩　香附酢煮，二兩

右爲末，用酢煮糯米糊丸如梧子大，每服七十丸，溫酒下。

養氣活血丹《準繩》，下同　治勞傷衝任，赤白帶下。

大艾葉炒焦，取五兩　乾薑炒末，二兩半　附子　白芍藥　白朮　橘紅　川芎　當歸　人參　巴戟去心糯米炒　五味子各二兩

右將乾薑、艾二味，用酢二升，無灰酒二升，生薑自然汁二升，將乾薑、艾末調於銀器內，用慢火熬成膏，將下附子等九味爲細末，入前膏內幷炒熱，熟白麵二兩半和爲劑，杵千下，丸梧子大，每服五十丸，溫酒或米飲下。

茱萸浴湯　治下焦虛冷，臍腹疼痛，帶下五色，月水崩漏，淋瀝不動。

吳茱萸湯泡　杜仲炒去絲　蛇牀子　五味子　丁皮各一兩　木香　丁香各半兩

右剉如麻豆大，每用半兩，以生絹袋盛，水三大碗煎數沸，乘熱熏下部，通手淋浴，早晚二次熏洗。

坐藥龍鹽骨　治同上。

丁香　木香　川烏頭炮，各一錢半　全蠍五枚　龍骨　歸尾　茴香　炒黃鹽　酒防己　肉桂　紅豆各二錢　延胡索五錢　厚朴三錢　良薑　木通各一錢　枯礬半錢

右爲末，煉蜜丸彈子大，綿裹，留系在外，納陰户內。

勝陰丹　爲上藥力小，再取三錢，内加行性熱藥。

三奈子　川烏頭　大椒各五分　全蠍三個　柴胡　升麻　枯白礬　羌活各二錢　大蒜　破故紙與蒜同焙，各一錢　甘松三分　麝香少許

右爲細末，同前法用製。

回陽丹　治同上。

全蠍　升麻　甘松各二分　大椒　三柰子　蓽茇　枯礬各五分　草烏頭　羌活各三分　川烏頭　柴胡各七分　大蒜　破故紙各二錢　水蛭炒焦　蝱蟲各三枚，去翅足炒　炒黄鹽一錢

右爲極細末，依前法製如指尖大，用綿裹納陰户中，覺臍下煖爲效。按炒黄鹽必用之藥，去之則不效。

酒煮當歸丸　治癲癇，白帶下疰，脚氣，腰已下如在冰雪中，以火焙炕，重厚綿衣蓋上，猶冷不任，面白如枯魚，肌如刀削，小便不止，與白帶長流而不禁固，自不知覺，目青藍如菜色，臨睆無所見，身重如山，行步敧側，不能安地，腿膝枯細，大便秘結，口不能言，無力之極，食不下，心下痞煩，心懊憹，面停垢，背惡寒，噦嘔不止，脈沉厥緊而濇，按之空虚。

當歸一兩　黑附子炮去皮臍　良薑各七錢　炒黄鹽　茴香　丁香各半兩　延胡索四錢　全蠍三錢　柴胡　升麻根　木香各二錢　苦楝子　甘草炙，各五分

右將當歸、茴香、附子、良薑四味，剉如麻豆大，以好酒一升，同煮至酒盡爲度，炭火焙乾，同爲極細末；又將炒黄鹽以下九味細末之，共合一處拌匀，酒煮麵糊爲丸如桐子大，每服二十丸，空心宿食消盡，淡酢湯下。忌油膩冷物酒麵。

温經湯　治曾經半産，瘀血在少腹，脣口乾燥，帶下。

吳茱萸三兩　當歸　芎藭　芍藥　人參　桂枝　阿膠　牡丹皮　生薑　甘草各二兩　半夏半升　麥門冬一升

右十二味，以水一斗，煮取三升，分温三服。一方用肉桂不用桂枝。按此方，亦主婦人少腹寒，久不受胎，

兼治崩中去血，或月水來過多，及至期不來。

益母散 治帶下赤白，惡露下不止。

益母草開花時採

右擣爲細末，空心温酒下二錢，日三服。

香礬散 治帶下。

香附子不拘多少，極酸酢浸一宿，炒炭存性，一兩 白礬二錢

右爲細末，每服二錢，米飲調服空心，神效。一法用荷葉湯尤妙。

瑇瑁丸 治赤白帶下不止。

瑇瑁 續斷各一兩 安息香 麒麟竭 乳香 没藥各半兩 故錦灰七錢半

右爲細末，以蜜及安息香熬和藥末，丸如菉豆大，每服二十丸，食前温酒送下。

白芍藥散《綱目》 治赤白帶久不止。

白芍藥二兩 乾薑五錢

右各炒黄色爲末，米飲調下二錢，日二。

神仙聚寳丹 治婦人血海虚寒，外乘風冷，搏結不散，積聚成塊，或成堅瘕，及血氣攻注，腹脅疼痛，小腹急脹，或虚鳴，嘔吐涎沫，頭旋眼花，腿膝重痛，面色痿黄，肢體浮腫，月候欲行，先若重病，或多或少，帶下赤白，崩漏不止，驚怖健忘，小便頻數或白，時見虚熱，盗汗羸瘦。此藥不問胎前産後室女，幷皆治之。常服安心去邪，逐敗血，養新血，令有子。

木香另研 琥珀另研 當歸焙 没藥各一兩 滴乳二錢半，研 麝香研 辰砂研，各一錢

右爲末，糯米糊杵爲丸，每二兩作十五丸，每一丸温酒磨下，不拘時服。如胎息不順，腹内疼痛，一切産難，酒和童便磨下。如産後血運，敗血奔心，口噤舌强，或惡露未盡，發渴面浮，煎烏梅湯和童便磨下。如室女月候不調，温酒磨下半丸。如産後血氣不調，童便磨下。

又方丹溪　治赤白帶下，腰痛或小腹痛，有熱者。

樗皮二兩　延胡索　桃仁　側柏葉　川楝肉　茴香　當歸各半兩　香附八錢　官桂去粗皮　烏藥各三錢　麥皮麵一兩，炒

右爲末，酒糊爲丸，每服五六十丸，神效。

麒麟竭湯《準繩》　治婦人血傷，赤白帶下，小腹疼痛。

麒麟竭另研　黄蘗去粗皮炙　地榆各一兩　禹餘糧火煅酢淬七次　赤芍藥炒，各一兩半　熟地黄切炒，四兩

右剉碎，每服二錢，水一盞，煎至七分，去滓，不拘時服。一方爲細末，粥飲調下二錢。一方用生乾地黄。

白芷丸《入門》　治帶下，腸有敗膿，淋露不已，腥穢殊甚，遂至臍腹更增冷痛，此爲敗膿血所致，須以此排膿。

單葉紅蜀葵根二兩　白芷一兩　白芍藥　白枯礬各五錢

右爲末，蠟丸梧子大，空心米飲下十五丸，俟膿盡，别以他藥補之。如無葵根，以蘇木節代之。

當歸附子湯《準繩》　治臍下冷痛，赤白帶下。

柴胡七分　良薑　乾薑　附子各一錢　升麻　蠍梢各五分　甘草炙　六分　炒黄鹽三分　當歸二錢　黄蘗少許

右併爲細末，用五錢，水二盞，煎至一盞，去滓熱服。爲丸亦得。

又方丹溪　治有孕白帶。

蒼朮三錢　山茱萸去核　白芍藥各二錢半　黄芩炒　白芷各二錢　樗根皮炒　黄連炒　黄蘗炒，各一錢半

右爲末，糊丸，空心温酒下五十丸。

單方

婦人白帶：用酒及艾葉煮鷄卵，日日食之。《袖珍方》

五色帶下：白馬左蹄燒灰，酒服方寸匕，日三。《外臺》

婦人帶下：羊脏一具，以酢洗淨，空心食之，不過三次。忌魚肉滑物，犯之即死。《外臺》

赤白帶下：常炙猪腎食之。張文仲方

赤白帶下：白果、蓮肉、江米各五錢，胡椒一錢爲末，烏骨鷄一隻，如常治淨，裝末瓜於腹，煮熟，空心食之。

女人白帶：椿根白皮、滑石等分爲末，粥丸梧子大，每空腹白湯下一百丸。

白帶不止：槐花炒、牡蠣煆等分爲末，每酒服三錢，取效。《摘元方》

赤白帶下：銅錢四十文，酒四升，煮取二升，分三服。《千金》，下同

婦人帶下：水和雲母粉方寸匕服，立見神效。

婦人白帶：苦草煎湯服。《本草》

婦人白帶：松香五兩，酒二升，煮乾，木臼杵細，酒糊丸如梧子大，每服百丸，温酒下。《摘元方》

五色帶下：甑帶煮汁，温服一盞，日二服。《千金》

赤白帶下：炒黄荆子爲末，酒調下二錢，或米湯亦可。丹溪

赤白帶下：檾子、石菖蒲等分爲末，每旦鹽酒温服二錢。《經驗方》

赤白帶下：桑耳切碎，酒煎服。《圖經》

赤白漏下：礬石火鍊服之，良。《本草》

赤白帶下：禹餘糧火煆酢淬、乾薑等分。赤下乾薑錢半爲末，空心服二錢。《勝金方》

赤白帶下，多年不止：石燕，每日磨汁飲之，一枚用三日，以此爲準；亦可爲末，水飛過，每日服之半錢至一錢，米飲服，至一月諸疾悉平。《本草》

婦人白帶，多因七情内傷，或下元虚冷所致：沙參爲末，每服二錢，米飲調下。《要訣》

婦人五色帶下：以麵作煎餅七個，安於燒赤黄古磚上，以黄栝蔞敷麪上，安布兩重，令患者坐之，令藥氣入腹熏之，當有蟲出如蠶子，不過三五度瘥。

白帶沙淋：白鷄冠花、苦壺盧等分，燒存性，空心火酒服之。《摘元方》

婦人白帶：白芷四兩，以石灰半斤，淹三宿，去灰切片炒研末，酒服二錢，日二服。《集成》

赤白帶下，月水不來：用蛇牀子、枯白礬等分爲末，酢麪糊丸彈子大，臙脂爲衣，綿裹納入陰户，如熱極再換，日一次。子和

赤白帶下：苦參二兩、牡蠣粉一兩五錢爲末，以雄猪肚一個，水三碗，煮爛搗泥，和丸梧子大，每服百丸，温酒下。積德堂

赤白帶下，年深諸藥不能療者：用貫衆狀如刺蝟者一個，全用不剉，只揉去毛及花萼，以好酢蘸濕，慢火炙令香熟，候冷爲末，米飲空心每服二錢，甚效。《婦人良方》

白帶白淫：風化石灰一兩，白茯苓三兩爲末，糊丸梧子大，每服二三十丸，空心米飲下。集元方

赤白帶下：夏枯草花開時採，陰乾爲末，每服二錢，米飲下，食前服。《家傳方》

婦人白帶：白鷄冠花晒乾爲末，每旦空心酒服三錢。赤帶用紅者。《集效方》

下血血崩，或五色漏帶：香附子去毛，炒焦爲末，極熱，酒服二錢，立愈。昏迷甚者三錢，米飲下。亦可加椶灰。《本事方》

赤白帶下，及血崩不止者：香附子、赤芍藥等分爲末，鹽一捻，水二盞，煎一盞，食前温服。《聖惠》，下同

婦人帶下，臍腹冷痛，面色痿黄，日漸虚困：用葵花一兩，陰乾爲末，每空心温酒服二錢匕。赤帶用赤葵，白帶用白葵。

赤白帶下：石菖蒲、破故紙等分炒爲末，每服二錢，更以菖蒲浸酒調服，日一。《婦人良方》

赤白帶下：三葉酸草陰乾爲末，空心温酒服三錢。《千金》，下同

崩中赤白帶下：用墓頭回草一把，酒水各半盞，童尿半盞，新紅花一捻，煎七分，臥時温服。日近者一服，久則三服愈，其效如神。

赤白帶下：蕎麥炒焦爲末，鷄子白和丸梧子大，每服五十丸，鹽湯下，日三服。

女人帶下赤白：薤白作羹食之。

赤白帶下：韭根擣汁和童尿露一宿，空心温服取效。《海上仙方》

又方：白扁豆炒爲末，米飲調服二錢。

女人帶下：用韭子七升，酢煮千沸，焙研末，煉蜜丸梧子大，每服三十丸，空心温酒下。

赤白帶下：槿根皮二兩切，以白酒一碗半，煎一碗，空心服之。白帶用紅酒甚妙。《纂要》

婦人赤帶下：懸鉤子根皮濃煮汁飲之。藏器

崩中赤白，不問遠近：取槐枝燒灰，食前，酒下方寸匕，日二服。《深師方》

婦人白帶：百草霜一兩、香金墨半兩研末，每服三錢，猪肝一葉，批開入藥在內，紙裹煨熟細嚼，温酒送之。《永類方》

崩中白帶：用椒目末，又用白芷石灰炒去灰爲末，茜草少許，粥丸服。丹溪，下同

又方：用生狗頭骨燒灰存性，或酒調服，或入藥服。

又方：五靈脂半生半炒末之，酒調服。

崩中帶下：訶黎勒和蠟燒煙熏之，及煎湯熏洗。《本草》

赤白帶下，不問老稚孕婦，悉可服：取馬齒莧擣汁三大合，和鷄子白二枚，先温令熱，乃下莧汁，微温頓服之，不過再作即愈。《海上方》

赤白帶下：以猪肝一葉薄批，揾著訶子末炙之，再揾再炙，盡末半兩，空腹細嚼，陳米飲送下。《本草》

女子白帶：陳冬瓜仁炒爲末，每空心米飲服五錢。《救急易方》

針灸

《甲乙經》曰：婦人乳子下赤白，腰俞主之。

婦人下赤白，沃後，陰中乾痛，惡合陰陽，少腹䐜堅，小便閉，曲骨主之。一本作屈骨。

婦人下赤白，裏急瘈瘲，五樞主之。

女子下蒼汁，不禁赤瀝，陰中癢痛，少腹控眇，不可俯仰，下髎主之。刺腰尻交者，兩胂上，以月死生爲痏數，發針立已。

女子疝瘕，按之如以湯沃兩股中，少腹腫，陰挺出痛，經水來下，陰中腫或癢，漉青汁若葵羹，血閉無子，不嗜食，曲泉主之。

《千金方》曰：月事不利，見赤白而有身反敗陰寒，刺行間入六分，灸三壯。穴在足大趾間動脈應手。

赤白裏急瘈瘲，刺五樞入一寸，灸五壯，穴在帶脈下三寸。

女人漏下赤白，月經不調，灸交信〔一〕三十壯，穴在内踝上五寸。

女人漏下赤白，灸營池四穴三十壯，穴在内踝前後兩邊池中脈上，一名陰陽是〔二〕。

女人漏下赤白，四肢酸削，灸漏陰三十壯，穴在内踝下五分微動脚脈上。

女人漏下赤白，泄注，灸陰陽隨年壯，三報，穴在足踇趾下屈裏長頭白肉際。

《李杲十書》曰：婦人赤白帶，三陰交刺入五分，灸三十壯。

又法：漏陰刺入五分，灸三十壯，穴在内踝下五分，微有動脈。

朱震亨《心法》曰：婦人得子，多變成白水淋漓而下，經久，身面虛腫，刺陰谷入二寸半。

又法：絶骨穴刺入二寸半。

又法：如喘滿，刺魚際穴透太淵穴，左右共四十九呼，治肺經水氣極妙。

《證治準繩》曰：赤白帶，刺中極入二寸半，赤瀉白補；白環俞一寸半，瀉六吸，補一吸。

註〔一〕交信　《千金》卷四赤白帶下崩中漏下作「交儀」。

〔二〕一名陰陽是　原作「一本是滎池」，據《千金》卷四赤白帶下崩中漏下改。

又法：氣海、中極、白環俞三穴不效，取陽交穴，補多瀉少，灸七壯；又取三陰交。

又法：下白帶不已，漸漸如蠱，取氣海穴六分，中極、委中二穴各五分。赤帶如法。

又法：下白帶不已，漸漸如蠱，取曲骨、承陰二穴各七分；中極六分，穴在兩旁柱骨下。赤帶如法。

又法：四花穴，治赤白帶如神。

醫案

《儒門事親》曰：息城李左衙之妻，病白帶如水，窈漏中綿綿不絶，穢臭之氣不可近，面黄食減，已三年矣。諸醫皆云積冷，起石、硫黄、薑、附之藥，重重燥補，污水轉多，常以袽日易數次。或用一藥，以木炭十斤，置藥在坩鍋中，鹽泥封固，三日三夜，炭火不絶，燒令通赤，名曰火龍丹，服至數升，污水彌甚，灼艾燒針，三年之間，不可勝數。戴人斷之曰：此帶濁水，本熱乘太陽經，其寒水不可勝如此也。夫水自高而趨下，宜先絶其上源。乃涌痰水二三升，次日下污水十餘行，三遍汗出周身，至明旦，病人云：污已不下矣。次用寒涼之劑，服及半載，産一子。《内經》曰：少腹寃熱，溲出白液。帶之爲病，溶溶然若坐水中。故治帶下同治濕法瀉利，皆宜逐水利小溲，勿以赤爲熱，白爲寒。今代劉河間書中，言之詳矣。

頃頓丘一婦人，病帶下連綿不絶，白物或來已三年矣，命予脈之。診其兩手，脈俱滑大而有力，得六七至，常上熱口乾眩運，時嘔酢水。余知其實有寒痰在胷中，以瓜蒂散吐出冷痰二三升，皆酢水也，間如黄涎，狀如爛膠；次以漿粥養其胃氣；又次用導水、禹功以瀉其下；然後以淡劑滲泄之藥利其水道，不數日而愈。

《丹溪心法》曰：胡安人患白帶下，月經甚多，食少倦怠，面黄，經中有如血塊者，有如筋膜者，與參、朮等補血氣，調脾胃；後諸證皆退，惟帶未止，以樗皮丸主之而愈。

《薛氏醫案》曰：一孀婦腹脹脅痛，内熱晡熱，月經不調，肢體痠麻，不時吐痰；或用清氣化痰之藥，喉間不利，帶下青黄，腹脅膨脹；又用行氣之劑，胸膈不利，肢體如麻。此乃鬱怒傷損肝脾，朝用歸脾湯以解脾鬱、生脾氣，夕用加味逍遥散以生肝血、清肝火，百餘劑而愈。

一婦人頭運吐痰，胷滿氣喘，得食稍緩，苦於白帶二十餘年矣，諸藥不應，此氣虚而痰飲也，痰飲愈而帶自愈。遂朝用六君子湯，夕用六味地黄丸，不一月而驗。

一婦人耳鳴胷痞，内熱口乾，喉中若有核，吞吐不利，月經不調，兼之帶下，余以爲肝脾鬱結，用歸脾湯加半夏、山梔、升麻、柴胡，間以四七湯下白丸子而愈。

一婦人吞酸飽滿，食少便泄，月經不調，服清氣化痰丸，兩膝漸腫，寒熱往來，帶下黄白，面痿體倦，此脾胃俱虚，濕痰下注，用補中益氣倍用參、朮，加茯苓、半夏、炮薑而愈。

一婦人帶下，四肢無力，余曰：四肢者土也，此脾胃虚弱，濕痰下注，以補中益氣、濟生歸脾二藥治之而愈。

一婦人帶下黄白，怒則胷膈不利，飲食少思，或用消導利氣之藥，痰喘胷滿，大便下血。余曰：此因脾氣虧損，不能攝血歸源，用補中益氣加茯苓、半夏、炮薑四劑頓減，又用八珍加柴胡、山梔而痊。

一婦人年踰六十，内熱口乾，勞則頭運吐痰帶下，或用化痰行氣，前證益甚，飲食益少，肢體或麻；服祛風化痰之劑，肢體常麻，手足或冷或熱，日漸消瘦。余曰：此證屬脾氣虚弱而不能生肺，祛風之劑，復損諸經也，當滋化源。遂用補中益氣加茯苓、半夏、炮薑二十餘劑，脾氣漸復，飲食漸加，諸證頓愈。

《證治準繩》曰：雪翁妻，年三十餘，十八胎九殰八夭，曾因事驚憂過甚，遂昏昏不省人事，口脣舌皆瘡，或至封喉，下部虚脱，白帶如注，如此四十餘日，或時少醒，至欲自縊，自悲不能堪醫。或投涼劑解其上，則下部疾愈甚；或投熱劑，及以湯藥熏蒸其下，則熱運欲絶。四弟還脈之，始知爲亡陽證也，急以鹽煮大附子九錢爲君，制以薄荷、防風，佐以薑、桂、芎、歸之屬，水煎入井冰冷與之，未盡劑，鼾呼熟睡通宵，覺即能識人。時止一嗣子二女，相抱痛哭，疎戚皆悲。執友趙憲長驚曰：君何術也？弟曰：方書有之，假對假、真對真耳。上乃假熱，故以假冷之藥從之；下乃真冷，故以真熱之藥反之，斯上下和而病解矣。繼後主以女金丹，錯綜以二三方，不但去其疾，且調治元氣。庚午生一子，壬申生一子。去年又患瘧疾十三月，亦主以養元氣，調生氣；待飲食大進，然後劫以毒藥，吐下塊物甚多，投以附子湯三錢而愈。不責效旦暮間。其用女金丹即勝金丸也，得之異人。倍加香附而視氣血之偏者，又加薑黄、條芩倍川芎之屬，取效甚多。予念無子者往往有之，翻思予得子之難，其苦何如？乃次第録其方，并女金丹以濟人。

陶遵道外姑，年七十，形瘦善啖，病白帶，食前，薑湯吞大補丸五十丸一二次，午膳後又臨臥時，各與小胃丹十五丸愈。

一婦人因産後虚寒，嘔惡不食，腹痛如割，時作寒熱，復出盜汗，瘦悴骨立，臍腹之左，結成硬塊，其大如掌，冰冷，雖盛暑，此處獨無汗，每塊微動則痛不可忍，百藥治不效。夢中忽有人授以艾煎丸方，因服之，惡心寒熱盜汗輒止，盡一料遂平復，獨血塊如故；服至五六料，其塊自融化而出如魚涷。

古今圖書集成醫部全録卷三百九十九

婦人諸乳疾門

瘡瘍全書　宋・竇漢卿

乳病證治

乳房屬陽明經，乳頭屬厥陰經。此毒因驚憂鬱結乳間成癰，初起二三日，即用鹿角散酒調服，外用金箍散蜜水調敷。若不能痊，急用荆防敗毒散加栝蔞子、天花粉。不散，服内托散加白芍藥、金銀花。外吹乳者，小兒吮乳吹風在内故也。内吹乳者，女人腹中有孕，其胎兒轉動吹風在外故也。煎藥中須用保胎之劑，以治乳發之藥同治之。

皂角散治乳癰及乳疼。用皂角一條燒灰，蛤粉三錢，乳香一錢末之，酒調下，以手揉乳令散；外用金箍散敷之，或内服復元通氣散。已潰者，用人參、黄芪、貝母、白术之類。

嫋癧，因女子十五六歲經脈將行，或一月二次，或過月不行，致生此疾，多生寡薄氣體虚弱，宜服敗毒散加地黄，再服黄礬丸，其毒自散，不致損命。每乳上只有一核可治，若串成三四個，即難療也。治法：逍遥調經湯、開鬱順氣解毒湯，加減用之。

乳巖乃陰極陽衰，血無陽安能散？致血滲於心經，即生此疾。若未破可療，已破即難治。捻之内如山巖，故名之。早治得生，遲則内潰肉爛，見五臟而死。未破用獨毒流氣飲加紅花、蘇木、生地、熟地、青皮、撫芎、烏藥、甘草、小柴胡、栝蔞仁。

婦人良方 宋·陳自明

乳病證治

婦人乳汁乃氣血所化，若元氣虛弱，則生子乳汁短少。初産乳房焮脹，此乳未通；若怒氣乳出，此肝經風熱；若纍無産乳，此内亡津液。蓋乳汁資於衝任，若婦人疾在衝任，乳少而色黄者，則怯弱而多疾。

註 前證若氣血虛弱而不能化生，宜壯脾胃；怒動肝膽而乳腫汁出，宜清肝火。夫乳汁乃氣血所化，在上爲乳，在下爲經。若屢産無乳，或大便澀滞，當滋化源。

按《大全》：凡婦人乳汁或行或不行者，皆由氣血虛弱，經絡不調所致也。乳汁勿令投於地，蟲蟻食之，令乳無汁。若乳盈溢，可潑東壁上佳。或有産後必有乳，若乳雖脹，而産後臖作者，此年少之人，初經産乳有風熱耳，須服清利之藥則乳行。若累經産而無乳者，亡津液故也，須服滋益之藥以動之。若雖有乳却又不甚多者，須服通經之藥以動之，仍以羹臛引之。蓋婦人之乳，資於衝脈與胃經通故也。有屢經産而乳汁常多者，亦婦人血氣不衰使然也。

産後乳汁自出，乃胃氣虛，宜服補藥止之。若乳多滿痛，用温帛熨之。未産而乳自出，謂之乳泣，生子多不育。

註 前證若氣血俱虛，用十全大補湯。肝經血熱，用加味逍遥散。肝經怒火，用四物、參、朮、柴、梔。肝脾鬱怒，用加味歸脾湯。

按《大全》：産後乳汁自出，以漏蘆散治之亦可。

産後吹乳，因兒飲乳口氣所吹，令乳汁不通，壅結腫痛，不急治多成癰，速服栝蔞散及敷南星，更以手揉散之。

註 按前證用藥，切不可損其氣血，治驗詳乳癰乳巖下。

按《大全》：産後吹㚷者，因兒吃㚷之次，兒忽自睡，呼氣不通，乳不時泄，畜積在内，遂成腫硬，壅閉乳道，津液不通，傷結疼痛；亦有不癢不痛，腫鞕如石，名曰吹奶。若不急治，腫甚成癰。産後吹奶，最宜急治。不爾結癰，逮至死者，速服皂角散、栝蔞散，敷以天南星散，以手揉之則散矣。

妬乳因兒未能飲，餘乳畜結，以致腫痛，初不吮通之，必致成癰。若乳頭生瘡浸淫，名妬乳，宜赤龍皮湯、天麻湯、飛烏膏、飛烏散，敷以黄連胡粉散。

註　乳盛或無子飲乳，以致腫痛，炒大麥芽煎服，其乳即散。若成瘡，當從乳癰類治。若皮膚浸淫成瘡，當用本方。

按《大全》：妬乳者，由新産後，兒未能飲之，及乳不泄，或乳脹，捏其汁不盡，皆令乳汁畜結與血氣相搏，即壯熱大渴引飲，牽强掣痛，手不得近是也。初覺便知，以手捊捏去汁，更令旁人助吮引之；不爾或作瘡有膿，其熱盛必成癰也。輕則爲吹乳妬乳，重則爲癰。雖有專門，不可不知。

乳癰乳巖，經曰：乳頭屬足厥陰肝經，乳房屬足陽明胃經。若乳房忽壅腫痛，結核色赤，數日之外，焮痛脹潰，稠膿涌出，膿盡而愈，此屬膽胃熱毒，氣血癰滯，名曰乳癰，爲易治。若初起内結小核，或如鼇棋子，不赤不痛，積之歲月漸大，巉巖崩破，如熟石榴，或内潰深洞，血水滴瀝，此屬肝脾鬱怒，氣血虧損，名曰乳巖，爲難療。治法：焮痛寒熱，宜發表散邪；腫焮痛甚，宜疎肝清胃；或不作膿，膿成不潰，宜用托裏；或肌肉不生，膿水清稀，宜補脾胃；或膿出反痛，惡寒發熱，宜補氣血；或腫焮作痛，晡熱内熱，宜補陰血；或飲食少思，時作嘔吐，宜補胃氣；或飲食難化，泄瀉腹痛，宜補脾氣；或勞碌腫痛，宜補氣血；怒氣腫痛，宜養肝血。慎不可用剋伐之劑，復傷脾胃也。乳巖初患，用益氣養榮湯、加味逍遥、加味歸脾，可以内消；若用行氣破血之劑，則速其亡。

儒門事親　元·張從政

治法

夫婦人有本生無乳者，不治。或因啼哭悲怒鬱結，氣溢閉塞，以致乳脈不行，用精猪肉清湯，調和美食，於食後調益元散五七錢，連服三五服，更用木梳梳乳周回百餘遍，則乳汁自下也。

又一法：用猪蹄湯調和美味服之，乳汁亦下。或用熟猪蹄四枚食之，亦效。

夫乳癰發痛者，亦生於心也，俗呼曰吹乳是也。吹者，風也。風熱結薄於乳房之間，血脈凝注，久而不散，潰腐爲膿也。可用一法禁之。呪曰：謹請東方護司族，吹妳是灰妳子。右，用之時，當先問病人曰：甚病？病人答曰：吹妳。取此氣一口，但吹在兩手坎字文上，用大拇指緊捏定，面北立，一氣念七遍，吹在北方，如此者三遍。若作法時，以左右二婦人，面病人立，於病乳上痛揉一二百數，如此亦三次則愈。

格致餘論 元·朱震亨

乳硬論

乳房陽明之經，乳頭厥陰所屬。乳子之母，不知調養，怒忿所逆，鬱悶所遏，厚味所釀，以致厥陰之氣不行，故竅不得通而汁不得出，陽明之血沸騰，故熱甚而化膿。亦有所乳之子，膈有滯痰，口氣焮熱，含乳而睡，熱氣所吹，遂生結核。於初起時，便須忍痛，揉令稍軟，吮令汁透，自可消散矣。失此不治，必成癰癤。治法，疎厥陰之滯以青皮，清陽明之熱以細研石膏，行污濁之血以生甘草之節，消腫導毒以栝蔞子或加没藥、青橘葉、皂角刺、金銀花、當歸，或湯或散，或加減隨意消息，然須以少酒佐之。若加以艾火兩三壯於腫處，其效尤捷。彼庸工喜於自衒，便用針刀引惹抽痛，良可哀憫。若夫不得於夫，不得於舅姑，憂怒抑鬱，朝夕積累，脾氣消沮，肝氣横逆，遂成隱核如大棋子，不痛不癢，數十年後，方爲瘡陷，名曰妳巖，以其瘡形嵌凹似巖穴也，不可治矣。若於始生之際，便能消釋病根，使心清神安，然後施之以治法，亦有可安之理。

醫學綱目　明·樓英

病因

乳硬病多因厚味濕熱之痰，停畜膈間，與滯乳相搏而成；又有滯乳，因兒口氣吹嘘而成；又有拗怒氣激滯而生者。煅石膏、燒樺皮、栝蔞子、甘草節、青皮，皆神效藥也。婦人此病若早治之，便可立消。有月經時，悉是輕病。五六十後，無月經時，不可作輕易看也。

醫學入門　明·李梴

總論

婦人之乳，與男子之腎同，皆性命根也。煩渴嘔吐者，膽胃風熱也；甚則毒氣上衝咽膈，妨礙寒熱者，肝邪也。此皆表證，宜不換金正氣散加天花粉，能止渴嘔、定寒熱。咽膈有礙者，甘桔湯加生薑，或護心散。如潰後見此四證爲虛。

治婦人乳疾與男子微異者，女損肝胃，男損肝腎故也。婦人胎産後，亦有肝虚者。

論證治法

乳房結核，乃飲食厚味，忿怒憂鬱，以致胃火上蒸乳房，汁化爲濁膿，肝經氣滯，乳頭竅塞不通，致令結核不散，痛不可忍。初起便宜用隔蒜灸法，切忌針刀。能飲者，一醉膏加芎、歸各一分，一服兩服即效。不能飲者栝蔞散。

結核，亦有氣血虚弱，略被外感内傷，以致痰涎凝滯，俱以古芷貝散爲主。血虚合四物湯，更加參、朮、柴胡、升麻。氣虚合四君子湯，更加芎、歸、柴胡、升麻。憂思傷脾者，歸脾湯加栝蔞根、貝母、白芷、連翹、甘草節，水酒各半煎服。有鬱火結核腫痛甚者，清肝解鬱湯。

吹乳，因乳子膈有痰滯，口氣焮熱，含乳而睡，風熱吹入乳房，凝滯不散作痛。初起須忍痛，揉令稍軟，吸取竅通，自可消散。不散宜益元散，令薑湯或井水調，一日一服，至三五七次自解。重者，解毒湯頓服之。挾氣者，古芷貝散、單青皮湯；外用漏蘆爲末，水調敷。又有乳汁不行，停乳作痛者，涌泉散。

乳癰，乃結核久，内脹作痛，外腫堅鞕，手不可近，謂之乳癰。未潰者，仍服栝蔞散、内托升麻湯，或復元通聖散加藜蘆。虚者，托裏消毒散。將潰，兩乳間出黑頭瘡，項下作黑眼者，内托升麻湯。已潰，寒熱者，内托十宣散。少食口乾者，補中益氣湯。晡熱内熱者，八物湯加五味子。胃虚嘔者，六君子湯加香附、砂仁。胃寒嘔吐或瀉者，六君子湯加乾薑、藿香。遇勞腫痛者，八物湯倍參、芪、歸、朮。遇怒腫痛者，八物湯加山梔。

乳巖，乃鬱怒有傷肝脾，結核如鼈棋子大，不痛不癢，五七年後，外腫紫黑，内漸潰爛，名曰乳巖。傷盡氣血方死。急用十六味流氣飲及單青皮湯兼服。虚者，只用清肝解鬱湯，或十全大補湯。更加清心靜養，庶可苟延歲月。經年以後，必於乳下潰一穴，出膿。及中年無夫婦人，死尤速，故曰：夫者妻之天。惟初起不分屬何經絡，急用葱白寸許，生半夏一枚搗爛，爲丸芡實大，以綿裹之，如患左塞右鼻，患右塞左鼻，一宿而消。

乳懸，乃産後瘀血上攻，忽兩乳伸長，細小如腸，直過小腹，痛不可忍，名曰乳懸，危證也。用川芎、當歸各一斤，水煎濃湯，不時温服。再用二斤，逐旋燒煙，安在病人面前桌子下，令病人曲身低頭，將口鼻及病乳，常吸煙氣。未甚縮，再用一料，則瘀血消而乳頭自復矣。若更不復舊，用蓖麻子搗爛貼頂上片時，收即洗去。

薛氏醫案 明·薛己

癰巖治法

乳癰乳巖，若因暴怒，或兒口氣所吹腫痛者，疎肝行氣；焮痛發寒熱者，發散表邪；腫焮痛甚者，清肝消毒；未成膿者，疎肝行氣；不作膿或不潰，托裏爲主；潰而不斂或膿清者，宜大補氣血。嘗見患者責效太速，或不戒七情，及藥不分經絡虛實者，俱難治。

大抵此證四十以外者尤難治，蓋因陰血日虛也。

大抵乳房屬陽明胃經，乳頭屬厥陰肝經。若忿怒傷肝，或厚味積熱，以致氣不行，竅不通，乳不出，則結而爲腫爲痛；陽明之血熱甚，則爲腐爲膿。若膿一成，即針之，以免遍潰諸囊之患。

夫乳之爲物，各有囊橐，若一有膿即針之，否則遍潰諸囊矣。少壯者得以收斂，老弱者多致不救。

乳巖乃七情所傷，肝經血氣枯槁之證，宜補氣血解鬱結藥治之。

大抵鬱悶則脾氣阻，肝氣逆，遂成隱核，不痛不癢，人多忽之，最難治療。若一有此，宜戒七情，遠厚味，解鬱結，更以養血氣之藥治之，庶可保全，否則不治。亦有二三載或五六載方潰陷下者，皆曰乳巖，蓋其形巖凸似巖穴也。最毒。慎之，可保十中一二也。

外科正宗

明·陳實功

總論

夫乳病者，乳房陽明胃經所司，乳頭厥陰肝經所屬，乳子之母不能調養，以致胃汁濁而壅滯爲膿；又有憂鬱傷肝，肝氣滯而結腫。初起必煩渴嘔吐，寒熱交作，腫痛疼甚，宜牛蒡子湯主之。厚味飲食暴怒，肝火妄動結腫者，宜橘葉散散之。又憂鬱傷肝，思慮傷脾，積想在心，所願不得志者，致經絡痞濇，聚結成核，初如豆大，漸如棋子，半年一年，二載三載，不疼不癢，漸漸而大；始生疼痛，痛則無解；日後腫如堆栗，或如覆碗，色紫氣穢，漸漸潰爛，深者如巖穴，高者若泛蓮，疼痛連心，出血作臭。其時五臟俱衰，四大不救，名曰乳巖。凡犯此者，百人百必死。如此證知覺若早，只可用清肝解鬱湯，或益氣養榮湯。患者再加清心靜養，無掛無礙，服藥調理，只可苟延歲月。若中年已後，無夫之婦得此，死更尤速，故曰夫乃婦之天也。惟初生核時，急用艾灸核頂，待次日起疱挑破，用鈹針針入四分，用冰螄散條插入核内，糊紙封蓋，至十三日，其核自落，用玉紅膏生肌斂口，再當保養不發。

初起，紅赤腫痛，身微寒熱，無頭眩，無口乾，微疼者，順。已成，焮腫發熱，疼痛有時，一囊結腫，不侵別囊者，輕。已潰，膿黄而稠，腫消疼痛漸止，四邊作癢生肌者，順。潰後，膿水自止，腫痛自消，新肉易生，膿口易合者，順。初起，一乳通腫木痛〔一〕不紅，寒熱心煩，嘔吐不食者，逆。已成，不熱不紅，堅硬如石，口乾不眠，胷痞食少者，逆。已潰不膿，正頭腐爛，腫勢愈高，疼痛愈盛，流血者，死。潰後，肉色紫黑，痛苦連心，涴氣日深，形體日削者，死。

初起，發熱惡寒，頭眩體倦，六脈浮數，邪在表，宜散之。發熱無寒，惡心嘔吐，口乾作渴，胷膈不利者，宜清之。憂鬱傷肝，思慮傷脾，結腫堅硬微痛者，宜疏肝行氣。已成，焮腫發熱，疼痛有時已，欲作膿者，宜托裏消毒。膿已成而脹痛者，宜急開之。如脾胃虚弱更兼補托。潰而不斂，膿水清稀，腫痛不消，疼痛不止，大補氣血。結核不知疼痛，久而漸大，破後流污水，宜養血清肝。

景岳全書　明·張介賓

乳病證治

乳癰乳巖，腫痛熱甚，熱毒有餘者，宜以連翹金貝煎先治之，甚妙。

産後乳自出，乃陽明胃氣之不固，當分有火無火而治之。無火而生不止，由氣虚也，宜八珍湯、十全大補湯。若陽明血熱而溢者，宜保陰煎或四君子湯加梔子。若肝經怒火上衝，乳脹而溢者，宜加減一陰煎。若乳多

註〔一〕通腫木痛　原作「通痞大痛」，據《外科正宗》卷三乳癰論改。

脹痛而溢者，宜温帛熨而散之。

孕婦乳病，名曰内吹，其因與産後同，惟用藥不可犯其胎耳。

産後吹乳勢甚者，惟連翹金貝煎最妙。

方

加味歸脾湯《醫案》，下同　治女人乳巖初起，用此内消。

白朮炒　人參　茯苓各一錢　柴胡　川芎　山梔炒　芍藥炒　甘草炒，各五分　熟地黄　當歸各八兩

右，水煎服。

加味逍遥散　治證同上。

甘草炙　當歸炒　芍藥酒炒　茯苓　白朮炒，各一錢　柴胡　丹皮　山梔炒，各五分

右，水煎服。

甘桔湯《入門》，下同　治女人乳癰，咽膈有礙。

甘草一兩　桔梗五錢

右，水煎服。

解毒湯　一名黄連解毒湯。治女人乳房凝住不散。

黄連　黄芩　黄蘗　山梔各二錢半

右，水煎服。

不換金正氣散　治女人乳病表證。

厚朴　陳皮　藿香　半夏　蒼朮各一錢　甘草五分

右，薑三片，棗二枚，水煎温服。

益元散 一名六一散。治女人乳腫不散。

滑石六兩 甘草一兩

右爲末，每三錢，入蜜少許，沸湯調服。

補中益氣湯 治女人乳癰，食少口乾。

黄芪 人參 甘草各一錢 當歸 白朮 陳皮 柴胡 升麻各五分

右，水煎，巳午未初時温服。

四君子湯 治女人氣虚，乳中結核，用此加減。

人參一錢 白朮 茯苓各二錢 甘草六分

右，薑三片，棗二枚，水煎，不拘時服。本方加陳皮、半夏，名六君子湯。

八物湯 治女人乳癰，晡熱内熱。

人參 茯苓 白朮土炒 白芍藥 當歸 熟地各二錢 甘草炙 川芎各一錢

右，煎服。

十全大補湯 治女人乳巖虚者。

人參 白朮 茯苓 甘草 當歸 川芎 熟地 芍藥 肉桂 黄芪各二分半

右，薑棗煎服。

復元通聖散 治女人乳癰未潰。

穿山甲 栝蔞根各四錢 青皮 陳皮各二錢 甘草三錢

右爲末，酒調服。

歸脾湯 治女人憂思傷脾，乳中結核，用此加減。

當歸 龍眼肉 棗仁 遠志 人參 黄芪 白朮 茯神各一錢 木香五分 甘草三分

右，薑棗煎服。

護心散　治女人乳病，咽膈有礙者。

菉豆粉四錢　乳香二錢

右爲末，甘草煎湯調服，時時細呷。

一醉膏　治女人乳癰初起，神效。

栝蔞一個，去皮研爛　甘草五錢　没藥二錢半

右用紅酒三碗，煎至一碗半，分兩次温服，重者再進一服，以瘥爲度。或加當歸、白芷、乳香亦妙。如要宣毒，加皂刺一分。

古芷貝散　治女人吹乳及結核。

白芷　貝母各等分

右爲末，每一錢，酒調頻服。

清肝解鬱湯　治女人乳内結核，或腫潰不愈。

當歸　白朮各一錢半　人參　柴胡　牡丹皮　陳皮　川芎各八分　白茯苓　貝母　白芍藥　熟地　山梔各一錢　甘草五分

右，水煎服。

内托升麻湯　治女人兩乳間出黑頭瘡。

葛根　升麻　連翹各一錢半　黄芪　當歸　炙甘草各一錢　鼠黏子五分　肉桂三分　黄蘗二分

右，水二盞，酒一盞，同煎服。

托裏消毒散　治女人乳癰虛者。

人參　黄芪　當歸　芍藥　白朮　白茯苓　陳皮各一錢　連翹　白芷　金銀花各七分　甘草五分

右，水煎服。一方去連翹加川芎、皂刺、乳香、没藥，治癰疽腫痛，俱色慢不甚赤，元氣虚弱，或行攻伐，不能潰散者，宜用之。未成者消，已成者潰。又去腐生新之良劑也，加減同前。但虚弱及已潰者，去芷、翹、金銀花三味消毒之藥。

内托十宣散 治女人乳癰已潰，寒熱。

人參 黄芪 當歸 厚朴 桔梗 肉桂 川芎 防風 白芷 甘草各等分

右爲末，每三錢至五六錢，不飲酒者，木香磨湯調下，瘡愈服之，尤佳。或加忍冬藤尤妙。如天熱去桂，加栝蔞根、赤茯苓。

涌泉散 治女人乳汁不通，作痛。

瞿麥 麥冬 王不留行 龍骨 穿山甲各等分

右爲末，每一錢熱湯下。先食猪懸蹄羹，後服此藥，服後以梳刮左右乳房。

又方 治女人乳脹痛及乳癰腫。

王不留行 白丁香 漏蘆 花粉 殭蠶各等分

右爲末，猪懸蹄煮汁下。

益氣養榮湯《外科正宗》，下同 治女人乳巖初患。

人參 茯苓 陳皮 貝母 香附 當歸 川芎 赤芍 熟地 白芍各一錢 甘草 桔梗各五分 白朮二錢

右，薑三片，棗二枚水二杯，煎八分，食遠服。

冰螄散 治女人乳中結核。

大田螺五枚，去殼綫穿，日中晒乾 冰片一分 白砒一錢二分，麵裹煨熟 硇砂三分

右用晒乾螺肉，切片同煨熟，白砒碾爲細末，加硇片再碾，小罐密收。凡用時先用艾灸核上七壯，次候灸瘡起泡，以小針挑破，將前藥一二釐，津唾調成餅，貼灸頂上，用綿紙以厚糊封貼核上，勿動泄氣。七日後四

邊有裂縫，再七日其核自落，换搽玉紅膏，内服補藥，兼助完口。

生肌玉紅膏　治證見上。

甘草一兩二錢　瓜兒血竭　輕粉各四兩　當歸身　白蠟各二兩　白芷五錢　紫草二錢　麻油一斤

右，先用甘草、當歸、紫草、白芷四味，入油内浸三日，大杓内慢火熬藥微枯色，細絹濾清；將油復入杓内，煎滚下整血竭化盡，次下白蠟微火亦化完；用茶鍾四枚，預頓水中，將膏分作四處，傾入鍾内，候片時，方下研極細輕粉，每鍾内投和一錢攪匀，候至一復時取起。不得加減，致取不效。

連翹金貝煎《景岳全書》　治女人乳癰乳巖熱毒有餘之證。

金銀花　土貝母　蒲公英　夏枯草各三錢　紅藤七八錢　連翹一兩或五七錢

右用好酒二碗，煎一碗服，服後暖臥片時。若火盛煩渴乳腫者，加天花粉。

通和湯《寶鑑》　治婦人乳癰疼痛不可忍者。

穿山甲炮　木通各一兩　自然銅五錢，醋淬七次

右爲末，每服二錢，熱酒調下，食遠服之。

丹溪方《綱目》，下同　治乳癰。

青皮　栝蔞仁　橘葉　連翹　桃仁留尖　皂角刺　甘草節　水煎服。破加參、芪。

神效栝蔞散　治乳癰妳巖神效。

栝蔞一個，去皮焙爲末子，多者有力　生甘草　當歸酒浸焙，各五錢　乳香研　没藥研，各二錢半

右爲末，用無灰酒三升，以銀石器内慢火熬取一升，清汁分作三服，食後良久服。如有妳巖，便服此藥，可杜絶病根。毒氣已成，能化膿爲黄水。毒未成，即於二便中通利。如疾甚，再合服，以退爲度。立效散與前方間服，神妙。但以栝蔞散方，减去當歸，加紫色皂角刺一兩六錢是也。丹溪云：妙捷。恐貧賤之家，未能辦集者，用單方内蒲公英方尤妙。

張氏橘皮湯　治乳癰，未結即散，已結即潰，極痛不可忍者極效。因小兒吹乳，變成此疾者，并皆治之。

陳皮一味湯浸，去白晒乾，麵炒微黄　爲細末，麝香研，酒調二錢。初發覺赤腫疼痛，一服見效。

勝金丹　治婦人吹乳極效。

百齒霜即木梳上髮垢

右一味，不拘多少，用無根水爲丸如桐子大，每服三丸，倒流水送下。食後令病人左乳者左臥，右乳者右臥，於温處汗出，愈。新汲水傾於房上，接之乃倒流水也。

獨勝散　治婦人吹乳。

白丁香五錢

右搗羅爲末，每服一錢匕，温酒調下，服無時。

皂角散　治婦人吹乳。

皂角燒灰　葛粉研細

熱酒一杯，調一字，頃間揉散即愈。一本是蛤粉，治乳癰。

丹溪方　楊孺人乳腫痛。

青皮　石膏煅　連翹　皂角刺炒　黄藥子　當歸頭　木通各一錢　生甘草三分

作一貼，入好酒些少，同煎飲之。外用散堅解毒藥洗腫處。

又方　義二孺人平時乳内有結核，不爲痛，忽乳邊又有一腫核，頗痛。

黄芩　川芎　木通　陳皮各四錢　人參二錢　大腹皮三錢　白芍藥　炙甘草　生甘草　當歸頭各一錢　分二貼煎服。

又方　二孺人但經將行而乳腫，先兩日發口乾而不渴，食少減，脈左弦帶數，右却平。

川芎　歸身　炒白芍　熟地　陳皮　白朮　茯苓　帶熱下與點丸三十粒。與點丸，即黄芩爲末，粥丸是也。

東垣方　婦人兩乳間出黑頭瘡，瘡頂陷下作黑眼子，其脈弦洪，按之細小。

升麻　連翹　葛根各一錢五分　肉桂三分　黄芪　歸身　炙甘草各一錢　鼠粘子五分　黄蘗二錢

右作一服，水一盞，酒半盞，煎至一盞，二服愈。

牛蒡子湯《外科正宗》　乳癰乳疽，結腫疼痛，勿論新久，但未成膿者服。

陳皮　牛蒡子　山梔　金銀花　甘草　黄芩　栝蔞仁　天花粉　連翹　角針各一錢　柴胡　青皮各五分

水二鍾，煎八分，入酒一杯和勻，食遠服。

橘葉散　治婦人有孕，胎熱爲内吹，有兒吃乳名外吹，致乳結成腫痛，寒熱交作，甚者惡心嘔吐，幷服之。

柴胡　陳皮　川芎　山梔　青皮　石膏　黄芩　連翹各一錢　甘草五分　橘葉二十個

水二鍾，煎八分，食遠服，滓再煎服。

清肝解鬱湯　治一切憂鬱氣滯，乳結腫硬，不疼不癢，久漸作疼，或胷膈不利，肢體倦怠，面色痿黄，飲食減少。

陳皮　白芍　川芎　當歸　生地　半夏　香附　青皮　遠志　茯神　貝母　蘇葉　桔梗各八分　甘草　山梔　木通各四分

水二鍾，薑三片，煎八分，食遠服。

鹿角散　治乳癰初起，結腫疼痛，憎寒發熱，但未成俱效。

鹿角尖三寸，炭内燒紅存性碾末　每服三錢，食後熱酒一茶鍾調服。甚者，再一服必消。

回乳四物湯　治婦人無兒吃乳，致乳汁腫脹堅硬，疼痛難忍。

麥芽二兩，炒爲末　川芎　當歸　白芍藥　熟地各二錢

水二鍾，煎八分，食遠服。用脚布束緊兩乳，以手按揉，其腫自然消散。甚者再用一服。

如意金黄散　治癰疽發背，諸般疔腫，跌仆損傷，濕痰流毒，大頭時腫，漆瘡火丹，風熱天泡，肌膚赤腫，乾濕脚氣，婦女乳癰。

天花粉十斤　黄蘗　大黄　薑黄各五斤　白芷三斤　紫厚朴　陳皮　甘草　蒼朮　天南星各二斤　以上共爲咀片，晒極乾燥，用大驢磨連磨三次，方用密絹羅廚篩出，磁壜收貯，勿令泄氣。凡遇紅赤腫痛，發熱未成膿者，及夏月火令時，俱用茶湯，同蜜調敷。如微熱微腫及大瘡已成欲作膿者，俱用葱湯，同蜜調敷。如漫腫無頭，皮色不變，濕痰流毒，附骨癰疽，鶴膝風證等病，俱用葱酒煎調。如風熱惡毒所生，患必皮膚亢熱，紅色光亮，形狀遊走不定者，俱用蜜水調敷。如天泡火丹赤遊丹黄水漆瘡惡血攻注等證，俱用大藍根葉擣汁調敷，加蜜亦可。湯潑火燒皮膚破爛，麻油調敷。以上諸引，理取寒熱温涼製之。又在臨用之際，順合天時，洞窺病勢，使引爲當也。

下乳天漿散　治乳母元氣虛弱，乳汁微少，或痛，或生兒日久乳少。

川芎　當歸　白芍藥　熟地黄　天花粉　甘草　王不留行炒　麥冬　漏蘆　茯苓　穿山甲炒　通草各一錢　用健猪前蹄一隻，煮蹄爛，取汁二碗，同藥煎至碗半，二次頓熱，食遠服之，以熱木梳梳其乳房，其汁如涌泉而來。

木香餅　治一切氣滯結腫成核，或痛或閃肭，風寒所傷，并效。

木香五錢　生地黄二兩，擣膏

右木香爲末，同地黄和勻，量患處大小，作餅置腫上，以熱熨斗熨之。堅而木痛者，間日熨之妙。

加味四物湯　治産婦乳汁不通，如治他病，隨證加減，不必執此藥。

人參　歸身　川芎　赤芍　生地　桔梗　甘草　麥冬　白芷各一兩　水煎服。

鯽魚湯《千金方》，下同　治同上。

鯽魚長七寸　猪肪半斤　漏蘆　石鍾乳各八兩

右四味切，猪肪、魚不須洗治，清酒一斗二升，合煮魚熟，藥成絞去滓，適寒温，分五服，其間相去須臾一飲，令藥力相及爲佳，乳即下。

鍾乳湯　治婦人乳無汁。

石鍾乳　硝石　白石脂各六兩　通草十二銖　桔梗五錢，切

右五味㕮咀，以水五升，煮三沸，三上三下，去滓，内消石令烊，分服。一方無硝石，有滑石。

又方　治同上。

石鍾乳四兩　甘草二兩　漏蘆三兩　通草　栝蔞根各五兩

右五味㕮咀，以水一斗，煮取三升，分三服。一云用栝蔞實一枚。一方無甘草。

又方　治同上。

石鍾乳　通草各一兩　漏蘆五錢　桂心　甘草　栝蔞根各六銖

右六味，治下篩，酒服方寸匕，日三，最驗。

漏蘆湯　治同上。

漏蘆　通草各二兩　石鍾乳一兩　黍米一升

右四味㕮咀，米宿漬揩撻，取汁三升，煮藥三沸，去滓作飲飲之，日三服。

漏蘆散　治同上。

漏蘆五錢　石鍾乳　栝蔞根各一兩　蠐螬三合

右四味，治下篩，先食，糖水服方寸匕，日三。

單行石膏湯　治同上。

石膏四兩研

右以水二升，煮三沸，稍稍服，一日令盡。

麥門冬散　治同上。

麥門冬　通草　理石　石鍾乳各等分

右四味治下篩，先食，酒服方寸匕，日三服。

又方 治同上。

麥門冬 通草 理石 石鍾乳 土瓜根 大棗 蠐螬各等分

右七味，治下篩，食畢，用酒服方寸匕，日三。

又方 治同上。

石鍾乳四兩 白頭翁一兩 滑石 通草 栝蔞根 漏蘆各三兩

右六味治下篩，以酒服方寸匕，日三。

單行鬼箭湯 治同上。

鬼箭五兩

右以水六升，煮取四升，每服八合，日三，亦可燒作灰，水服方寸匕，日三。

甘草散 治同上。

甘草一兩 通草三十銖 石鍾乳二十銖 雲母二兩五錢 屋上散草二把，燒爲灰

右五味，治下篩，食後，温漏蘆湯服方寸匕，日三，乳下不止。

竹皮大丸仲景 治乳中虛，嘔逆煩亂。

生竹茹 石膏各二分 桂枝 白薇共一分 甘草七分

右爲細末，棗肉和丸彈子大，以飲服一丸，日三夜二。若有熱者，倍加白薇。若煩喘者，加柏實一分。

玉露散《良方》 涼膈下乳汁。

桔梗 川芎 白芷各二錢 赤芍藥一錢半 人參 赤茯苓 甘草各一錢 當歸五分

右剉，作一貼，水煎服。

猪蹄粥《本草》 治乳無汁。

猪蹄四隻，治如食法

右，水二斗，煮取一斗，去蹄，入土瓜根、通草、漏蘆各三兩剉，煮取六升，去滓，入葱豉及小米煮作稀粥食之。

十六味流氣飲《瘡瘍全書》　治女人乳巖，傷盡氣血欲死。

人參　當歸　黄芪　桔梗　防風　木香　甘草　枳殼　芍藥　川芎　肉桂　檳榔　白芷　厚朴　紫蘇　烏藥　木香各等分

右，水煎服。一方無檳榔肉桂，有皂刺。此表裏氣血藥也，非脈洪緩沉遲緊細者不用。

單方

婦人氣惱勞傷，或寒熱不調，乳内忽生腫痛：用碗一隻，内用粗燈草四根，十字排匀碗内，燈草頭各露寸許，再用平山粗紙裁成一寸五分闊紙條，用水濕紙，貼蓋碗内燈草上，紙與碗口相齊，將碗覆於腫乳上，留燈草頭在外，將艾大圓放碗足底内，點火灸之。艾盡再添。灸至碗口流出水氣，内痛覺止方住。甚者，次日再灸一次，必消。《外科正宗》

女人乳癰初起，腫痛未成膿者：用蒲公英連根帶葉二兩搗爛，用好酒半斤，同煎數沸，存滓敷腫上，用酒熱服，蓋睡一時許；再用連鬚葱白湯一茶鍾催之，但微汗而散。此方鄉村偏僻無藥之所，用之極妙，亦且簡便。

蒲公英在處，田間路側，三四月開黄花似菊，味甘，解毒散滯，入陽明太陰經，洗淨細研，以忍冬藤濃煎湯，入少酒佐之，隨手便欲睡，睡覺已失之矣。丹溪

婦人吹乳：用猪牙皂角去皮蜜炙爲末，酒服一錢。《袖珍方》

吹妳腫痛：半夏一個煨研，酒服，立愈。一方，以末隨左右嗃鼻效。《經驗方》

婦人吹妳：水調麵煮糊欲熟，即投無灰酒一盞，攪匀熱飲，令人徐徐按之，藥行即瘳。《聖惠》

又方：赤小豆酒研温服，以滓傅之。熊氏方

婦人乳毒：敗龜板一枚燒研，酒服四錢。《小品方》

婦人乳裂：秋月冷茄子裂開者陰乾，燒存性研末，水調塗。《補遺方》

婦人妬乳：酢和梁上塵塗之。《千金》

妬乳乳痛：丁香末，水服方寸匕。《梅師方》

乳巖乳癰：用穿山甲炮研末，酒服方寸匕，日二服，外以油梳梳乳即通。《單驤方》

婦人吹乳乳痛：樺皮燒灰存性，熱酒調下三錢，食後服之。《事親》，下同

又方：馬明退燒灰五錢，輕粉三錢，麝香少許爲細末，每服二錢，熱酒調下服之。

又方：以淘米木杓上砂子七個，酒下，以吹箒枝透乳孔，甚妙。

女人乳巖：用蒲公英草搗爛，盦患處，神妙。《綱目》

婦人乳腫：馬尿塗之，立愈。《産寶》

又方：小豆莽草等分爲末，苦酒和傅佳。梅師

又方：治吹乳，鼠黏二錢，麝香少許，温酒細吞下。《袖珍方》

女人吹乳：以胡椒七粒，同百齒霜和丸，熱酒下，得汗立愈。《寶鑑》

又方：蛇皮一尺七寸燒末，温酒一盞服。《産乳》

又方：鼠屎七粒，紅棗七枚，去核包屎，燒存性，入麝香少許，温酒調服。《集要方》

又方：用韭地中蚯蚓屎研細，篩過，米酢調，厚敷，乾則換，三次即愈。涼水調亦可。《經驗方》

吹妳乳癰：五月五日糉箬燒灰，酒服二錢即散，累效。《濟急仙方》

乳癰腐爛：靴内年久樺皮燒灰，酒服一錢，日一服。《經驗方》

乳癰初起：葱汁一升頓服，即散。《千金》

又方：大熟栝蔞一枚，熟搗，以白酒一斗，煮取四升，去滓温服一升，日三服。《子母秘録》

又方：用石膏煆紅出火毒研，每服三錢，温酒下，添酒盡醉，睡覺再進一服。《經驗方》

又方：用丹參、白芷、芍藥各二兩，㕮咀，以酢淹一夜，豬脂半斤，微火煎成膏，去滓傅之。《必效方》

乳癰不消：白麵半斤，炒黄酢煮爲糊塗之，即消。《聖惠方》

乳婦氣脈壅塞，乳汁不行，及經絡凝滯，㚻房脹痛，留畜作癰毒者：用葵菜子炒香、縮砂仁等分爲末，熱酒服二錢。此藥滋氣脈，通營衛，行津液，極驗。乃上蔡張不愚方也。《本草》

妬乳乳癰：雞矢白炒研，酒服方寸匕，三服愈。《産寶》，下同

又方：葵莖及子爲末，酒服方寸匕，日二。

又方：柳根皮搗火温，帛裹熨之，冷易，一宿消。《肘後方》

乳痛成癰：以益母草爲末，水調塗乳上，一宿自瘥。生搗爛用之亦得。《綱目》

吹乳：用桑樹蛀，屑飯搗成膏貼之。《本草》

乳頭破裂：丁香末傅之。《梅師方》

吹㚻腫痛：取户限下土，和雄雀糞，暖酒服方寸匕。《本草》

又方：貝母末吹鼻中，大效。《得效方》

又方：遠志焙研，酒服二錢，以滓敷之。《直指方》

又方：萱草根擂，酒服，以滓封之。《本草》

又方：葛蔓燒灰，酒服二錢，三服效。《易簡方》

乳癰腫大如碗：白薑石末和雞子清敷之，乾即易。《外臺》

乳癰初腫：貝母末酒服二錢，仍令兒吮之，即通。《直指方》

乳汁不下，乃氣脈壅塞也。又治經絡凝滯，乳内脹痛，邪畜成癰，服之自然内消。漏蘆二兩半，蛇退十條炙焦，栝蔞十個燒存性爲末，每服二錢，温酒調下，良久，以熱羹湯投之，以通爲度。《和劑》

乳癰堅硬：以罐盛酢，燒熱石投之三次，温漬之，冷則更燒石投之，不過三次即愈。《千金》

乳癰寒熱：蔓菁根併葉去土，不用水洗，以鹽和擣塗之，熱即换，不過三五次即瘥。冬月只用根。此方已救數十人。須避風。《兵部手集》

乳癰潰爛：銀杏半斤，以四兩研酒服之，以四兩研敷之。《急救易方》

乳癰腫痛：桂心、甘草各二分，烏頭一分，炮爲末，和苦酒塗之。紙覆住，膿化爲水，神妙。《肘後方》

又方：用水楊柳根，生擂貼瘡，其熱如火，遂平。

又方：馬鞭草一握，酒一碗，生薑一塊，擂汁服，滓敷之。《易簡方》

又方：用川大黄、粉草各一兩爲末，好酒熬成膏收之，以絹攤貼瘡上仰臥，仍先以温酒服一大匙，明日取下惡物。《經驗方》

乳癰堅硬：新莨菪子半匙，水服，不得嚼破。《外臺》

乳癰初腫：扁竹根如殭蠶者，同萱草根爲末，蜜調敷之，神效。《永類方》

又方：内消花即玉簪花，取根擂，酒服，以滓敷之。《海上方》

女子妬乳：生蔓菁根擣，和鹽酢漿水煮汁洗之，五六度良。又和鷄子白封之，亦效。《食療本草》

乳癰腫毒：龍舌草、忍冬藤研爛，蜜和敷之。《多能鄙事》

産後乳汁不泄結毒者：皂角刺、蔓荆子各燒存性，等分爲末，每温酒服二錢。《袖珍方》

婦人乳巖，因久積憂鬱，乳房内有核如指頭大，不痛不癢，五七年成癰，名乳巖，不可治也。用青橘皮四錢，水一盞半，煎一盞，徐徐服之，日一服；或用酒服。丹溪

乳瘡腫痛：用芝麻炒焦研末，以燈窩油調塗，即愈。《本草》

乳頭裂破：臘脂蛤粉爲末敷之。《得效方》

乳汁不通：絲瓜連子燒存性研，酒服三錢，被覆取汗，即通。《簡便方》

乳汁不行：内服通乳藥，外用木梳梳乳，周迴百餘遍，即通。《事親》

女人乳汁不出，内結成腫，名妬乳：用蜂房燒灰研，每服二錢，水一小盞，煎六分，去滓温服。《濟衆方》

乳汁不通：白殭蠶末二錢，酒服，少頃以芝麻茶一盞飲之，梳頭木梳梳之，數十遍妳汁如泉。《經驗方》

又方：用穿山甲炮研末，酒服方寸匕，日二服，外以油梳梳乳即通。《單驤方》

又方：死鼠燒作屑，酒服方寸匕，日三，立下，勿令知。《千金》，下同

又方：鯉魚頭燒爲末，酒服三指撮。

又方：母猪蹄一具，粗切，以水二斗，熟煮得五六升汁飲之，不出更作。一方入酒煮之。

又方：猪蹄二枚，熟炙槌碎，通草八兩細切，以清酒一斗浸之，稍稍飲盡，不出更作。

又方：女人無乳或少，栝蔞子青色大者一枚，熟搗，以白酒一斗，煮取四升，去滓温服一升，日三。黄色小者用二枚，亦好。

又方：土瓜根治下篩，服半錢匕，日三，乳如流水不竭。

又方：芝麻炒研，入鹽少許食之。唐氏

又方：女人無乳，石鍾乳、漏蘆各二兩，治下篩，飲服方寸匕，即下。《千金》，下同

又方：女人乳少或無乳，石鍾乳、通草各等分爲末，粥飲服方寸匕，日三。後可兼養兩兒。通草横心者勿取，是羊桃根，色黄無益。

又方：前方二味，酒五升，漬一宿，明旦煮沸，去滓，服一升，日三。夏冷服，冬温服。

婦人無乳：用羊肉六兩，獐肉八兩，鼠肉五兩，作臛啖之。崔氏

婦人回乳：用男子裹脚布勒住，經宿即止。《本草》，下同

産婦無子食乳，乳不消，令人發熱惡寒：用大麥蘗二兩炒爲末，每服五錢，白湯下，良甚。丹溪

乳汁不下：用麥門冬末二錢，酒磨犀角汁一盞，調服。《本草》，下同

又方：用鯉魚作羹食之。

又方：用野猪脂每取一匙，和一盞温酒服，日三，乳即下，且多，可供五兒。冬月猪脂亦可。

針灸

《甲乙經》曰：妬乳，太淵主之。乳癰，凄索寒熱，痛不可按，乳根主之。大驚乳痛，梁丘主之。乳癰有熱，三里主之。乳癰，太衝及復溜主之。神封、膺窻，主乳癰，寒熱短氣，臥不安。太谿、俠谿，主乳癰腫潰。乳癰，驚痹脛腫，足跗不收跟痛，刺下廉入三分，灸三壯，穴在上廉下三寸。月水不利，見血而有身則敗，乳腫，刺臨泣入二分，灸三壯，穴在足小趾次趾間，去俠谿一寸半。乳癰腫痛，諸藥不能止痛者，三里穴針入五分，其痛立止，如神。穴在膝下骱外廉兩筋間，舉足取之。《儒門事親》曰：乳汁不下，針肩井二穴效。《醫學綱目》曰：乳癰，刺乳中，穴在乳下中，針入一分，沿皮向後一寸半，灸瀉之。

《醫學入門》曰：婦人乳癰等證，先以温紙覆上，立候紙先乾處爲瘡頭記定，然後用獨蒜去兩頭，切中間三分厚，安瘡頭上，用艾炷於蒜上灸之，每五炷換蒜再灸。如瘡大有十數頭作一處生者，以蒜搗爛攤患處，鋪艾灸，蒜敗再換。若痛灸至不痛，不痛灸至痛。其瘡乃隨火而散，此拔引鬱毒從治之法，有回生之功。

醫案

《格致餘論》曰：余族姪婦年十八時，曾得乳巖病，察其形脈稍實，但性急躁，伉儷自諧，所難者後姑耳。遂以《本草》單方青皮湯，間以加減四物湯，行其經絡之劑，兩月而安。

一婦人年六十，厚味鬱氣而形實多妬，夏無汗而性急，忽左乳結一小核，大如棋子，不痛，自覺神思不佳，不知食味將半月，以人參湯調青皮、甘草末，入生薑汁細細呷，一日夜五六次，至五七日消矣。此乃妳巖之始，不早治，隱至五年十年已後發，不痛不癢，必於乳下潰一竅，如巖穴出膿；又或五七年十年，雖飲食如故，洞見五内乃死。惟不得於夫者有之。婦人以夫爲天，失於所天乃能生此。謂之巖者，以其如穴之嵌呀空洞，而外無所見，故名曰巖。患此者，必經久淹延。惟此婦治之早，正消患於未形。餘者皆死，凡十餘人。又治一初嫁之婦，只以青皮、甘草與之安。

《薛己醫案》曰：一婦人内熱脅脹，兩乳不時作痛，口内不時辛辣，若臥而起急則臍下牽痛，此帶脈爲患也，用小柴胡加青皮、黄連、山梔二劑而瘥。

一婦人因怒，兩乳腫兼頭痛寒熱，此肝經氣證，用人參敗毒散二劑，表證已退；用小柴胡加芎、歸、枳殼、桔梗四劑而愈。

一婦人久鬱，右乳内腫硬，此肝經血證也，用八珍加遠志、貝母、柴胡、青皮，及隔蒜灸，兼神效栝蔞散，兩月餘而痊。

一婦人先熱渴，至夜尤甚，後兩乳忽腫，服敗毒藥，熱反熾，診之肝脈洪數，乃熱入血分，用加味小柴胡湯而愈。

一婦人因怒，左乳作痛，發熱，因表散太過，腫熱殊甚，用益氣養榮湯數劑，熱止膿成，因不即針，益腫脹熱渴，針之，膿大泄，仍服前湯月餘而愈。

一婦人因怒，左乳作痛，胷膈不利，此屬肝脾氣滯，以方脈流氣飲加木香、青皮四劑而安。

一婦人患此，膿清腫硬，面黄少食，内熱晡熱，自汗盜汗，月經不行，此肝脾氣血俱虚也。用十全大補加遠志、貝母及補中益氣各三十餘劑，外用葱熨法而消。

一婦人患此，膿成脹痛，余欲針之，使毒不侵展。不從。至數日，針出敗膿三四碗許，虚證蜂起，幾至危殆，用大補之劑，兩月餘始愈。

一婦人素弱多鬱，患時疫後，脾胃愈虚，飲食愈少，因怒右乳脅紅腫，應内作痛；或用炒麸皮熨之，内痛益甚；服加減四物湯，腫勢愈大，胷脅背心相引而痛。余謂病後脾弱，怒復傷肝，用八珍加陳皮、黄芪、柴胡、山梔、白芷八劑稍愈；去白芷加青皮、木香、桔梗，又六劑而安。

一婦人左乳內腫如桃，不痛不赤，發熱漸瘦，此肝脾鬱怒也，用八珍湯加香附、遠志、青皮、柴胡百餘劑，又兼神效栝蔞散三十餘劑，膿潰而愈。

一婦人久鬱，左乳內結核如杏，三月不消，心脈濇，脾脈大，按之無力，此肝脾氣血虧損，以八珍加貝母、遠志、香附、柴胡、青皮、桔梗五十餘劑而愈。

一婦人稟實性躁，懷抱久鬱，左乳內結一核，按之微痛，此皆氣血鬱滯，以連翹飲十餘劑少退，更以八珍加青皮、香附、桔梗、貝母二十餘劑而愈。

一婦人右乳內結三核，年餘不消，朝寒暮熱，飲食不甘，此肝脾氣血虧損，內服益氣養榮湯，外以木香餅熨之，年餘血氣復而消。

一婦人乳內結核年餘，晡熱少食，余謂此血氣不足，欲用益氣養榮湯，彼反服行氣之劑，潰出清膿而歿。又一婦乳內結核如栗，亦服前藥，大如覆碗，堅硬如石，出血水而歿。

一婦年踰二十，稟弱，乳內作痛，頭疼脈浮，與人參敗毒散倍加人參一劑，表證悉退；但飲食少思，日晡微熱，更以小柴胡湯合六君子湯，二劑熱退，食進；方以托裹藥加柴胡十餘劑，針出膿而愈。

一婦患此證，膿成畏針，病勢漸盛，乃強針之，膿出三碗許，脈數發渴，以大補藥三十餘劑而愈。丹溪云：乳房爲陽明所經，乳頭爲厥陰所屬。厥陰者肝也，乃女子致命之地，宗筋之所，且各有囊橐。其始焮腫雖盛，受患止於一二囊。若膿成不刺，攻潰諸囊矣。壯者猶可，弱者多致不救，所以必針而後愈也。

一婦人乳內腫一塊如鷄子大，勞則作痛，久而不消，服托裹藥不應，此乳勞證也，屬肝經血少所致。先與神效栝蔞散四劑，更隔蒜灸之，腫少退；再服八珍湯，倍加香附、夏枯草、蒲公英，仍間服前散，月餘而消。亦有乳疽一證，其狀腫硬木悶，雖破而不潰，腫亦不消，尤當急服此散，及隔蒜灸。斯二證乃七情所傷，氣血所損，亦勞證也。宜戒怒，節飲食，慎起居。否則不治。

一婦人患乳癰，氣血頗實，但瘡口不合，百法不應。余與神效栝蔞散四劑，少可；更與數劑，及豆豉餅灸之而愈。

一婦人患此未潰，亦與前藥三劑而消。良甫云：如有乳癰，便服此藥，可杜絶病根。如毒已成，能化膿爲水，毒未成者，則從大小便中散之。

郭氏妾，乃放出宫人，年四十，左乳内結一核堅硬，按之微痛，脈弱嬾言，此鬱結證也，名曰乳巖，須服解鬱結益血氣藥，百貼可保。郭謂不然，别服十宣散流氣飲，瘡反盛。踰二年，復請余視，其形如覆碗，腫硬如石，膿出如泔。余謂膿清脈大，寒熱發渴，治之無功，果歿。

一婦人患乳癰，寒熱頭痛，與荆防敗毒散一劑；更與蒲公英一握，搗爛，入酒二三盞，再搗，取酒熱服，渣熱罨患處而消。丹溪云：此草散熱毒，消腫核，又散滯氣，解金石毒之聖藥。

一婦人患乳癰，愈後發熱，服養氣血藥不應，與八珍湯加炮乾薑四劑而止，仍以前湯加黄芪、香附三十餘劑，氣血平復。

一婦人乳腫而不作膿，以益氣養榮湯加香附、青皮數劑而膿成，針之，旬日而愈。

一婦人右乳腫，發熱，怠惰嗜卧，無氣以動，至夜熱益甚，以補中益氣湯兼逍遥散治之而痊。

一婦人兩乳内時常作痛，口内常辣，卧起若急，臍下牽痛，以小柴胡湯加青皮、黄連、山梔治之而痊。

一婦人産次子而無乳，服下乳藥，但作脹。余謂人乳皆氣血所化，今脹而無乳，是血氣竭而津液亡也，當補其氣血，自然有乳矣。乃與八珍湯倍加參、朮少加肉桂，二十餘服，乳遂生。後因勞役復竭。夫其初有乳，再産而無，其氣血只給一産耳，其衰可知。間有産後乳出不止，亦爲氣虚，宜補藥止之。其或斷乳，兒不吮，亦能作脹，則用麥蘖炒爲末，白湯調服以散之。若兒吮破乳頭成瘡，則用蒲公英末，或黄連膩粉散摻之。若乳頭裂破，以丁香末或蛤粉、臙脂傅之幷效。

一産婦勞役，忽乳汁如涌，昏昧吐痰，此陽氣虚而厥也，灌以獨參湯而甦，更以十全大補湯數劑而安。若婦人氣血方盛，乳房作脹，或無兒飲，脹痛憎寒發熱，用麥芽二三兩炒熟，水煎服立消，其耗散血氣如此。何脾胃虚弱，飲食不消，方中多用之？

一産婦素有肝火，患陰蝕疳瘡，内潰癢痛，食少熱渴，小水淋瀝，用加味逍遥散、加味歸脾湯兼服，間以蘆薈丸，外以鶴虱草煎洗而愈。

一産婦因乳少服藥通之，致乳房腫脹，發熱作渴，余謂血氣虚，以玉露散補之而愈。

《證治準繩》曰：隆慶庚午，余自秋闈歸，則亡妹已病，蓋自七月乳腫痛不散，八月用火針取膿，醫以十全大補湯與之，外敷鐵箍散，不效，反加喘悶。九月産一女，潰勢益大，而乳房爛盡，延及胷腋，膿水稠粘，出膿几六七升，略無斂勢。十一月，始歸就醫，改用解毒和平中劑，外摻生肌散、龍骨、寒水石等藥，膿出不止，流濺所及，即腫泡潰膿，兩旁紫黑瘡口十數，胷前腋下皆腫潰，不可動側，其勢可畏。余謂産後毒氣乘虚而熾，宜多服黄芪解毒補血益氣生肌，而醫不敢用。十二月中旬後，益甚，瘡口廿餘，諸藥盡試不效，始用余藥。時膿穢粘滯，煎猪蹄湯沃之頓爽。乃製一方，名黄芪托裏湯。黄芪之甘温以排膿益氣生肌爲君；甘草補胃氣解毒，當歸身和血生血爲臣，升麻、葛根、漏蘆爲足陽明本經藥，及連翹、防風散結疎經，栝蔞仁、鼠粘子解毒去腫，皂角刺引至潰處，白芷入陽明敗膿長肌；又用川芎三分，及肉桂、炒蘗爲引。每劑入酒一盞，煎送白玉霜丸，疎膿解毒。時膿水稠粘方盛，不可遽用收濇之藥，理宜追之，以翠青錠子外摻。明日膿水頓稀，痛定穢解，始有向安之勢。至辛未新正，患處皆生新肉，有紫腫處，俱用葱熨法，隨手消散。但近腋足少陽分尚未斂，乃加柴胡一錢，青皮三分，川芎倍之。膿水將淨者，即用搜膿散摻之，元宵後遂全安。

《外科正宗》曰：一婦人因怒，左乳腫痛，寒熱交作，以人參敗毒散一劑，表證已退；又以牛蒡子湯二服，腫消漸漸而安。

一婦人憂思過度，久鬱成痛，左乳結核如桃半年，似痛非痛，欬嗽生痰，身發潮熱，診之脈微數而無力，此真氣雖弱而邪火尚未有餘，如用藥合理，亦堪調治。先用逍遥散加香附、貝母十餘服，而欬嗽漸止，寒熱間作；又以八珍湯加香附、丹皮、柴胡、遠志十餘服，身熱去其八九；又以益氣養榮湯加青皮、木香兩月餘，其胷膈得利，噯氣得舒，飲食漸進，肌膚漸澤；外腫以阿魏化痞膏貼之，半年餘而消。

一婦人右乳疼痛，腫如覆碗，診之脈數有力，此有餘證，欲作膿也。以托裏消毒散，數服而脹痛；即針之，出膿碗許；又以十全大補湯加香附，十餘服而安。

一婦人暴怒，左乳結硬疼痛，自服仙方活命飲二服，疼痛稍止，結腫不消；仍服清涼敗毒之劑，痛腫反作，形體日弱。余診之，脈浮數而無力，此屬真氣虚而邪氣實也，非補不可。以益氣養榮湯四五服，其腫始高，寒熱亦退；又十餘服而膿潰，兼以十全大補湯兩月而痊。此非純補之功，其疾豈能得愈？

一婦人左乳結核，三年方生腫痛，診之，脈緊數而有力，此陽有餘而陰不足也。况結腫如石，皮肉紫色不澤，此乳巖證也。辭不治，後果歿。

又一婦左乳結腫，或小或大，或軟或硬，俱不爲痛，已半年餘，方發腫如覆碗，堅硬木痛，近乳頭，纍纍遍生疙瘩，時痛時癢。診之，脈弦而數，腫皮慘黑不澤。此氣血已死，辭不可治。

古今圖書集成醫部全録卷四百

婦人前陰諸疾門

金匱要略 漢·張機

前陰諸證

少陰脈滑而數者，陰中即生瘡。陰中蝕瘡爛者，狼牙湯洗之。

婦人陰寒，温中坐藥，蛇牀子散主之。

胃氣下泄，陰吹而正喧，此穀氣之實也，膏髮煎導之。

脈經 晉·王叔和

脈證

少陰脈數則氣淋，陰中生瘡。

婦人少陰脈弦者，白腸必挺核。

婦人臟腫如瓜，陰中疼引腰痛者，杏仁湯主之。

少陰脈浮而動，浮則爲虛，動則爲痛，婦人則脱下。

師曰：脈得浮緊，法當身軀疼痛，設不痛者當射。云何因當射？言若腸中痛，腹中鳴，欬者，因失便。婦人得此脈者，法當陰吹。

師曰：寸口脈浮而弱，浮則爲虚，弱則無血，浮則短氣，弱則有熱而自汗出。趺陽脈浮而濇，浮則氣滿，濇則有寒，喜噫吞酸，其氣不下，少腹則寒。少陰脈弱而微，微則少血，弱則生風，微弱相搏，陰中惡寒，胃氣下泄，吹而正喧。

婦人良方

宋・陳自明

陰病方論

婦人陰挺下脱，或因胞絡傷損，或因子臟虚冷，或因分娩用力所致。

註　前證當升補元氣爲主。若肝脾鬱結，氣虚下陷，用補中益氣湯。若肝火濕熱，小便濇滯，用龍膽瀉肝湯。

婦人陰癢，爲三蟲在腸胃之間，因臟虚而蝕陰中，微則爲癢，甚則爲痛也。

註　前證屬肝經所化，當用龍胆瀉肝湯、逍遥散以主其内，外以桃仁研膏和雄黄末，或鷄肝納陰中以制其蟲。

按《大全》：三蟲動作，發於陰内，其蟲作熱，微則爲癢，重則爲痛也。

婦人少陰脈數而滑者，陰中有瘡，名曰䘌。或痛或癢，如蟲行狀，膿水淋瀝，亦有陰蝕幾盡，皆由心神煩鬱，脾胃虚弱，氣血流滯耳。内當補心養胃，外以藥傅洗乃可。

註　按前證乃肝脾鬱結之證，木旺生蟲耳，宜解鬱清肝。

婦人陰腫，因胞絡素虚，風邪客之，乘於陰部，血氣相搏故也。

註　前證若氣血虚弱，用補中益氣湯，舉而補之；肝經濕熱，用龍膽瀉肝湯，滲而清之。但陰腫及陰冷陰挺等證，仍當與陰癢方論參看。

按《大全》：婦人陰腫者，是虚損受風邪所爲，胞絡虚而有風邪客之，風氣乘於陰，與血氣相搏，令氣否濇，腠理壅閉不泄越，故令腫也。

婦人陰冷，因勞傷子臟，風冷客之，用五加皮、乾薑、丹參、蛇牀子、熟地黄、杜仲各三兩，鍾乳粉四兩，天門冬一兩，地骨皮二兩，酒十五升，漬二宿，每服一盞，空心食前飲之。

註　前證屬肝經内濕熱，外乘風冷所致。若小便澀滯，或小腹痞痛，用龍膽瀉肝湯。若内熱寒熱，或經候不調，用加味逍遥散。若寒熱體倦，飲食少思，用加味四君子。若鬱怒發熱，少寐嬾食，用加味歸脾湯。

薛氏醫案　明·薛己

陰病證治

婦人陰中生瘡，乃七情鬱火，傷損肝脾，濕熱下注。其外證陰中出如蛇如菌或如鷄冠狀，或生蟲濕癢，或潰爛出水，或腫悶墜痛；其内證體倦内熱，經候不調，或飲食無味，晡熱發熱，或胷脅不利，小便痞脹，或赤白帶下，小水淋澀。其治法，腫痛者，四物湯加柴、梔、丹皮、膽草；濕癢者，歸脾湯加柴、梔、丹皮；淋澀者，龍膽瀉肝湯加白朮、丹皮；潰腐者，逍遥散加山梔、川芎；腫悶墜痛者，補中益氣湯加山梔、丹皮，佐以外治之法。

女子交接傷丈夫頭痛，當用補中益氣、六味地黄，以滋化源爲主。

婦人小户㾒痛，當從女人交接傷丈夫頭痛門，互相主治。

醫學入門　明·李梴

陰病證治

陰中挺出一條尺許如蛇，痛墜出水溺澀者，朝服補中益氣湯，晚服龍膽瀉肝湯，外塗藜蘆膏而收。

陰中突出如菌如鷄冠，四圍腫痛者，乃肝鬱脾虚下陷，先以補中益氣湯，加山梔、茯苓、車前子、青皮以清肝火，兼升脾氣漸愈；更以歸脾湯加山梔、茯苓、川芎調理，外塗藜蘆膏。

陰户突出，因勞力者，血虚，四物湯加龍骨；氣虚，補中益氣湯。

陰中生蟲䘌如小蛆者，乃濕熱甚而心氣又鬱，氣血凝滯而生，宜藿香養胃湯、補心湯、古硫鯉丸，外用生艾汁調雄貴末，燒煙熏之，更用雄黄鋭散納陰中。

陰中生細蟲，癢不可忍，食入臟腑即死，令人發寒熱與癆證相似。先以蛇牀子煎湯，洗淨拭乾；後用梓樹皮焙乾爲末，入枯礬四分之一，麝香少許敷之，立效。

陰腫痛極，便秘欲死者，枳橘熨；但腫痛者，四物湯加柴胡、山梔、牡丹皮、龍膽草。如時常陰痛者，四物湯加藁本、防風。濕癢出水又痛者，憂思過也，歸脾湯加柴胡、山梔、牡丹皮、芍藥、生甘草。

陰户腫痛不閉者，逍遥散、十全大補湯。腫消不閉者，補中益氣湯；腫墜者，加山梔、牡丹皮。

陰户腫痛不閉，寒熱溺濇，體倦少食者，補中益氣湯加升麻、柴胡至一錢，量入茯苓、山梔。

陰户不閉，小便淋瀝，腹中一物攻動脹痛者，逍遥散加柴胡、山梔、車前子。

交接出血，乃房室有傷，肝脾虚不藏血，補中益氣湯；外用熟艾帛裹入陰中，或用亂髮青皮燒灰傅之。若出血過多見雜證者，調補肝脾自愈。

脈法

少陰脈浮而動，浮則爲虚，動則爲痛，或崩帶，或陰户脱下。

少陰滑數，或爲氣淋，或陰中生瘡痛癢。

少陰微者，氣閉膀胱。女人見之，陰中生瘡。大實易愈，虚濇其亡。

少陰脈弦，則陰户掣痛，白腸挺。

腎脈沉甚，主陰癢或腰脚痛，皆衛氣不升，濕熱甚也。女人脈緊細長，至關而止，主陰中切痛，上引腹臍。

醫學準繩六要 明·張三錫

陰病總論

婦人陰瘡，乃七情鬱火，傷損肝脾，濕熱下注。其外證有陰中舒出如蛇，俗呼陰挺；有翻突出如菌，俗呼陰菌；亦有如鷄冠花；有生蟲腫痛濕癢，潰爛出水，脹悶脱墜者。其内證口乾内熱，體倦，經候不調，飲食無味，晡熱發熱，胷膈不利，脅脹，小腹痛痞，赤白帶下，小水淋濇。治法：腫痛，宜四物加柴胡、山梔、膽草、丹皮；濕癢者，宜歸脾加山梔、丹皮、柴胡；淋瀝者，宜龍膽瀉肝湯加白朮、丹皮；潰爛者，加味逍遥散；腫墜，宜補中益氣加山梔、丹皮。薛氏之法，確不可易。

證治

婦人陰蝕瘡，濕熱客於肝經而然。陰户生蟲，癢不可忍，入臟腑即死，令人發熱惡寒，與癆相似。用熟猪肝切長條，乘熱内陰中以取蟲，蟲聞腥俱出肝上，如此數次，内服瀉肝和血藥亦妙。

陰中癢，亦是肝家濕熱，瀉肝湯妙。瘦人燥癢屬陰虚，坎離爲主，外用蛇牀子煎湯洗之。䘌瘡同治，要分虚實耳。

尺脈數，婦人陰中生瘡，下部䘌久之有蟲，用猪肝煮熟，切長條納陰中，引蟲出，乃上殺蟲藥。

陰茄，乃婦人陰中腫痛不可忍，有物如茄突出，即是男子之疝，但名瘕聚耳，俱屬肝經濁氣，平肝破氣爲主，與疝同治，外以枳實切碎炒熱，帛包熨之，冷再易，但是陰痛俱妙。

新室嫁孔痛，宜舒鬱和血，四物加香附、紅花。

婦人陰冷肥盛者，多是濕痰下流所致，二朮、二陳加風藥，外用坐藥妙。

證治準繩　明·王肯堂

陰病證治

婦人陰中生痔者，凡九竅有肉突出，皆名爲痔。

婦人茄子疾，即陰痔也，由心躁，連綿黄水易治，白水難愈。

《良方》云：婦人少陰脈數而滑者，陰中必生瘡，名曰䘌瘡，或痛或癢，如蟲行狀，淋露濃汁，陰蝕幾盡者，此皆由心神煩鬱，胃氣虛弱，致氣血留滯。按經云：諸痛癢瘡，皆屬於心。又云：陽明主肌肉，痛癢皆屬於心。治之故當補心養胃，外以熏洗坐導藥治之乃可。

婦人陰瘡，運氣皆屬寒。經云：太陽之勝，氣中乃瘍，隱曲不利，治以苦熱是也。

婦人陰瘡者，由三蟲或九蟲動作侵蝕所爲也。諸蟲在人腸胃之間，若臟腑調和，血氣充實，不能爲害；若勞傷經絡，腸胃虛損，則動作侵蝕於陰，輕者或癢或痛，重者生瘡。仲景云：診其少陰之脈滑而數者，陰中生瘡也。

外科正宗　明·陳實功

總論

婦人陰瘡，乃七情鬱火，傷損肝脾，濕熱下注爲患，其形固多不一，總由邪火所化也。陰中有如挺出一條蛇形尺許，墜重流水溺澀者，乃脾氣下陷，肝火從之，朝服補中益氣湯，晚服龍膽瀉肝湯，外塗雄黄藜蘆散，其患漸收。陰中突出如菌子，如鷄冠，四邊腫痛者，乃肝鬱脾虚所致，先以補中益氣湯加山梔、茯苓、青皮，清肝補脾，兼升中氣；更以歸脾湯加山梔、川芎、茯神、香附、陳皮調理。陰户忽然腫突作痛，因勞傷血分，濕火下流，宜四物湯加丹皮、澤瀉、花粉、柴胡治之。陰中生蟲蠆如小蛆者，乃心氣鬱而邪火所化，宜四物加黄連、膽草、木通、石菖蒲以通散心竅鬱滯，外以銀杏散納入陰中。陰器外生疙瘩，内生細蟲，作癢不可忍者，此蟲食入臟腑即死，令人多發寒熱，與癆瘵相似。有此證之婦人，畏羞都不肯説，因循日久，面黄肌瘦，身發寒熱，欬嗽生痰，往往不治者多矣。如有此證，急與逍遥散吞蘆薈丸，早晚二服，外用銀杏散綿裹塞入陰中，殺蟲止癢，半月漸愈。陰户開而不閉者，憂思過也，逍遥散、歸脾湯，俱加柴胡、山梔、白芍、丹皮間服。交接出血者，肝虚有火不能藏血，四物湯加膽草、黄芩、山梔、柴胡。新交房事傷而腫痛者，珍珠散猪脊髓調搽。又婦人久居寡室，淫火動而又鬱，鬱而又動，邪火久注，多致陰中作癢生蟲，此蟲食人内臟，陰中腐爛，攻刺疼痛，臭水淋漓，口乾發熱，形削不食。有此證者，非藥能愈，終歸於死。又名失合證也。

石室秘籙 清·陳士鐸

治法

女人陰内生蟲，乃濕熱也，用鷄肝入藥末引之亦妙，終不若用蚯蚓三四條，葱數根，各火上炙乾爲末，用蜜一碗煮成膏，將藥搗於其中，納入陰户，蟲盡死矣，自然隨溺而下。又婦人陰門邊生瘡，作癢作痛不止者，以此方煎水洗之立效。方用蛇牀子一兩，花椒三錢，白礬三錢，水十碗，煎五碗，乘熱熏之，温則洗之。一次即止癢，二次即止痛，三日即全愈。分作五日洗之，每日止須洗一次，神效之極。

婦人羞隱之處，不便明言，然大約非寒則熱耳。今有一方，先用歸、芍各三錢，川芎一錢，熟地五錢，甘草、柴胡、白芥子各一錢，黄芩、炮薑各三分，水煎服。服後較前平善，則是虚證也。隨用四物湯治之可也。

未好則是熱病作祟，方中加梔子三錢，治之必奏效。

方

補中益氣湯《醫案》，下同　治女人氣血虛弱陰腫。

陳皮五分　黄芪炒　人參　白朮炒　甘草炙　當歸各一錢　柴胡　升麻各三分

右，薑棗水煎，空心午前服。

龍膽瀉肝湯　治女人陰中生瘡淋濇，用此加減。

龍膽草酒拌炒黄　澤瀉各一錢　車前子炒　木通　生地黄酒拌　當歸酒拌　山梔仁炒　黄芩炒　甘草各五分

右，水煎服。

四物湯　治女人陰腫作痛，用此加減。

當歸酒拌　芍藥炒　川芎各一錢　熟地黄三錢

右，水煎服。

逍遥散　治女人陰瘡潰爛，用此加減。

甘草炙　當歸炒　白芍藥酒炒　白茯苓　白朮炒，各一錢　柴胡酒炒，五分

右，水煎服。

歸脾湯《入門》，下同　治女人陰户突出，用此加減。

當歸　龍眼肉　棗仁　遠志　人參　黄芪　白朮　茯神各一錢　木香五分　甘草三分

右，薑棗煎服。

古硫鯉丸　治女人陰中生䘌。

大鯉魚一個，去頭皮　硫黄一兩

右將硫黄入鯉魚内，黄泥固濟，火煅煙盡爲末，米糊丸梧子大，每二十丸，温酒下。如下疳生蟲，所下如柿汁臭穢。及心中疞痛，悶絶虛煩，甚者不治。

雄黄鋭散 治女人陰中生蟲，用此納之。

雄黄别研 青葙子 苦參 黄連各二錢半 桃仁一錢

右爲末，生艾搗汁，和如小指尖大，綿裹納下部肛門内。

銀杏散《外科正宗》，下同 治女人濕熱下注，陰中作癢，及内外生瘡。

杏仁去皮尖研 輕粉 水銀鉛製 雄黄各一錢

右各爲細末，共和一處，每用五分，棗肉一枚和丸，用絲綿包裹，留一綿條，撚綫在外。用搨癢湯煎洗，將藥安入陰内，留綫在外。恐小便，取出再入。一日一换，重者只四五枚，痊愈。仍兼服後藥。

清肝滲濕湯 治女人肝經鬱滯，邪火流行，致陰腫痛，或風熱作癢。

滑石二錢 川芎 當歸 白芍 生地 山梔 黄連 連翹 膽草各一錢 銀柴胡 澤瀉 木通各六分 蘆薈五分 甘草三分 防風八分

右，水二鍾，淡竹葉燈心各二十件，煎八分，食前服。

涼榮瀉火湯 治婦人懷抱憂鬱不清，致生内熱，小水濇滯，大便秘結，及陰中火鬱作痛，亦如濇淋，宜此瀉之。

川芎 當歸 白芎 生地 黄芩 黄連 山梔 木通 柴胡 茵陳 膽草 知母 麥門冬各一錢 甘草五分 大黄酒炒，二錢

右，水二鍾，煎八分，空心服。便利去大黄。

搨癢湯 治證與銀杏散同。

苦參 威靈仙 蛇牀子 歸尾 狼毒各五分 鶴虱草一兩

右用河水十碗，煎數滚，濾清貯盆内，乘熱先熏，待温後洗。臨洗和入公猪膽汁二三枚同洗，更妙。

雄黄藜蘆散　治女人陰中突出如蛇，或似鷄冠菌樣者。

葱管藜蘆碾細如麵，二錢　輕粉　雄黄并細研　鼈頭煅黄色，各一錢　冰片二分

右各研極細末，和勻再研，磁罐收貯。先用芎歸湯煎洗，隨後搽藥，早晚二次。

芎歸湯　治證同上。

川芎　當歸　白芷　甘草　膽草各等分

右每用五錢煎湯，浴洗患上，隨後搽藥。

内疎黄連湯　陰瘡應用之藥。

木香　黄連　山梔　當歸　黄芩　白芍藥　薄荷　檳榔　桔梗　連翹各一錢　甘草五分　大黄二錢

右，水二茶鍾，煎八分，食前服，臨服加蜜二匙亦可。

透膿散　治同上。

黄芪四錢　穿山甲炒末，一錢　川芎三錢　當歸二錢　皂角針一錢五分

右，水二鍾，煎一半，臨服入酒一杯亦好。

八珍湯　治同上。

川芎　白芍　當歸　熟地黄　人參　白朮　茯苓各一錢　甘草炙五分

右，水二鍾，薑三片，棗三枚，煎八分，食前服。

加減八味丸　治同上。

茯苓　山藥　丹皮各四兩　山萸肉五兩　澤瀉三兩　五味子炒三兩　肉桂六錢　熟地杵膏酒煮，八兩

右共爲末，煉蜜丸如梧子大，每服二錢，空心服，鹽湯送下，尋常酒服亦可。

小柴胡湯　治同上。

柴胡二錢　黄芩炒，一錢　人參　半夏各七分　甘草炙，五分

右，薑水煎服。

消風散　治同上。

當歸　生地　防風　蟬蜕　知母　苦參　胡麻　荆芥　蒼朮　牛蒡子　石膏各一錢　甘草　木通各五分

右，水煎，食遠服。

蘆薈丸　治同上。

胡黄連　黄連　蘆薈　白蕪荑　白雷丸　青皮　鶴蝨草各一兩　麝香一錢　木香三錢

右爲末，蒸餅糊丸如麻子大，每服一錢，空心清米湯下。

加味逍遥散　治同上。

柴胡五分　甘草炙　當歸炒　芍藥酒炒　茯苓　白朮炒，各一錢　丹皮　山梔各隨宜

右，水煎服。

三茱丸《準繩》，下同　治陰中生一物，牽引腰腹脹痛，甚至不思飲食，皆因多服熱藥及煎煿，或犯非理房事，兼意淫不遂，名陰挺。

食茱萸　吴茱萸湯浸微炒　白蒺藜　青皮　桔梗水浸漉出慢火炒　舶上茴香淘去砂土焙　山茱萸肉微炒，各一兩　五味子浮　海藻洗焙　大腹皮酒洗曬　川楝子肉　延胡各一兩二錢半

右爲末，酒糊爲丸如梧子大，每服三十五丸，木通湯下。一方每服二錢，生地黄湯調。仍用金毛狗脊、五倍子、白礬、水楊根、魚腥草、川黄連各一兩爲散，分作四服，以有嘴瓦罐煎熟，預以銀錫作一長小筒，下透罐嘴，嘴上貫挺上，先熏後洗，立效。更服白薇散、凌霄花少許煎。如下虚，加川烏炮去皮、肉桂去粗皮各一兩。如腰腹痛甚，加桃仁去皮尖麸炒別研、青皮去白、枳實去穰各一兩，真南木香七錢半服之。

一捻金丸　服前藥未效，却用此丸。

延胡索　舶上蘹香　吳茱萸炒　川楝子去核　青木香各二兩

右爲末，粳米飯糊丸如梧桐子大，每服三十五丸，空心，木通湯服。又用梅花腦子五分，鐵孕粉一錢，水調刷上。如陰畔生疱，以涼血飲，每服三錢，加凌霄花少許煎，空心服見效。

黄芩散　治婦人陰挺脱下。

黄芩　蝟皮炒微焦　當歸各半兩　赤芍一兩　牡蠣　竹皮各二兩　狐莖一具，一作狐皮

右治下篩，飲服方寸匕，日三。禁舉重房勞冷食。一方以酒服二錢妙。

丹溪方　權小娘瘧後，右腿股生痛，破後筋弔疼，脈虚而濇，詢之，小便時疼，患處亦相應，宜與生血導熱。

川芎　當歸頭　條芩　生地　赤芍　牛膝　黄蘗　甘草炙，各二分　青皮炒　檳榔各五分　通草三分　桂皮一錢

右煎，食前熱飲之。

潔古方　治男子婦人陰部濕淫瘡。

文蛤研　乳香各五分　白礬一錢　銅緑少許　輕粉一字

右爲極細末，洗淨摻之。

當歸湯《準繩》　治婦人陰蝕瘡。

當歸　川芎　芍藥　甘草各二兩　地榆三兩

右細切，以水五升，煮取三升，去滓熏洗，日三夜二。一方用蛇牀子，不用川芎。

藿香養胃湯危氏方　治陽明經虚，不榮肌肉，陰中生瘡不愈。

藿香　白朮　白茯苓　神麯炒　烏藥　砂仁　薏苡仁　半夏麯　人參各半兩　蓽澄茄　甘草炙，各三錢半

右剉散，每服四錢，水一盞半，薑五片，棗三枚，同煎，不拘時候。

又方《千金方》　治陰瘡。

蕪荑　芎藭　黄芩　甘草　礬石　雄黄　附子　白芷　黄連各六銖

右㕮咀，取猪膏四兩，合煎敷之。

又方《準繩》下同　治婦人陰瘡，與男子妬精瘡，大同小異。

黄丹　枯白礬　萹蓄　藁本各一兩　白蛇皮一條，燒灰　硫黄半兩　荆芥　蛇牀子各半兩，研細

右細末，另以荆芥蛇牀子煎湯温洗，軟帛拭乾，清油調塗；如瘡濕，乾末摻之。

又方　治疳瘡。因月後便行房，致成湛濁，伏流陰道，疳瘡遂生，搔癢無時，先用胡椒葱白作湯，一日兩三度淋洗，却服後藥。

赤石脂　龍骨　黑牽牛炒　菟絲子酒浸蒸　黄芪鹽水炙　沙苑　蒺藜炒

右爲末，蜜丸梧桐子大，每服二十丸，燕窩蒸酒，澄上清者吞下。

肘後方　療女人陰中生瘡。

杏仁　雄黄　礬石各二分　麝香二分半

右四味研細，傅之。

黄芩湯　療婦人陰中生瘡。

黄連一分　雄黄　當歸　黄芩　川芎　大黄　礬石各二分

右七味切，以水五升，煮取四升洗瘡，日三度。

雄黄散　治同上。

雄黄　川芎　辰砂　藜蘆　北細辛　當歸　川椒各分兩隨宜

右爲末，綿裹内陰中，又傅外瘡上。忌如常法。

補心湯危氏方　治陰中生瘡，名曰䘌瘡，或痛或癢，如蟲行狀，淋瀝膿水。

白茯苓　人參　前胡　半夏湯洗七次去滑　川芎各三分　枳殼去穰麩炒　紫蘇　桔梗　甘草炙　橘皮　乾薑各半兩　當歸一兩三錢　白芍藥二兩　熟地黄一兩半

右剉散，每服四錢，水一盞半，薑五片，棗一枚，同煎，食前服。

又方《準繩》，下同　治同上

五倍子　甘草　滑石　黄丹各等分

右爲末，先以甘草湯洗，然後傅之。

又方　治同上。

真平胃散　貫衆末

右每服二錢，煮熟猪肝拌藥，内陰户，數日可安。

當歸散　治婦人陰中突出一物，長五六寸，名陰挺。

當歸　黄芩各二兩　牡蠣一兩半　赤芍五錢　蝟皮一兩，炙

右爲末，每服二錢，食前，温酒調下，滚湯亦可。如不應，更以補中益氣湯倍加升麻、柴胡兼服之。

又方　治證同上。

當歸　穿山甲炙　蒲黄炒，各半兩　辰砂一錢　麝香少許

右爲末，每服三錢，酒調下尤效。

菖蒲散　治婦人陰户腫痛，月水濇滯。

菖蒲　當歸各一錢　秦艽七錢半　吴萸製五錢

右爲末，每服三錢，空心葱湯調下；更以枳實炒熱，頻熨患處。

又方　治陰内膿水淋漓，或癢痛。

升麻　白芷　黄連　木通　當歸　川芎　白朮　茯苓

右，水煎服，更用搨腫湯浴洗。

搨腫湯　治婦人陰户生瘡或癢痛，或膿水淋漓。

甘草 乾漆各三錢 生地黄 黄芩 當歸 川芎各二錢 鱉甲五錢，炙

作一劑，用水數碗，煎數沸去滓，常洗患處。

洗搨散《大全》治陰蝕瘡。

甘草 乾漆各二兩 黄芩 當歸 地黄 芍藥各二兩 龜甲五兩

右細切，以水七升，煮取一半，去滓，以綿帛内湯中，用搨瘡處，良久即易，日二度。每搨湯可作十里許，即挹乾，捻取疳濕散，薄敷瘡上使遍，可經半日，又以湯搨搨訖，如前敷藥。

疳濕散《準繩》下同 治證同上。

蚺蛇膽真者 青木香 石硫黄 鐵精粉 麝香各四分，臨時入，緣麝辟蛇毒，若先相和，膽即無力

右各等分爲末，更研細，有患取如三棋子大，和井華水，日再服訖；先令便利了，即以單方内桃枝熏法，先熏下部訖；然後取藥如棋子大，安竹管里，内下部中，日再度，老少量減。其熏法每日一度，不用再。舊用五月五日蝦蟆。

蛇牀子散 濕熱，陰中生瘡主藥。

蛇牀子仁 白粉少許

和令相得如棗大，綿裹内之，自然濕熱消散。

狼牙湯《録驗》治婦人陰蝕，其中爛傷，膿水淋瀝臭穢。

狼牙三兩

右㕮咀，以水四升，煮至五合去滓，内苦酒，如鷄子中黄大，沸湯一杯消盡，夜適寒温，以綿纏箸頭大如繭，濡湯以瀝瘡中，日四五度即瘥。

麻黄湯 治婦人陰腫或瘡爛者。

麻黄 黄連 蛇牀子各二兩 北艾葉一兩半 烏梅十個

右剉細，以水一斗，煮取五升，去滓熱洗，避風冷。

白礬散　治婦人陰腫堅痛。

白礬半兩　甘草半分，生　大黄一分，生

右爲細末，每用棗大，綿裹，内陰中，日兩换。

大黄散　治婦人陰癢。

大黄微炒　黄芩　黄芪炙，各一兩　赤芍藥　元參　丹參　山茱萸　蛇牀子各半兩

右爲細末，食前，温酒調二錢服。

廣濟方　療婦人陰癢不止。

藜蘆二錢半　蚺蛇膽　雄黄　硫黄　朱砂　硝石　蕪荑各半兩

右爲細末研停，以臘月猪脂和如膏，用故布作纏子，如指長一寸半，以藥塗上，内陰中，日一易之。易時，宜用猪椒根三五兩，水煮，稍熱洗，乾拭内之效。

千金方　療小户嫁痛連日。

甘草　生薑各三分　白芍藥　桂心各二分

右細剉，以酒二升煮取三沸，去滓温服，神良。

珍珠散《外科正宗》　女人陰蝕瘡，或新嫁内傷痛甚者，用此搽極效。

青缸花五分　珍珠一錢，不論大小，以新白爲上，入豆腐内煮數滚，研爲極細無聲方用　真輕粉一兩

右三味，共研千轉，細如飛麪，方入罐收。如無青缸花，用頭刀靛花輕虚色翠者代之，終不及缸花爲妙。

海螵蛸散　療婦人小户嫁痛。

鰞鰂魚骨二枚

右一味，燒研細末，酒調方寸匕，日三服。

單行太和湯 療婦人嫁痛。

大黄三兩

右一味切，以酒一升，煮一沸，頓服。

洗心散 治女人陰挺。

麻黄　當歸　生大黄　荆芥穗　赤芍藥　甘草各一錢　白朮五分

右剉，作一貼，入薄荷七葉，水煎服。

膏髮煎仲景 治婦人胃氣下泄，陰吹而正喧。

猪膏半斤　亂髮如鷄子大，三枚

右二味，和膏中煎之，髮消藥成，分再服。

集驗方 治女人傷丈夫，四體沉重，噓吸頭痛。

生地黄八兩　芍藥五兩　豉一升　葱白一斤　生薑四兩　甘草二兩

右六味，以水七升，煮取二升半，分三服，不得重作。忌房事。

桑白皮湯 療諸婦人傷丈夫，苦頭痛欲嘔悶。

桑皮半兩　乾薑一纍　桂心五寸　大棗二十枚

右四味切，以酒一斛，煮三四沸，去滓，分温服。衣適厚薄，毋令汗出。

來復丹 治婦人與男子交接相傷，因而四肢沉重，頭痛昏運。

青皮去白　陳皮去白　五靈脂水澄去砂晒乾，各二兩　舶上硫黄透明者　太陰元精石研水飛　硝石同硫黄爲末入瓷碟内，以微火炒，用柳箄攪不可火太過恐傷藥力再研極細名二氣末，各一兩

右用五靈脂、青橘皮爲末，次入元精石末，及前二氣末拌勻，好酢打糊爲丸豌豆大，每服三十丸，空心米飲下。

骨皮。

五加皮浸酒方《聖惠方》　治婦人癖瘦陰冷。

五加皮　熟地黄　丹參　杜仲去粗皮炙微黄　蛇牀子　乾薑各三兩　天冬一兩　鍾乳四兩　地骨皮二兩

右細剉，以生絹袋盛，以酒一斗五升，漬二宿後，每煖服一大盞，空心及晚食前服。一方用枸杞子，無地骨皮。

又方《大全》　治婦人陰冷。

遠志　乾薑生用　蓮花各半兩　蛇牀子　五味子各一兩

右搗羅爲末，每用兼以兎糞塗陰門，用綿裹一錢内陰中，熱即爲效。

又方　治同上。

蛇牀子三分　吳茱萸製　甜葶藶各半兩　没石子一枚

右搗羅爲末，綿裹棗許大，内陰中，令腹内熱爲度。

温中坐藥蛇牀子散　治婦人陰冷。

蛇牀子　白粉少許

右爲末和匀，丸如棗大，綿裹内陰中，自然温矣。

八味丸　治血弱不能榮養臟腑，津液枯濇，風寒客於子臟，以致陰冷。

熟地黄八兩杵膏　山茱萸肉　乾山藥各四兩　丹皮　茯苓　澤瀉各三兩　肉桂　附子各一兩

右爲末，和地黄膏加煉蜜，丸桐子大，每服七八十丸，空心食前滚湯下。按此丸果係肝脾腎虚，殊有神效。

單方

婦人陰挺出下脱：桂心吳茱萸各一兩，戎鹽二兩，幷熬，令色變，搗羅爲末，以綿裹如指大，内陰中，日再易之，甚妙。一方用川椒，不用桂心。《準繩》，下同又方：川椒、川烏頭并生用，白芨各半兩，擣羅爲末，綿裹一錢，内陰中，深三寸，腹中熱即止，來日再用之。一方無川椒，止用川烏頭、白芨二味。

又方：蛇牀子五兩，烏梅二七枚，以水五升，煮取三升，去滓稍熱洗之，每日夜三五度用。

又方：硫黄、鰞鰂骨各半兩，擣羅爲末敷之。

又方：鐵精粉研細，以羊脂調布裹炙，令熱熨之，以瘥爲度。

又方：弊帚頭燒爲灰，酒服方寸匕，食前服。

婦人陰下脱若肚：用羊脂煎訖，適冷煖取塗上，以鐵精敷之，多少令調，以火炙布令煖，熨肚上，漸塗内之；然後末磁石，酒服方寸匕，日三。

又方：用荆芥穗、臭椿樹皮、藿香葉煎湯熏洗，即入。

又方：用蓖麻子葉有九角者，好飛過白礬爲末，以紙片攤藥托入。

又方：先以淡竹根煎湯洗，仍用五倍子、白礬爲末乾摻，立效。

又方：用温鹽水洗軟，却用五靈脂燒煙熏，次用蓖麻子研爛塗上吸入，如入即洗去。

婦人陰中生痔：用烏頭七個燒存性，用小瓦罐盛釅酢淬之，乘熱熏；候温通手沃之，良。

婦人茄子疾：用茄皮、白礬、馬椿頭根、朴硝、澤蘭煮水熏洗，加入炒石灰少許，妙。

又方：用朴硝爲末，黄荆柴燒瀝調敷，或濃磨鐵漿水調敷。

又方：用生枳殼爲散，煎湯熏洗；却用綿帛包枳殼滓，納入陰中，即日漸消。

女人陰蝕：取東南桃枝五七枝，輕打頭使散，以綿纏之；又擣石硫黄爲末，將此綿纏桃枝撚轉之，令末少厚；又截一竹筒，先内下部中，仍以所撚藥桃枝燒著熏之。

陰蝕：蒲黄三升，水銀一兩，二味研匀，以粉敷上。

又方：肥猪肉十斤，水一石，煮水浸，冷即易，不過三兩度。

陰蝕欲盡：以蝦蟆、兔屎等分爲末敷之，良。

女人陰癢：炙猪肝納入，當有蟲出。《肘後方》，下同

婦人陰癢：用桃仁杵爛，綿裹塞之。

婦人陰䘌作癢：羊肝納入引蟲。《集簡方》

婦人陰瘡：紫葳爲末，用鯉魚腦或膽調搽。《摘元方》，下同

婦人陰癢：牆頭爛茅、荆芥、牙皂等分煎水，頻熏洗之。

又方：用蛇牀子一兩，白礬二錢，煎湯頻洗。《集簡方》

又方：用小薊煮湯，日洗三次。《廣濟方》

又方：用狼牙二兩，蛇牀子三兩，煎湯熱洗。《外臺》

女子陰瘡：硫黃末敷之，瘥乃止。《肘後方》

女人陰瘡，如蟲咬癢痛者：生搗桃葉，綿裹納之，日三四易。《食療》

婦人陰門邊生瘡，作癢作痛不止者：蛇牀子一兩，花椒、白礬各三錢，水十碗，煎五碗，乘熱熏之，温則洗之。一次即止癢，二次即止痛，三次即全愈。分作五日洗之，每日止洗一次，神效。《石室秘籙》

婦人陰腫堅痛：枳實半斤麸炒，帛裹熨之，冷即易。《子母秘錄》

婦人陰腫或生瘡：枸杞根煎湯頻洗。《永類方》

婦人陰腫作癢：蒜湯洗之，效乃止。

女人陰腫：甘菊苗搗爛煎湯，先熏後洗。《得效方》

婦人陰痛：青布裹鹽熨之。《藥性論》

又方：礬石三分，炒甘草末半分，綿裹導之取瘥。《百一》

婦人陰痛：絹盛蛇牀子蒸熱熨之。《千金》，下同

又方：牛膝五兩，酒三升，煮取一升半，去滓，分三服。

婦人陰挺：鐵精粉一錢，龍腦半錢研，水調刷産門。《得效方》

女陰挺出：茄根燒存性爲末，油調在紙上卷筒，安入内，一日一上。《乾坤生意》

婦人陰癩，硬如卵狀：隨病之左右，取穿山甲之左右邊五錢，以砂炒焦黄爲末，每服二錢，酒下。《摘元方》

婦人陰脱作癢：礬石燒研，空心酒服方寸匕，日三。《千金翼方》

又方：用白芨、川烏頭等分爲末，絹裹一錢納陰中，入三寸，腹内熱即止，日用一次。《廣濟方》

婦人陰脱：煎羊脂頻塗之。《廣利方》

婦人陰中腫痛不可忍：艾葉五兩，防風三兩，大戟二兩剉細，以水一斗，煮至五升，熱洗，日三次，切宜避風冷。《準繩》下同

陰中腫痛：枳殻半斤炒令熱，以故帛裹熨，冷即换之。

陰腫，鐵精粉敷上。

又方：小麥、朴硝、白礬、五倍子、葱白，煮水洗。

又方：陰腫，大馬鞭草搗爛塗之。

陰腫不下，小户嫁痛：冬青葉、小麥、甘草等分，水煎洗。

婦人陰癢不可忍：杏仁燒作灰，乘熱綿裹，内陰中，日二易之。

産門蟲蛆，痛癢不可忍：用杏仁去皮燒存性，杵爛綿裹，納入陰中，取效。

又方：取鶏肝炙熱，内陰中，如有蟲，當盡下。

又方：取牛肝截五寸繩頭，内陰中半日，蟲入肝出之。猪肝亦得。

陰中有蟲，癢且痛，目腫身黄，欲得男子，漏血下白，少氣，思美食：用鯉魚長一尺去頭肉，取骨搗末，熬黄黑，以猪脂和，以絹袋盛，如常法，内陰中至痛處，即止，蟲當自出。

小户嫁痛：牛膝五合切，酒三升，煮至二升，分三服。

婦人陰痛：用青鹽炒熱，以布裹熨之。

婦人陰冷：蛇牀子一兩，吳茱萸一兩半，生搗羅爲末，煉蜜和丸如酸棗大，以綿裹内陰中，下惡物爲度。

又方：用麝香合前二味。玉門寬冷，硫黄煎水頻洗之。《心傳方》

女人陰冷：五味子四兩爲末，以口中玉泉爲丸，兎矢大，頻納陰中，取效。

婦人陰寒，十年無子者：用吳茱萸、川椒各一升爲末，煉蜜丸彈子大，綿裹納陰中，日再易之。但子宫煖，即有子也。《經心録》

婦人陰冷：母丁香末，紗囊盛如指大，納入陰中，病即已。《本草衍義》

女人交接輒出血：桂心伏龍肝各二分。

右爲末，酒服方寸匕，瘥止。《準繩》，下同

又方：黄連六分，牛膝、甘草各四分，三味細切，以水四升，煮取二升洗，日三四度瘥。

又方：以熱艾緊裹一團，然後以絹裹，内陰中。

女人交接，陽道違理，及他物所傷，致血流漓不止：取釜底墨，斷壺盧塗藥内之。

女童交接，陽道違理，血出不止：燒髮并青布，末爲粉塗之。

又方：割鷄冠血塗之。

又方：以赤石脂末摻之。

又方：五倍子末摻，亦良。

針灸

《甲乙經》曰：女子禁中癢，腹熱痛，乳餘疾缺三字，子門不端，少腹苦寒，陰癢及痛，經閉不通，中極主之。

女子手脚拘攣，腹滿疝，月水不通，乳餘疾絶子，陰癢，陰交主之。

腹滿疝積，乳餘疾，絶子，陰癢，刺石門。

婦人陰中痛，少腹堅急痛，陰陵泉主之。

女子疝，及少腹腫，溏泄，癃，遺溺，陰痛，面塵黑，目下眥痛，太衝主之。

婦人下赤白，沃後陰中乾痛，惡合陰陽，少腹䐜堅，小便閉，曲骨主之。

女子下蒼汁，不禁赤瀝，陰中癢痛，少腹控眇，不可俛仰，下髎主之。刺腰尻交者，兩胂上，以月死生爲痏數，發針立已。

小腹脹滿，痛引陰中，月水至則腰脊痛，胞中瘕，子門有寒引髕髀，水道主之。

女子絶子，陰挺出，不禁白瀝，上髎主之。

婦人陰挺出，四肢淫濼身悶，照海主之。

女子月水不利，或暴閉塞，腹脹滿癃，淫濼身熱，腹中絞痛，癩疝陰腫，氣衝針上入三寸，氣至瀉之。

女子不字，陰暴出，經水漏，然谷主之。

女子疝瘕，按之如以湯沃兩股中，少腹腫，陰挺出痛，經水來下，陰中腫或癢，漉青汁若葵羹，血閉無子，不嗜食，曲泉主之。

女子陰中寒，歸來主之。

月事不利，見血而身反敗，行間主之。

《千金方》曰：月事不利，見赤白而有身反敗，陰寒，刺行間入六分，灸三壯，穴在足大趾間動應手。

水原、照海，主不字，陰暴出，淋漏，月水不來而多悶，心下痛。

照海，主陰挺下血，陰中腫或癢，漉清汁若葵汁。

女子不字，陰暴出，經漏，刺然谷入三分，灸三壯，穴在足内踝前起大骨下陷中。

赤白沃，陰中乾痛，惡合陰陽，小腹䐜堅，小便閉，刺屈骨入一寸半，灸三壯，穴在中極下一寸。

《醫學綱目》曰：女子陰中痛，取大敦。

醫案

《瑯嬛記》曰：一婦人病陰中癢，不敢告人，苦甚。平日奉觀世音像甚謹。正病時，見一尼持藥一函至，曰：煎此洗之即愈矣。尼忽不見。啓視之，乃蛇牀子、吳茱萸、苦參也。

《醫學綱目》曰：一婦人患臍下腹上連二陰遍滿生濕瘡，狀如馬刀，他處幷無，熱癢而痛，大小便澁，出黄汁，食亦減，身面浮腫。醫作惡瘡治，用鰻鰲魚、松脂、黄丹之類，塗瘡上，愈熱痛甚，治不對證故也。細問之，此人嗜酒貪啗，喜魚蟹發風等物。急令用温水洗拭去膏藥，尋馬齒莧四兩研碎，入青黛一兩再研勻，塗瘡上，即時熱減，痛癢皆去。仍服八正散，日三服，發散客熱。每塗藥一時久即乾，又再塗新濕藥。如此二日減三分之一，五日減二，自此二十日愈。既愈，乃問曰：此病何緣至此？曰：中下焦畜風熱毒熱，氣若不出，當作腸癰内痔。仍須禁酒及發風物。後不能禁酒，果患内痔。

《醫學準繩六要》曰：一婦陰中挺出一條五寸許，悶痛重墜，水出淋漓，小便澁滯，夕與龍膽瀉肝湯分利濕熱，朝與補中益氣湯升補脾氣，諸證漸愈；再與歸脾加山梔、茯苓、川芎、黄蘗間服，調理而愈。有蟲亦用此法。有膿水腫痛，用補中益氣倍升、柴加茯苓、炒梔子自效。

《薛己醫案》曰：一婦人陰中突出如菌，四圍腫痛，小便頻數，内熱晡熱，似癢似痛，小腹重墜。此肝脾鬱結之證，蓋肝家濕熱，作腫作痛，脾虚下陷則重墜。先以補中益氣湯加山梔、茯苓、川芎調理，外以生猪脂和藜蘆末塗之，遂收。

一婦人陰中挺出五寸許，悶痛重墜，水出淋漓，小便澁滯，夕與龍膽瀉肝湯分利濕熱，朝與補中益氣湯升補脾氣，諸證漸愈；再與歸脾湯加山梔、茯苓、川芎、黄蘗間服，調理而愈。後因勞役或怒氣，下部濕癢，小水不利，仍用前藥即愈。

一婦人陰中腐潰，膿水淋漓，腫痛寒熱，小便赤濇，内熱作渴，肢體倦怠，胷脅不利，飲食少思，余以爲肝脾虧損，用補中益氣湯，内柴胡、升麻各用一錢，加茯苓一錢，山梔二錢，數劑少愈；又與歸脾湯加山梔、川芎、茯苓三十餘劑，諸證悉退。惟内熱尚在，再與逍遥散，倍用山梔而愈。

一婦人素性急，陰内痛，小便赤濇，怒而益甚，或發熱，或寒熱，此肝經濕熱所致，用芎、歸、炒梔、柴胡、苓、朮、丹皮、澤瀉、炒芍、車前、炒連、生甘草，數劑漸愈；乃去黄連、澤瀉，又數劑全愈。

一婦人陰内膿水淋漓，或癢或痛，狀似蟲行，診之少陰脈滑數，此陰中有瘡也，名曰䘌。由心神煩鬱，胃氣虛弱，氣血凝滯所致。與升麻、白芷、黄連、木通、當歸、川芎、白朮、茯苓、柴胡煎服，用搨腫湯熏洗，更搽蒲黄、水銀兩月餘而愈。或有胞絡虛，風邪乘陰，血氣相搏，令氣否濇，致陰腫痛，當以菖蒲散治之；更以枳實炒熱帛裹熨之，冷則再炒。或有子臟虛，冷氣下衝，致陰脱出，謂之下脱。或因産努力而脱者，以當歸散治之；久不愈者，以補中益氣湯倍加升麻、柴胡升舉之。

一婦人胷膈不利，内熱作渴，飲食不甘，肢體倦怠，陰中悶癢，小便赤濇，此鬱怒傷肝脾所致，用歸脾湯加山梔而愈。復因怒，患處并小腹脹痛，用小柴胡加山梔、芎、歸、芍藥，痛止用逍遥散加山梔而愈。又因勞役患處腫脹，小便仍濇，用補中益氣加山梔、茯苓、丹皮而痊。

一婦人陰内痛癢，不時出水，食少體倦，此肝脾氣虛，濕熱下注，用歸脾湯加丹皮、山梔、芍藥、柴胡、生甘草主之而安。

一婦人陰内癢痛，内熱倦怠，飲食少思，此肝脾鬱怒，元氣虧損濕熱所致，用參、芪、歸、朮、陳皮、柴胡、炒梔、車前、升麻、芍藥、丹皮、茯苓而瘥。若陰中有蟲癢痛，亦屬肝木，以桃仁、雄黄研納陰中以殺之，仍用清肝解鬱之藥。有以鷄肝納之者，乃取蟲之法也。

一婦人陰中腫悶，小便濇滯，兩脅作腫，内熱晡熱，月經不調，時或寒熱，此因肝脾鬱怒，元氣下陷，濕熱壅滯，朝用歸脾湯加柴胡、升麻解鬱結、補脾氣、升元氣，夕用加味逍遥散清肝火、生肝血、除濕熱，各數劑諸證悉愈；又用四君、芎、歸、丹皮，調補肝脾，而經水如期。

一婦人陰中寒冷，小便黄濇，内熱寒熱，口苦脅脹，此因肝經濕熱，用龍膽湯祛利濕熱，用加味逍遥散調補血氣而安。

一婦人所患同前，更寒熱嘔吐，兩股腫痛，先用小柴胡加山梔一劑，寒熱嘔吐頓止；次用龍膽瀉肝湯一劑，腫痛頓消。

一婦人陰中寒冷，小便澄清，腹中亦冷，飲食少思，大便不實，下元虚寒，治以八味丸月餘，飲食漸加，大便漸實，又月餘諸證悉退。

一婦人交接出血，作痛發熱，口渴欲嘔；或用寒凉之藥，前證益甚，不時作嘔，飲食少思，形體日瘦。余曰：證屬肝火而藥復傷脾所致也。先用六君加山梔、柴胡，脾胃健而諸證愈；又用加味逍遥散而形氣復。

一婦人陰腫下墜，悶痛出水，胷腹不利，小便頻數，内熱晡熱，口苦耳鳴，此肝脾火證，用小柴胡加車前、膽草、苓、朮、升麻二劑而小愈；又用加味逍遥加升麻數劑漸愈；乃以加味歸脾加升麻、柴胡，并補中益氣加山梔數劑頓愈；仍用加味逍遥、加味歸脾二藥調理，痊愈。

一婦人患前證熱痛，或用寒凉敗毒藥，飲食不入，時欲作嘔，小腹重墜，余謂此脾胃復損，元氣下陷，先用補中益氣加炮薑二劑，重墜頓愈；又加茯苓、半夏二十餘劑而愈；乃以歸脾湯少加柴胡、升麻，并六味地黄丸而安。

一婦人每交接出血作痛，此肝火動脾而不能攝血，用補中益氣、濟生歸脾二湯而愈。若出血過多，但用前藥調補肝脾。

《外科正宗》曰：一婦人肝經風濕下流，陰器浮腫，癢甚，致抓出血，不痛，以消風散加苦參、膽草、澤瀉、木通、山梔，外以蛇牀子湯熏洗，搽銀杏散，十餘日癢止腫消而愈。

一婦人孀居十餘載，陰器作癢生蟲，含忍不説，後陰器蝕爛，已蝕内臟，人形消瘦，發熱作渴，脈浮洪數，方請醫治。詢問陰癢痛日久，陰器黑腐，小水不禁，内臟已壞，不可用藥。彼苦求治。予曰：癢者蟲也，痛者損也。先用鯽魚數枚，以香料摻炙，魚熟以絲綿包裹，納入陰中，夾之良久，取出紅蟲長者一寸，短者五六分，細如絲綿，約有二十餘條，置温水中，摇擺片時方死。彼家懽悦，以爲可治。予曰：非也。再取再有，生化無窮。强投養血清肝藥，終至不痊而死。

一婦人無辜發熱月餘，忽陰中突出一物如鷄冠一片，此肝鬱脾虚所致，以補中益氣湯加青皮、山梔、柴胡、黄芩，外以甘草、白芷、蒼朮、紫蘇煎湯，每日熏洗，十餘日，其患漸消，仍用前湯倍參朮，服月餘而安。

一婦人陰中作癢，遇痛則心煩躁，作渴不睡，此思慮太過，致心腎不交，以四物湯加龍膽草、山梔、黄連、知母，外以銀杏散納入陰中，二日，其癢漸止；又朝以八味丸，午用歸脾湯加柴胡、茵陳，月餘而愈。

一婦人陰器半邊腫痛，身發寒熱，口乾便秘，脈實有力，以内踈黄連湯一劑，大便通利，口乾乃止。惟腫痛尤甚，此濕毒結聚欲爲膿也，以四物湯加角針、澤瀉二劑，膿熟脹痛；又以透膿散一服，出臭膿鍾許，疼痛頓止；以八珍湯加丹皮澤瀉十餘劑而安。

一婦人陰器腫痛，小水澁滯，遇晚寒熱交作，此肝經濕熱爲患，以龍膽瀉肝湯二服，小水通利；又以四物湯兼小柴胡加天花粉、木通、炒山梔，服之而愈。

婦人夢與鬼交門

婦人良方 宋·陳自明

論證脈

人稟五行秀氣而生，承五臟神氣而養。若調理失節，血氣虚衰，則鬼邪干其正，隱避而不欲見人，時獨言笑，或時悲泣，是其候也。脈息遲伏，或如鳥啄，或綿綿而來，不知度數，面顏不變，亦其候也。

註　前證多由七情虧損心血，神無所護而然也，宜用安神定志等藥，則正氣復而神自安。若脈乍大乍小，乍短乍長，亦爲鬼祟也，宜灸鬼哭穴。

按《大全》：陰陽調和，臟腑强盛，邪鬼安得而干之？

奇效良方　明・方賢

總論證治

人有五臟，中有七神，稟五行秀氣而生，皆承神氣，所以保養，若陰陽調和，則臟腑强盛，鬼魅不能傷之。若攝護失節而血氣衰，鬼邪侵傷，故婦人夢中多與鬼魅交通，由臟腑虚，神不守舍，故鬼氣得爲病也。其狀不欲見人，如有對晤，或時獨笑，或時悲泣者是也。其脈伏遲，或爲鳥啄，皆鬼邪爲病也。又脈來綿綿，不知度數者，顏色不變，亦此候也。昔戴人治效，已載於書，信不誣矣。且寡婦尼僧，夜夢交通，邪氣交感，久作癥瘕，或成鬼胎，以茯神散、桃仁丸治之。

景岳全書　明・張介賓

論證治

人稟五行正氣以生，氣正則正，氣邪則邪，氣强則神旺，氣衰則鬼生。如刺法論曰：神失守位，則邪鬼外干，即此類也。然婦人之夢與邪交，其證有二：一則由慾念邪思，牽擾意志而爲夢者，此鬼生於心而無外干也；一則由稟賦非純，邪得以入，故妖魅敢於相犯，此邪之自外至者，亦有之矣。病因有内外，則證亦有不同。病由内生者，外無形迹，不過於夢寐間常有所遇，以致遺失及爲恍惚帶濁等證，亦如男子之夢遺，其機一也，但在女子多不肯言耳。至若外有邪犯者，其證則異，或言笑不常，如有對晤，或喜幽寂，不欲見人，或無故悲泣而面色不變，或面帶桃花，其脈息則乍疎乍數，三五不調，或伏沉，或促結，或絃細，或代易不常，是皆妖邪之候。凡此二者，若失於調理，久之不愈，則精血日敗，真陰日損，乃致潮熱發熱，神疲體倦，飲食日減，經水日枯，肌肉消削，漸成勞損，脈見緊數，多致不救矣。凡治此者，所因雖有不同，而傷精敗血，其病則一。故凡病生於心者，當先以静心爲主，然後因其病而藥之。神動者安其神定其志，精滑者固其精養其陰，尤當以培補脾腎，要約門户，以助生氣爲主。若爲妖魅所侵，則内當調補正氣，如歸神湯之類；外宜速灸鬼哭穴，以驅邪氣，則自當漸愈。

方

茯神散《大全》，下同　治婦人風虚與鬼交通，妄有所見，語言雜亂。

茯神一兩半　人參　菖蒲各一兩　赤小豆半兩

右㕮咀，每服三大錢，水一盞，煎六分，去滓，食前温服。一方加茯苓一兩。

桃仁丸　治婦人與鬼魅交通。

辰砂　檳榔　當歸　桃仁各七錢半　麝香　阿魏麵裹煨　沉香各半兩　水銀二錢半，棗肉研令星盡

右爲細末，煉蜜丸如梧桐子大，空心，桃仁湯呑下十丸。

辟瘟丹《準繩》，下同　治證同前。

虎頭骨半兩　硃砂　雄黄　雌黄　鬼臼　皂莢　蕪荑仁　鬼箭　藜蘆各一兩

右件生爲末，煉蜜丸如彈子大，囊盛一丸，繫女人右臂上，及用一丸當病人户前燒之，一切邪鬼不敢近。

殺鬼雄黄散　治婦人與鬼交通。

雄黄　丹砂　雌黄各一兩，俱細研　羚羊角屑　蕪荑　虎頭骨　石菖蒲　鬼臼　鬼箭　蒼朮　白頭翁　石長生　馬懸蹄　猪糞各半兩

右爲細末，以羊脂蜜蠟和擣爲丸如彈子大，每用一丸，當患人前燒之。

別離散　治婦人風虛，與鬼交通，悲思喜怒，心神不定。

楊柳樹上寄生　白朮各一兩　桂心　茵芋　天雄炮去皮臍　薊根　菖蒲九節者　細辛　附子炮去皮臍　乾薑炮，各半兩

右爲細末，每服一錢，食前温酒調下。

朱砂散　治婦人風虛與鬼交通，悲笑無恒，言語錯亂，心神恍惚，睡臥不寧。

朱砂細研水飛過　鐵粉研，各一兩　雄黄研　龍骨各半兩　蛇蜕一尺，燒　虎睛一對，炙　牛黄　麝香各二錢半

右同研極細，每服一錢，以桃符湯調下，不計時候。

又方　治婦人與鬼交通。

雄黄　人參　防風各一兩　五味子一合

右擣篩，清旦，以井華水服方寸匕，三服瘥。

太乙神精丹　治女人夢與鬼交。

雄黄油煎七日　雌黄　朱砂光瑩者　磁石　曾青各一兩　金牙石六錢

右各研細，將雄雌二黄、朱砂酢浸三日，曾青用好酒於銅器中浸，紙封曝百日。急用，七日亦得。如天陰用火焙乾。六味同研勻，用砂盒盛令藥滿，得三分許，以此準盒子大小，先以赤石脂末固縫，外用六一泥固濟訖，須候透乾，以晴明六合吉日合，別用泥作三個柱子，高五寸，令平穩如鼎足狀，安盒子，下置炭火三升，逐旋添炭，常令及五斤，只在盒底，不得過口，煅五日爲度，放冷，水中浸盒子，候泥透，剥去泥，將盒輕手取開，其藥精英五色，盡在蓋上，亦有三色者，純白爲上，研細，棗肉丸如粟米大，每服一丸，米飲服之。口噤牙緊，斡前兩齒灌下即甦。

六一泥法

礬石黄泥裹，火燒一復時，研細　蚯蚓糞　鹼土　黄礬遠看如金絲色精明，其色本緑，以黄泥裹，火燒通赤如血，取出研細　鹽各一兩　黄泥一斤

同爲末，以紙一處搗和成泥。

蘇合香丸　治證同上。

白朮　青木香　烏犀角屑　香附子炒去毛　朱砂研水飛　訶梨勒煨取皮　白檀香　丁香　安息香另末，無灰酒一升熬膏　沉香　麝香研　蓽茇各二兩　龍腦研　蘇合香油入安息膏内　薰陸香别研，各一兩

右爲細末，入研藥勻，用安息香膏，幷煉白蜜和劑，每服旋丸如桐子大，早朝取井華水，温冷任意，化服四丸，老人小兒化服一丸，温酒化服亦得，幷空心服之。用蠟紙裹一丸如彈子大，緋絹袋盛，當心帶之，一切邪神不敢近。

妙香散　治女人心氣不足，精神恍惚，夜夢顛倒，與鬼交通，言語錯亂，宜先服補氣養血，鎮心安神；然後以上數方，隨宜用之。

木香煨，二錢半　山藥薑汁炙　茯苓　茯神　遠志炒　黄芪各一兩　辰砂三錢，另研　人參　桔梗　甘草炙，各半兩　麝香一錢，另研

右爲細末，每服二錢，不拘時，温酒調下。

單方

女人與邪物交通，獨言笑，悲思恍惚：用雄黄末一兩，以松脂二兩熔和，虎爪攪令如彈丸，夜内火籠中燒之，令女人踞坐其上，以被自蒙，唯出頭目，未瘥再作，不過三劑自斷也。《準繩》，下同

又方：以安息香和臭黄合爲丸，燒熏丹田穴，永斷。

婦人夢與鬼交：鹿角爲末，三指撮，和清酒服，即出鬼精。兼治漏下不斷。

婦人爲妖所魅，迷惑不肯言狀：以水服鹿角屑方寸匕，即言實也。

針灸

《證治準繩》曰：婦人夢與鬼交，脈來乍大乍小，乍短乍長，宜灸鬼哭穴。以患人兩手大拇指相幷，用綫緊紮，當合縫處半肉半甲間，灼灸七壯。若果是邪祟病者，即乞求免灸，云：我自去矣。

《景岳全書》曰：女人夢與鬼交，灸鬼哭穴。其穴以兩手大指相幷縛定，用艾炷於爪甲角騎縫灸之，務令兩甲連肉四處著火方效。或七壯，或二七壯。兩足大指，亦名足鬼眼。

醫案

《儒門事親》曰：一婦年三十四歲，夜夢與鬼神交，驚怕異常，及見神堂鬼府，舟楫橋梁。如此一十五年，竟不娠孕。巫祈覡禱，無所不至；鑽肌灸肉，孔穴萬千。黃瘦發熱，引飲中滿，脚腫，診其兩手寸脈皆沉而伏，知胃中有痰實也。此其陽火盛於上，陰水盛於下。鬼神者，陰之靈；神堂者，陰之所；舟楫橋梁，水之用。兩手寸脈皆沉而伏，知胷中有痰實也。凡三涌三泄三汗，不旬日而無夢，一月而有孕。

婦人交腸門

醫學綱目　明·樓英

交腸論證治

婦人小便中出大糞，名交腸，服五苓散效。如未盡愈，可用舊幞頭燒灰，酒調服之。

方

五苓散 治女人交腸。

澤瀉二錢半 赤茯苓 白朮 猪苓各一錢半 肉桂五分

右爲末，每二錢，白湯調下。或剉，作一貼，水煎服。

補中益氣湯 治女人交腸，兼用此湯。

陳皮五分 黄芪炒 人參 白朮炒 甘草炙 當歸各一錢 柴胡 升麻各三錢

右，薑棗水煎，空心午前服。

四物湯 治女人尿出後竅，六脈沉濇，用此加減。

熟地黄三錢 芍藥 當歸 川芎各二錢

右，水煎服。

醫案

朱震亨《心法》曰：一婦人性嗜酒，常痛飲不醉，忽糟粕出前竅，溲尿出後竅，六脈皆沉濇，與四物湯加海金沙、木香、檳榔、木通、桃仁服之而愈。此人酒多氣升不降，陽極虚；又酒濕積久生熱，煎熬其血，陰亦大虚。陰陽俱盡而暫時活者，以其形實，酒中穀氣尚存故也。三月後必死。果然。

《薛己醫案》曰：一婦人病愈後，小便出屎，此陰陽失於傳送，名大小腸交也。先用五苓散二劑而愈，又用補中益氣而安。

《寓意草》曰：姜宜人得奇證，閱《本草經疏》治交腸用五苓之説以爲神秘。余見辨之曰：交腸一證，大小二便易位而出，若交易然，古用五苓散治之，專爲通前陰而設也。若此證閉在後陰，二便俱從前陰而出，擬之交腸，誠有似是實非者。況交腸乃暴病，驟然而氣亂於中；此證乃久病以漸而血枯於内，有毫釐千里之不同，安得擬之？原夫疾之所始，始於憂思結而傷脾，脾統血者也，脾傷則不能統攝而錯出下行，有若崩漏，實名脱營。脱營病宜大補急固，乃誤認爲崩漏，以涼血清火爲治，則脱出轉多。不思天癸已盡，潮汛已絶，萬無是病。其年高氣弱，無血以實漏卮者，毫不念也。於是胞門子户之血，日漸消亡，勢不得不借資不仰給矣。借資於大腸，轉將大腸之血運輸，而滲入胞囊，久之大腸之血亦盡，而大腸之氣附血而行者，孤而無主，爲拳爲塊，奔騰涣散，與林木池魚之殃禍同矣。又如救荒者，剥鄰國爲立盡之墟，所不顧矣。猶未也，仰給於胃脘，轉將胃脘之血，吸引而滲入胞囊，久之胃脘之血亦盡，下脱之血始無源自止。夫胃脘之血，所以榮周身而灌百脈者，今乃暗歸烏有，則苞稂失潤而黍離足憂，血盡而止，較之血存而脱又倍遠矣。故血盡然後氣亂，氣亂然後水穀舍故趨新，舍寬趨隘，江漢兩渠，併歸一路，身中爲之大亂，勢必大腸之故道復通，乃可撥亂返治，與五苓一方，全無干涉。又況水穀由胃入腸，另有幽門泌别清濁，今以滲血之故，釀爲穀道，是幽門辟爲坦徑矣，尚可用五苓再辟之乎？又況五苓之劫陰，爲亡血家所深戒乎？今之見一病，輒有一藥横於胷中，與夫執成方奉爲靈秘者，大率皆誤人者也。若宜人之病，余三指才下，便問曰：病中多哭泣否？婢媪曰：時時泣下。乃知臟燥者多泣。大腸方廢而不用也，交腸云乎哉！今大腸之脈，纍纍而現於指，可虞之時，其來春棗葉生乎？棗葉生而言果驗。